中药（民族药）液相指纹图谱识别技术

（供中药学、中草药栽培与鉴定、中药资源与
开发、药学等专业用）

主　审　万德光　靳凤云

主　编　王祥培　吴红梅

副主编　（以姓氏笔画为序）

王　森　冯　华　杨　烨

吴林菁　徐　锋

中国健康传媒集团

中国医药科技出版社

内容提要

本教材以《中国药典》（2020年版）为依据，系统介绍中药（民族药）液相指纹图谱识别技术研究、建立过程中的影响因素、色谱峰出现的异常情况及解决措施、液相指纹图谱识别技术的应用模式和指纹图谱相似度评价软件的使用等内容，选取具有代表性和示范性的应用实例加以辅助学习，旨在培养学生在实际应用规范操作的基础上，激发其自主学习的积极性。

本教材主要供中药学、中草药栽培与鉴定、中药资源与开发、药学等专业教学使用，也可供科研单位和生产企业的研究人员参考阅读。

图书在版编目（CIP）数据

中药（民族药）液相指纹图谱识别技术 / 王祥培，吴红梅主编. —北京：中国医药科技出版社，2021.9

ISBN 978-7-5214-2687-8

Ⅰ.①中…　Ⅱ.①王…②吴…　Ⅲ.①中草药—液相色谱—指纹鉴定—教材　Ⅳ.①R28

中国版本图书馆CIP数据核字（2021）第185044号

美术编辑　陈君杞
版式设计　南博文化

出版　**中国健康传媒集团** | 中国医药科技出版社
地址　北京市海淀区文慧园北路甲22号
邮编　100082
电话　发行：010-62227427　邮购：010-62236938
网址　www.cmstp.com
规格　787×1092mm $^1/_{16}$
印张　22
字数　508千字
版次　2021年9月第1版
印次　2021年9月第1次印刷
印刷　三河市万龙印装有限公司
经销　全国各地新华书店
书号　ISBN 978-7-5214-2687-8
定价　**65.00元**

获取新书信息、投稿、为图书纠错，请扫码联系我们。

编 委 会

范东生（贵州中医药大学第一附属医院）

欧水平（遵义医科大学附属医院）

赵云生（河北中医学院）

赵杰宏（贵州中医药大学）

郝俊杰（云南中医药大学）

钟　可（贵州中医药大学）

高　源（贵州省食品检验检测院）

黄　婕（贵州省食品药品检验所）

黄旭龙（湖南医药学院）

笪舫芳（贵州民族大学）

梁　洁（广西中医药大学）

梁玉清（遵义医药高等专科学校）

熊永爱（遵义医科大学）

滕建北（广西中医药大学）

颜永刚（陕西中医药大学）

随着现代科学技术的迅猛发展，高准确度、高灵敏度、高专属性的分析技术和分析方法在中药（民族药）的识别中得到了广泛的应用，有效地保障了中药（民族药）的真实性、安全性、有效性和可控性。中药指纹图谱技术可以全方位、多靶点地反映中药（民族药）的整体特征，具有整体性和唯一性，可以较好地用于中药（民族药）的质量真伪优劣识别。因此，本教材在编写过程中，在内容选择上，以《中国药典》（2020年版）为依据，系统介绍了中药（民族药）液相指纹图谱识别技术研究、建立过程中的影响因素、色谱峰出现的异常情况及解决措施、液相指纹图谱识别技术的应用模式和指纹图谱相似度评价软件的使用等内容，选取具有代表性和示范性的应用实例加以辅助学习，旨在培养学生在实际应用规范操作的基础上，激发他们自主学习的积极性。

本教材共分为十二章，主要介绍中药及民族药的概念；液相指纹图谱的含义、特点及构建程序；药材品种、加工炮制、产地、采收期、部位，复方（制剂）分煎与合煎，制剂生产工艺、厂家、有效期及配方颗粒的液相指纹图谱识别技术的相关基础理论和基本方法；同时还注重液相指纹图谱技术应用于中药（民族药）真伪优劣识别的系统性和实用性，也注重引入课程思政内容对中药（民族药）液相指纹图谱识别技术构建的影响。

本教材由王祥培、吴红梅担任主编，具体分工如下：王祥培、吴红梅、高源、任艳编写第一章；吴林菁、徐锋、杨烨、王祥培、吴红梅、郝俊杰、黄旭龙、杜强编写第二章；王祥培、徐锋、吴红梅、吴德智、钟可、梁玉清、范东生、赵云生、孙宜春、笪舫芳、张艳焱、梁洁编写第三章；王祥培、冯华、吴红梅、黄婕、邹娟、刘薇、滕建北、颜永刚、沈昱翔、赵杰宏编写第四章、第五章、第六章、第七章；王祥培、王森、吴红梅、王雅琪、杨烨、徐锋、欧水平、王远敏、牟珍、熊永爱、高源、张艳焱编写第八章、第九章、第十章、十一章、第十二章；冯华、杨烨编写附录一；吴林菁、徐锋、王祥培编写附录二、附录三。

本教材在编写过程中得到了各参编者所在单位及领导的大力支持，在此一并表示衷心的感谢。由于编者水平与经验所限，书中不足与疏漏之处在所难免，敬请同行专家、学者及各院校师生不吝赐教，以便再版时修订。

编　者

2021年7月

目录

第一章 绪 论

第一节 中药（民族药）的概念

中医药学包含着中华民族几千年的健康养生理念及实践经验，是中华文明的瑰宝，凝聚着中华民族的智慧。1949年以来，我国中医药事业取得显著成就，为保障人民健康作出了重要贡献。2017年7月1日起实施的《中华人民共和国中医药法》，第一次从法律层面明确了中医药的重要地位、发展方针和扶持措施，为中医药事业发展提供了法律保障。《中华人民共和国中医药法》进一步加强了对中药生产经营的监管，旨在进一步提升中药质量，保证用药安全，在中药材的相关技术规范、标准的制定和规范化种植养殖及质量的监管等方面作出了具体规定。《中医药发展战略规划纲要（2016—2030年）》《中共中央国务院关于促进中医药传承创新发展的意见》等发布，为加快促进中医药传承创新与发展提供了契机。

一、中药的概念

中药是在中医药理论和实践经验指导下认识和使用的药物统称。多为植物药，也有动物药、矿物药及部分提取物、生物制品类药物。中药是中华民族聪明才智的结晶，自古以来，一直用其治疗疾病和养生保健，对健康和繁衍生息，起着重要的作用。中药按加工工艺可分为中药材、饮片、中成药。中药材一般是直接采收的植物、动物和矿物的天然产物，尚未经过必要加工炮制，常混有非药用部位等，尚不能完全符合临床用药的要求，仅仅只是中药饮片的原料。饮片是用中药材制成的片状、块状、丝状或段节形状的加工炮制品，因饮片便于煎汤饮服而得名，古代称"咀片"。中成药则是以中药饮片为原料，在中医药理论指导下，按处方标准制成可以随时服用的制剂，具有使用方便、便于贮藏和运输等优点。

草药是民间用以防治一些疾病的药物，主要来源于植物、动物和矿物，其中多数为植物药，在一定时期内主要流传于民间，随着人们对一些草药性能认识的深入和广泛的应用，这些草药往往能逐渐转化成为中药。草药是中药的初级形式，中药是草药的提高阶段，两者并无本质区别和贵贱优劣之分。中草药，则包括我国的传统中药和草药。在古代有"诸药以草为本"之说，并统称所有中药为"本草"。历代中药著作名称上常带有"本草"二字，因所记载各药以草类为多，故称"本草"，如《神农本草经》《本草纲目》等。

二、民族药的概念

我国是由多民族组成的大家庭，各民族在与疾病抗争、维系民族生存繁衍的过程中，以各自的生活环境、区域自然资源、民族文化、宗教信仰等为根基，创立了具有本民族特色的医药体系。民族医药的产生、发展和创新正是我国各少数民族勤劳勇敢、自强不息的体现，也是反映我国不同少数民族地区对生命、健康和疾病的认识，是具有悠久历史传统和独特理论及技术方法的医药学体系。

民族药是指在民族医药理论指导下所使用的药物。民族药是我国除汉族以外各少数民族使用的传统药。各少数民族在长期与疾病作斗争的医疗实践过程中，都不同程度地积累了医药方面的知识，形成了具有其民族特色的医药理论体系，如藏药、蒙药、维药、傣药、壮药、苗药、彝药和侗药等。

（一）藏药

藏药是在广泛吸收、融合中医药学、印度医药学等理论的基础上通过长期实践所形成独特的医药体系。藏药起源历史悠久，迄今已有一千三百余年的历史，其具有精湛的理论、特色的用药方法、丰富的药物种类，是我国医药学的重要组成部分。

藏药结合青藏高原的自然条件和丰富的药物资源，通过不断研究与反复实践，逐步形成一门集人体生理、病理、诊断、治疗、方剂、制剂和特色诊疗技术为一体，具有独特的完整理论、民族特色的藏医药体系。藏药种类极为丰富，著名药物学专论《晶珠本草》中记载了2294种药物，如诃子、红景天、藏红花、绿松石、冬虫夏草、波棱瓜、西藏棱子芹、喜马拉雅紫茉莉等。藏药方剂亦是藏医药的重要有机组成部分，《四部医典》中收载临床各科医方2258种，如七十味珍珠丸，具有安神、镇静、通经活络、调节气血等功效；珊瑚七十味丸，具有镇心安神、定惊等功效；十五味黑药丸，具有散寒消食、破瘀消积功效；二十五味冰片散，具有清热解毒、疗疮疡功效，用于脏腑，皮肤，肌肉，骨，脉热病，扩散伤热，波动热，瘟热，毒热，新旧热病，痛风，痹病，疮病丹毒，内痈脓血，主治五脏六腑、皮肤、肌肉、骨、脉生的热性疾病、扩散热证、关节炎、胸部化脓症状等。

（二）蒙药

蒙药是在蒙医药理论指导下用于预防、诊断和治疗疾病及康复保健等方面的物质，包括蒙药材、炮制品和蒙药成方制剂。蒙古族人民常年在辽阔的森林、草原上以游牧、狩猎为生，与自然界的各种物质广泛接触，逐步发现、了解到某些植物、动物、矿物及泉水对人体可能产生影响，其中包括一些中毒现象，从而逐渐对所寻觅的食物有所辨别和选择。在同疾病作斗争过程中，开始注意某些自然产物的治病作用和毒性，经过无数次的试用和观察，不断总结提高，积累了丰富的用药知识。

蒙药来源广泛，种类繁多，包括以蒙古族传统医药理论和实践为指导的植物、动物及矿物类药材，且以植物药为主。目前经调查考证的蒙药材共计1342种，其中植物类926种、动物类290种、矿物类98种、其他类28种。代表性蒙药如蒙古黄芪、膜夹黄芪、黄柏、黑冰片、寒水石、岩羊、乌梢蛇等。蒙药传统剂型主要有汤剂、散剂、丸剂、膏剂、酒剂、搅合剂、油制剂、灰制剂、金石剂和草药剂10种，据统计，现有蒙药制剂约5000余种，其中144种载入国家标准。如冠心七味丸，具有活血化瘀、强心止痛的功效；十六味冬青丸，主治热病壮热不退、心烦神昏、谵语发狂、口渴咽干、肺热喘急；保利尔胶囊，有升清降浊、行气活血、开窍通脉的功效；红花清肝十三味丸，具有清肝热、除"亚玛"病、解毒功效，用于肝功能衰退、配毒症、"亚玛"病、腰肾损伤、尿频、尿血；清咽六味散，具有理肺、清咽功效，用于外感咳嗽、失音声哑、咽喉肿痛，主治外感咳嗽、咽喉肿痛。

（三）维吾尔药

维吾尔药是在维吾尔族医药理论指导下使用，经过实践证明确有疗效的药物。维吾尔族人民在防病治病的过程中，积累了丰富的应用植物、动物、矿物防病与治病的实践经验和生产技术，逐渐形成了比较完整的、具有特色的医药学理论体系，且具有浓郁的西域文化和民族医学特色的医药体系。维吾尔药资源极其丰富，多达1100余种，常用药材有400多种，其中植物药1000多种、矿物药80多种、动物药50多种，如一枝蒿、西红花、荜茇、阿魏、沙枣、沙棘、肉苁蓉、锁阳、海狸香、朱砂等。维吾尔药在发展过程中，根据药物的性质和治疗的需求，将各种药物制成各种剂型，据统计，维吾尔族的方剂有5000多种，常用方剂4000多种，常用制剂100多种。如伊木萨克片，具有补肾壮阳、益精固涩的功效；祖卡木颗粒，具有清热解毒的功效；温肾苏拉甫片，具有温肾除湿的功效；热感赛比斯坦颗粒，主要用于热性感冒咳嗽、呼吸道感染。

（四）傣药

傣医药学是我国民族医药的重要组成部分，其在20世纪80年代被国家确定为重点发展的民族医药。傣药远在2500年前的《贝叶经》中便有记载。早期阶段，傣族人民解决温饱问题只能依靠采集山上的野菜野果充饥，后来在一些偶然的机会下发现有的植物能治疗疾病，经过不断的观察实践—认识—再实践—再认识的过程，积累了大量的治疗疾病的经验，并且通过口传、心授等方式延续下来，形成了早期的傣药学知识。

傣族祖居云南西双版纳，当地优越的自然条件为傣药提供了理想的药用资源。目前，我国傣药资源达1077种，常用400多种，如十大功劳、七叶一枝花、儿茶、三叉苦、云南五味子、云木香等。其中113种傣药被《云南省中药材标准》收载，35种傣药已纳入国家标准。傣药方剂是傣医运用药物的进一步发展，常用制剂有用于支气管哮喘的五宝胶囊，用于慢性湿疹的劳雅打麻散，用于痤疮的润伊容胶囊等。近年来，傣医药得到了大力的发掘、拯救和继承发展，在理论体系建设、文献古籍整理出版、民间名老傣医技艺传承、古方和民间验方收集整理和研究开发、药材标准、文化研究和传播方面均做了大量工作，取得了巨大的成绩。

（五）壮药

壮药是在壮医理论和经验指导下应用于疾病防治和卫生保健的天然药物，具有鲜明的民族性、传统性和地域性。壮药使用主要集中于广西壮族自治区，由于复杂而典型的地理环境加上特殊的气候条件，造就了丰富的药材资源。壮药形成历史悠久，壮族先民早在2500年前就已制造出青铜浅刺针，并用于疾病治疗，秦汉时期已认识和使用数十种动物、植物、矿物药材治病。据统计，在《中国壮药资源名录》中共收录壮药资源种类2285种，而其中已纳入《壮药质量标准》有374种，包括动物药21种、植物药350种、微生物类药材1种、人类来源药材1种、矿物质药材2种，其中具有壮族特色的药材主要包括千斤拔、龙船花、阳桃、两面针、鸡蛋花、金锦香等。目前在广西已形成生产规模的有用于跌打损伤的正骨水、用于风湿骨病的云香精、用于风湿瘀痛的中华跌打丸、用于热淋的三金片等。这些制剂均是在壮医药验方的基础上研制提炼而成，该类药品功效显著，独具民族医药特色，外界不易仿制，具有很强的市场竞争能力。

（六）苗药

苗药是指在苗医药理论指导下，苗族民间用于防治疾病的药物。苗药是在实践中逐步发展形成的具有苗族医药特色并具有较强地域性的民族药，素有"千年苗医，万年苗药"之说。苗药运用主要以贵州省为主，贵州苗族人口占全国苗族人口的51%。由于苗药疗效显著，越来越备受人们关注，特别是苗药在骨折、风湿病、跌打损伤等方面有其独特疗效。据统计，苗药涉及的品种在3000种以上，常用品种为300～500种，2003年《贵州省中药材、民族药材质量标准》收载苗药420种，如头花蓼、艾纳香、赶黄草、雷公藤、鱼腥草、艳山姜等。自20世纪90年代以来，贵州神奇、益佰、百灵、同济堂、益康等苗药企业相继开发出150多种苗药成方制剂，出现了一批疗效确切、不良反应小、功能独特、市场潜力较大的苗药产品，如治疗热淋的热淋清、治疗胸痹的银丹心脑通软胶囊、治疗肝炎的益肝草袋泡剂等制剂。在国家大力扶持下，苗药产业也逐步形成一定规模并迅速发展，特别是在贵州地区，苗药已形成品牌，在国内外的影响也逐步加大，加快了苗药现代化的研究步伐。

（七）彝药

彝药是在彝医基础理论指导下，有彝族文献记载，用于防治疾病和保健强身的药物；或是在彝族地区有悠久的药用历史，而以口碑、图形等方式世代传承，用于防治疾病的药物。彝药的使用主要集中在我国四川、云南、贵州等彝族聚居地区。根据各文献专著记载的调研数据显示，彝药药用资源种类达1000余种，较常用的或具有一定特色的彝药品种为300～500种，如云南翠雀花、紫丹参、大花双参、滇重楼、滇白株、西南委陵菜、三颗针等著名彝药品种。20世纪80年代以来，医药科技人员根据彝医用药经验，先后研究开发出20多种新药，如治疗急性咽炎及扁桃体炎的灵丹草颗粒，治疗心血管疾病的彝心康胶囊，治疗院腹疼痛的肠胃舒胶囊等。这些彝药产品临床疗效好，经国家批准已正式生产并投放市场，为人类的健康作出贡献。

（八）侗药

侗药是指在侗医药理论指导下用于治疗和预防疾病，并且被侗族民间长久医疗实践所证实为安全、有效的自然物质。侗药的使用主要集中在贵州、湖南、广西等侗族聚居地区。在漫长的实践过程中，侗药形成了自身特色，在药材品种、药用部位、用法用量等均有不同于其他民族药之处，如多种药需以黄酒为引、多以鲜品入药、一方多用等。

经过广大侗医药工作者近30年的实地调查、标本采集及文献考证表明，侗药有909种，以植物药为主，如八角莲、掌裂叶秋海棠、万寿竹、苎麻、血藤果、龙芽草、水兰、雷公连等。近年来研究表明，侗药制剂在一些疑难杂症的治疗方面效果显著，如治疗骨髓炎的骨髓炎敷剂，治疗肝病的大黄龙草汤，治疗结石的化石草溶石排泄汤，这为侗药的推广和开发利用起到了积极作用。

第二节 中药（民族药）的真伪优劣识别技术及其意义

一、中药（民族药）的真伪识别

中药（民族药）的发展已有上千年的历史，中药（民族药）的数量也在大幅度的增加，其药材的品种随时代的变化也产生了较大的变化。由于古本草对药物记载的模糊性、地区用药习惯的差异性、类同品及代用品和民间药的不可控性，加上一些亲缘关系相近的中药或民族药原植物形态的相似性，导致中药（民族药）普遍存在"同物异名""同名异物""一药多基原""以假乱真"的现象，直接影响药物有效性和危及用药安全性，是药物研究及临床使用中的一个突出问题。"品种一错，全盘皆否"是中医药界对中药基原问题的普遍认识。因此，中药（民族药）的真伪识别在任何时期均成为药物研究和临床使用的首要任务。

在对中药（民族药）的真伪进行识别前，应对药材品种进行本草考证，确定药材正品来源，达到正本清源的目的。本草考证是通过历代本草文献研究，结合当今药材市场调查鉴定，核实古今用药品种的延续与变迁，考证出传统药用正品和法定正品，使古为今用，以达到正本清源、辨明是非、澄清混乱的目的，保证用药安全有效。本草考证是确定药材正品名称的过程，而应用感官、物理或化学的方法进行中药（民族药）的识别是药物真实性鉴定的经典途径，数码成像技术、指纹图谱技术、DNA分子标记技术、植物代谢组学技术则是中药（民族药）品种识别的现代技术，这些技术的引入，使中药（民族药）的真伪识别技术水平得到进一步的提升。

（一）来源鉴定

来源鉴定也称基原识别或基原鉴定，是指应用动、植物或矿物的分类及解剖学等知识，对中药及民族药进行品种鉴定，确定其正确的动植物学名、矿物名称，以保证品种正确的一种方法。如原植物的鉴定，其过程分为观察植物形态（根、茎、叶、花、果实、种子等）、核对文献和核对标本3个步骤。

（二）性状鉴别

对药材的形状、颜色、气味、大小、质地、折断面等特征，通过简单理化反应如水试、火试，直接观察药材，作出符合客观实际的结论，区分药材真伪的方法，属于经验鉴别方法的范畴。如党参根顶端具有的瘤状茎残基，术语称"狮子盘头"；防风的根头部具有横环纹，习称"蚯蚓头"；海马的外形鉴定术语称"马头蛇尾瓦楞身"等。白芥子表面光滑，紫苏子表面有网状纹理，海桐皮表面有钉刺，合欢皮表面有椭圆形、棕红色皮孔，辛夷（望春花）苞片外表面密被灰白色或灰绿色有光泽的长茸毛等均为重要的性状鉴别特征。龙胆根头部表面具有明显的横环纹，而坚龙胆没有，这一特征是鉴别两者的重要区别。

（三）显微鉴定

显微鉴定是利用显微镜、显微技术及显微化学方法等对中药（民族药）进行分析鉴定。通过观察中药（民族药）的组织构造、细胞形态及内含物的特征，进行药材品种鉴定的方法，包括鉴定由原生药组成的复方制剂。对于根、根茎、茎藤、皮、叶类药材，一般做横切片观察，必要时制备纵切片；果实、种子类药材需做横切片或纵切片；木类药材需观察三维切片（横切、径向纵切及切向纵切）。观察细胞内含物时，一般用甘油醋酸试液或蒸馏水装片观察淀粉粒，并利用偏振光显微镜观察未糊化淀粉粒的偏光现象；用甘油装片观察淀粉粒，加碘试液，显棕色或黄棕色，加硝酸汞试液显砖红色；观察菊糖，可用水合氯醛液装片不加热立即观察。黏液细胞遇钌红试液显红色。脂肪油、挥发油或树脂，加苏丹Ⅲ试液呈橘红色、红色或紫红色；加乙醇脂肪油不溶解，挥发油则溶解。

（四）理化鉴别

中药的理化鉴别是利用中药材的某种或某类指标性成分的理化性质，通过化学分析方法和仪器分析方法，检测有关成分在某种药材中是否存在，进而达到鉴定药材真伪的目的。常用的理化鉴别方法主要包括物理常数的测定、一般理化鉴别、膨胀度检查、色谱法、光谱法及色谱-光谱联用分析法等。

1.物理常数的测定　包括相对密度、旋光度、折光率、硬度、黏稠度、沸点、凝固点、熔点等的测定。这对挥发油、油脂类、树脂类、液体类药（如蜂蜜等）和加工品类（如阿胶等）药材的真实性和纯度的鉴定，具有特别重要的意义。药材中如掺有其他物质时，物理常数就会随之改变，如蜂蜜中掺水就会影响黏稠度，使比重降低。据报道，在蜂蜜中掺蔗糖，经旋光度检查，正品蜂蜜（含蔗糖量约为5%）为左旋，掺蔗糖的蜂蜜蔗糖含量超过20%变为右旋。所以《中国药典》（2020年版）对有些药材的物理常数作了规定，如蜂蜜的相对密度在1.349以上，薄荷素油为0.888～0.908；冰片（合成龙脑）的熔点为205～210℃；肉桂油的折光率为1.602～1.614等。

2.一般理化鉴别　包括显色反应、沉淀反应、泡沫反应、溶血指数的测定、微量升华、显微化学反应、荧光分析等。如甘草药材含甘草酸，若将粉末置白瓷板上，加80%硫酸1～2滴，则显橙黄色；赤芍水提液加三氯化铁，能生成蓝黑色沉淀；《中国药典》（2020年版）用泡沫反应鉴别猪牙皂；大黄药材含蒽醌类成分，取粉末少量，进行微量升华，可见菱状针晶或羽状结晶；沉香的醇溶性浸出物，进行微量升华，得黄褐色油状物，香气浓郁；于油状物上加盐酸1滴与香草醛少量，再滴加乙醇1～2滴，渐显樱红色，放置后颜色加深。

3.膨胀度检查　膨胀度是衡量药品膨胀性质的指标，系指按干燥品计算，每克药品在水或其他规定的溶剂中，在一定的时间与温度条件下膨胀后所占有的体积毫升数。主要用于含黏液质、胶质和半纤维素类的中药（民族药）的识别，种子类药材种皮含有丰富的黏液质，其吸水膨胀的程度和其所含的黏液成正比关系。如南葶苈子和北葶苈子的外形不易区分，但两者的膨胀度差别较大，《中国药典》（2020年版）要求北葶苈子膨胀度不得低于12，南葶苈子膨胀度不得低于3，通过测定比较可以区别二者。

（五）色谱法

色谱法是利用化学物质在流动相与固定相两相中的分配系数差异而被分离，当两相相对运动时，样品中的各组分，将在两相中多次分配，分配系数大的组分迁移速度慢，反之迁移速度快而被分离，也是中药（民族药）化学成分分离和鉴别的重要方法之一。可分为纸色谱法（paperchromatography，PC）、柱色谱法（column chromatography）、薄层色谱法（thin-layer chromatography，TLC）、气相色谱法（gas chromatography，GC）、高效液相色谱法（high performance liquid chromatography，HPLC）、超高效液相色谱法（ultra-high performance liquid chromatography，UPLC）、蛋白电泳色谱法（protein electrophoresis chromatography，PEC）等。其中薄层色谱法、气相色谱法、高效液相色谱法、超高效液相色谱法和蛋白电泳色谱法较为常用。

1.薄层色谱法　中药（民族药）的薄层鉴别是基于相同物质在同一色谱条件下，表现出相同的色谱行为这一基本规律。将供试品溶液与对照品或对照药材溶液点于同一薄层板上，在展开容器内用展开剂展开，进行成分分离，所得色谱图进行异同对比，用于药物的鉴别或检查。

2.液相色谱法　系采用高压输液泵将规定的流动相泵入装有填充剂的色谱柱，并将中药（民族药）供试品溶液注入液相色谱仪，由流动相带入色谱柱中，各成分在柱内被分离，依次进入检测器，由记录仪、积分仪或数据处理系统记录色谱信号，以被检测样品的主成分或有效成分的保留时间作为鉴定依据，以达到鉴别中药（民族药）的真伪。根据色谱柱（内径、填料的种类、粒度等）、输液泵压力、检测器等不同，可分为高效液相色谱法和超高效液相色谱法两种。超高效液相色谱法的原理与高效液相色谱法基本相同，但超高效液相色谱所用色谱柱中装填固定相为小颗粒、高性能微粒，使用超高压输液泵和高速采样的灵敏检测器，展现超高效液相色谱法的分析速度、灵敏度及分离度的优势，同时流动相用量少，但由于分析过程中仪器内部压力过大，会导致泵的使用寿命降低，仪器的连接部位老化速度加快，包括单向阀等部位零件容易出现问题。

液相色谱具有分离能力强、速度快、灵敏度和准确度高、重现性好、专属性强等特点，是中药（民族药）复杂成分分析的首选技术，但对获得的色谱图的色谱峰所表征的成分难以给出可靠的结构信息。因此，常将液相色谱和质谱联用或与核磁共振波谱联用，以能够获得准确的化学成分结构信息。

3.气相色谱法　采用气体为流动相（载气）流经装有填充剂的色谱柱对含挥发油及其他挥发性成分的中药（民族药）进行分离测定的色谱方法。被测物或其衍生物汽化后，被载气带入色谱柱进行分离，各组分依次进入检测器，由记录仪、积分仪或数据处理系统记录色谱信号，以被检测样品色谱图的峰位（保留时间）、峰数目等相关参数作为中药（民族药）真伪鉴定依据。若将气相色谱与质谱联用，能够获得化学成分的结构信息。

4.蛋白电泳色谱法　利用中药（民族药）含有蛋白质、氨基酸等带电荷的成分，在同一电场作用下，由于各成分所带电荷性质、数目及分子质量不同，因而泳动的方向和速度不同，在一定时间内，各成分移动距离不同，出现谱带的条数不同而进行分离鉴别。本法适用于富含蛋白质及氨基酸类成分的动物药和果实种子类药的鉴别。

（六）光谱法

光谱法系指在特定波长处或一定波长范围内，通过测定物质对光的吸光度来进行定性和定量分析的方法。一般常用波长为：紫外光区200～400nm，可见光区400～850nm，红外光区2.5～15μm（按波数计为4000～667cm）。常用于中药（民族药）鉴别的仪器为紫外–可见分光光度计和红外分光光度计。

1.紫外–可见分光光度法　利用中药（民族药）的主成分或有效成分在200～760nm范围有特征吸收，产生紫外吸收光谱，在一定条件下，比较紫外光谱最大吸收波长、吸光系数或吸光度比值的一致性，这些吸收光谱特征可作为药物的鉴别依据。

2.红外分光光度法　利用中药（民族药）的主成分或有效成分的分子能被某些特定波长的红外线吸收，通过与对照品或标准品或对照药材的红外光谱进行比较，能够获得中药（民族药）的真伪鉴别特征。由于药材、饮片和中成药的成分复杂，它们的红外光谱是组成它们的所有化合物的红外光谱的叠加。不同药材因所含化学成分不同或各成分含量的比例不同，可导致红外光谱的峰位、峰强度和峰（或谱带）形状的差异，可用于药物的真伪优劣的识别。

（七）DNA分子标记技术

DNA分子标记技术也称DNA分子诊断技术，指通过直接分析遗传物质的多态性来诊断生物内在基因排布规律及其外在性状表现规律的技术。DNA分子作为遗传信息的载体，信息含量大，不受环境因素、个体发育阶段及组织部位影响，化学稳定性高，利用DNA分子标记技术直接分析中药（民族药）遗传物质DNA的多态性来诊断药物内在基因排布规律及其外在性状表现规律，可达到鉴别药材真伪的目的。

（八）DNA条形码技术

DNA条形码系指用短的、标准的DNA片段作为物种标记而建立的一种生物鉴定方法。DNA条形码鉴定技术具有不受个体形态特征限制；鉴定结果准确，具有可重复性；易于构建统一数据库，可形成统一鉴定标准；鉴定技术简便易行，可满足不同行业不同科研背景工作者对物种快速鉴定的要求等特点。

（九）指纹图谱技术

中药（民族药）指纹图谱是指药物经适当处理后，采用一定的分析手段，得到能够标示该中药（民族药）特性的共有峰的图谱，借以辨别真伪优劣、评价中药（民族药）的均一性和稳定性。指纹图谱是以现代色谱、光谱、波谱等技术为依托的一种质量控制模式。它是一种综合的、可量化的识别手段，是当前符合中药（民族药）特色，评价中药（民族药）真实性、稳定性和一致性的较佳质量控制方法之一。

（十）代谢组学技术

代谢组学是对某一生物或细胞在一特定生理时期内所有小分子代谢产物（<2000）同时进行定性和定量分析的一门新学科。在药用植物研究领域，以植物为研究对象的代谢组学，是对植物抽提物中代谢物进行高通量、无偏差全面分析的技术。它研究不同物种、不同基因类型或不同生态类型的植物在不同生长时期或受某种刺激干扰前后的所有小分子代谢产物，对其进行定性、定量分析，并找出代谢变化规律。应用代谢组学技术，对不同药用植物的代谢产物进行研究，可对药材及其基原进行代谢指纹分析和鉴定；研究不同基因型植物的代谢物，可发现与活性成分相关的新功能基因，促进转基因药用植物的研究；研究不同生态环境下药用植物的代谢产物，了解植物的区域分布，确定药材的道地性。

二、中药（民族药）的质量优劣识别

中药（民族药）是传统医学防治疾病的物质基础，中药（民族药）的质量直接关系着人民身体健康和生命的安危，也是能否保证临床疗效的重要标志，中药（民族药）最根本的问题是质量的优劣。

中药（民族药）主要来源于天然产物，采集的时候，必须确保品种无误，而且要重视产地、采收时间、药用部位、加工炮制及贮藏条件等因素对药物的影响。历代医药学家十分注意中药的品种、产地、采收时间、药用部位、加工炮制与疗效的关系。《神农本草经》就强调药有"真伪"和"土地所出"，后世则将具有明显地域性的优质药材称为"道地药材"。《神农本草经》也提出要重视"采造时月"。《千金翼方》列举了200多种中药"采收时节"的要求，并强调说："不依时采收，与朽木不殊，虚费人功，卒无裨益。"说明动、植物在其生长过程的不同阶段，其药用部位各种有效成分的积累会有所不同，导致临床疗效及毒副作用有差异。中药材（民族药材）必须经过加工炮制才能用于配方和制剂。合理的炮制，可提高临床用药的疗效，确保用药安全。相反，不合理的加工炮制，又会降低临床用药的疗效与安全。宋代《圣惠方》指出："炮制失其体性……虽有疗疾之名，永无必愈之效，是以医者，必须殷切注意。"明代《本草蒙筌》又说："凡药制造，贵在适中，不及则功效难求，太过则气味反失。"历代对此十分重视。

另外，在中药（民族药）制剂的质量优劣识别中，不仅要保证原药材的来源与质量可控，生产厂家的工艺、辅料也是制剂质量的重要影响因素。目前针对中药材（民族药材）、饮片、中药（民族药）制剂等的质量优劣问题，多以测定其"有效成分"或"成分"为指标来进行质量优劣的评价，而检测个别指标难以控制成分复杂的中药（民族药）的整体质量，仅能体现与成分相关的有效性，未能代表整体药效。欧盟共同体对草药质量的指南称，单靠测定某有效成分考查质量的稳定性是不够的。而中药指纹图谱技术可以全方位、多靶点地反映中药（民族药）的整体特征，具有整体性和唯一性，可以较好地用于中药（民族药）的质量优劣识别，评价中药（民族药）质量的真实性、稳定性和一致性。

中药（民族药）的真伪优劣关系到患者的生命健康。中药（民族药）液相指纹图谱识别技术是中药（民族药）真伪优劣鉴别的重要手段，在进行相关工作时，工作者既要有严谨、细致、认真的态度，也要自觉树立正确的中药（民族药）真伪优劣鉴别科学观、价值观，更要掌握中医药法律法规知识，提高中药（民族药）生产与质量控制职业道德素质，成为全面发展的高素质中药（民族药）真伪优劣评价与监管人才。

第二章　液相指纹图谱识别技术

指纹用于鉴定起源于19世纪末20世纪初的犯罪学和法医学。人的指纹由于生物学上的原因，存在个体差异，这种差异体现为指纹具有唯一性的特点。"指纹图谱"一词的提出最早来源于分子生物学中的DNA指纹图谱（DNA fingerprint），指纹图谱不仅可以进行物种唯一性鉴定，还可以将"指纹与量"的特征与其他评价体系相结合，开展指纹图谱与药效相关性研究、指纹图谱生物等效性研究等。中药指纹图谱（Chinese medicine fingerprint）是指某些中药材、中药提取物或中药制剂适当处理后，采用一定分析手段得到的能够标示该中药特性的共有峰图谱。中药指纹图谱是一种综合的、可量化的半定量鉴别手段，它是建立在中药化学成分系统研究的基础上，主要用于评价中药材、饮片、中间体及中药成方制剂质量的真实性、稳定性和一致性，强调对图谱共有峰归属的辨识和图谱相似性评价。中药特征图谱（Chinese medicine characteristics fingerprint）是指样品经过适当处理后，采用一定分析手段和仪器检测得到的能够标识其中各种组分群特征的共有峰图谱，是一种可量化的、新的综合鉴别手段，可用于中药材的真伪鉴别及评价中药制剂质量的均一性和稳定性。

中药指纹图谱和中药特征图谱均以表征中药内在质量的整体变化为评价目的，符合中药质量控制整体性表征的分析特点。因此，越来越多中药通过建立指纹图谱或特征图谱进行质量控制。《中国药典》（2020年版）收载中药指纹图谱和中药特征图谱70项，包括天麻、霍山石斛、羌活、人参茎叶总皂苷、三七通舒胶囊、人参总皂苷、天舒胶囊、三七三醇皂苷、五子衍宗丸等，《美国FDA植物药产品工业指南》（2000年草案稿）、《WHO草药评价指南》（1996年）等提出，草药及草药制剂如果其有效成分不明，可以用色谱指纹图谱反映产品质量的一致性和稳定性。

第一节　液相指纹图谱识别技术的含义及特点

中药指纹图谱的测定技术涉及众多分析手段。目前，可分为色谱法、光谱法及其他方法。色谱法包括液相色谱法（HPLC和UPLC）、气相色谱法（GC）、薄层扫描法（TLCS）和高效毛细管电泳法（high performance capillary electrophoresis，HPCE）等；光谱法包括紫外-可见分光光谱法（ultraviolet-visible spectrophotometry，UV-vis）、红外光谱法（infrared spectrophotometry，IR）、近红外光谱法（near-infrared spectroscopy，NIR）等；另外，还可采用质谱法（mass spectrum，MS）、核磁共振法（nuclear magnetic resonance，MMR）和X射线衍射法等方法构建指纹图谱。色谱法是目前公认的常规分析手段，其中液相色谱法因具有分离效能高、选择性高、检测灵敏度高、分析速度快、应用范围广等特点，已成为中药指纹图谱技术的首选方法。

一、液相指纹图谱识别技术的含义

液相指纹图谱识别技术系指采用液相色谱分析方法建立的用以表征中药化学成分特征的指纹图谱，是中药分析中应用最为广泛的技术手段。在中药液相指纹图谱研究中，大多采用化学键合相色谱法，即将极性或非极性基团化学键合在硅胶基质上作为固定相，基于化合物在固定相与流动相间的多次分配进行分离。由极性固定相和非极性流动相组成的色谱系统，称为正相色谱法（normal-phase liquid chromatography，NPC）；反之，由非极性固定相和极性流动相组成的色谱系统，称为反相色谱法（reversed-phase liquid chromatography，RPC）。其中，反相高效液相色谱法（reversed-phase high performance liquid chromatography，RP-HPLC）是最常用的高效液相色谱技术，是在经典液相色谱法的基础上发展起来的一种应用广泛的色谱技术。高效液相色谱法（HPLC）不受样品挥发度和热稳定性的限制，几乎能分析所有的有机物、高分子化合物及生物试样，并且具有高柱效、高选择性、分析速度快、灵敏度高、重复性好、样品量少、应用范围广、自动化等优点。HPLC已成为现代分析技术的重要手段之一，目前在化学、医药、生化、环保、农业等领域得到广泛的应用，特别在中药有效成分的分析和中药指纹图谱的研究中发挥着重要的作用。

液相指纹图谱识别技术是国内外广泛接受的一种中药（民族药）的质量评价模式，它的应用与快速发展体现了中药（民族药）全面质量管理的趋势，符合中药（民族药）质量控制整体表征成分的特点。中药（民族药）指纹图谱能用于中药材（民族药材）产地、采收季节、采收部位、炮制加工、储存时间等因素的考察，为生产前原料药材的真伪优劣提供依据，以及应用于中药（民族药）生产过程的质量控制：追踪制剂中某些化学成分的变化，监测原料药材与成品之间、成品的各批次间质量的一致性及稳定性，通过相似性和相关性比对，有效地控制中药（民族药）质量。因此，中药（民族药）指纹图谱能较全面地反映药材所含化学成分的相对关系，体现了中药（民族药）成分的复杂性和相关性，与中医药（民族医药）的传统理论相适应，能真正对中药（民族药）内在质量进行有效表征、综合评价和全面控制，尤其适用于有效成分不完全明确或不需要完全明确的情况下，对中药材（民族药材）及中药（民族药）产品进行质量控制。

二、液相指纹图谱识别技术的特点

液相色谱所产生的色谱峰是中药（民族药）提取物中的化学组分流经检测器时响应的连续信号产生的曲线，能够表征中药（民族药）所含的物质成分，具有分离效能高、分析速度快及仪器自动化等特点，能有效达到鉴别药材品种的目的，实现评价中药（民族药）质量的真实性、稳定性和一致性，应用范围十分广泛。与传统鉴定方法相比，液相指纹图谱主要具有以下几个特点。

1.整体性　中药（民族药）指纹图谱应全面反映中药（民族药）复杂的化学成分以及成分之间的相对比例，有效地表征中药（民族药）成分种类及其数量，利用中药（民族药）指纹图谱的整体性，可以鉴别中药（民族药）的真伪，评价原料药材与成方制剂之间的相关性，监控成品各批次间质量的稳定性。

2.模糊性　中药（民族药）指纹图谱具有无法精确度量的特点，强调待测样品与对照指纹图谱之间的相似性，而不是相同性。模糊性是由中药（民族药）来源的多样性（生长环境、采收加工等）、化学成分的复杂性与可变性等特点决定，因此中药（民族药）指纹图谱是相对的"模糊"。作为一种半定量的中药（民族药）质量评价方法，指纹图谱分析强调准确的辨认，而不是精密的计算，液相图谱之间强调的是相似，而不是相同。

3.特征性和专属性强　即所制订的药材液相指纹图谱应是药材所独有的，并能与其他药材相区别，且所反映的化学信息具有高度的选择性，能通过指纹图谱有效地鉴别药材真伪。

4.可量化性　根据共有指纹峰或主要特征峰的面积或比例，可计算药材或成药的共有成分或特征成分的含量，能有效控制样品质量，确保样品质量的相对稳定。

5.稳定性好　所得到的液相指纹图谱应是从某中药材（民族药材）或中药（民族药）提取物、中药（民族药）制剂等的多批次中归纳出的共性，图谱中的共有峰或特征峰应相对稳定。

6.重现性好　所制订的液相指纹图谱在规定色谱条件下应能再现指纹特征，如共有峰数目、大小、位置等，其误差应在允许的范围内。

第二节　液相指纹图谱技术建立的影响因素

中药（民族药）是基于其所含多种化学成分发挥综合疗效，因此单凭其中一种化学成分定性和定量的传统中药质量评价方法，难以全面评价中药（民族药）的质量、疗效和稳定性，多指标的质量标准必定成为一种趋势。液相指纹图谱从中药（民族药）化学成分的整体性和模糊性角度对中药（民族药）进行了宏观的描述，这种整体综合分析方法提供了比单一成分的含量更丰富和有用的信息。然而，液相指纹图谱的建立会受到中药（民族药）自身内因和各种外因的影响，其中包括了药材的品种、药用部位、加工炮制方法、产地、采收期、中成药制剂、实验室质量管理及实验人员等环节。

一、药材品种的影响

中药的种类繁多，来源复杂，加上各地用药历史、用药习惯的差异和中药名称的不统一，造成"同名异物""同物异名""真伪混用"的现象十分普遍和严重，正是由于中药的品种基原混乱，导致药材在收集过程中产生混淆，从而影响液相指纹图谱的建立，对药材品种进行准确鉴定，是保证样品的真实性的首要条件，也是建立药材及其制剂液相指纹图谱的首要环节。

不同基原的药材，即使亲缘关系再近，由于化学成分种类和含量的不同，导致其质量也存在较大差异。中药品种繁多，往往出现同名异物或同科不同种的情况。比如2020版《中国药典》规定威灵仙为毛茛科植物威灵仙*Clematis chinesis* Osbeck、棉团铁线莲*Clematis hexapetala* Pall.或东北铁线莲*Clematis mandshurica* Rupr.的干燥根和根茎。柱果铁线莲*Clematis uncinata* Champ.的根及根茎，商品也称"威灵仙"，作威灵仙药材销往南方各省，柱果铁线莲为贵州省作威灵仙用的主流品种。此外，一些地区将山木通*Clematis finetiana* lévl.et Vant.、扬子铁线莲*Clematis ganpiniana*（lévl.et Vant.）Tamura.、小木通*Clematis armandii* Franch. 等的干燥根和根茎也作威灵仙使用；女贞子，别名冬青子，为木犀科植物女贞*Ligustrum lucidum* Ait.的干燥成熟果实，一些地区把冬青科植物冬青*Ilex chinensis* Sims的果实当作女贞子药用。这些不同药材品种的性状特征较为相似，难以识别，若无法保证研究液相指纹图谱的药材样品的品种准确性或一致性，则由于品种不同，其化学成分种类和含量的不同，导致建立的液相指纹图谱难以重现。因此，对药材品种基原的准确鉴定是建立液相指纹图谱的决定性的环节。

二、药材药用部位的影响

在液相指纹图谱的建立过程中，由于药材不同药用部位的化学成分存在较大差异，因此在收集药材样品时，应对统一的药用部位进行采样分析，从而建立稳定、可重复的液相指纹图谱。

一些动植物药的药用部位是整个动植物全体或是动植物的某一部分，同一种动植物的不同药用部位在生长年限或发育程度或功效上存在的差异，其所含有效成分含量及化学成分的种类也存在一定的差异性。如三七*Panax notoginseng*（Burk.）F. H. Chen（Burkill）Hoo & Tseng的主根和支根，由于生长年限的不同，将三七的支根称为"筋条"，须根称为"绒根"，按不同部位进行商品分类和归档，两者间的化学成分差异较大；苦楝皮为楝科植物川楝*Melia toosendan* Sieb.et Zucc.或楝*Melia azedarach* L.的干燥树皮和根皮，以楝的同一植株进行不同部位的采样，同植株不同部位药材川楝素的含量具有较大差异，其中川楝素的含量都以根皮>茎皮>枝皮的顺序排列。这些不同的药材部位会存在化学成分的差异，从而影响液相指纹图谱建立的可重复性。因此，建立药材液相指纹图谱时，保证选择药材药用部位的准确性或一致性是建立液相指纹图谱的必要条件。

三、加工炮制方法的影响

在收集药材样品时，应确定统一的炮制加工方法，避免由于药材不同炮制加工方法造成的化学成分差异。中药炮制是根据中医临床用药理论和药物配置的需要，将药材进一步加工的传统工艺，方法众多，与药材疗效有着密切的关系。通过加工炮制可降低或消除药物的毒性或副作用、改变或缓和药物的性能、增强药效、改变或增强药物作用的趋向、便于调剂和制剂、有利于贮藏及保存。

药材采收后，除少数要求鲜用（如生姜、鲜石斛、鲜芦根等）外，绝大多数需进行产地加工或炮制处理。在加工炮制过程中，药材经水浸、加热及酒、醋、药汁等辅料处理，伴随着水解反应、异构化反应、氧化反应、置换反应、分解反应、缩合反应等一系列物理、化学或生物的变化，生药中的某些成分将发生变化，有的成分会流失，有的成分转化成新的成分，产生一些原药材中不具有的新成分。比如延胡索（延胡索*Corydalis yanhusuo* W. T. Wang的干燥块茎）中有效成分为生物碱类，为了增加生物碱的溶解性能，常用醋制，醋的浓度对总生物碱的溶出率影响较大，会影响液相图谱中生物碱的色谱峰数量和峰面积，所以在对延胡索进行醋制时要统一醋的浓度，否则会影响延胡索液相指纹图谱中的共有峰及相似度的计算和分析；含草乌（北乌头*Aconitum kusnezoffii* Reichb.的干燥块茎）制剂，酯型生物碱属于毒性成分，毒性成分在制剂中含量高低与炮制条件有关，若用流通蒸汽蒸制草乌，随着压力与温度的升高，总生物碱无明显变化，而酯型生物碱显著降低，而用煮沸4小时毒性生物碱含量降低程度较流通蒸汽法更为明显。加工炮制会导致样品化学成分的差异，也会影响液相指纹图谱建立的可重复性。因此，建立样品的液相指纹图谱时，选择加工炮制品的准确性或一致性是建立液相指纹图谱的重要条件。

四、药材产地的影响

药材的产地与药材的质量密切相关，许多品种只有生长在特定的自然环境中，才能产生疗效好而质量优的药材，而药材质量优劣与其有效成分含量的多少及种类密切相关。《新修本草》亦认为"离其本土，则质同而效异，乖于采摘，乃物是而实非"。一般来说，道地药材不仅是药材生产的地理概念，更重要的是一个质量概念，每一种药材都有其最适宜的生长形成环境。道地的"地"字包含了地质、土壤、大气、水文、群落等诸多环境因素，这些因素直接影响中药的品质及疗效。

一些药材产地不同，其质量不同，化学成分也存在差异。如广藿香［广藿香*Pogostemon cablin*（Blanco）Benth.的干燥地上部位］主产于广东石牌，其气香纯正，含挥发油较少（茎含0.1%~0.15%，叶含0.3%~0.4%），但广藿香酮的含量较高；而产于海南岛的广藿香，气较辛浊，挥发油含量较高（茎含0.5%~0.7%，叶含3%~6%），但广藿香酮的含量却甚微；不同产地的芭蕉根（芭蕉*Musa basjoo* Sieb.et Zucc.的干燥根茎），其羽扇豆酮的含量相差达10倍、β-谷甾醇含量相差达4倍。这种化学成分的差异会导致其指纹图谱的特征峰数目、位置（相对保留时间）、积分值等产生差异，会影响液相指纹图谱的建立。因此，在液相指纹图谱建立的过程中，色谱条件及方法学考察等过程应注意选择样品产地的一致性。

五、药材采收期的影响

每种药材都有特定的采收季节。过期采收往往会导致药材质量下降，甚至带有有毒成分。中药因其来源及使用的特殊性，使药材质量与其采收时节和方法密切相关，采收时间是否合理、加工处理是否得当均可影响药材质量。生长期对药材的影响主要是由于一些药材有效成分的含量随着季节、月份的变化而不同。任何一种药效成分的产生都随着植物的生长有一个积累过程，同时还可能受到各种因素影响而发生一定的转化。因此，不同时期采收的药材，其所含的成分会存在差异。

民间有谚："春采茵陈夏采蒿，知母、黄芩全年刨；九月中旬采菊花，十月上山摘连翘"。如槐花（槐*Sophora japonica* L.的干燥花及花蕾），花蕾形成时采收，习称为"槐米"，所含芦丁成分的量可达28%，而夏季花开放时采收，习称为"槐花"，则芦丁含量急剧下降；栀子（栀子*Gardenia jasminoides* Ellis的干燥果实）在8月下旬至10月下旬采收，可检测出新绿原酸、绿原酸、隐绿原酸、异绿原酸B、异绿原酸A、异绿原酸C、3, 5-二–*O*–咖啡酰–4–*O*–（3–羟基–3–甲基）戊二酰奎宁酸等7个有机酸类成分，而在11月下旬至12月下旬采收则仅检出绿原酸、异绿原酸A、异绿原酸C, 3, 5–二–*O*–咖啡酰–4–*O*–（3–羟基–3–甲基）戊二酰奎宁酸等4个有机酸类成分。这些药材采收期不同，会导致所含成分差异，也会影响液相指纹图谱建立的可重复性。

六、中成药制剂的影响

中成药是以中药饮片为原料，在中医药理论指导下，按处方标准制成可以随时服用的制剂，具有使用方便、便于贮藏和运输等优点。中成药制剂在制备过程中，涉及原料、处方配伍、制备工艺、成型工艺等多个环节，最后也涉及制剂产品的贮藏和运输，每个环节均可能影响中成药制剂的稳定性和质量问题，而中成药制剂的质量优劣主要与其所含的有效成分多少及种类相关。目前市场上，有不同厂家均可生产相同的中成药品种，但由于所用原料的品种、采收期、产地、药用部位、加工炮制等不同或处方配伍参数或制备工艺等环节监控缺失，会导致不同厂家生产相同产品而获得不一样的质量效果。比如由黄连（黄连*Coptis chinensis* Franch.、三角叶黄连*Coptis deltoidea* C. Y. Cheng et Hsiao或云连*Coptis teeta* Wall.的干燥根茎）、大黄（掌叶大黄*Rheum palmatum* L.、药用大黄*Rheum officinale* Baill.或唐古特大黄*Rheum tanguticum* Maxim. ex Balf. 的根及根茎）和黄芩（黄芩*Scutellaria baicalensis* Georgi的干燥根）三味中药制成的一清颗粒制剂，不仅生产厂家多，而且原料药黄连、大黄为多基原品种，一清颗粒的质量会受不同厂家原料（品种、产地、采收期、加工炮制、药用部位等）、处方配伍、制备工艺、成型工艺及制剂产品的贮藏和运输等差异的影响，尤其原料药错用藏边大黄*Rheum australe* D. Don、河套大黄*Rheum hotaoense* C. Y. Cheng et Kao、华北大黄*Rheum franzenbachii* Munt.、天山大黄*Rheum wittrockii* Lundstr.的根和根茎等"山大黄或土大黄"，会导致一清颗粒缺少双蒽醌苷番泻苷类成分，从而会引起一清颗粒制剂成分的差异性结果。因此，导致中成药制剂成分差异的环节，均会影响液相指纹图谱建立的可重复性。

七、实验室质量管理的影响

实验室质量管理是为了将分析测试结果的误差控制在允许限度内所采取的一系列措施。实验室的质量管理是指实验人员对中药（民族药）质量分析测试进行自我控制的过程，主要涉及以下几个方面。

（一）实验环境

实验室环境对中药（民族药）的液相指纹图谱的研究有着不可忽视的影响。高效液相色谱仪和超高效液相色谱仪对温度、湿度和平稳性有较高的要求，温度、湿度的变化也会使图谱产生相应的微观改变，影响指纹图谱的建立和判断，因此在实验室布局时液相色谱仪应避免潮湿，且不能安装通风柜、真空泵等震源，并安装保温去湿装置；在进行液相色谱分析测定时，灰尘、空气中的干扰成分等都可能造成样品及流动相的污染。所以样品的制备和流动相的处理等应另室单独操作；处理挥发性物质时应在通风柜内进行，并保证实验室环境干净整洁。

（二）实验仪器

高效液相色谱仪或超高效液相色谱仪要特别注意管道的畅通，及时更换使用寿命到期的氘灯及进行其他专业养护；天平特别是高精度天平要特别注意环境条件，防腐、防潮和防震。对使用的器具，特别是玻璃器皿，要严格按照要求进行清洗，存放时保持清洁、干燥，发现有磨损要降级使用或弃用。

（三）实验试剂

实验室所用试剂，首先要严格按照方法要求，分级别购买，如样品的制备可选用分析纯，流动相则应选择色谱纯，并在有效期内使用。其次配制好的试剂应注明配制的日期及保存要求，注意失效、变质，特别是一些有机化合物，配制时应遵循少量勤配的原则。再次，由于生产厂家技术水平的差异，试剂的质量会有区别，不同厂家的试剂对样品化学成分的溶出及流动相的分离效果都会有一定影响，因此选用试剂时尽量选用产品品质好的厂家，且保证使用时都是同一厂家同一生产批号，避免由于试剂使用不当而造成误差。

（四）实验方法

液相指纹图谱的建立是一个复杂的研究过程，除了考虑药材品种、部位、加工、产地、采收期、实验室质量管理等影响因素，在实验过程中如样品的提取方式、提取溶剂的选择等前处理过程，以及色谱柱、柱温、流动相的选择等色谱条件，每一个操作环节都将对指纹图谱的建立产生一定影响。因此需要在研究过程中充分考察各影响因素，确定最佳提取工艺，优化色谱条件，制定完善的液相指纹图谱。

八、实验人员的影响

（一）实验人员应提高相关能力

实验人员的思想素质、业务能力和沟通协调能力的提高，有助于中药（民族药）液相指纹图谱识别技术相关工作的高效完成。首先，实验人员具有严谨求实、细致认真、奋发进取等良好的思想素质，才能保证实验方法、结果与结论的可靠性与真实性；若实验人员做事不认真、不严谨、不规范、弄虚作假，将直接影响实验的结果与结论。其次，实验人员须提升自身的理论水平和业务能力，包括大量阅读液相指纹图谱相关的书籍和多参加实验技能培训等，才能达到高效完成实验的目的。最后，实验人员应具备良好的沟通协作能力，积极与同行进行工作交接与信息交流，为中药（民族药）液相指纹图谱成功的构建提供保障。因此，全面加强实验人员的思想素质、业务能力和沟通协作能力是建立中药（民族药）液相指纹图谱的前提条件。

（二）实验人员应遵守实验规章制度

实验人员必须遵守实验室规章制度，若不服从管理、违章操作、玩忽职守等，会造成仪器设备损坏或信息丢失，导致实验无法顺利进行，甚至安全事故的发生，危及生命安全。如实验人员不按规定处理废液，误将废液当正常试剂作为溶剂提取或作为流动相使用，将会严重影响中药（民族药）液相指纹图谱的实验结果，并对仪器设备造成损坏。因此严格遵循实验操作标准，养成良好的习惯，是整个实验成功的关键。

（三）实验人员应具备良好的心理素质

实验人员因身体不适、情绪急躁、疲劳作业或心理压力大等，会产生紧张、不安、焦虑、恐惧等不良心理状态，这种心理状态容易导致操作不当，引发意外事件，也会直接影响中药（民族药）液相指纹图谱测试的可重复性，及产生一些误操作与安全事故。因此，具有良好的心理素质对实验的成功至关重要，也是实验人员在各种复杂、困难的情况下能够举重若轻、临危不乱、信心倍增，化解意外事件的关键。

第三节　液相指纹图谱测试的异常情况及产生原因

在液相色谱法中，加入试样后，各组分经色谱柱分离，先后流出色谱柱，由检测器得到的信号大小随时间变化形成的色谱流出曲线叫色谱图。色谱峰是组分流经检测器时响应的连续信号产生的流出曲线上的突起部分，正常色谱峰近似于正态分布曲线。在实际的测试工作中，液相色谱图上会出现一些异常情况，主要包括基线噪声、基线漂移、谱带扩张（宽峰）、前沿峰与拖尾峰、双峰与肩峰、鬼峰（假峰）、倒峰和平头峰等，对构建液相指纹图谱的影响较大。

实验过程中出现异常情况，除客观因素外，由于实验人员操作不当等人为因素的影响也是主要原因。为避免人为因素造成的实验异常结果，必须要求实验人员按照科学规范的方法进行分析测试，并具备相关文化素养和遵守专业的实验操作流程。如流动相要求用色谱纯，实验人员就不能因为价格原因选择分析纯，此外，流动相试剂在使用过程中应注意避免污染，否则会对色谱柱或仪器造成损坏；实验开始前，实验人员需对仪器进行基线监视，以确保仪器的稳定；实验结束后，还需做好仪器使用记录，并对色谱柱、仪器等进行定期维护。液相指纹图谱的建立过程环环相扣，各个环节构成一个整体，每一个环节都至关重要，这就要求实验人员具备爱岗敬业精神，秉持科学严谨、实事求是的实验态度，谨遵标准操作规程，在实验过程中要细心和耐心，尊重和信任科学方法，实事求是，得出科学结果。

一、液相指纹图谱的异常情况

（一）基线噪声

基线噪声指在没有样品进入检测器时，仅由于检测仪器本身和其他色谱条件导致基线发生起伏的信号。在数值上，一般是最小检测限的1/2或者1/3倍。不同的仪器，不同操作条件的基线噪声均不同，当把色谱图放大，基线上的一些小的波动就是基线噪声。基线噪声在有无组分流出时均存在，可分为规则噪声和不规则噪声等。在液相色谱分析过程中有时会出现基线噪声过大的情况，影响液相指纹图谱的建立，如图2-1所示。

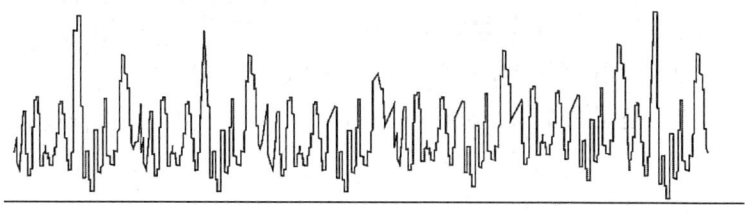

图2-1　基线噪声的色谱图

（二）基线漂移

基线漂移是指色谱图的基线随时间向一个方向缓慢变化的情况。构建的中药（民族药）液相指纹图谱，应尽量使基线保持平稳，有利于指纹图谱的重现性。典型的基线漂移情况，如图2-2所示。

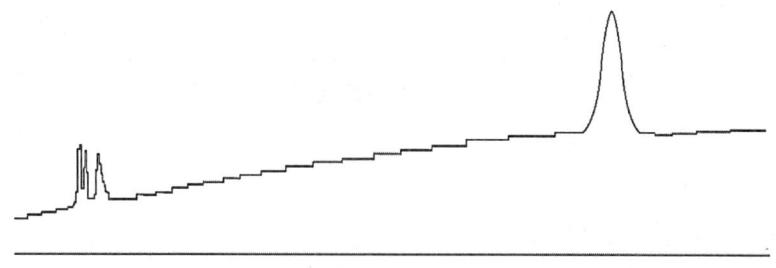

图2-2　基线漂移的色谱图

（三）谱带扩张

谱带扩张也叫宽峰，是指由于纵向扩散、传质阻力等因素的影响，使组分在色谱柱内移动过程中谱带宽度增加的现象。在构建中药（民族药）液相指纹图谱中出现宽峰，一般考虑色谱柱污染或失效等因素，如图2-3所示。

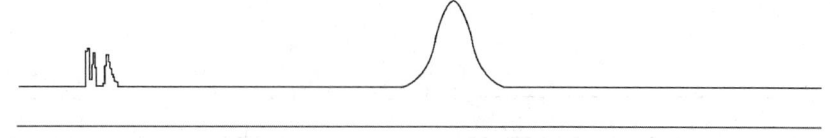

图2-3　谱带扩张的色谱图

（四）前沿峰与拖尾峰

前沿峰指前沿平缓后部陡起的不对称色谱峰，而拖尾峰指前沿陡起后部平缓的不对称色谱峰。一般用拖尾因子T（又叫对称因子）来衡量色谱峰的对称性（图2-4）。拖尾因子的计算公式为：

$$T = W_{0.05h}/(2A)$$

式中，$W_{0.05h}$为5%峰高处的峰宽；A为5%倍峰高处的色谱峰前沿与峰顶点至基线的垂线之间的距离。

在液相色谱测定中，对称峰的T应在0.95～1.05，前沿峰的$T<0.95$，拖尾峰的$T>1.05$。典型前沿峰如图2-5所示，典型拖尾峰如图2-6所示。

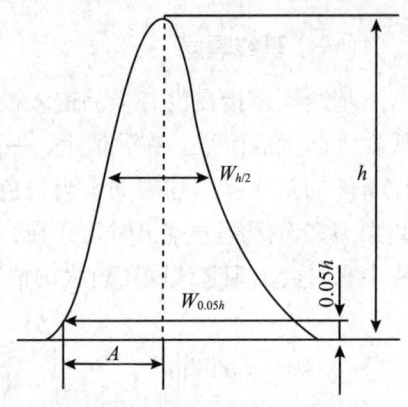

图2-4　拖尾因子计算示意图

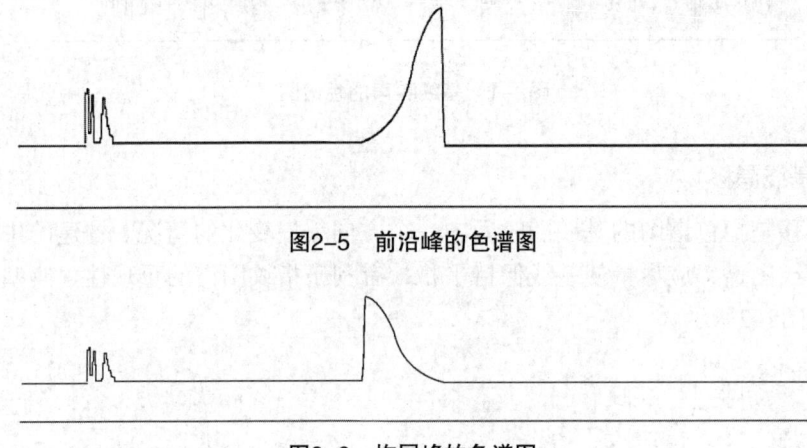

图2-5　前沿峰的色谱图

图2-6　拖尾峰的色谱图

（五）双峰与肩峰

在高效液相色谱法中，色谱图中出现两个色谱峰没有完全分离的情况，有双峰和肩峰两种情况，在中药（民族药）液相指纹图谱中较为常见，应尽量避免，以更好地整体体现中药（民族药）的化学成分组成情况。典型双峰如图2-7所示，典型肩峰如图2-8所示。

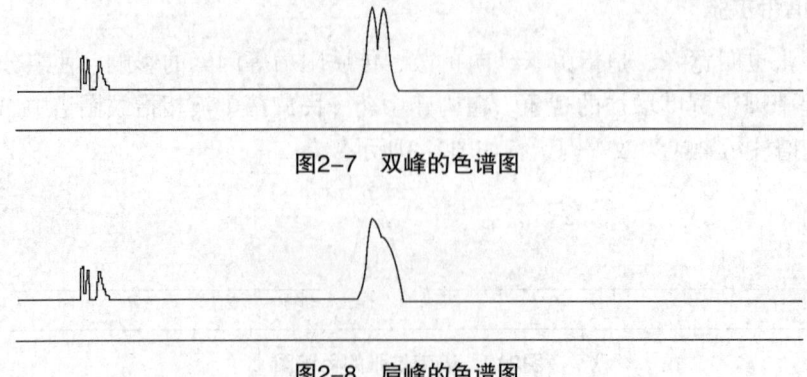

图2-7　双峰的色谱图

图2-8　肩峰的色谱图

（六）鬼峰

鬼峰指除组分正常产生的色谱峰外，由于其他原因产生的色谱峰，即没有进样就产生的色谱峰。由于仪器条件变化等原因而在谱图上出现的色谱峰，并不代表具体某一组分，容易给定性、定量带来误差，如图2-9所示。

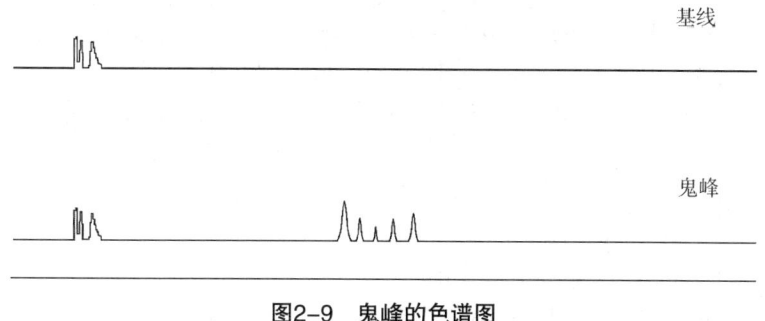

图2-9　鬼峰的色谱图

（七）倒峰

倒峰指出现在基线下方，与正常色谱图方向相反的峰，如图2-10所示。

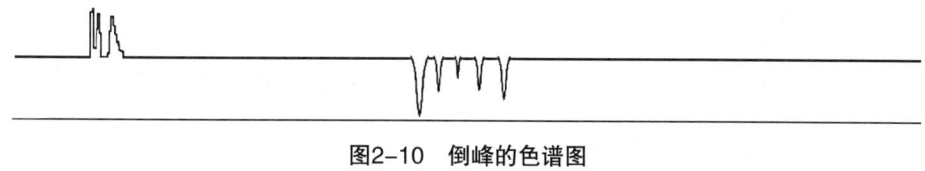

图2-10　倒峰的色谱图

（八）平头峰

平头峰是指液相色谱分析中，由样品过载等原因出现平头峰的情况，如图2-11所示。

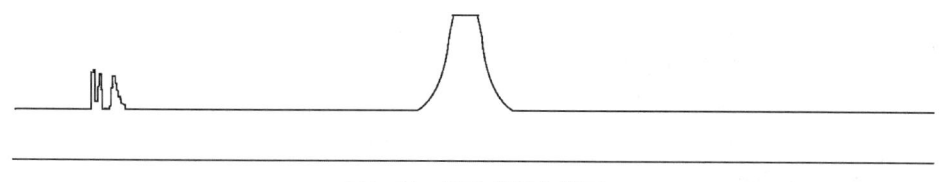

图2-11　平头峰的色谱图

二、液相指纹图谱产生异常情况的原因

液相色谱图上出现异常情况的概率较大，且引起的原因也较复杂，会影响液相指纹图谱的构建。因此，实验人员的专业知识和分析能力显得尤为重要，对于仪器的结构功能和实验过程需要具备相应的知识和操作经验，对已出现的问题进行解决或对可能出现的问题进行预防，从而提高解决实际分析检测问题的能力。操作中需要根据异常情况产

生的主要原因进行调整。主要异常情况及产生原因如表2-1所示。

表2-1 液相指纹图谱异常情况产生的原因

异常情况	产生原因
基线噪声	规则的基线噪声： 1. 在流动相、检测器或泵中有空气。 2. 系统漏液，主要是管路接头松动，泵漏液，有盐析出和不正常的噪声出现。 3. 流动相混合不完全，可采用混匀或使用低黏度的溶剂。 4. 温度影响，如柱温过高，检测器未加热。 5. 在同一条线上有其他电子设备，相互干扰。 不规则的基线噪声： 1. 系统漏液。 2. 流动相污染、变质或由低品质溶剂配成。 3. 流动相各溶剂间的互溶性不好。 4. 色谱管道系统内/检测器内有气泡。 5. 流通池污染（即使是极少的污染物也会产生噪声）。 6. 检测器灯的能量不足，需要更换灯。 7. 色谱柱填料流失或阻塞，需更换色谱柱。 8. 仪器混合器工作异常，需维修或更换混合器。 9. 检测器/记录仪电子元件的问题。
基线漂移	1. 柱温波动。 2. 流动相问题，包括流动相不均匀、配比不当、流速变化、含有气泡或由低品质溶剂配成等。 3. 检测器没有设定为最大吸收波长处。 4. 光路系统老化。 5. 色谱柱被污染。 6. 样品中有强保留的物质 [高"分配系数（K）"值] 以馒头峰样被洗脱出，从而表现出一个逐步升高的基线。
谱带扩张（宽峰）	1. 系统未平衡或未达到化学平衡。 2. 溶解样品的溶剂比流动相极性强很多。 3. 色谱柱类型或尺寸不正确。 4. 色谱柱或保护柱被污染或降级。 5. 温度变化对色谱柱的影响。 6. 检测器的响应过大。
前沿峰	1. 柱温低。 2. 样品溶剂使用不当，当样品溶剂的洗脱能力大大强于流动相时会出现前沿峰，例如，在反相色谱中用乙腈作样品溶剂，而流动相的洗脱较弱时会出现前沿峰。 3. 色谱柱过载，未被保留的样品在正常出峰时间前陆续出来，形成前沿峰。 4. 在大峰前有小峰出现。假象前沿峰，即大峰前包埋了没有分开的小峰。 5. 柱死体积的影响。
拖尾峰	1. 筛板堵塞，指柱子两头的过滤筛板，如果堵塞，样品就会在筛板部分受阻而形成时间延迟，形成拖尾。 2. 色谱柱塌陷，是指色谱柱由于其他原因引起了柱效率丧失不能对物质形成保留，使得物质不在固定相上保留而随流动相流出，但是又还有一定柱效，因此形成拖尾。

异常情况	产生原因
拖尾峰	3. 柱头有污染。 4. 流动相pH错误。某pH下有的样品存在分子型和离子型的动态平衡，离子型的陆续向分子型转化就会出现拖尾的现象。 5. 存在干扰峰，需优化分离条件。
双峰与肩峰	1. 色谱柱柱头受损或柱头固定相变脏或流失。 2. 保护柱或色谱柱进口堵塞。 3. 进样量或样品浓度过大。 4. 保护柱或色谱柱污染或失效。
鬼峰	1. 试剂污染。包括使用回收流动相、溶液杂质、水污染等。 2. 过载和沉淀。 3. 流路产生。 4. 样品中含蛋白质或用未知物处理样品。 5. 进样阀残余物质出峰。 6. 色谱柱未达到平衡，需重新平衡柱及用流动相作样品溶剂（尤其是离子对色谱）。
倒峰	1. 常为溶剂峰，流动相的紫外吸收大于样品的溶剂的紫外吸收，就产生倒峰。 2. 样品中的杂质没有紫外吸收或吸收很小，而流动相紫外吸收大，如用甲醇时波长设定在220nm以下时，常出现这种现象。 3. 进样过程中进入空气也会导致出现倒峰。 4. 如果流动相有紫外吸收的杂质，使用紫外检测器时，会产生倒峰，必须用高纯度的溶剂作为流动相。 5. 检测器的极性接反也会出现倒峰。 6. 流动相的pH控制在2.5～7.5，过酸或过碱会导致填料被破坏引起成分在柱上的洗脱保留发生变化，而导致出现规律的倒峰。 7. 色谱柱的残余硅羟基所致。
平头峰	1. 检测器设置不正确。 2. 进样体积过大或样品浓度太高。

第四节 液相指纹图谱的构建及应用

一、液相指纹图谱的构建

（一）液相指纹图谱的建立原则

建立液相指纹图谱，必须根据液相色谱技术的特点，遵循系统性、专属性和稳定性的要求。

1. 系统性 是指所构建的液相指纹图谱中所反映的化学成分群应包括该中药（民族药）大部分有效成分或指标性成分，并与临床疗效相关联，这样才能起到控制质量的目的。如柱果铁线莲的指纹图谱应尽可能多地反映其主要有效成分皂苷类、黄酮类和酚类成分；芭蕉根的有效成分类型是蒽醌类、香豆素类、黄酮类、皂苷类、多糖类，则其指纹图谱可采用适当的方法，针对这五类成分分别进行分析，以体现指纹图谱的系统性。对有效成分不清楚的中药，指纹图谱必须能反映大部分或全部成分，可采用将样品按极性分级的方法，将样品总提取物依次以石油醚（或己烷）、三氯甲烷（或二氯甲烷）、乙酸乙酯及正丁醇萃取。分别建立各萃取部位的图谱，以尽可能多地反映其中所含化学物质。

2. **专属性** 液相指纹图谱所反映的化学信息必须能体现该中药的专属性，这些信息的综合结果能特征性地区分中药的真伪，如区分不同来源的中药材，包括同属不同种，乃至同种不同产地、不同采收期的样品，以及不符合药用要求或变质的样品。例如，不同产地、不同采收期芭蕉根HPLC指纹图谱相似度较好，而芭蕉根与香蕉根、美人蕉根的液相指纹图谱相似度有明显差异，说明建立的指纹图谱专属性强，可用于芭蕉根药材的识别；大血藤的HPLC液相指纹图谱的相似度和药材中指标性成分与易混淆品鸡血藤和五香血藤的相差较大、能够区别开来，说明建立的大血藤液相指纹图谱专属性强，可用于该药材的鉴别。

3. **稳定性** 是指同一样品在规定的色谱条件下，不同的操作人员、不同实验室所重复出现的指纹图谱应在允许的误差范围内，重现性好。液相指纹图谱主要是用于表征和评价中药（民族药）化学成分的整体，故要有较好的稳定性和通用性。因而要求规范样品制备、分析方法、实验过程及数据采集、处理、分析等全过程，同时还应建立相应的评价方法，对其进行客观评价。

（二）液相指纹图谱的试验研究

液相指纹图谱研究的基本程序包括：样品的收集、供试品溶液的制备、对照品（参照物）溶液的制备、色谱条件的考察、方法学验证、数据分析和相似度评价等。

样品收集是液相指纹图谱研究的关键步骤。收集的样品必须经过专业鉴定和有足够的样品代表性。建立中药（民族药）液相指纹图谱时需对品种、药用部位、产地、采收期有要求，因此，在收集样品时要仔细核对并记录样品信息，每一个样品都要贴上相应标签。供试品的制备包括样品与对照品的制备，制备时要按照查阅相关资料的方法和要求使用适宜的提取溶剂及提取方法，使用完的试剂及提取完成的样品做好标识，防止误用或混乱。考察提取、色谱条件时不仅需要扎实的专业知识，更需要稳扎稳打的工匠精神，优化出耗时短、色谱峰多、分离度好的色谱图是建立指纹图谱的核心。因此，每一种提取条件、色谱条件都需要认真的记录与分析，寻找到最适合的条件，推进整个试验的进程。方法学考察包括精密度试验、稳定性试验和重复性试验，方法学考察的每一个具体的操作步骤均需严格遵循实验操作标准，在操作过程中需养成良好的习惯，否则会造成试验数据的混乱甚至整个试验的失败。对保留时间、峰面积、相似度等数据进行分析时，需要有耐心、细心的态度及采取科学的方法与步骤，并保存原始数据。整个中药（民族药）指纹图谱试验研究过程中应耐心和细心，秉持爱岗敬业、科学严谨、实事求是的实验态度才能科学有效地完成试验。

1.**样品收集** 是液相指纹图谱研究最关键的步骤。收集的样品必须具有真实性和足够的代表性。液相指纹图谱用的原药材、饮片、提取物及各类制剂和相关产品的收集量均不应少于10个批次，每批供试品的取样量应不少于3次检验量，并留有足够的观察样品，以保证所建立的液相指纹图谱的统计学意义。在收集样品时不可将同一批次样品分散成数个批次，充当不同来源样品。原药材需保证品种的真实性和可靠性，勿以混淆品或伪品冒充正品，明确原料药材的品种、规格、产地、采收期和炮制及加工方法等。

以酢浆草药材HPLC指纹图谱为例，对液相指纹图谱的建立进行介绍和说明。在酢浆草液相指纹图谱研究中，共采集了全国18个不同产地的药材，各产地生态环境差异较大，海拔范围为40.9～1769.1米，主要包括北京、贵州、四川和云南四个地区（表2-2）。

表2-2 18批酢浆草药材样品的来源

序号	采收时间	采收地点	海拔（m）
S1	2011-11-09	北京安捷伦科技大学旁	40.9
S2	2011-08-01	贵州省天柱县清浪村	300.3
S3	2011-10-07	贵州省剑河县城郊	486.2
S4	2011-10-09	成都中医药大学温江校区	538.0
S5	2010-08-01	四川省成都市武侯区郊区	547.7
S6	2011-10-11	贵州省都匀市河边	772.4
S7	2011-10-04	贵州省遵义市凤凰山	884.3
S8	2011-10-13	贵州省金沙县石板水镇	889.9
S9	2011-08-03	贵州省贵阳市东风镇	989.9
S10	2011-10-11	贵州省龙里县人民路	1076.0
S11	2011-07-15	贵州省龙里县湾寨中学	1102.0
S12	2011-07-16	贵州省龙里县城郊	1115.0
S13	2011-10-16	贵州省清镇市人民广场	1245.5
S14	2011-10-16	贵州省清镇市政府大院	1254.8
S15	2011-10-16	贵州省清镇市小区花园	1260.7
S16	2011-10-22	贵州省兴义市云南街	1282.8
S17	2011-10-09	贵州省六枝县火车站	1355.1
S18	2011-09-25	云南省石林风景区	1769.1

2. 供试品溶液的制备　液相指纹图谱供试品溶液制备的基本原则是整体性和专属性，必须既能保证充分反映出样品的特征性，又能保证待测样品所含特性的完整性。制备过程中应对不同的提取溶剂、提取方法、分离纯化方法等进行考察，力求最大限度地保留供试品中的化学成分，保证该中药中的主要化学成分或有效成分在指纹图谱中得以体现。

同一中药饮片在不同方剂中所起的作用不同，实际上是不同的药效成分群在不同方剂中所起的作用。因此理想的中药饮片指纹图谱应针对该饮片不同的药效成分群制备多种供试品溶液，获得多张指纹图谱。当作为原料饮片需考察与制剂指纹图谱的相关性时，其制备供试品溶液的溶剂宜尽可能与制剂提取溶剂相一致。

　　提取物或中间体的供试品溶液需根据所含成分的理化性质和检测方法的要求，参考制剂和相关产品的制备工艺，选择适宜的方法进行制备。在确保体现提取物或中间体中主要化学成分的同时，应可有效体现与制剂指纹图谱的相关性。

　　各类制剂根据具体情况，制备供试品溶液。若制剂中不同类型化学成分性质差异较大较难在一张图谱中体现，则可制备不同的供试品溶液，以获得针对不同类型成分的图谱。建立中药制剂指纹图谱的目的是控制最终产品中的成分，使批与批之间能保持稳定和一致，以保证成品的质量。

　　构建液相指纹图谱，通常需要考察样品提取溶剂、样品提取方法、分离纯化三个方面，以综合筛选最佳考察条件，确定供试品溶液的制备方法。

　　（1）样品提取溶剂的考查　溶剂的选择应遵循"相似相溶"原则，通过对被测成分的结构分析来选择合适的溶剂。如苷类化合物可选用极性较强的溶剂，而苷元则宜选用极性较小的溶剂；游离生物碱大多为疏水性化合物，多用极性小的溶剂，而游离生物碱与酸结合成盐后能离子化，具有较强的亲水性，应选用极性较强的溶剂。

　　常用提取溶剂：水、甲醇、乙醇、丙酮、三氯甲烷、醋酸乙酯、石油醚和乙醚等。选择溶剂的原则是对被测成分溶解度大，而对杂质溶解度小；所选溶剂不能与被测成分发生化学反应，溶剂价廉，使用安全。

　　以酢浆草药材HPLC指纹图谱研究为例，分别比较了甲醇、70%甲醇、乙醇和70%乙醇为提取溶剂的色谱图（图2-12）。由图谱可以看出，乙醇提取的样品提取较完全，图谱信息量较大，且色谱峰分离度及峰形效果较好，最终确定以乙醇为提取溶剂。

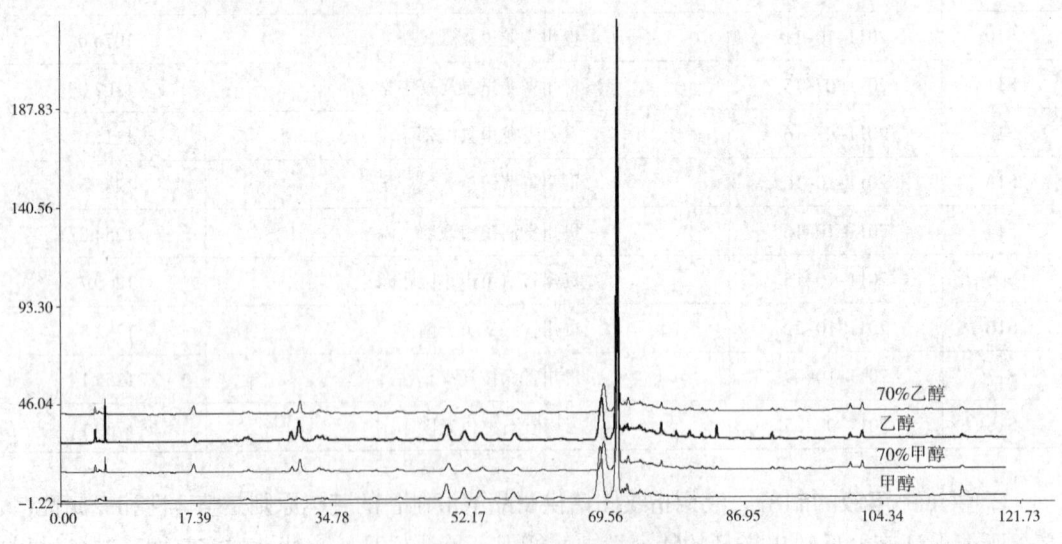

图2-12　酢浆草不同提取溶剂的色谱图

　　（2）样品提取方式的考察　中药提取方法的选择应综合考察药材特点、溶剂性质、仪器要求和生产实际等因素，尽可能提取较多的化学成分，符合中药指纹图谱整体性的研究特点，同时保证提取方法简便易操作，经济易行。常用的提取方法有煎煮法、浸渍法、渗漉法、回流法、超声波提取法和水蒸气蒸馏法等。

　　以酢浆草药材HPLC指纹图谱研究为例，分别比较回流提取法和超声波提取法两种样品提取方式的色谱图（图2-13）。结果以超声波提取法提取的样品色谱图中各峰的分离度较好，色谱峰数量较多，有利于指纹图谱的分析，说明超声波提取法提取酢浆草较回流提取法效率较高、提取完全、信息量较丰富，因此确定提取方式为超声波提取法。

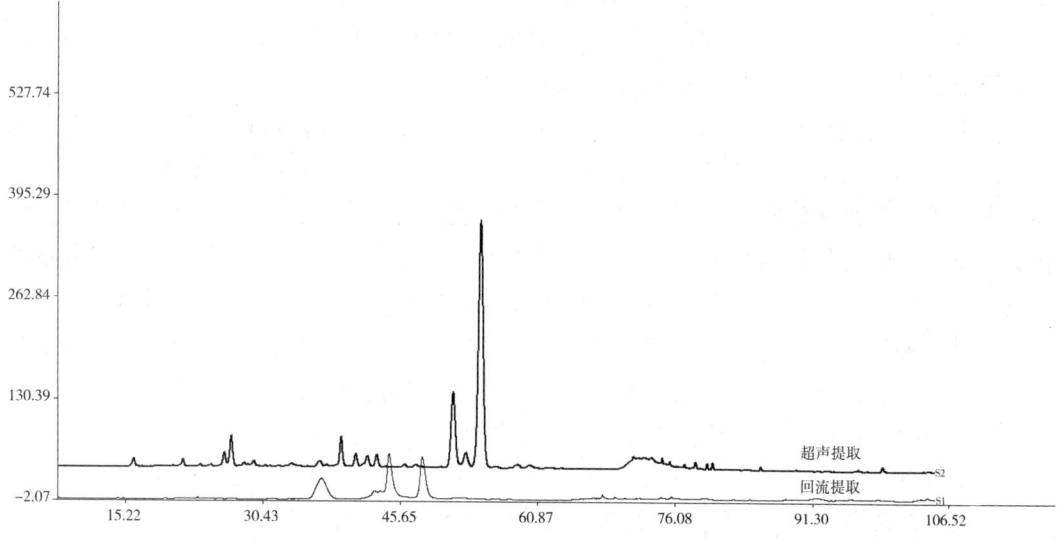

图2-13　酢浆草不同提取方式的色谱图

（3）样品提取时间的考察　在确定样品的提取方法和溶剂后，需要对样品的提取时间进行考察。样品的提取时间应根据液相图谱中色谱峰的数量以及面积大小来确定，尽可能在适宜的时间内得到较多的色谱峰和较大的峰面积，使样品提取完全。

以酢浆草药材HPLC指纹图谱研究为例，分别比较超声提取30分钟（超声1次）、60分钟（超声2次，30分/次）、80分钟（超声3次，第1、2次为30分/次，第3次20分钟）、120分钟（超声4次，30分/次）的色谱图（图2-14）。结果，以超声提取80分钟（超声3次，第1、2次为30分/次，第3次20分）的图谱信息量较丰富、提取较完全。

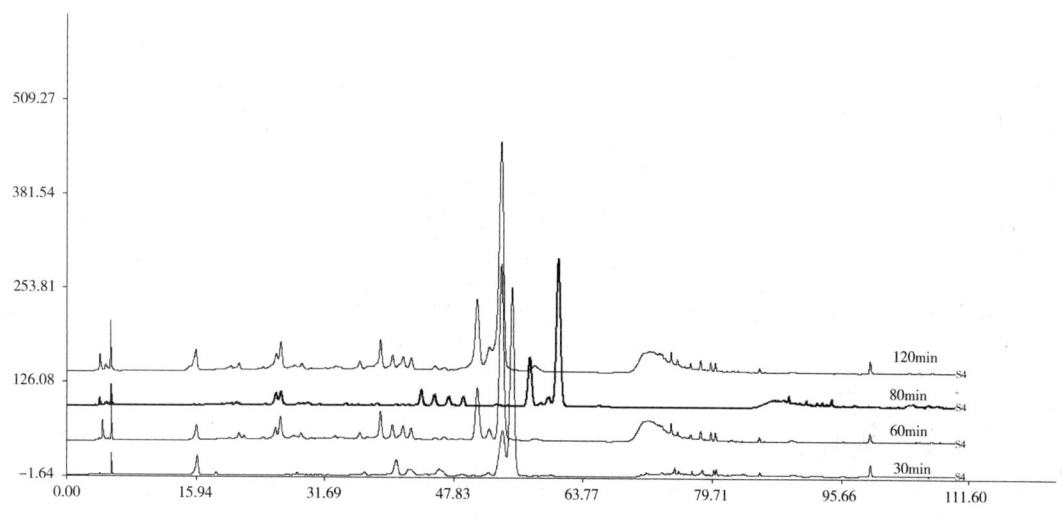

图2-14　酢浆草不同提取时间的色谱图

3. 对照品（参照物）溶液的制备　制定液相指纹图谱必须设立参照物，应根据样品中所含化学成分的性质，选择一个或几个主要的活性成分或指标成分作为参照物（S），以其对照品制备参照物溶液；如果没有适宜的对照品，也可以选择指纹图谱中结构已知、稳定的色谱峰作为参照峰或选择适宜的内标物作为参照物。

对照品（参照物）溶液的制备方法通常为：精密称取参照物对照品适量，以适宜的方法制成标示浓度的参照物溶液（g/ml，mg/ml）。

4. 色谱条件的考查　液相指纹图谱实验条件应根据液相色谱的技术要求，以能满足指纹图谱的需要为目的进行实验条件的优化选择，不可直接照搬含量测定的方法。

采用液相色谱法建立指纹图谱时，需对色谱柱、流动相和检测器进行比较试验，优选最佳条件。建立的最佳色谱条件应使供试品中所含成分尽可能地获得分离，即分得的色谱峰越多越好，使中药的内在特征尽可能多地显现出来，为中药的指纹图谱评价及其识别提供足够的信息。由于液相指纹图谱具有量化的概念，所以从样品的称取、供试液的制备和进行色谱分析时均须定量操作，以保证色谱在整体特征上进行半定量（差异程度或相似程度）的比较，体现色谱指纹图谱量化的特点。

构建液相指纹图谱，通常需要考察色谱柱、流动相、检测波长、流速、柱温等方面，以综合筛选最佳考察条件进行组合，确定色谱条件，具体方法如下。

（1）色谱柱的选择　由于色谱柱的载体材料、粒径、硅胶纯度、键合相种类、键合方式、封端基团、孔径、密度及生产技术因不同的品牌、规格会有所差异，对样品的分离效果有不同程度的影响，因此建立液相指纹图谱时需对色谱柱进行筛选。

以酢浆草药材HPLC指纹图谱研究为例，分别比较Agela C_{18}（250mm×4.6mm，5μm）、依利特C_{18}（150mm×4.6mm，5μm）、Diamonsil C_{18}（250mm×4.6mm，5μm）三支色谱柱的色谱图（图2-15）。结果显示Diamonsil C_{18}（250mm×4.6mm，5μm）的分离度和峰形效果较好。

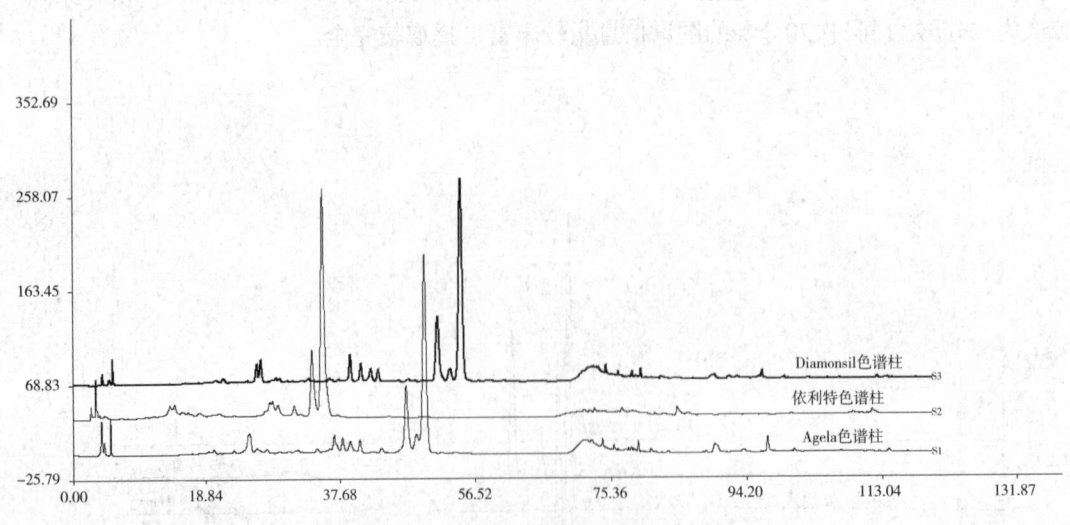

图2-15　酢浆草不同色谱柱的色谱图

（2）流动相的选择　液相色谱法通常采用二元或多元组合溶剂作为流动相，可以灵活调节流动相的极性或增加选择性，以改进分离或调整出峰时间。常用的流动相溶剂有：甲醇、乙腈、四氢呋喃、水等，在选择流动相溶剂时应注意以下几点：①溶剂对于待测样品，必须具有合适的极性和良好的选择性；②溶剂要与检测器匹配。对于紫外吸收检测器，应注意选用检测器波长比溶剂的紫外截止波长要长；③高纯度。由于高效液相灵敏度高，对流动相溶剂的纯度也要求高，不纯的溶剂会引起基线不稳，或产生"鬼峰"；④化学稳定性好。不能选与样品发生反应或聚合的溶剂；⑤低黏度。若使用高黏度溶剂，势必增高压力，不利于分离。常用的低黏度溶剂有乙腈、甲醇和丙酮等。但黏度过低的溶剂也不宜采用，例如乙醚、戊烷等，易在色谱柱或检测器内形成气泡，影响分离效果。

以酢浆草药材HPLC指纹图谱研究为例，分别以甲醇-水体系、甲醇-0.05%磷酸水体系、甲醇-0.1%磷酸水体系、甲醇-0.2%磷酸水体系、乙腈-水体系、乙腈-0.05%磷酸水体系、乙腈-0.1%磷酸水体系和乙腈-0.2%磷酸水体系为流动相，比较各流动相梯度洗脱色谱图（图2-16）。结果显示，以乙腈-0.1%磷酸水体系展开的峰多、基线较平稳，而且峰形、峰高和分离度效果都较好。

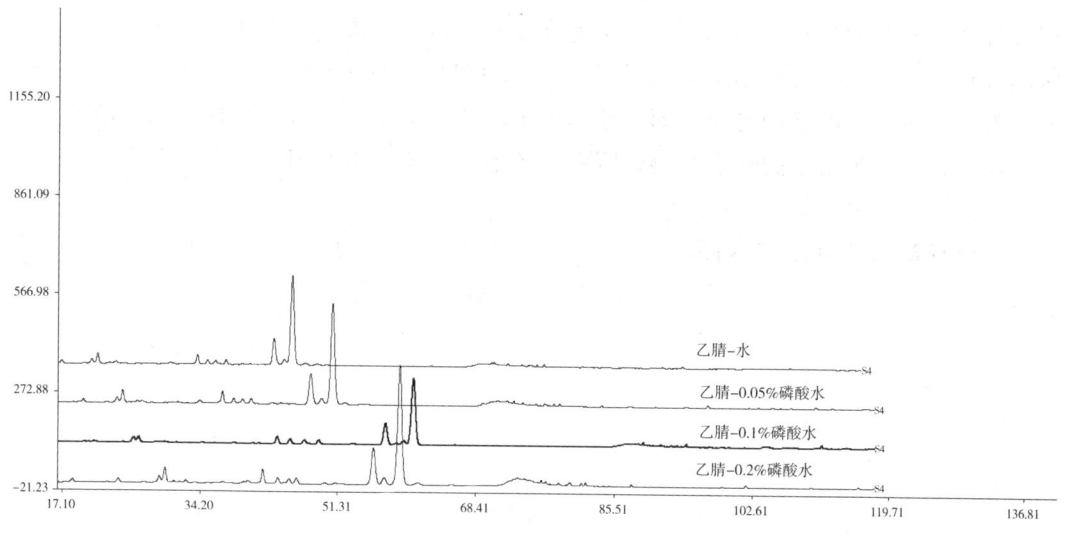

图2-16　酢浆草不同洗脱体系的色谱图

（3）检测波长的选择　液相色谱中，波长选择是依据待测物质最大吸收波长来决定的。通常高效液相色谱检测器为DAD检测器，因此在选择检测波长前可以进行全波长扫描，再对各波长图谱进行对比分析和筛选，选择谱图中色谱峰数目较多、信息丰富、特征性强、基线较平稳的检测波长。

以酢浆草药材HPLC指纹图谱研究为例，通过全波长的扫描，从图谱中选择了210nm、254nm、280nm、310nm、360nm波长的图谱进行对比分析和筛选（图2-17）。考察结果，以280nm的分离度和峰形效果较好，色谱峰数目较多，故选择280nm作为指纹图谱的检测波长。

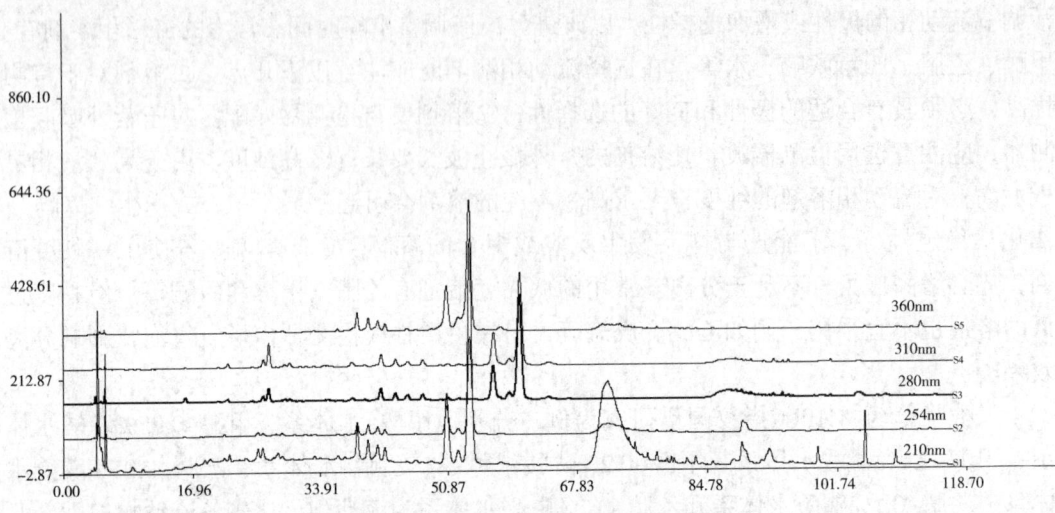

图2-17　酢浆草不同检测波长的色谱图

（4）柱温的考察　色谱柱与流动相的温度，影响着组分的分离平衡。适宜的柱温可以使保留时间相对恒定，峰面积也能维持在稳定的数值。温差较大时，因保留时间不稳将增加检测工作的麻烦；温度低的时候，因流动相黏度增加而使检测时间延长，增加泵的磨损，影响设备的使用寿命，同时还因溶解度相对下降而出现缓冲盐结晶而堵塞泵、进样阀、管道、色谱柱的现象，溶解度下降还能使杂质吸附在填料上而难于洗脱，从而影响色谱柱的使用寿命。

以酢浆草药材HPLC指纹图谱研究为例，分别比较柱温为25℃、28℃和30℃的色谱图（图2-18）。结果显示，以柱温25℃的色谱图分离度和峰形效果较好。

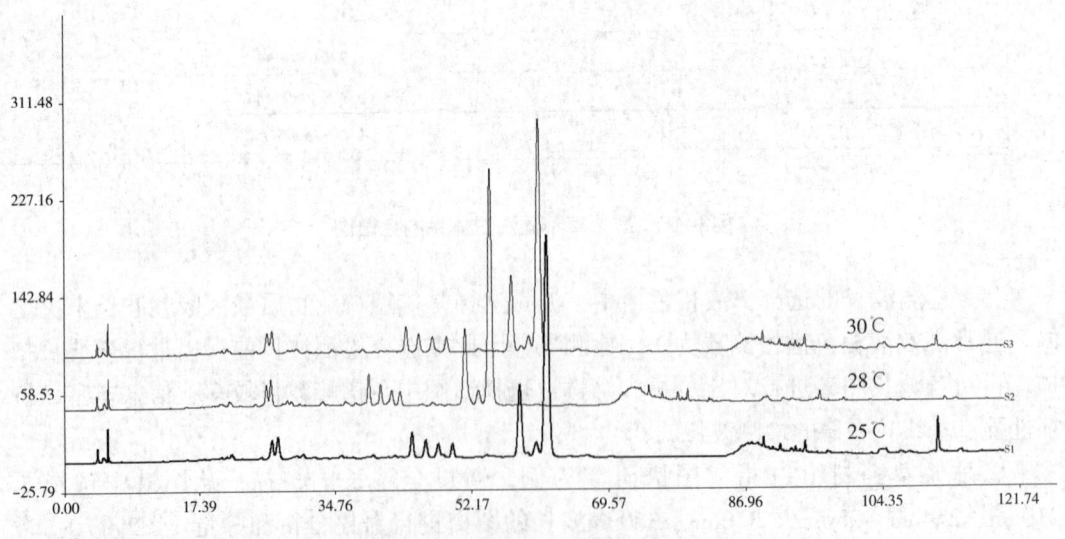

图2-18　酢浆草不同柱温的色谱图

（5）流速的考察　流速的大小实为流动相的不同体积流量，流动相的用量对色谱峰分离度有直接影响。降低流速，可以使两物质的保留时间显著延长，由于保留时间变长所有纵向扩散会明显增加，表现为色谱峰变宽。分离度增加可以减少干扰峰对样品的干扰，但是流速慢会使峰变宽，使柱效明显下降，延长分析时间。所以色谱方法的目标是使分离度达到1.5以上，尽可能地提高分析速度。通常来说，柱子的填料粒径和流速影响柱效，如HPLC中使用的最多的就是4.6μm的色谱柱，根据范蒂姆特方程在流速1.0ml/min时，理论塔板数能达到最高；而UPLC中色谱柱为1.6μm的填料，流速0.2ml/min就能达到最大柱效。

以酢浆草药材HPLC指纹图谱研究为例，分别比较流速为0.6ml/min、0.7ml/min、0.8ml/min、1.0ml/min的色谱图（图2-19）。结果发现0.7ml/min色谱峰分离度良好，压力适中。

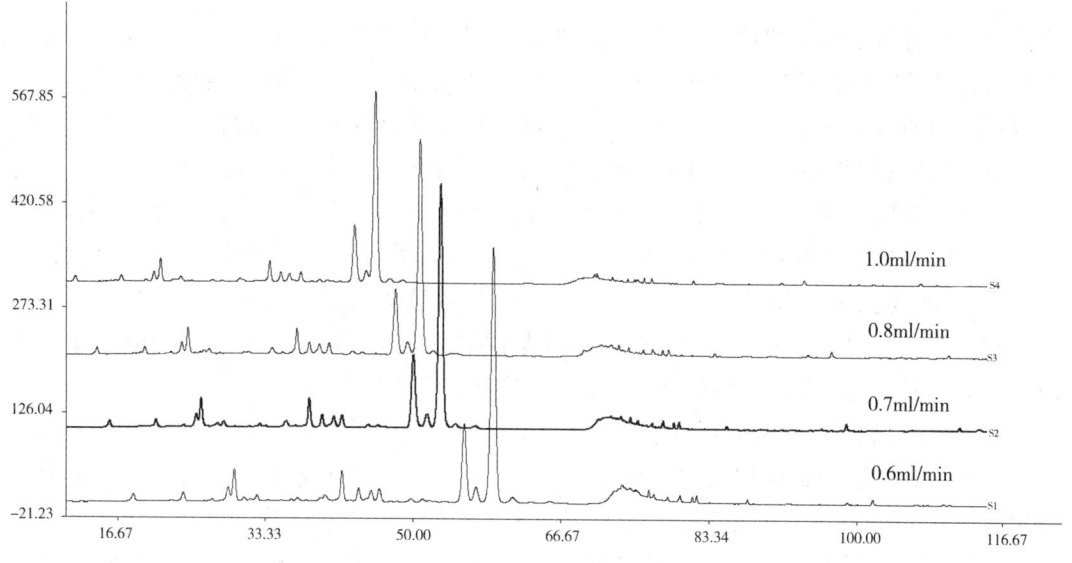

图2-19　酢浆草不同流速的色谱图

（6）分析时间的确定　除考察以上色谱条件外，还需对样品的色谱分析时间进行确定，最终确定样品液相色谱条件。通常从某个时间点开始不再出现色谱峰，基线在与色谱峰出现相同时间段内一直处于平稳状态，我们就可以把该时间节点选定为色谱图的分析时间。采用HPLC建立指纹图谱，记录时间最少为1小时，实验中应记录2小时的色谱图，以考察1小时以后的色谱峰情况。采用UPLC建立指纹图谱，记录时间最少为20分钟，实验中应记录40分钟的色谱图，以考察20分钟以后的色谱峰情况。

以酢浆草药材HPLC指纹图谱研究为例，取酢浆草药材供试品溶液按要求进样，在洗脱122分钟后，继续保持100%乙腈溶液洗脱至225分钟，经分析，确定122分钟样品已洗脱完全（图2-20）。

（7）洗脱方式及柱平衡的影响　液相色谱有等度（isocratic）和梯度（gradient）两种洗脱方式。等度洗脱时，流动相的组成在色谱分离过程中保持不变；梯度洗脱是控制流动相的组成，使其在色谱分离过程中发生连续的变化。对于组分复杂的样品，尤其是化学信息丰富的中药（民族药）样品，若仅采用一种色谱洗脱体系，很难得到理想的分离结果。梯度洗脱的流动相由两种或两种以上不同极性的溶剂组成，通过连续或间歇地改

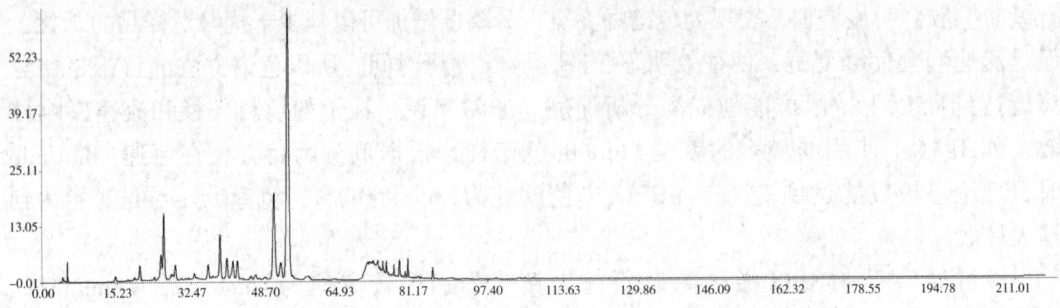

图2-20　酢浆草药材供试品225分钟HPLC色谱图

变流动相中各溶剂组成的比例，调节流动相的极性、离子强度和pH等，使每个流出的组分都有合适的容量因子k，并使样品中的所有组分可以在最短时间内实现最佳分离。一般洗脱从较弱的溶剂开始，致使弱保留组分之间有足够的分辨率，实现k值小的组分彼此分离，流动相的强度在色谱过程中逐渐增加，于是强保留的组分也同样以合理的保留时间从色谱柱上洗脱下来，并被检测，获得满意的分析结果。此外，在实验过程中可根据分析对象的性质向流动相中添加适量酸（甲酸、醋酸、磷酸、三氟乙酸等）或碱（三乙胺、二乙胺、磷酸氢二钠、磷酸氢二钾等），以改善色谱峰形状和提高分离度。一般在不影响色谱柱效能的前提下，分离鞣质等酸性物质常添加一定比例的酸，分离生物碱等碱性物质常添加一定比例的碱，以便获得较好的分离度和适宜的保留时间。

当梯度洗脱运行结束后，流动相需返回至梯度开始时的组成比例进行柱平衡一段时间，否则会影响液相指纹图谱的重现性。若无柱平衡，立即开始下一个进样梯度洗脱，有2个原因使色谱柱入口处流动相组成的变化呈现滞后：①滞后体积的存在（滞后体积是从流动相混合点至色谱柱进口处的体积）；②即使不考虑滞后体积，流动相和固定相之间的平衡也不能瞬时达到。因此，在两次梯度洗脱之间必须设置平衡时间，置换前次梯度运行残留在系统中的流动相。通常在HPLC分析时，规格为150mm×0.46mm色谱柱（或250mm×0.46mm色谱柱）和1～2ml/min流量的情况下，平衡时间一般为10～15分钟，在进行UPLC分析时，规格为50mm×2.1mm色谱柱（或100mm×2.1mm色谱柱）和0.1～0.5ml/min流量的情况下，平衡时间一般为5～8分钟，使平衡时间内通过系统的流动相体积大于滞后体积。

5. 方法学验证　液相指纹图谱方法验证的目的是为了考察和证明采用的指纹图谱测定方法具有可靠性和重复性，符合指纹图谱测定的要求。中药（民族药）指纹图谱测定是一个复杂的分析过程，影响因素多，条件繁杂，合理的试验方法有效评价是对测定整体过程和分析系统的综合验证，需要在制定指纹图谱方法时充分考虑。

中药（民族药）液相指纹图谱试验方法验证所包括的项目有：专属性试验、精密度试验、重复性试验、稳定性试验等。方法学验证的具体内容如下。

（1）专属性试验　专属性是指液相指纹图谱的测定方法对中药（民族药）样品特征的分析鉴定能力。液相指纹图谱中的专属性试验是指在不加样品的情况下，用提取样品的有机溶剂，测定样品相同的色谱条件下进行分析，把所得结果作为样品色谱图的空白对照。这样可以消除由于试剂不纯或试剂干扰及色谱条件等所造成的系统误差，同时还可以减小试验误差。

（2）精密度试验 主要考察仪器的精密度。取同一供试品，连续进样6次以上，考察色谱峰的相对保留时间、峰面积比值的一致性。采用HPLC或UPLC构建指纹图谱，在指纹图谱中规定共有峰面积比值的各色谱峰，其峰面积比值的相对标准偏差（RSD）不得大于3%，各色谱峰的相对保留时间应在平均保留时间±1分钟内。或者应用指纹图谱相似度软件评价测定供试品色谱图相似度达0.95以上，视为方法精密度良好。

（3）重复性试验 主要考察试验方法的重复性。取同一批号的样品6份以上，分别按照选定的提取分离条件制备供试品溶液，并在选定的色谱条件下进行检测，考察色谱峰的相对保留时间、峰面积比值的一致性。采用HPLC或UPLC制定指纹图谱，在指纹图谱中规定共有峰面积比值的各色谱峰，其峰面积比值的相对标准偏差（RSD）不得大于3%，各色谱峰的相对保留时间应在平均保留时间±1分钟内。或者应用指纹图谱相似度软件评价测定供试品色谱图相似度达0.95以上，视为方法重复性良好。

（4）稳定性试验 主要考察供试品的稳定性，确定检测时间。取同一供试品溶液，分别在不同时间（如0、1、2、4、8、12、24、36或48小时）检测，考察共有色谱峰相对保留时间、峰面积比值的一致性，其共有色谱峰相对保留时间、峰面积比值的相对标准偏差（RSD）不得大于3%。或者应用指纹图谱相似度软件评价测定供试品色谱图相似度达0.95以上，方法稳定性良好。

6. 液相指纹图谱的数据分析与评价 在同一试验条件下，测定所有供试品的液相色谱图。根据不同供试品测定结果所给出的峰数、峰值（积分值）和峰位（相对保留时间）等相关参数进行分析、比较，制定优化的指纹图谱，并借助中药色谱指纹图谱相似度评价软件进行指纹图谱的建立及共有峰的匹配和相似度的计算。

（1）对照液相指纹图谱的建立 根据已确定的试验方法和条件，对所有供试品（10个批次以上）进行测定，根据检测结果，标定共有的指纹峰。指纹图谱研究中，特征峰（共有峰）的要求是主要特征峰与相邻峰分离度大于等于1.2，其他特征峰也应达到一定的分离度，峰尖到峰谷的距离大于该峰的2/3以上，未达到基线分离的色谱峰，则以该组峰的总峰面积作为一个峰面积，同时标定该组各峰的相对保留时间。

根据10批次以上供试品色谱图的检测结果及相关参数，选择相似度评价软件中生成的共有模式图谱作为对照指纹图谱，也可选择相似度最高的指纹图谱作为对照液相指纹图谱。

（2）液相指纹图谱的建立和评价 液相指纹图谱的辨认应注意指纹特征的整体性。辨认和比较时从整体的角度综合考虑，如各个共有峰的位置（保留时间或比移值）、大小或高低（峰面积或峰高）、各峰之间的相对比例等。

液相指纹图谱的评价是指将样品的指纹图谱与该品种建立的对照指纹图谱（共有模式）进行相似性比较。指纹图谱的相似性主要从两个方面考虑：①色谱的整体"面貌"，即各共有峰的数目、保留时间、各峰之间的大致比例等是否相似；②样品与对照样品或与所建立的对照指纹图谱之间及不同批次样品指纹图谱之间总积分值进行量化比较，可以用"相似度"表达。

（3）相似度计算分析 相似度是供试品指纹图谱与对照指纹图谱共有模式的相似性

的量度。可借助国家药典委员会推荐的《中药色谱指纹图谱相似度评价系统》相似度软件计算，除个别品种视具体情况而定外，一般情况下相似度大于0.9即认为符合要求。在收集大量合格样品的基础上建立对照指纹图谱，形成共有模式后，待测定的供试品可通过一定的计算方法计算出与共有模式间的相似度，通过其相似度来评价中药质量的真伪优劣。

1）欧式距离　相似性反映的是研究对象之间的亲疏程度，可用距离计算来量度，欧式距离是最普遍应用和最易于理解的一种距离计算方法，源自于欧式空间中两个n维向量间的欧氏距离公式。

$$d_{ir} = \sqrt{\sum_{k=1}^{m}(x_{ik}-x_{rk})^2}\sqrt{\sum_{k=1}^{m}(x_{ik}-x_{rk})^2}$$

式中，x_{ik}、x_{rk}代表共有模式均值向量第k个特征变量（$k=1,2\cdots m$）。

欧式距离计算，采用平方运算代替绝对值距离的绝对值，运算更为方便，更能突出大的特征变量值影响。但是，欧式距离侧重于特征变量值的大小差异，没有考虑特征变量的变化模式及特征变量之间变化模式的相似性。

2）相关系数　是在指纹图谱中以相关系数测定的相似度表征。相关系数法在数学中是用来比较2个数据集合是否在同一条直线上，在指纹图谱中通过比较各向量的相关系数r_{ik}比较样品的相似程度。

$$r_{ik} = \frac{\sum_{k=1}^{m}(x_{ik}-\overline{x_i})}{\sqrt{\sum_{k=1}^{m}(x_{ik}-\overline{x_i})^2}\sqrt{\sum_{k=1}^{m}(\pi_{rk}-\overline{x_r})^2}}$$

相关系数与变量单位无关，对各特征变量值的大小不敏感，忽略了变量值大小之间的差异。测量供试品在特征变量变化模式上相似形状的相似性，鉴别中药供试品真伪，提供定性信息的相似度。

3）夹角余弦　计算供试品指纹图谱特征向量与共有模式向量之间的夹角余弦相似度。比较各向量之间的夹角余弦值，在全谱夹角余弦比较的基础上，采用特征峰折线的重合率作为校正。在选择共有峰时带阈值自动校正时间漂移，从而可以得到与实际情况更为符合的相似度比较结果。

$$c_{ir} = \frac{\sum_{k=1}^{m}x_{ik}x_{rk}}{\sqrt{\sum_{k=1}^{m}(x_{ik}^2)\sum_{k=1}^{m}(x_{rk}^2)}}$$

几何中夹角余弦可用来衡量两个向量方向的差异，借用这一概念来衡量样品向量之间的差异。夹角余弦法是指纹图谱特征变量上变化模式的相似度，可以提供中药供试品辨别真伪相似性的信息，此算法在计算机编程中很容易实现。

4）液相指纹图谱相似度评价软件的使用　在获取了中药（民族药）样品液相色谱图谱后，计算并评定各批次样品液相色谱图谱间的整体相似程度，定量描述它们各自化学组成的差异性和波动情况极为重要。选择和使用最适宜的指纹图谱相似度评价软件，是研究液相指纹图谱的关键所在。

目前中药（民族药）指纹图谱计算相似度大多可借助国家药典委员会推荐的《中药色谱指纹图谱相似度评价系统》相似度软件计算中药（民族药）指纹图谱的相似度，该软件主要采用模糊信息分析法。相似度计算方法为夹角余弦法，即把每个色谱指纹图谱都看作一组对应保留时间下的峰面积或图谱数据点的数值，可将这组数值看作多维空间中的位置，使两个指纹图谱间的相似性问题转化为多维空间的两个向量的相似性问题，利用$\cos\theta$值定量表征指纹图谱间的相似性。$\cos\theta$越接近1，则说明两个向量越相似。若色谱指纹图谱中有n个谱峰，则可用n维矢量空间表示。若对照指纹图谱用$x_0=[x_{01}, x_{02}, \cdots, x_{0n}]$表示，其中$x_0$第$i$峰面积值，待测指纹图谱用$x=[x_1, x_2, \cdots, x_n]$表示，用$n$维矢量空间中两点表示对照指纹图谱和待测指纹图谱，根据两点间夹角的余弦函数计算指纹图谱间相似度，作出整体相似度评价。

采用相似度评价软件计算相似度时，若峰数多于10个，且最大峰面积超过总峰面积的70%；或峰数多于20个且最大峰面积超过总峰面积的60%，计算相似度时应考虑除去该色谱峰。相似度小于0.9，但直观比较难以否定的样品，可采用主成分分析法等模式识别方法进一步检查原因。对于复方制剂而言，应该同时建立原料药、半成品（提取物）和成品的指纹图谱。半成品的指纹图谱与原料药的指纹图谱应有一定的相关性，而原料药的某些特征峰在提取指纹图谱中允许因生产工艺等原因而有规律的丢失。制剂中各特征峰均应能够在原料药及中间体的指纹图谱中得到追溯。

（4）相对保留时间和相对峰面积的计算　根据指纹图谱相似度软件的分析结果，选取保留时间靠近液相色谱图中间位置且峰面积较大及分离度较好（$R\geq1.2$）的色谱峰确定为参照峰。确定供试品液相色谱图中共有峰的保留时间和峰面积，各共有峰的保留时间分别与参照峰保留时间的比值，即为各共有峰的相对保留时间；各共有峰的峰面积分别与参照峰峰面积的比值，即为各共有峰的相对峰面积。

（5）聚类分析　将不同来源样品的液相指纹图谱中的共有峰相对峰面积值标准化组成药材批次×共有峰数目的阶原始数据矩阵，运用SPSS软件对其进行系统聚类分析，采用组间连接法，利用欧式距离（Euclidean）作为样品的测度。根据样品之间相关系数由大到小的顺序合并，可将样品聚为不同的大类。也可将不同样品液相指纹图谱的相似度结果或共有峰面积进行聚类分析。

（6）主成分分析　主成分分析（principal conlponent analysi，PCA）是一种掌握主要矛盾的统计方法。PCA通过线性变换，将原来多个指标组合成相互独立的少数几个能反映总体信息的指标，即以最少的丢失信息为代价，将众多的观测变量浓缩为少数几个因子，该方法对于多元复杂事物的研究具有重要意义，它可以从多元事物中揭示现象的主要方面，找出事物发展的主要倾向，帮助人们了解生命活动的规律，从而达到掌握和认识生命现象的本质。

PCA作为数据挖掘的一种方法能够用于中药指纹图谱的统计分析，在不损失样本特征值的数量和信息前提下，采用降维模式分类方法，将反映中药色谱指纹图谱多维多息特征的多维参数用几个主成分来描述原有数据特征，不仅表明主成分分析确实能够起到降维作用，同时可使繁多的求解目标简化，便于数据分析，而且原有信息损失少，可用于中药指纹图谱的数据挖掘。

二、液相指纹图谱的应用

中药指纹图谱技术已成为当前植物药领域国内外公认的质量控制方法，2000年国家食品药品监督管理局对中药注射剂提出了建立中药指纹图谱质量控制的要求，并以此为突破口开始逐步实现中药材、中药提取物（包括配方颗粒）、中药成方制剂的指纹图谱质量控制。目前，液相指纹图谱技术主要用于鉴别中药材真伪，评价中药材的品质，监控中药提取物、中成药的质量，开展中药过程分析、控制和监督等，如《中国药典》（2020年版）制定了抗宫炎片、胶囊和颗粒系列药品的HPLC指纹图谱标准。

中药（民族药）指纹图谱的研究现在还处于初级阶段，还要我们去探索去研究，需要加强多学科的相互协作。但是随着现代仪器分析技术特别是高效液相色谱技术及计算机信息处理技术的迅速发展，各种应用技术的准确性、科学性和灵敏度的提高，HPLC、UPLC及其联用技术的应用将更加广泛，无疑将对中药（民族药）指纹图谱的研究起积极的推动作用。

第五节　原始记录

一、基本要求

原始记录是科研工作十分重要的组成部分，是进行科学研究和技术总结的原始资料，记录要求真实、完整、准确、清晰、具体。原始记录应有专用记录本，不能出现缺页或挖补的情况，若有缺漏页，应说明原因。记录样品的提取条件、色谱条件等原始数据时，若私自篡改、弄虚作假、欺上瞒下，会造成学术不端，因此原始数据需规范、诚实记录，且妥善保管，以免后续核查时引起不必要的麻烦甚至法律纠纷。一般书写要求用钢笔或中性笔，一般不能涂改。若出现写错，应在原始记录上划上单线或双线，在旁边写出正确的记录内容。原始记录中涉及高效液相色谱法等专业术语描述要规范、准确，计量单位应采用国际标准计量单位，有效数字的取舍符合实验基本要求。无论试验成功或失败均应规范书写原始记录，便于整理结果和分析失败原因。

二、记录内容

针对液相中药指纹图谱研究，原始记录的内容一般包括试验日期、试验环境温度和湿度、标准品或供试药材的名称、来源、取样方法、外观形状、供试品溶液的制备方法、色谱条件（进样方式、进样量、色谱柱、流动相组成、流速、柱温、检测器类型、检测波长等）、检验结果、数据分析、结论等。对试验过程中检测得到的色谱图和研究结果等采用多种形式相结合的方式保存，应用色谱图、照片或复印件等形式。原始记录、原始图谱、照片等资料均要妥善保存。

第三章　药材品种的识别

　　中药（民族药）的品种问题直接关系到中药（民族药）的质量，品种正确是保证中药（民族药）质量的前提，品种一错，全盘皆否。李时珍谓"一物有谬，便性命及之"的警言，强调品种问题，必须慎重对待。在生物学上品种系指一个种内具有共同来源和特有一致性状的一群家养动物或栽培植物，其遗传性稳定，且有较高的经济价值，如植物品种。而中药（民族药）的品种有两层含义，一是指中药（民族药）的个药，二是指个药所来源的生物物种。所以中药（民族药）"品种"不同于生物学中"品种"的含义。中药（民族药）品种有单一来源（基原），也有多基原。单一基原的品种，则常指单一的物种或种下的某一单位，如亚种、变种或变型等，如中药杜仲来源于杜仲科植物*Eucommia ulmoides* Oliv.的干燥树皮。多基原的品种，则常指多个物种或种下的某一单位，如中药大黄来源于蓼科植物掌叶大黄*Rheum palmatum* L.、唐古特大黄*Rheum tanguticum* Maxim. ex Balf.或药用大黄*Rheum officinale* Baill.的干燥根及根茎。

　　中药（民族药）品种的质量概念，常指中药（民族药）的真伪优劣，大致可分为四个层次，即正品、地区习惯用品、代用品、伪品。正品是指凡是国家药品标准所收载的品种均为正品，而凡是不符合国家药品标准规定的品种以及以非药品冒充或者以它种药品冒充正品的均为伪品。《神农本草经》提出了药物"真伪新陈"的概念，说明假药、赝品自古即有存在。地方习惯用品是指国家药品标准未收载，而在局部地区有多年生产、使用习惯的药材品种。中药代用品常伴随着正品出现，其根本原因是商品药材短缺，供不应求。中药代用品的类型与范围主要有：用同属近缘品种代替正品；用栽培品代替野生正品；用非药用部位代替药用部位；用人工合成（培育）品代替正品；用性效相近的中药代替短缺的正品中药。

第一节　品种与化学成分

　　动植物在漫长的演化过程中，形成了或近或远的亲缘关系。动植物亲缘关系愈近的品种，共同性愈多，新陈代谢类型和代谢产物也通常相似，这是中药（民族药）多基原品种的基础，但品种间的化学成分含量参差不齐或存在差异；亲缘关系愈远的动植物，共同性愈少，化学成分差异明显。比如亲缘关系较近的毛茛科植物，其中威灵仙*Clematis Chinensis* Osbeck、棉团铁线莲*Clematis hexapetala* Pall. 及东北铁线莲*Clematis. manshurica* Rupr.的干燥根及根茎为正品威灵仙药材来源，威灵仙*Clematis Chinensis* Osbeck的干燥根及根茎可检出威灵仙皂苷B、虎掌草皂苷D、威灵仙皂苷C和虎掌草皂苷B，而棉团铁线

莲*Clematis hexapetala* Pall.及东北铁线莲*Clematis manshurica* Rupr.的干燥根及根茎未检出威灵仙皂苷B和虎掌草皂苷D，毛蕊铁线莲*Clematis lasiandra* Maxim.的干燥根及根茎均未检出威灵仙皂苷B、虎掌草皂苷D、威灵仙皂苷C和虎掌草皂苷B；亲缘关系较近的威灵仙*Clematis Chinensis* Osbeck、柱果铁线莲*Clematis uncinata* Champ.、扬子铁线莲*Clematis ganpiniana*（levl.et Vant.）Tamura.、小木通*Clematis armandii* Franch.、安徽威灵仙*Clematis anhweiensis* M. C. Chang均可检出齐墩果酸，但含量差异明显，而亲缘关系较远的显脉旋覆花*Inula nervosa* Wall.、草珊瑚*Sarcandra glabra*（Thunb.）Nakai未能检出齐墩果酸；民族药材天胡荽为伞形科植物天胡荽*Hydrocotyle sibthorpioides* Lam.或破铜钱*Hydrocotyle sibthorpioides* Lam. Var. batrachium（Hance）Hand. – Mazz. ex Shan的干燥全草，槲皮素的含量在天胡荽和破铜钱两种间相差达20倍；阳春砂*Amomum villosum* Lour.与海南假砂仁*Amomum chinense* Chun ex T. L. Wu的干燥成熟果实均可检出槲皮苷，而艳山姜*Alpinia zerumbet*（Pers.）Burtt et Smith的干燥成熟果实未检出槲皮苷。因此，亲缘关系近的动植物，具有相似的化学成分，但仍然存在差异，而亲缘关系远的动植物，化学成分差异明显。

第二节　液相指纹图谱与品种

　　中药（民族药）的品种也可指中药的个药，也指个药所来源的生物物种，有单一基原，也有多基原品种。无论中药（民族药）的亲缘关系远近，只要药材品种所含的化学成分不同或各成分含量的比例不同，就可导致液相指纹图谱的共有峰、相似度等差异，凭借液相指纹图谱的这些差异特征，可以用来识别中药（民族药）的真伪优劣。如不同批次阳春砂药材的相似度大于0.9，而海南假砂仁、艳山姜与阳春砂指纹图谱的共有模式相比，相似度低于0.85；不同批次菝葜*Smilax china* L.干燥根茎的液相指纹图谱相似度大于0.9，有18个共有峰，而光叶菝葜（土茯苓）*Smilax glabra* Roxb.的干燥根茎与菝葜的比较，相似度低于0.7，少4个以上共有峰；不同批次鸢尾*Iris tectorum* Maxim.干燥根茎的液相指纹图谱相似度大于0.9，而射干*Belamcanda chinensis*（L.）DC.干燥根茎与鸢尾的比较，相似度低于0.7；不同批次忍冬*Lonicera japonica* Thunb.干燥花蕾的液相指纹图谱相似度大于0.9，而山银花（灰毡毛忍冬）*Lonicera macranthoides* Hand. Mazz.干燥花蕾与忍冬的比较，相似度低于0.6；辣蓼（水蓼）*Polygonum hydropiper* L.干燥全草的液相指纹图谱相似度大于0.9，而荭草*Polygonum orientale* L.及丛枝蓼*Polygonum posumbu* Buch.–Ham. ex D. Don干燥全草与辣蓼的比较，相似度低于0.5；截叶铁扫帚*Lespedeza cuneata*（Dum. Cours.）G. Don.干燥全草的液相指纹图谱相似度大于0.9，而地肤*Kochia scoparia*（L.）Schrad.干燥全草与辣蓼的比较，相似度低于0.2。因此，根据液相指纹图谱的共有峰、相似度等差异性特征，可用于药材品种的识别。

第三节　药材品种的识别选论

柱果铁线莲（Zhuguotiexianlian）

【药材的基原、分布、药用及成分】

1.基原　柱果铁线莲为毛茛科植物柱果铁线莲 *Clematis uncinata* Champ.的干燥根及根茎。柱果铁线莲为贵州省作威灵仙用的主流品种，收载于《全国中草药汇编》，属于地方习用药材。作为威灵仙流通及使用的药材品种混杂，同名异物现象较为普遍，作威灵仙使用的药材包括毛茛科植物威灵仙 *Clematis chinesis* Osbeck、棉团铁线莲 *Clematis hexapetala* Pall.、东北铁线莲 *Clematis manshurica* Rupr.、山木通 *Clematis finetiana* lévl. et Vant.、扬子铁线莲 *Clematis ganpiniana*（lévl. et Vant.）Tamura.和小木通 *Clematis armandii* Franch.等的干燥根及根茎，需予以区分。《湖南省中药材标准》（2009年版）收载山木通的干燥根及根茎称为威灵仙药材，而《浙江省中药材标准》（2017年版）将其称为浙威灵仙。

2.分布　柱果铁线莲在我国分布于云南东南部、贵州、四川、甘肃南部、陕西南部、广西、广东、湖南、福建、台湾、江西、安徽南部、浙江、江苏宜等地，多生于200～2000米左右的山地、山谷、溪边的灌丛中或林边，或石灰岩灌丛中。越南也有分布。

3.采收加工　夏、秋二季采集，晒干。

4.功效与主治　性温，味辛。归膀胱、肝经。祛风除湿，舒筋活络，镇痛，用于风湿性关节痛、肢体麻木、筋脉痉挛、屈伸不利、脚气肿痛、疟疾、骨鲠咽喉。

5.化学成分　含皂苷类、酚类、酸类、醇类、萜类等成分，鉴别出的化合物包括亚油酸、棕榈酸、α-松油醇、4-乙烯-2-甲氧基-苯酚、2-正戊基呋喃等。皂苷类化合物，例如：clematiunicinoside A、clematiunicinoside B、clematiunicinoside C、clematiunicinoside D、clematiunicinoside E、clematiunicinoside F、clematiunicinoside G、clematiunicinoside H、clematernoside E、huzhangoside D、clematiganoside A、huzhangoside B、huzhangoside C、clematichinenoside C、clemastanoside D、hederasaponin B、CP7、CP6、CP4（1）、clematiunicinoside I、3β-O-［β-D-xylopyranosyl（1→3）-α-L-rhamnopyranosyl（1→2）-β-D-glucopyranosyl］-28-Hydroxy-taraxeran-14-ene，3β-O-［β-D-xylopyranosyl（1→3）-α-L-rhamnopyranosyl（1→2）-β-D-glucopyranosyl］-12-oleanene-3β，28-diol，3-O-β-D-ribopyranosyl（1→3）-α-L-rhamnopyranosyl（1→2）-β-D-xylopyranosyl hederagenin和tomentoside B等。

【植物形态与药材性状特征】

1.植物形态　藤本，茎叶干时常带黑色，全株除花柱及萼片外边缘具毛外，其余光滑。茎圆柱形，有纵条纹。一至二回羽状复叶，有5～15小叶，基部二对常为2～3小叶，茎基部为单叶或三出叶；小叶片纸质或薄革质，宽卵形至卵状披针形，长3~13厘米，宽1.5~7厘米，顶端渐尖至锐尖，偶有微凹，基部圆形或宽楔形，有时浅心形或截形，全缘，上面亮绿，下面灰绿色，两面网脉突出。圆锥状聚伞花序腋生或顶生，多花；萼片4，开展，白色，干时变褐色至黑色，线状披针形至倒披针形，长1~1.5厘米；雄蕊无毛。瘦果圆柱状钻形，干后变黑，长5~8毫米，宿存花柱长1~2厘米。花期6月至7月，果期7月至9月。

2.药材性状 本品根上生多数根，长10~15厘米，直径1.5~2.0厘米，外表面呈褐色或棕褐色，纵纹较少；质较坚韧，断面平坦，皮部灰白色，木部淡黄色，粉性较小。气微，味淡。

【材料与仪器】

Agilent 1100型高效液相色谱仪，包括四元梯度泵、自动进样器、二极管阵列检测器、Chemstation工作站；《中药色谱指纹图谱相似度评价系统》软件（2004A版）（国家药典委员会）。

乙腈为色谱纯；其余试剂均为分析纯；水为重蒸馏水；柱果铁线莲分别购于或采于贵州省贵阳市、清镇市、安顺市和六盘水市等地，共10批样品，经鉴定为毛茛科植物柱果铁线莲*Clematis uncinata* Champ.的干燥根及根茎。威灵仙采于四川峨眉山，经鉴定为毛茛科植物威灵仙*Clematis chinesis* Osbeck的干燥根及根茎；山木通购于贵州省天柱县，经鉴定为毛茛科植物山木通*Clematis finetiana* lévl .et Vant.的干燥根及根茎；扬子铁线莲购于贵州省安顺市，经鉴定为毛茛科植物扬子铁线莲*Clematis ganpiniana*（lévl. et Vant.）Tamura干燥根及根茎；安徽威灵仙购于贵阳市花果园药材市场，经鉴定为毛茛科植物安徽威灵仙*Clematis anhweiensis* M. C. Chang干燥根及根茎；草珊瑚购于贵州省赤水市，经鉴定为金粟兰科植物草珊瑚*Sarcandra glabra*（Thunb.）Nakai的干燥根及根茎；显脉旋覆花购于贵州省兴义市，经鉴定为菊科植物显脉旋覆花*Inula nervosa* Wall. 的干燥根及根茎；小木通购于四川省乐至县，经鉴定为毛茛科植物小木通*Clematis armandii* Franch. 的干燥根及根茎（表3-1）。

表3-1 威灵仙类药材的样品来源及相似度评价结果

编号	样品	来源	收集时间	相似度	总出峰数	总峰面积	共有峰面积（%）
S1	柱果铁线莲	贵州省安顺市	2007-08	0.977	46	13058.4	92.73
S2	柱果铁线莲	贵州省都匀市	2007-09	0.976	49	16594.4	94.39
S3	柱果铁线莲	贵州省贵阳市1	2007-07	0.962	46	19358.3	92.43
S4	柱果铁线莲	贵州省六盘水市①	2007-08	0.916	48	16380.5	93.96
S5	柱果铁线莲	贵州省六盘水市②	2007-09	0.915	47	16676.9	94.02
S6	柱果铁线莲	贵州省贵阳市2	2007-10	0.991	50	17369.2	93.18
S7	柱果铁线莲	贵州省贵阳市3	2007-11	0.973	45	19177.5	91.98
S8	柱果铁线莲	贵州省贵阳市4	2007-10	0.975	44	16864.9	92.45

续表

编号	样品	来源	收集时间	相似度	总出峰数	总峰面积	共有峰面积（%）
S9	柱果铁线莲	贵州省贵阳市5	2007-10	0.928	52	15854.6	93.55
S10	柱果铁线莲	贵州省清镇市	2007-09	0.980	55	20031.5	91.27
B	威灵仙	四川省峨眉山	2007-12	0.783	41	8617.2	53.84
C	小木通	四川省乐至县	2007-10	0.809	36	5894.5	28.89
D	山木通	贵州省天柱县	2007-08	0.707	35	11234.8	25.13
E	扬子铁线莲	贵州省安顺市	2007-08	0.446	37	7895.6	23.49
F	安徽威灵仙	贵州省遵义市	2007-11	0.402	59	9597.6	21.55
G	草珊瑚	贵州省赤水市	2007-06	0.807	48	16041.3	18.37
H	显脉旋复花	贵州省兴义市	2007-09	0.352	32	4325.8	19.44

【溶液的制备】

供试品溶液的制备 取样品粉末（过40目筛）0.5g，精密称定，置100ml具塞锥形瓶中，精密加入70%乙醇25ml，称定其重量，超声提取30分钟，放冷，再次称定重量，用70%乙醇补足减失的重量，摇匀，经微孔滤膜（0.45μm）滤过，取续滤液作为供试品溶液。

【色谱条件】

色谱柱为Dikma公司的Diamonsil C_{18}（250mm×4.6mm，5μm）；流动相乙腈（A）-0.05%磷酸水（B），按表3-2进行梯度洗脱，柱温为25℃，检测波长为210nm，流速为0.8ml/min，分析运行时间为110分钟，进样量为10μl。

表3-2 流动相梯度洗脱表

时间（min）	流动相A（%）	流动相B（%）
0～15	0.1～10	99.9～90
15～20	10～13	90～87
20～50	13～25	87～75
50～70	25～40	75～60
70～90	40～100	60～0
90～110	100	0～0

【方法学考察】

1.精密度试验 取柱果铁线莲样品粉末，按供试品溶液的制备方法制备供试品溶液，按色谱条件连续进样6次，测定其指纹图谱，计算指纹图谱中各共有峰的相对保留时间及相对峰面积比值的RSD值。结果显示，各共有峰的相对保留时间和相对峰面积的RSD分别小于3%，表明仪器精密度良好。

2.稳定性试验　取同一柱果铁线莲供试品溶液，分别在0、2、6、12、18、24和36小时进样检测，计算指纹图谱中各共有峰的相对保留时间及相对峰面积比值的RSD值。结果显示，各共有峰的相对峰面积和相对保留时间的RSD分别小于3%，表明样品溶液在36小时内稳定。

3.重复性试验　取同一批柱果铁线莲药材样品6份，按供试品溶液的制备方法制备供试品溶液，按色谱条件进样测定，计算指纹图谱中各共有峰的相对保留时间及相对峰面积比值的RSD值。结果显示，各共有峰的相对峰面积和相对保留时间的RSD分别小于3%，说明试验方法重复性良好。

【液相指纹图谱的构建】

按供试品溶液的方法制备各药材供试品溶液，按色谱条件对供试品溶液进行检测，测得各供试品HPLC色谱指纹图谱。

【指纹图谱分析】

1.柱果铁线莲药材指纹图谱相似度评价　分别将收集于贵州贵阳、安顺、都匀、六盘水等地共10批柱果铁线莲样品的色谱数据导入"中药色谱指纹图谱相似度评价系统"软件，进行匹配，时间窗为0.20，采用中位数法考察色谱峰相似度的一致性。结果见表3-1。

2.柱果铁线莲药材共有峰的确立　采用国家药典委员会颁布的"中药色谱指纹图谱相似度评价系统"软件对10批柱果铁线莲药材样品的HPLC色谱图分别进行匹配和比较，时间窗设置为0.20，采用中位数法生成对照图谱，并综合考虑色谱峰共有状况、分离情况和色谱峰面积及方法学考察的结果，最终确定了23个共有峰（图3-1）。

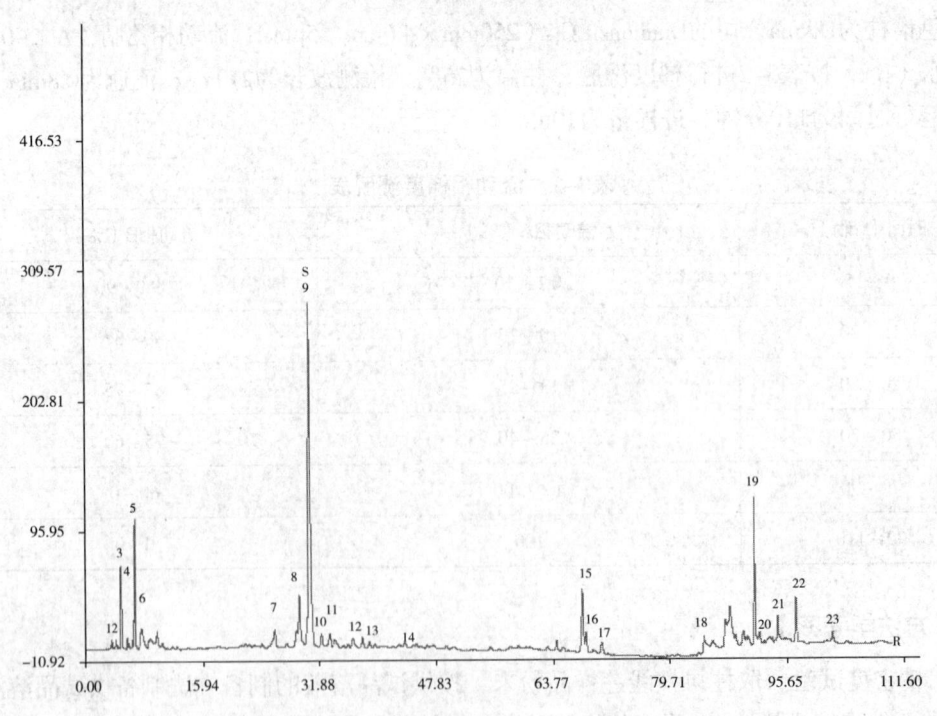

图3-1　柱果铁线莲药材的HPLC对照指纹图谱

3.参照峰的确定　9号色谱峰具有保留时间居中、峰面积相对较大及分离度较好的特点。因此，以保留时间约为30.554分钟的9号峰作为参照峰S，并对各共有峰进行相对保留时间和相对峰面积比值的计算，结果见表3-3和表3-4。

4.不同品种威灵仙类药材指纹图谱比较　分别将17批威灵仙类药材样品的色谱数据导入"中药色谱指纹图谱相似度评价系统"软件，进行匹配，时间窗设置为0.20，采用中位数法考察色谱峰相似度的一致性。通过比较不同品种威灵仙类药材指纹图谱，可以看出柱果铁线莲与其他威灵仙类药材的指纹图谱明显不同，其相似度、共有峰数目、保留时间及峰面积均有差异。结果见表3-1、图3-2和图3-3。

表3-3　10批柱果铁线莲药材HPLC指纹图谱的相对保留时间

共有峰	S1	S2	S3	S4	S5	S6	S7	S8	S9	S10	平均值	RSD（％）
1	0.108	0.109	0.109	0.108	0.108	0.108	0.108	0.108	0.108	0.109	0.108	0.18
2	0.127	0.128	0.128	0.127	0.127	0.127	0.127	0.127	0.127	0.127	0.127	0.20
3	0.150	0.151	0.150	0.150	0.150	0.150	0.150	0.149	0.150	0.150	0.150	0.20
4	0.181	0.181	0.182	0.181	0.181	0.181	0.181	0.181	0.181	0.182	0.181	0.20
5	0.216	0.217	0.216	0.216	0.216	0.215	0.216	0.215	0.216	0.216	0.216	0.19
6	0.244	0.246	0.246	0.245	0.245	0.244	0.245	0.245	0.246	0.246	0.245	0.28
7	0.846	0.849	0.848	0.846	0.845	0.843	0.847	0.844	0.844	0.847	0.846	0.22
8	0.955	0.957	0.957	0.955	0.954	0.956	0.957	0.953	0.961	0.955	0.956	0.23
9	1.000	1.000	1.000	1.000	1.000	1.000	1.000	1.000	1.000	1.000	1.000	0.00
10	1.055	1.059	1.057	1.054	1.053	1.050	1.056	1.052	1.052	1.055	1.054	0.25
11	1.094	1.093	1.091	1.088	1.089	1.089	1.090	1.089	1.090	1.089	1.090	0.17
12	1.197	1.200	1.198	1.194	1.194	1.192	1.198	1.192	1.192	1.195	1.195	0.23
13	1.270	1.275	1.271	1.267	1.268	1.264	1.272	1.266	1.266	1.269	1.269	0.25
14	1.427	1.433	1.431	1.423	1.425	1.422	1.430	1.422	1.422	1.426	1.426	0.28
15	2.217	2.224	2.221	2.210	2.216	2.208	2.220	2.210	2.209	2.219	2.215	0.26
16	2.233	2.241	2.237	2.227	2.231	2.224	2.237	2.226	2.224	2.235	2.232	0.26
17	2.303	2.312	2.308	2.298	2.300	2.294	2.305	2.296	2.292	2.305	2.301	0.28
18	2.758	2.765	2.765	2.754	2.757	2.749	2.762	2.751	2.752	2.759	2.757	0.21
19	2.982	2.990	2.989	2.978	2.981	2.971	2.985	2.975	2.976	2.984	2.981	0.20
20	3.004	3.012	3.012	3.000	3.003	2.994	3.008	2.997	2.999	3.007	3.004	0.20
21	3.085	3.093	3.092	3.081	3.084	3.074	3.089	3.078	3.079	3.087	3.084	0.20
22	3.166	3.173	3.172	3.161	3.164	3.154	3.168	3.144	3.160	3.167	3.163	0.28
23	3.329	3.339	3.336	3.324	3.326	3.318	3.335	3.321	3.322	3.330	3.328	0.21

表3-4　10批柱果铁线莲药材HPLC指纹图谱的相对峰面积

共有峰	S1	S2	S3	S4	S5	S6	S7	S8	S9	S10
1	0.016	0.012	0.012	0.018	0.015	0.014	0.015	0.013	0.016	0.023
2	0.019	0.022	0.047	0.020	0.018	0.024	0.032	0.036	0.019	0.020
3	0.052	0.015	0.012	0.022	0.039	0.025	0.015	0.058	0.075	0.074

共有峰	S1	S2	S3	S4	S5	S6	S7	S8	S9	S10
4	0.023	0.013	0.045	0.024	0.020	0.024	0.017	0.040	0.021	0.016
5	0.108	0.053	0.247	0.148	0.117	0.058	0.187	0.152	0.069	0.120
6	0.217	0.149	0.154	0.314	0.361	0.226	0.243	0.187	0.221	0.283
7	0.090	0.016	0.100	0.055	0.034	0.028	0.104	0.077	0.046	0.113
8	0.246	0.274	0.229	0.241	0.266	0.247	0.179	0.246	0.247	0.266
9	1.000	1.000	1.000	1.000	1.000	1.000	1.000	1.000	1.000	1.000
10	0.054	0.029	0.034	0.054	0.049	0.039	0.046	0.033	0.077	0.064
11	0.064	0.065	0.080	0.029	0.046	0.070	0.071	0.045	0.038	0.058
12	0.058	0.032	0.028	0.038	0.040	0.062	0.044	0.031	0.046	0.036
13	0.025	0.023	0.058	0.033	0.038	0.035	0.047	0.035	0.047	0.028
14	0.021	0.019	0.025	0.031	0.025	0.028	0.025	0.038	0.027	0.016
15	0.249	0.126	0.183	0.418	0.268	0.367	0.239	0.387	0.576	0.507
16	0.076	0.113	0.115	0.138	0.045	0.074	0.063	0.060	0.139	0.179
17	0.052	0.070	0.045	0.086	0.201	0.129	0.084	0.070	0.075	0.073
18	0.034	0.028	0.039	0.039	0.031	0.035	0.014	0.026	0.048	0.078
19	0.363	0.221	0.215	0.343	0.327	0.294	0.188	0.239	0.311	0.304
20	0.058	0.035	0.018	0.055	0.048	0.048	0.016	0.039	0.052	0.044
21	0.080	0.156	0.321	0.185	0.222	0.351	0.272	0.166	0.177	0.413
22	0.413	0.324	0.422	0.535	0.414	0.701	0.355	0.325	0.297	0.478
23	0.038	0.020	0.023	0.035	0.040	0.025	0.019	0.030	0.034	0.027

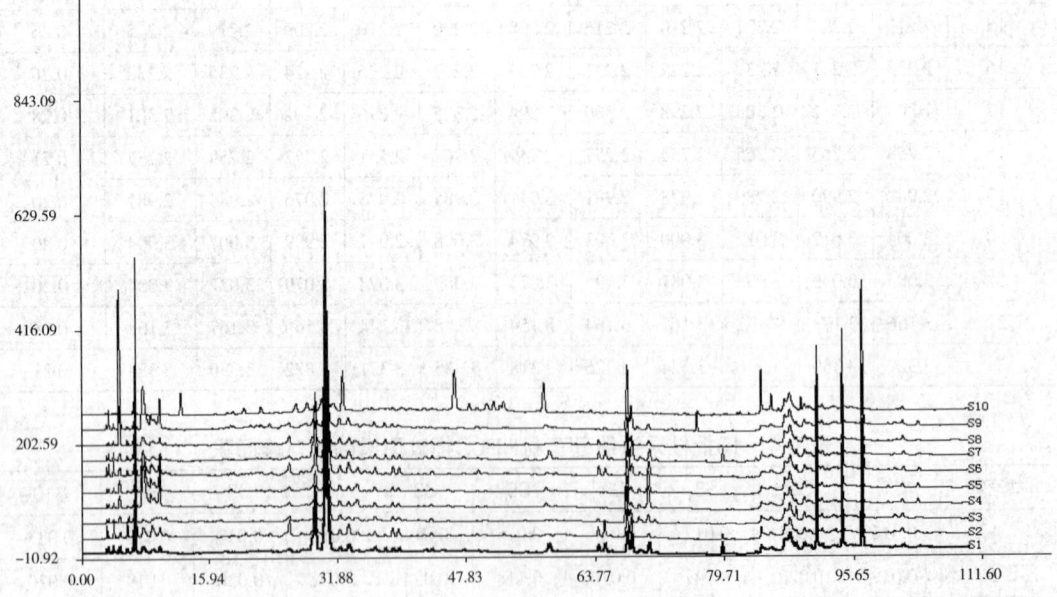

图3-2　10批柱果铁线莲的HPLC指纹图谱

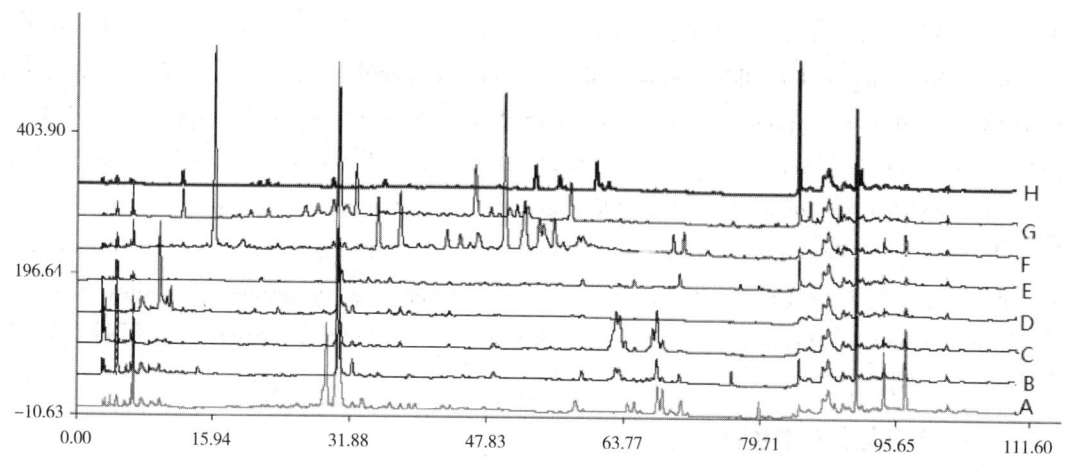

图3-3　威灵仙类药材的HPLC指纹图谱

A为柱果铁线莲；B为威灵仙；C为小木通；D为山木通；E为扬子铁线莲；
F为安徽威灵仙；G为草珊瑚；H为显脉旋覆花）

【小结】

液相指纹图谱技术识别出不同产地柱果铁线莲指纹图谱相似度为0.915～0.980并有23个共有峰，显示不同产地的柱果铁线莲药材的化学成分较为均一、稳定，而柱果铁线莲与其他威灵仙类药材指纹图谱相似度有明显差异，其中《中国药典》（2020年版）收载品种威灵仙的相似度为0.783，与不同科属的草珊瑚、显脉旋复花的相似度分别0.807、0.352，而与同科植物小木通、山木通的相似度分别为0.809、0.707，且柱果铁线莲与其他威灵仙类药材指纹图谱共有峰个数低于23个，说明建立的柱果铁线莲HPLC指纹图谱可用于不同品种威灵仙类药材的识别。

芭蕉根（Bajiaogen）

【药材的基原、分布、药用及成分】

1.基原　芭蕉根为芭蕉科植物芭蕉*Musa basjoo* Sied.et Zucc.的干燥根茎。为《贵州省中药、民族药药材标准》收载品种，属于民族习用药材。来源于芭蕉科植物的香蕉根和美人蕉科植物的美人蕉根与芭蕉根药材形态相似、品种易混淆，应予以区别。

2.分布　芭蕉在我国主要栽培于山东省以至长江流域以南各省，多栽培于庭院及农舍附近。

3.采收加工　全年均可采收，除去须根及泥沙，切片晒干。

4.功效与主治　味甘，性寒。归胃、脾、肝经。清热解毒，止渴利尿。用于天行热病，烦闷，消渴，黄疸，水肿，脚气，血淋，血崩及痈肿疔疮，丹毒。

5.化学成分　芭蕉根主要含皂苷、蒽醌、黄酮、香豆素、甾类、多糖、氨基酸等类成分。如：（1R*，2S*，3R*）-2, 3-dihydro-1, 2, 3-trihydroxy-4-（4′-methoxyphenyl）-1H-phenalene、4-hydroxy-2-methoxy-9-phenyl-1Hphenalen-1-one、trans-（1S，2S）-

3-（4′-methoxyphenyl）-acenaphthene-1, 2-diol、（4E, 6E）-1, 7-bis（4-hydroxy-3-methoxyphenyl）hepta-4, 6-dien-3-one、bis-demethoxycurcumin、rel-（3S, 4aR, 10bR）-8-hydroxy-3-（4-hydroxyphenyl）-9-methoxy-4a, 5, 6, 10b-tetrahydro-3H-naphtho［2, 1-b］pyran、cis-3-phenyl-acenaphthene-1, 2-diol、2-methoxy-9-phenyl-phenalen-1-one、bis-（2-ethylhexyl）terephthalate2-（4-methoxyphenyl）naphthalene-1, 8-dicarboxylicanhydride、lasiodiplodin、4′-dehydroxy-irenolone、2-hydroxy-4-（p-methoxyphenyl）-phenalen-1-one、2′, 3, 4′-三羟基黄酮、3, 3′-bis-hydroxyanigorufone、irenolone、2, 4-dihydroxy-9-（4′-hydroxyphenyl）-phenalenone、3, 4-二羟基苯甲醛、羽扇豆酮、棕榈酸、豆甾醇、β-胡萝卜苷、β-谷甾醇等。

【植物形态与药材性状特征】

1.植物形态 多年生草本。茎短，通常为叶鞘包围而形成高大的假茎，高可达4米。叶长2～3米，宽25～30厘米，基部圆形或不对称，先端钝，表面鲜绿色，有光泽，中脉明显粗大，侧脉平行；叶柄粗壮，长达30厘米。穗状花序顶生，下垂；苞片佛焰苞状，红褐色或紫色，每苞片有多数小花，除苞片最下面具3～4不孕花外，其余皆发育。花单性，通常雄花生于花束上部，雌花在下部；花冠近唇形，上唇较长，先端5齿裂，下唇较短，基部为上唇所包，合生花被长约4厘米，离生花被与合生花被近等长，顶端具小尖头；雄花具雄蕊5，离生，伸出花冠；药线形，2室；雌花子房下位3室，花柱1，柱头近头状，光滑。肉质浆果三棱状长圆形，种子多数。

2.药材性状 本品呈圆柱形，具棕色鳞片，直径10～20厘米。切片不规则，表面棕黄色，凹凸不平，可见明显纤维束，质韧，不易折断，断面不整齐，纤维状。气香，味淡。

【材料与仪器】

Agilent 1100型高效液相色谱仪系列，包括四元梯度泵、自动进样器、二极管阵列检测器；《中药色谱指纹图谱相似度评价系统》软件（2004A版）（国家药典委员会）。

乙腈为色谱纯，其余试剂均为分析纯；水为重蒸馏水；芭蕉根药材采集于贵州各地，经鉴定均为芭蕉科植物芭蕉Musa basjoo Sied.et Zucc.的干燥根茎；香蕉根采集于广东，经鉴定为芭蕉科植物香蕉Musa nana Lour.的干燥根茎；美人蕉根采集于贵州省天柱县坌处镇，经鉴定为美人蕉科植物美人蕉Canna indica L.的干燥根茎（表3-5）。

表3-5 芭蕉根与混淆品的样品来源及相似度评价结果

编号	样品	产地	采收时间	相似度
S1	芭蕉根	贵州省贵阳市	2007-11	0.968
S2	芭蕉根	贵州省思南县	2007-04	0.978
S3	芭蕉根	贵州省赤水市	2008-02	0.970
S4	芭蕉根	贵州省锦屏县	2008-02	0.963
S5	芭蕉根	贵州省盘州市	2008-02	0.964
S6	芭蕉根	贵州省荔波县	2008-02	0.975

续表

编号	样品	产地	采收时间	相似度
S7	芭蕉根	贵州省天柱县1	2007-08	0.952
S8	芭蕉根	贵州省天柱县2	2008-04	0.973
S9	芭蕉根	贵州省天柱县3	2008-02	0.965
S10	芭蕉根	贵州省凯里市	2008-04	0.964
B	香蕉根	广东省广州市	2008-02	0.774
C	美人蕉根	贵州省天柱县3	2008-02	0.475

【溶液的制备】

供试品溶液的制备 分别取样品粉末（过3号筛）3.0g，精密称定，置圆底烧瓶中，加甲醇50ml，加热回流1.5小时，滤过，药渣加甲醇50ml，回流提取1.5小时，滤过，合并滤液。滤液置蒸发皿中水浴挥干，残渣加甲醇溶解并定容至10ml，摇匀。用0.45μm微孔滤膜滤过，取续滤液作为供试品溶液。

【色谱条件】

Dikma公司Diamonsil C18（250mm×4.6mm，5μm）色谱柱；流动相为乙腈（A）-0.05%磷酸水溶液（B），按表3-6进行线性梯度洗脱；柱温为25℃；检测波长为310nm；流速为1.0ml/min；运行时间为110分钟；进样量为15μl。

表3-6 流动相梯度洗脱表

时间（min）	流动相A（%）	流动相B（%）
0～15	10	90
15～50	10～40	90～60
50～65	40	60
65～105	40～70	60～30
105～110	70～100	30～0

【方法学考察】

1.精密度试验 取芭蕉根样品粉末，按供试品溶液的制备方法制备供试品溶液，按色谱条件连续进样6次，测定其指纹图谱，计算指纹图谱中各共有峰的相对保留时间及相对峰面积比值的RSD值。结果显示，各共有峰的相对保留时间和相对峰面积的RSD分别小于3%，表明仪器精密度良好。

2.稳定性试验 取同一芭蕉根供试品溶液，分别在0、2、6、12、18、24、36和48小时进样检测，计算指纹图谱中各共有峰的相对保留时间及相对峰面积比值的RSD值。结果显示，各共有峰的相对峰面积和相对保留时间的RSD分别小于3%，表明样品溶液在48小时内稳定。

3.重复性试验　取同一批芭蕉根样品6份，按供试品溶液的制备方法制备供试品溶液，按色谱条件进样测定，计算指纹图谱中各共有峰的相对保留时间及相对峰面积比值的RSD值。结果显示，各共有峰的相对峰面积和相对保留时间的RSD分别小于3%，说明试验方法重复性良好。

【液相指纹图谱的构建】

按供试品溶液的制备方法制备各供试品溶液，按色谱条件进行检测，测得各供试品HPLC液相指纹图谱。

【指纹图谱分析】

1.芭蕉根药材指纹图谱相似度评价　分别将收集的10批芭蕉根药材样品的色谱数据导入"中药色谱指纹图谱相似度评价系统"软件，进行匹配，采用中位数法考察色谱峰相似度的一致性，结果见表3-5。

2.芭蕉根药材共有峰的确定　采用国家药典委员会颁布的"中药色谱指纹图谱相似度评价系统"软件对10批芭蕉根药材样品的HPLC色谱图分别进行匹配和比较，采用中位数法生成对照图谱，并综合考虑色谱峰共有情况、分离情况和色谱峰面积及方法学考察的结果，最终确定了20个共有峰（图3-4和图3-5）。

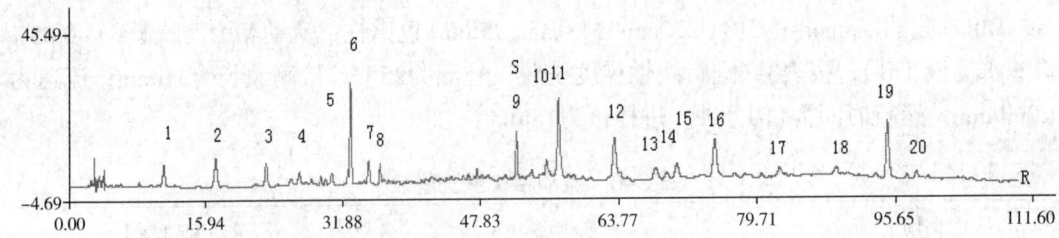

图3-4　芭蕉根药材的HPLC对照指纹图谱

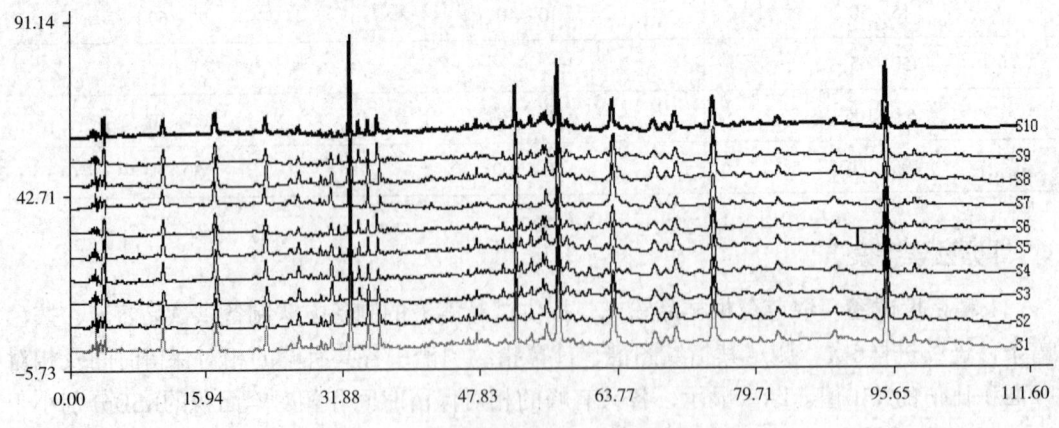

图3-5　10批芭蕉根药材的HPLC指纹图谱

3.参照峰的确定　9号色谱峰具有保留时间居中、峰面积相对较大及分离度较好的特点。因此，以保留时间约为54.98分钟的9号峰作为参照峰，并对各色谱峰的相对保留时间及相对峰面积进行计算，结果见表3-7和表3-8。

表3-7　10批芭蕉根药材HPLC指纹图谱的相对保留时间

编号	S1	S2	S3	S4	S5	S6	S7	S8	S9	S10
1	0.2090	0.2085	0.2084	0.2086	0.2088	0.2096	0.2095	0.2085	0.2080	0.2083
2	0.3294	0.3276	0.3284	0.3282	0.3286	0.3276	0.3290	0.3274	0.3295	0.3280
3	0.4412	0.4414	0.4410	0.4412	0.4414	0.4416	0.4327	0.4410	0.4410	0.4413
4	0.5070	0.5105	0.5153	0.5145	0.5141	0.5157	0.5163	0.5080	0.5088	0.5113
5	0.5885	0.5880	0.5873	0.5890	0.5878	0.5884	0.5885	0.5877	0.5890	0.5889
6	0.6295	0.6327	0.6300	0.6310	0.6298	0.6306	0.6296	0.6283	0.6287	0.6337
7	0.6702	0.6714	0.6700	0.6716	0.6705	0.6710	0.6705	0.6711	0.6710	0.6708
8	0.6954	0.6948	0.6971	0.6933	0.6942	0.6942	0.6952	0.6934	0.6944	0.6948
9(S)	1.0000	1.0000	1.0000	1.0000	1.0000	1.0000	1.0000	1.0000	1.0000	1.0000
10	1.0677	1.0666	1.0683	1.0670	1.0674	1.0669	1.0679	1.0676	1.0672	1.0664
11	1.0919	1.0920	1.0937	1.0933	1.0932	1.0925	1.0937	1.0922	1.0931	1.0915
12	1.2191	1.2173	1.2176	1.2181	1.2193	1.2179	1.2172	1.2174	1.2151	1.2173
13	1.3069	1.3074	1.3077	1.3079	1.3081	1.3086	1.3078	1.3078	1.3070	1.3088
14	1.3321	1.3345	1.3343	1.3325	1.3329	1.3339	1.3336	1.3332	1.3336	1.3336
15	1.3541	1.3518	1.3538	1.3578	1.3555	1.3557	1.3559	1.3557	1.3564	1.3570
16	1.4410	1.4403	1.4405	1.4410	1.4404	1.4416	1.4399	1.4399	1.4414	1.4402
17	1.5836	1.5821	1.5849	1.5846	1.5834	1.5808	1.5789	1.5878	1.5840	1.5821
18	1.7026	1.7090	1.7088	1.7116	1.7014	1.7047	1.7001	1.7024	1.7122	1.6976
19	1.8148	1.8235	1.8221	1.8286	1.8235	1.8242	1.8234	1.8235	1.8237	1.8246
20	1.8892	1.8902	1.8874	1.8877	1.8882	1.8893	1.8887	1.8888	1.8880	1.8883

表3-8　10批芭蕉根药材HPLC指纹图谱的相对峰面积

编号	S1	S2	S3	S4	S5	S6	S7	S8	S9	S10
1	0.5610	0.5409	0.4166	0.4920	0.4244	0.5972	0.4901	0.5781	0.5607	0.2632
2	0.8338	0.7832	0.9009	0.9531	0.7623	1.0227	0.8881	0.9170	0.9861	0.4787
3	0.5611	0.5335	0.4301	0.5225	0.4817	0.6419	0.5975	0.6167	0.5673	0.2812
4	0.3818	0.3979	0.4087	0.4397	0.3657	0.3114	0.5113	0.4258	0.2839	0.1542
5	0.2961	0.2832	0.5860	0.4656	0.2294	0.5234	0.5966	0.3099	0.4253	0.0952

续表

编号	S1	S2	S3	S4	S5	S6	S7	S8	S9	S10
6	1.8463	1.8471	1.9538	1.9140	1.4357	1.8799	1.7572	2.1766	1.8484	1.3195
7	0.4548	0.4788	0.3970	0.2870	0.2527	0.4115	0.4816	0.6140	0.4166	0.2759
8	0.2393	0.2787	0.3157	0.2588	0.2637	0.5268	0.2896	0.4140	0.6144	0.3947
9（S）	1.0000	1.0000	1.0000	1.0000	1.0000	1.0000	1.0000	1.0000	1.0000	1.0000
10	0.8863	0.9726	0.8124	0.5759	0.7520	0.7781	0.7607	1.0608	0.6790	0.6935
11	2.5479	2.4142	1.8139	1.6879	1.5672	2.2573	2.3997	2.7702	2.1473	1.7359
12	1.7184	1.6804	1.3737	1.0350	1.1405	1.6018	2.4597	1.9797	1.2840	1.3796
13	0.4804	0.5335	0.4656	0.5479	0.3717	0.6504	0.6741	0.6243	0.6322	0.3861
14	0.2358	0.2391	0.2657	0.2529	0.1816	0.3125	0.2119	0.2865	0.3072	0.2102
15	0.4463	0.5525	0.7643	0.8229	0.5864	0.9487	0.5238	0.6706	0.9377	0.5876
16	1.4436	1.3757	1.5830	1.5299	1.1492	2.0020	1.7083	1.5616	1.9762	0.8769
17	0.3264	0.3485	0.3828	0.6226	0.3254	0.5426	0.4698	0.4414	0.4762	0.2479
18	0.3720	0.3649	0.3391	0.2736	0.2258	0.2841	0.4160	0.3916	0.2522	0.1852
19	1.6465	1.6923	1.9640	1.9517	1.4451	2.7202	1.8021	2.0091	2.6678	1.5404
20	0.2695	0.2855	0.2732	0.2575	0.2236	0.3287	0.5408	0.2857	0.3289	0.1657

　　4.芭蕉根、香蕉根和美人蕉根指纹图谱比较　　分别将芭蕉根与香蕉根、美人蕉根药材共计12批样品的色谱数据导入"中药色谱指纹图谱相似度评价系统"软件，进行匹配，采用中位数法考察色谱峰相似度的一致性，结果见表3-5。通过比较芭蕉根、香蕉根和美人蕉根的色谱指纹图谱发现，不同品种药材的色谱指纹图谱明显不同，其特征峰数目、位置、积分值均有差异。结果见表3-5和图3-6。

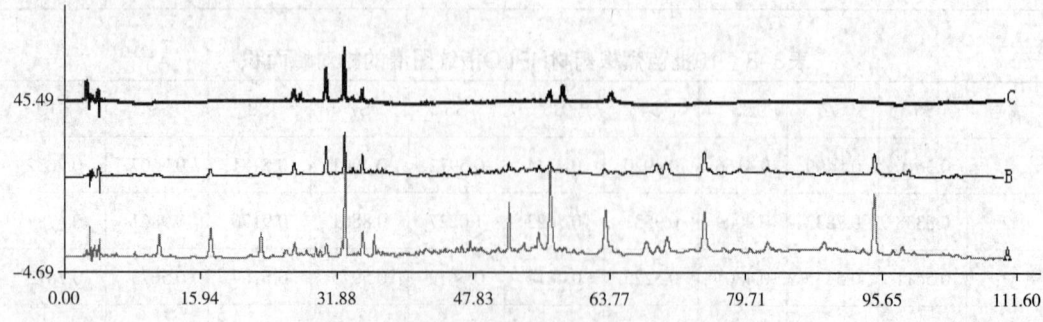

图3-6　芭蕉根及其易混淆品的HPLC指纹图谱

（A为芭蕉根；B为香蕉根；C为美人蕉根）

【小结】

液相指纹图谱技术识别出各批次芭蕉根药材指纹图谱相似度为0.952～0.978并有20个共有峰，显示贵州产芭蕉根化学成分较为均一、稳定，而香蕉根、美人蕉根与芭蕉根药材指纹图谱相似度均低于0.800，共有峰的个数和峰面积差异较大，说明建立的芭蕉根HPLC指纹图谱专属性强，可用于不同品种药材的识别。同时芭蕉根与同科同属植物香蕉根的相似度较美人蕉科植物美人蕉根相似度高，可能是与亲缘关系相近的植物具有类似的化学成分有关。

菝葜（Baqia）

【药材的基原、分布、药用及成分】

1.**基原** 菝葜为百合科植物菝葜*Smilax china* L.的干燥根茎。为《中国药典》（2020年版）收载品种，属于中药材。菝葜与同属植物光叶菝葜（土茯苓）*Smilax glabra* Roxb.常易混淆，在应用时应予以区别。

2.**分布** 菝葜产于山东、江苏、浙江、福建、台湾、江西、安徽、河南、湖北、四川、云南、贵州、湖南、广西和广东。生于海拔2000米以下的林下、灌丛中、路旁、河谷或山坡上。缅甸、越南、泰国、菲律宾也有分布。

3.**采收加工** 秋末至次年春采挖，除去须根，洗净，晒干或趁鲜切片，干燥。

4.**功效与主治** 甘，微苦，涩，平。归肝、肾经。利湿去浊，祛风除痹，解毒散瘀。用于小便淋浊，带下量多，风湿痹痛和疔疮痈肿。

5.**化学成分** 菝葜属植物含甾体皂苷类、黄酮类等化合物。皂苷类如原薯蓣皂苷、薯蓣皂苷、davidianoside A、Davidianoside B、Davidianoside C、Davidianoside D、Davidianoside E、Davidianoside F、Davidianoside G、smilaxchinoside A、smilaxchinoside B、smilaxchinoside C、smilaxchinoside D等；黄酮类如（2*R*, 3*R*）–二氢山奈酚–3– *O*–*β*–D–葡萄糖苷、（2*R*, 3*R*）–二氢槲皮素–3– *O*–*β*– D–葡萄糖苷、落新妇苷、异落新妇苷、3, 5, 7, 3′, 5′–五羟基–2*R*, 3*R*–二氢黄酮–3–*O*–*α*–L–鼠李糖苷、芦丁、（2*R*, 3*R*）–3, 5, 7, 3′, 5′–五羟基黄烷、槲皮素–3–*O*–鼠李糖苷、槲皮素–3′–*O*–葡萄糖苷等。

【植物形态与药材性状特征】

1.**植物形态** 攀援灌木；根状茎粗厚，坚硬，为不规则的块状，粗2～4厘米。茎长1～5米，疏生刺。叶薄革质或坚纸质，干后通常为红褐色或近古铜色，圆形、卵形或其他形状，长3～10厘米，宽1.5～6厘米，下面通常为淡绿色；叶柄长5～15毫米，具宽0.5～1毫米的鞘，常有卷须。伞形花序生于叶尚幼嫩的小枝上，具十几朵或更多的花，常呈球形；总花梗长1～2厘米；花序托稍膨大，具小苞片；花绿黄色，外花被片长3.5～4.5毫米，宽1.5～2毫米，内花被片稍狭；雄花中花药比花丝稍宽，常弯曲；雌花与雄花大小相似，有6枚退化雄蕊。浆果直径6～15毫米，熟时红色，有粉霜。花期2～5月，果期9～11月。

2.**药材性状** 本品为不规则块状或弯曲扁柱形，有结节状隆起，长10～20厘米，直径

2～4厘米。表面黄棕色或紫棕色，具圆锥状突起的盏基痕，并残留坚硬的刺状须根残基或细根。质坚硬，难折断，断面呈棕黄色或红棕色，纤维性，可见点状维管束和多数小亮点。切片呈不规则形，厚0.3～1厘米，边缘不整齐，切面粗纤维性；质硬，折断时有粉尘飞扬。气微，味微苦、涩。

【材料与仪器】

Agilent 1100型高效液相色谱仪，配有二极管阵列检测器，四元泵溶剂洗脱系统、柱温箱、自动进样器；《中药色谱指纹图谱相似度评价系统》软件（2004A版）（国家药典委员会）。

乙腈为色谱纯；其余试剂均为分析纯；水为纯净水；菝葜药材分别采集于贵州各地，经鉴定为百合科植物菝葜*Smilan china* L.的干燥根茎；光叶菝葜经鉴定为百合科植物光叶菝葜*Smilax glabra* Roxb.的干燥根茎。具体来源见表3-9。

表3-9　菝葜与光叶菝葜的样品来源及相似度评价结果

编号	样品	产地	采收时间	相似度
S1	菝葜	贵州省凯里市	2009-08	0.952
S2	菝葜	贵州省龙里县1	2009-07	0.949
S3	菝葜	贵州省剑河县	2009-08	0.976
S4	菝葜	贵州省锦屏县	2009-08	0.973
S5	菝葜	贵州省台江县a	2010-04	0.985
S6	菝葜	贵州省天柱县①	2009-08	0.948
S7	菝葜	贵州省天柱县②	2009-08	0.914
S8	菝葜	贵州省台江县b	2010-04	0.982
S9	菝葜	贵州省台江县c	2010-04	0.940
S10	光叶菝葜	贵州省龙里县2	2010-07	0.399
S11	光叶菝葜	贵州省龙里县3	2009-07	0.614

【溶液的制备】

供试品溶液的制备　分别取菝葜和光叶菝葜药材粉末（过3号筛）1.0g，精密称定，置圆底烧瓶中，加70%甲醇50ml，加热回流60分钟，滤过，药渣加70%甲醇50ml，回流提取45分钟，滤过，合并滤液。滤液置蒸发皿中挥干，残渣加70%甲醇溶解并定容至10ml，摇匀。用0.45μm微孔滤膜滤过，取续滤液作为供试品溶液。

【色谱条件】

Dikma公司Diamonsil C_{18}（250mm×4.6mm，5μm）色谱柱；流动相乙腈（A）-0.1%磷酸水溶液（B），按表3-10进行线性梯度洗脱，柱温为25℃，检测波长为330nm，流速为0.6ml/min，运行时间为110分钟，进样量为15μl。

表3-10 流动相梯度洗脱表

时间（min）	流动相A（%）	流动相B（%）
0~78	17~43	83~57
78~100	43~53	57~47
100~110	53~100	47~0

【方法学考察】

1.精密度试验 取菝葜样品粉末，按供试品溶液的制备方法制备供试品溶液，按色谱条件连续进样6次，测定其指纹图谱，计算指纹图谱中各共有峰的相对保留时间及相对峰面积比值的RSD值。结果显示，各共有峰的相对保留时间和相对峰面积的RSD分别小于3%，表明仪器精密度良好。

2.稳定性试验 取同一菝葜药材供试品溶液，按色谱条件分别在0、2、5、10、16、20和26小时进样测定，计算指纹图谱中各共有峰的相对保留时间及相对峰面积比值的RSD值。结果显示，各共有峰的相对峰面积和相对保留时间的RSD分别小于3%，表明样品溶液在26小时内稳定。

3.重复性试验 取同一批菝葜药材分别提取制备6份供试品，按供试品溶液的制备方法制备供试品溶液，按色谱条件进样测定，计算指纹图谱中各共有峰的相对保留时间及相对峰面积比值的RSD值。结果显示，各共有峰的相对峰面积和相对保留时间的RSD分别小于3%，说明试验方法重复性良好。

【液相指纹图谱的构建】

按供试品溶液的制备方法制备9批菝葜和2批光叶菝葜药材样品的供试品溶液，按色谱条件对各供试品溶液进行检测，测得各供试品HPLC液相指纹图谱。

【指纹图谱分析】

1.菝葜药材指纹图谱相似度评价 分别将采集于贵州各地的9批菝葜样品的色谱数据导入"中药色谱指纹图谱相似度评价系统"软件，进行匹配，采用中位数法考察色谱峰相似度的一致性，结果见表3-9。

2.菝葜药材共有峰的确定 采用国家药典委员会颁布的"中药色谱指纹图谱相似度评价系统"软件对9批菝葜药材样品的HPLC色谱图分别进行匹配和比较，采用中位数法生成对照图谱，并综合考虑色谱峰共有状况、分离情况和色谱峰面积及方法学考察的结果，最终确定了18个共有峰（图3-7和表3-11）。

3.参照峰的确定 12号色谱峰具有保留时间居中、峰面积相对较大及分离度较好的特点。因此，以保留时间约为45.39分钟的12号峰作为参照峰S，并对各共有峰进行相对保留时间比值的计算，结果见表3-11、图3-7。

4.菝葜和光叶菝葜指纹图谱比较 分别将菝葜和光叶菝葜共计11批药材样品的色谱数据导入"中药色谱指纹图谱相似度评价系统"软件，进行匹配，时间窗为0.20，采用中位数法考察色谱峰相似度的一致性。发现菝葜和光叶菝葜的色谱指纹图谱明显不同，其共有峰数目、位置（相对保留时间）有差异，结果见表3-9、表3-11和图3-8。

表3-11　菝葜与光叶菝葜药材HPLC指纹图谱的相对保留时间

共有峰	S1	S2	S3	S4	S5	S6	S7	S8	S9	S10	S11
1	0.1009	0.1008	0.1007	0.1008	0.1006	0.1008	0.1007	0.1004	0.1002	0.1005	0.1009
2	0.1413	0.1415	0.1415	0.1414	0.1412	0.1413	0.1412	0.1410	0.1411	0.1409	0.1411
3	0.1720	0.1723	0.1730	0.1733	0.1729	0.1729	0.1728	0.1725	0.1721	—	—
4	0.2338	0.2343	0.2351	0.2354	0.2353	0.2352	0.2346	0.2352	0.2350	0.2336	0.2348
5	0.2545	0.2559	0.2570	0.2560	0.2574	0.2557	0.2553	0.2570	0.2567	0.2544	—
6	0.2940	0.2932	0.2942	0.2952	0.2944	0.2953	0.2941	0.2940	0.2939	0.2951	0.2964
7	0.3537	0.3508	0.3556	0.3558	0.3512	0.3514	0.3551	0.3551	0.3552	0.3539	0.3548
8	0.5977	0.5917	0.5932	0.6001	0.6006	0.6002	0.5994	0.5995	0.5924	0.5907	0.5897
9	0.7258	0.7109	0.7129	0.7122	0.7125	0.7118	0.7116	0.7124	0.7126	0.7178	0.7173
10	0.8545	0.8526	0.8552	0.8530	0.8516	0.8510	0.8520	0.8511	0.8520	0.8555	0.8545
11	0.9753	0.9757	0.9719	0.9757	0.9736	0.9738	0.9744	0.9734	0.9718	—	0.9735
12（S）	1.0000	1.0000	1.0000	1.0000	1.0000	1.0000	1.0000	1.0000	1.0000	1.0000	1.0000
13	1.0295	1.0290	1.0253	1.0295	1.0273	1.0275	1.0283	1.0262	1.0236	1.0211	1.0267
14	1.1939	1.1964	1.1982	1.1928	1.1970	1.1913	1.1917	1.1891	1.1979	1.1975	—
15	1.6041	1.6067	1.6038	1.6062	1.6024	1.6041	1.6033	1.6001	1.5972	—	—
16	1.8231	1.8246	1.8235	1.8239	1.8189	1.8207	1.8216	1.8171	1.8170	—	—
17	1.8493	1.8517	1.8488	1.8511	1.8464	1.8478	1.8487	1.8446	1.8420	—	—
18	1.8676	1.8702	1.8672	1.8695	1.8647	1.8663	1.8670	1.8629	1.8598	1.8634	—

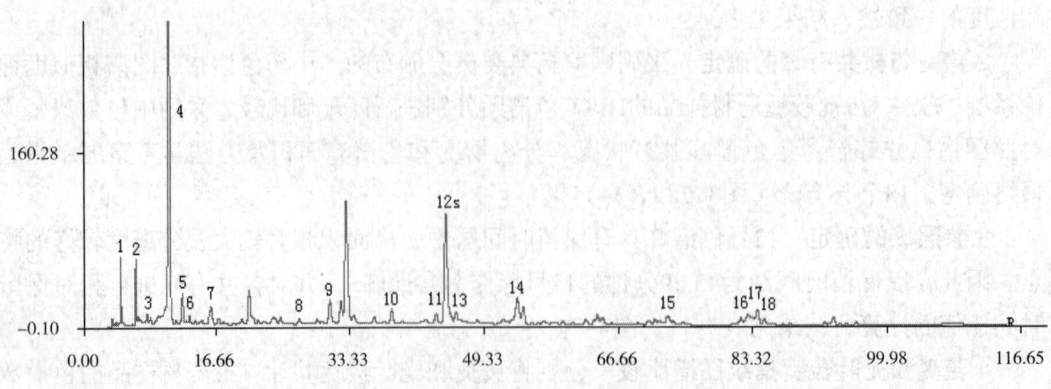

图3-7　菝葜药材的HPLC对照指纹图谱

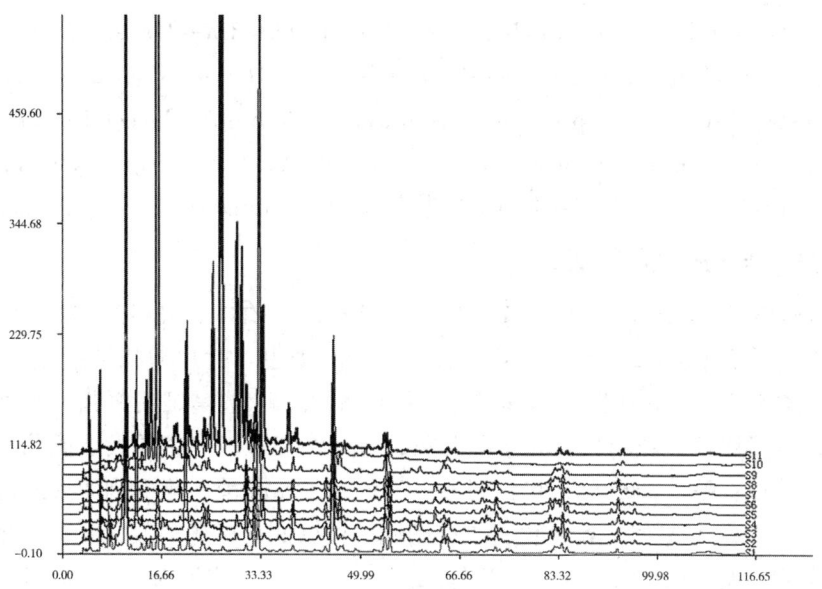

图3-8　菝葜与光叶菝葜药材的HPLC指纹图谱

【小结】

液相指纹图谱技术识别出不同产地菝葜指纹图谱相似度为0.914～0.985并有18个共有峰，显示不同产地的菝葜药材的化学成分较为均一、稳定，而菝葜与光叶菝葜药材指纹图谱有明显差异，光叶菝葜的相似度低于0.700，共有峰个数也低于18个，表明建立的菝葜HPLC指纹图谱可用于菝葜药材的识别。

桃枝（Taozhi）

【药材的基原、分布、药用及成分】

1.基原　桃枝为蔷薇科植物桃 *Prunus persica*（L.）Batsch的干燥枝条，为《中国药典》（2020年版）和《贵州省中药材、民族药材质量标准》（2003年版）收载品种，属于民族习用药。山桃 *Prunus davidiana*（Carr.）Franch的枝条被《贵州省中药材、民族药材质量标准》（2003年版）收载为桃枝药材来源，而《中国药典》（2020年版）只收载桃 *Prunus persica*（L.）Batsch的枝条作为桃枝药材的来源，故山桃枝和桃枝应予以区别。

2.分布　山桃 *Prunus davidiana*（Carr.）Franch产于山东、河北、河南、山西、陕西、甘肃及西南等地。生于海拔800～3200米山坡、山谷沟底或荒野树林及灌丛中；桃 *Prunus persica*（L.）Batsch原产我国，各省区广泛栽培。世界各地均有栽植。

3.采收加工　夏季采收，切段，晒干用。

4.功效与主治　性平，味苦。归心、胃经。活血通络，解毒杀虫。用于心腹刺痛，风湿痹痛，跌打损伤，疥癣。

5.化学成分　桃枝主要含黄酮类、糖类等多种成分。黄酮类有dihydrokaempferol、pinocembrin、naringenin、kaempferol、（－）-catechin；酰化糖衍生物有4, 6, 3′, 6′-tetra-

O–acetyl–3–*O*–（*E*）–p–coumaroylsucrose、4, 6, 4′, 6′–tetra–*O*–acetyl–3–*O*–（*E*）–p–coumaroylsucrose、4, 6, 2′, 4′, 6′–penta–*O*–acetyl–3–*O*–（*E*）–p–Coumaroylsucrose、6, 3′, 6′–tri–*O*–acetyl–3–*O*–（*E*）–p–coumaroylsucrose、4, 6, 6′–tri–*O*–acetyl–3–*O*–（*E*）–p–coumaroylsucrose、mumeose S、mumeose N、tomenside A、1, 6, 3′, 6′–tetra–*O*–acetyl–3–*O*–（*E*）–p–coumaroylsucrose、1–*O*–对香豆酰基葡萄糖、*R*–prunuasin、*S*–sambunigrin等。

【植物形态与药材性状特征】

1.植物形态 山桃*Prunus davidiana*（Carr.）Franch，乔木，高可达10米；树冠开展，树皮暗紫色，光滑；小枝无毛，细长，直立，老时褐色。叶片卵状披针形，长5~13厘米，宽1.5~4厘米，先端渐尖，基部楔形，两面无毛，叶边具细锐锯齿；叶柄长1~2厘米，无毛，常具腺体。花单生，先于叶开放，直径2~3厘米；花梗极短或几无梗；花萼无毛；萼筒钟形；萼片卵形至卵状长圆形，紫色，先端圆钝；花瓣倒卵形或近圆形，长10~15毫米，宽8~12毫米，粉红色，先端圆钝，稀微凹；雄蕊多数，几乎与花瓣等长或稍短；子房被柔毛，花柱长于雄蕊或近等长。果实近球形，直径2.5~3.5厘米，淡黄色，外面密被短柔毛，果梗短而深入果洼；果肉薄而干，成熟时不开裂；核球形或近球形，两侧不压扁，顶端圆钝，基部截形，表面具纵、横沟纹和孔穴，与果肉分离。花期3~4月，果期7~8月。

桃*Prunus persica*（L.）Batsch，乔木，高3~8米；树冠宽广而平展；树皮暗红褐色，老时粗糙呈鳞片状；小枝细长，无毛，有光泽，绿色，向阳处转变成红色，皮孔明显；叶片多长圆披针形，长7~15厘米，宽2~3.5厘米，先端渐尖，基部宽楔形，上面无毛，下面可在脉腋间具少数短柔毛，叶边具细锯齿或粗锯齿，齿端具腺体或无；叶柄粗壮，长1~2厘米，常具1至数枚腺体，有时无腺体。花单生，先于叶开放，直径2.5~3.5厘米；花梗极短；萼筒钟形，被短柔毛或无毛，具红色斑点；萼片卵形至长圆形，顶端圆钝，外被短柔毛；花瓣长圆状椭圆形至宽倒卵形，多粉红色；雄蕊20~30；花柱几与雄蕊等长；子房被短柔毛。果实卵形、宽椭圆形或扁圆形，直径3~12厘米，长几乎与宽相等，外面密被短柔毛；果肉多汁，甜或酸甜；核大，离核或黏核，椭圆形或近圆形，两侧扁平，顶端渐尖，表面具纵、横沟纹和孔穴；种仁味苦，稀味甜。花期3~4月，果期因品种而异，通常为8~9月。

2.药材性状 山桃枝呈圆柱形，直径0.2~1厘米，表明红褐色，较光滑，有类白色点状皮孔。质脆，断面黄白色，木部占大部分，髓部白色。气微，味微苦、涩。

桃枝呈圆柱形，直径0.3~1.5厘米，表面光滑，绿色或半边红褐色，皮孔明显。每隔1~2厘米处有明显的近圆小支痕。质韧，不易折断，断面纤维性，黄白色。气味同山桃枝。

【材料与仪器】

Agilent 1100型高效液相色谱仪，包括四元梯度泵、自动进样器、二极管阵列检测器；《中药色谱指纹图谱相似度评价系统》软件（2004A版）（国家药典委员会）。乙腈为色谱纯；其余试剂均为分析纯；水为纯净水；山桃枝药材分别采收于贵州各地，共10批样品，经鉴定为山桃*Prunus davidiana*（Carr.）Franch的干燥枝条；桃枝采集于贵州省贵阳市花溪区、贵州省天柱县，经鉴定为桃*Prunus persica*（L.）Batsch的干燥枝条；桃叶采集于贵州省天柱县，经鉴定分别为山桃*Prunus davidiana*（Carr.）Franch的干燥叶和桃*Prunus persica*（L.）Batsch的干燥叶；桃仁采购于贵阳A药店，经鉴定为桃*Prunus persica*（L.）Batsch的干燥成熟种子（表3-12）。

表3-12　桃枝、桃叶和桃仁的样品来源与相似度评价结果

编号	样品	来源	采收时间	相似度
S1	山桃枝	贵州省天柱县1	2009-08	0.989
S2	山桃枝	贵州省剑河县①	2010-01	0.995
S3	山桃枝	贵州省剑河县②	2010-02	0.955
S4	山桃枝	贵州省剑河县③	2010-02	0.995
S5	山桃枝	贵州省天柱县2	2009-08	0.992
S6	山桃枝	贵州省剑河县④	2010-02	0.998
S7	山桃枝	贵州省天柱县3	2010-02	0.989
S8	山桃枝	贵州省贵阳市乌当区a	2009-08	0.978
S9	山桃枝	贵州省贵阳市乌当区b	2009-08	0.978
S10	山桃枝	贵州省天柱县4	2010-02	0.997
S11	桃枝	贵州省天柱县5	2010-02	0.726
S12	桃枝	贵州省贵阳市花溪区1#	2009-08	0.800
S13	桃枝	贵州省贵阳市花溪区2#	2009-08	0.560
S14	桃枝	贵州省贵阳市花溪区3#	2010-02	0.792
S15	桃枝	贵州省贵阳市花溪区4#	2009-08	0.858
S16	山桃叶	贵州省天柱县6	2009-07	0.250
S17	桃叶	贵州省天柱县7	2009-08	0.276
S18	桃仁	贵阳A大药房	2010-07	0.058

【溶液的制备】

供试品溶液的制备　分别取样品粉末（过40目筛）1.0g，精密称定，置于100ml具圆底烧瓶中，加70%甲醇50ml，回流提取60分钟，滤过，药渣加70%甲醇50ml，回流提取45分钟，滤过，合并两次滤液。滤液置水浴挥干，残渣加70%甲醇定容至10ml，用微孔滤膜（0.45μm）滤过，取续滤液作为供试品溶液。

【色谱条件】

Dikma公司的Diamonsil C$_{18}$（250mm×4.6mm，5μm）色谱柱；流动相乙腈（A）-0.05%

磷酸水溶液（B），按表3-13进行梯度洗脱，柱温为25℃，检测波长为290nm，流速为0.5ml/min，运行时间为115分钟，进样量为10μl。

表3-13　流动相梯度洗脱表

时间（min）	流动相A（%）	流动相B（%）
0～55	20～35	80～65
55～80	35～44	65～56
80～100	44～50	56～50
100～105	50～100	50～0

【方法学考察】

1.精密度试验　取山桃枝样品粉末，按供试品溶液的制备方法制备供试品溶液，按色谱条件连续进样6次，测定其指纹图谱，计算指纹图谱中各共有峰的相对保留时间及相对峰面积比值的RSD值。结果显示，各共有峰的相对保留时间和相对峰面积的RSD分别小于3%，表明仪器精密度良好。

2.稳定性试验　取同一山桃枝供试品溶液，分别在0、6、12、18、24和36小时进样检测，计算指纹图谱中各共有峰的相对保留时间及相对峰面积比值的RSD值。结果显示，各共有峰的相对峰面积和相对保留时间的RSD分别小于3%，表明样品溶液在36小时内稳定。

3.重复性试验　取同一批山桃枝药材样品6份，按供试品溶液的制备方法制备供试品溶液，按色谱条件进样测定，计算指纹图谱中各共有峰的相对保留时间及相对峰面积比值的RSD值。结果显示，各共有峰的相对峰面积和相对保留时间的RSD分别小于3%，说明试验方法重复性良好。

【液相指纹图谱的构建】

按供试品溶液的方法制备桃枝、桃叶和桃仁供试品溶液，按色谱条件对供试品溶液进行检测，测得各供试品HPLC液相指纹图谱。

【指纹图谱分析】

1.山桃枝药材指纹图谱相似度评价　分别将收集的10批山桃枝药材样品的色谱数据导入"中药色谱指纹图谱相似度评价系统"软件，进行匹配，采用中位数法考察色谱峰相似度的一致性，结果见表3-12。

2.山桃枝药材共有峰的确立　采用国家药典委员会颁布的"中药色谱指纹图谱相似度评价系统"软件对10批山桃枝药材样品的HPLC色谱图分别进行匹配和比较，采用中位数法生成对照图谱，并综合考虑色谱峰共有状况、分离情况和色谱峰面积及方法学考察的结果，最终确定了47个共有峰（图3-9和图3-10）。

3.参照峰的确定　41号色谱峰具有保留时间居中、峰面积相对较大及分离度较好的特点。因此，以保留时间约为67.61分钟的41号峰作为参照峰S，并对各共有峰进行相对保留时间和相对峰面积比值的计算，结果见表3-14和表3-15。

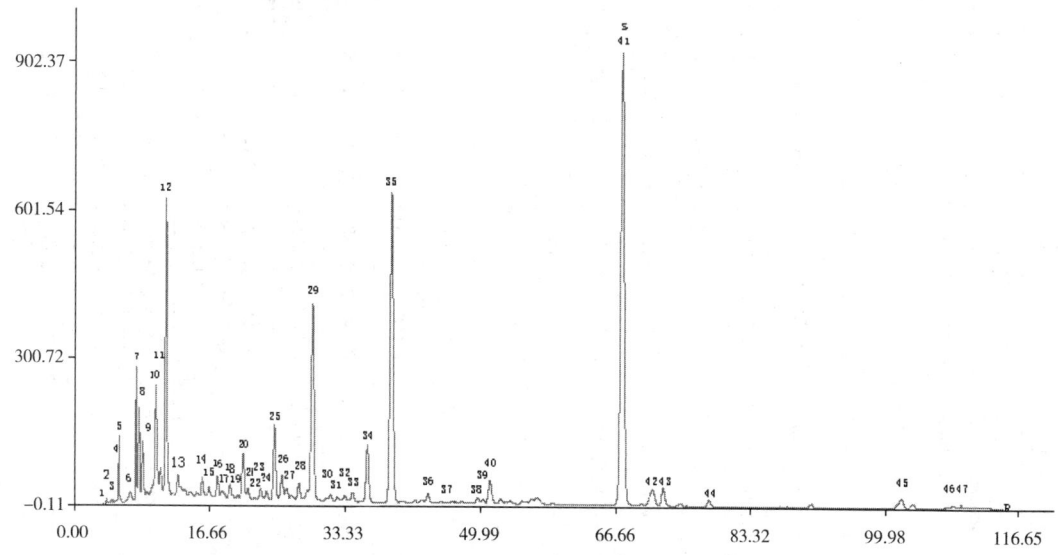

图3-9 山桃枝药材的HPLC对照指纹图谱

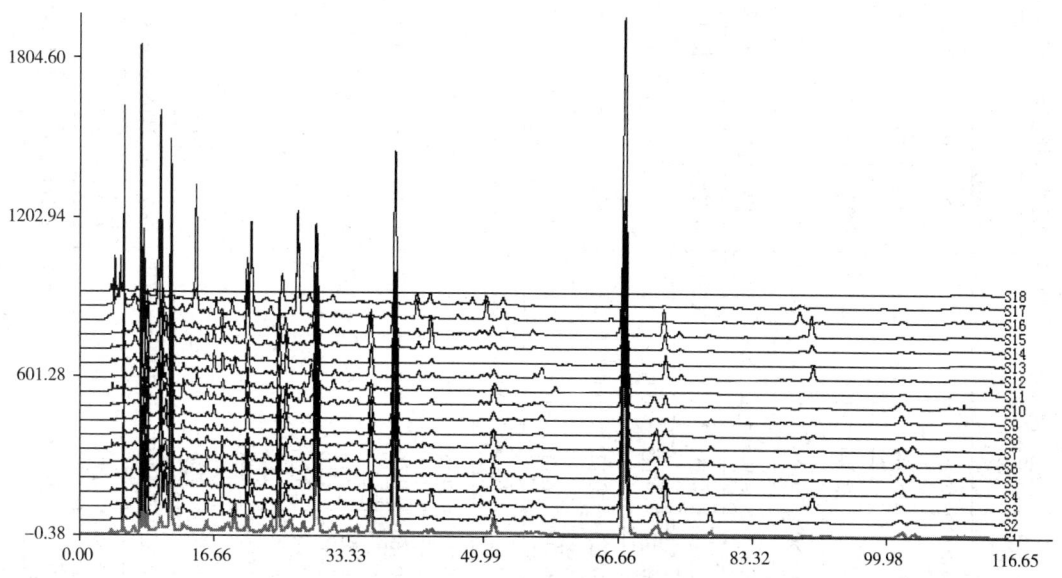

图3-10 桃枝类药材及桃叶和桃仁的HPLC指纹图谱

4.桃枝类药材及桃叶和桃仁指纹图谱比较 分别将山桃枝、桃枝、桃叶和桃仁药材样品的色谱数据导入"中药色谱指纹图谱相似度评价系统"软件，进行匹配，采用中位数法考察色谱峰相似度的一致性，结果见表3-13。通过比较山桃枝、桃枝、桃叶和桃仁药材样品的指纹图谱，发现桃枝类药材及桃叶和桃仁指纹图谱的特征峰数目、位置（相对保留时间）、积分值均有较大差异，结果见表3-14和表3-15。

表3-14 桃枝类药材及桃叶和桃仁HPLC指纹图谱的相对保留时间

共有峰	S1	S2	S3	S4	S5	S6	S7	S8	S9	S10	S11	S12	S13	S14	S15	B	C	D
1	0.057	0.058	0.058	0.058	0.057	0.057	0.059	0.057	0.058	0.058	0.059	0.058	0.058	0.058	0.058	—	—	0.057
2	0.068	0.069	0.068	0.068	0.068	0.068	0.068	0.068	0.068	0.068	0.068	0.068	0.069	0.068	0.068	0.068	0.068	0.068
3	0.073	0.073	0.073	0.073	0.073	0.072	0.073	0.073	0.073	0.073	0.073	0.072	0.072	0.073	0.072	0.074	0.074	—
4	0.080	0.080	0.080	0.080	0.080	0.080	0.080	0.080	0.080	0.080	0.080	0.080	0.080	0.080	0.080	0.080	0.080	0.080
5	0.100	0.100	0.101	0.100	0.100	0.100	0.101	0.100	0.102	0.102	0.102	0.100	0.099	0.100	0.100	—	0.100	0.103
6	0.111	0.111	0.111	0.111	0.111	0.111	0.111	0.111	0.111	0.111	0.111	0.111	0.111	0.111	0.112	0.111	0.111	0.111
7	0.116	0.117	0.116	0.117	0.117	0.116	0.117	0.117	0.116	0.117	0.116	0.117	0.117	0.117	0.117	0.116	0.116	—
8	0.123	0.124	0.123	0.123	0.123	0.123	0.123	0.123	0.123	0.124	0.124	0.123	0.123	0.124	0.123	0.123	0.123	0.136
9	0.132	0.132	0.132	0.132	0.131	0.132	0.132	0.132	0.132	0.132	0.132	0.132	0.133	0.132	0.132	0.131	0.130	—
10	0.148	0.148	0.148	0.147	0.148	0.148	0.148	0.148	0.148	0.148	0.148	0.148	0.148	0.148	0.148	0.147	0.147	—
11	0.155	0.157	0.157	0.156	0.157	0.157	0.156	0.157	0.157	0.156	0.155	0.157	0.157	0.157	0.157	0.160	—	0.169
12	0.166	0.166	0.166	0.166	0.166	0.166	0.166	0.166	0.166	0.166	0.166	0.166	0.166	0.166	0.166	0.167	0.166	—
13	0.189	0.189	0.188	0.188	0.189	0.188	0.189	0.189	0.188	0.189	0.188	0.189	0.188	0.188	0.188	0.188	0.188	0.208
14	0.210	0.211	0.212	0.210	0.210	0.210	0.214	0.211	0.210	0.210	0.213	0.213	0.211	0.211	0.211	0.213	0.213	—
15	0.233	0.233	0.233	0.233	0.233	0.233	0.233	0.233	0.233	0.233	—	0.233	0.233	0.233	0.233	0.234	0.234	—
16	0.261	0.262	0.261	0.261	0.261	0.261	0.261	0.261	0.261	0.261	0.261	0.262	0.261	0.261	0.260	0.260	0.260	—
17	0.269	0.269	0.269	0.269	0.269	0.269	0.269	0.269	0.269	0.269	0.280	0.269	0.269	0.269	0.269	0.268	0.268	—
18	0.284	0.284	0.284	0.284	0.284	0.284	0.284	0.284	0.284	0.284	—	0.284	0.284	0.284	0.283	0.280	0.283	—
19	0.299	0.299	0.298	0.298	0.298	0.298	0.298	0.298	0.298	0.298	0.299	0.299	0.298	0.299	0.298	—	0.308	—

续表

共有峰	S1	S2	S3	S4	S5	S6	S7	S8	S9	S10	S11	S12	S13	S14	S15	B	C	D
20	0.308	0.308	0.308	0.308	0.308	0.308	0.308	0.308	0.307	0.308	0.308	0.308	0.308	0.308	0.308	—	—	—
21	0.316	0.317	0.317	0.317	0.317	0.317	0.317	0.317	0.317	0.317	0.317	0.318	0.317	0.317	0.316	0.315	0.315	—
22	0.329	0.329	0.328	0.328	0.328	0.328	0.329	0.328	0.328	0.329	0.329	0.329	—	—	0.329	—	0.328	—
23	0.340	0.340	0.340	0.340	0.340	0.340	0.340	0.340	0.340	0.340	0.340	0.341	0.340	0.340	0.340	0.341	0.343	—
24	0.351	0.351	0.351	0.351	0.351	0.351	0.351	0.351	0.351	0.351	0.350	0.352	0.351	0.351	0.351	—	—	—
25	0.365	0.366	0.366	0.365	0.366	0.366	0.365	0.365	0.365	0.366	0.365	0.366	0.365	0.366	0.365	0.367	0.372	—
26	0.387	0.389	0.388	0.388	0.388	0.388	0.386	0.388	0.387	0.388	0.386	—	—	0.388	0.387	0.387	0.386	—
27	0.397	0.397	0.390	0.390	0.390	0.390	0.396	0.397	0.396	0.397	0.397	0.396	0.402	0.398	0.397	0.401	0.401	—
28	0.410	0.410	0.410	0.410	0.410	0.410	0.410	0.410	0.410	0.410	0.410	0.411	0.410	0.410	0.410	0.412	—	—
29	0.435	0.435	0.435	0.435	0.435	0.435	0.435	0.435	0.435	0.435	0.434	0.436	—	0.435	0.434	0.433	0.434	—
30	0.468	0.469	0.468	0.468	0.469	0.468	0.468	0.469	0.468	0.468	0.464	0.468	0.468	0.468	0.467	0.466	0.466	—
31	0.480	0.481	0.480	0.480	0.481	0.480	0.480	0.481	0.481	0.481	0.480	0.480	—	0.480	0.479	0.476	—	—
32	0.494	0.495	0.494	0.494	0.495	0.494	0.494	0.494	0.494	0.494	—	0.494	0.494	0.494	0.500	0.504	—	—
33	0.507	0.509	0.508	0.508	0.509	0.508	0.508	0.508	0.508	0.508	0.508	0.509	0.508	0.508	0.507	—	0.510	—
34	0.534	0.536	0.535	0.535	0.535	0.535	0.534	0.535	0.535	0.535	0.527	0.535	0.535	0.535	0.534	0.539	0.535	—
35	0.579	0.578	0.579	0.578	0.578	0.578	0.578	0.579	0.578	0.579	0.578	0.579	0.578	0.579	0.579	0.586	0.578	—
36	0.645	0.646	0.646	0.645	0.646	0.645	0.645	0.645	0.645	0.646	0.644	0.645	0.645	0.645	0.644	0.643	0.644	—
37	0.705	0.708	0.706	0.708	0.708	0.706	0.706	0.706	0.708	0.707	—	0.706	0.706	0.706	0.705	0.712	0.710	—
38	0.735	0.736	0.736	0.736	0.736	0.735	0.735	0.736	0.736	0.736	—	0.735	0.735	0.735	0.734	0.732	0.732	—

续表

共有峰	S1	S2	S3	S4	S5	S6	S7	S8	S9	S10	S11	S12	S13	S14	S15	B	C	D
39	0.744	0.747	0.746	0.746	0.746	0.746	0.745	0.746	0.745	0.746	0.746	0.745	0.746	0.746	0.744	0.747	0.747	—
40	0.758	0.758	0.758	0.758	0.758	0.758	0.758	0.758	0.758	0.759	0.758	0.758	0.758	0.758	0.758	—	—	—
41（S）	1.000	1.000	1.000	1.000	1.000	1.000	1.000	1.000	1.000	1.000	1.000	1.000	1.000	1.000	1.000	1.000	1.000	1.000
42	1.058	1.056	1.055	1.055	1.058	1.057	1.059	1.055	1.055	1.054	—	1.058	—	1.057	1.056	1.056	—	—
43	1.074	1.077	1.076	1.075	1.076	1.076	1.075	1.075	1.075	1.076	—	1.075	1.075	1.074	1.075	1.075	1.075	—
44	1.156	1.161	1.159	1.159	1.159	1.159	1.158	1.158	1.158	1.159	1.155	1.158	—	1.157	1.158	—	—	—
45	1.509	1.514	1.511	1.511	1.512	1.512	1.511	1.511	1.511	1.512	1.509	1.510	—	1.510	1.512	1.516	1.516	—
46	1.608	1.614	1.609	1.610	1.609	1.612	1.610	1.611	1.608	1.611	1.607	1.610	1.611	1.611	1.611	1.612	1.613	1.609
47	1.621	1.630	1.626	1.625	1.627	1.627	1.626	1.625	1.625	1.627	1.621	—	1.626	—	1.628	1.627	—	—

表3-15 10批山桃枝药材HPLC指纹图谱的相对峰面积

共有峰	S1	S2	S3	S4	S5	S6	S7	S8	S9	S10
1	0.0060	0.0053	0.0063	0.0065	0.0033	0.0054	0.0142	0.0044	0.0027	0.0034
2	0.0060	0.0043	0.0088	0.0031	0.0028	0.0045	0.0076	0.0070	0.0044	0.0042
3	0.0042	0.0034	0.0071	0.0035	0.0060	0.0039	0.0080	0.0047	0.0031	0.0029
4	0.0414	0.0311	0.0513	0.0277	0.0342	0.0329	0.0458	0.0475	0.0320	0.0266
5	0.0325	0.0377	0.0537	0.0261	0.0469	0.0399	0.0334	0.0537	0.0361	0.0238
6	0.0501	0.0670	0.1014	0.0590	0.0614	0.0601	0.0849	0.0868	0.0545	0.0458
7	0.0964	0.1029	0.1510	0.0681	0.1534	0.0800	0.0864	0.1232	0.0640	0.0434
8	0.0443	0.0788	0.1004	0.0642	0.0808	0.0798	0.0547	0.1297	0.1050	0.0655
9	0.0142	0.0230	0.0336	0.0174	0.0188	0.0224	0.0231	0.0306	0.0217	0.0167
10	0.0503	0.2164	0.4867	0.2016	0.1375	0.1901	0.2014	0.3042	0.1547	0.1426
11	0.0121	0.0633	0.1236	0.0527	0.0416	0.0635	0.0312	0.0948	0.0758	0.0412
12	0.2961	0.4158	0.4443	0.3187	0.3071	0.3366	0.2717	0.5170	0.5219	0.3567
13	0.0354	0.0902	0.0729	0.0492	0.0577	0.0521	0.0465	0.0876	0.0785	0.0530
14	0.0233	0.0377	0.0577	0.0325	0.0287	0.0394	0.0512	0.0469	0.0347	0.0240
15	0.0344	0.0696	0.0746	0.0434	0.0634	0.0583	0.0468	0.0644	0.0506	0.0418
16	0.0197	0.0525	0.1621	0.0531	0.0368	0.0557	0.0396	0.0516	0.0309	0.0266
17	0.0224	0.0249	0.0246	0.0149	0.0401	0.0260	0.0472	0.0234	0.0189	0.0135
18	0.0856	0.0558	0.0291	0.0330	0.0497	0.0530	0.0247	0.0349	0.0306	0.0207
19	0.0140	0.0183	0.0259	0.0136	0.0167	0.0203	0.0182	0.0221	0.0206	0.0147
20	0.0558	0.0889	0.1843	0.0882	0.0819	0.0992	0.0564	0.1422	0.1255	0.0770
21	0.0124	0.0427	0.0765	0.0340	0.0206	0.0375	0.0272	0.0297	0.0289	0.0154
22	0.0139	0.0175	0.0250	0.0149	0.0166	0.0186	0.0226	0.0205	0.0206	0.0144
23	0.0287	0.0546	0.0467	0.0258	0.0300	0.0429	0.0447	0.0329	0.0301	0.0257
24	0.0379	0.0343	0.0432	0.0174	0.0212	0.0247	0.0340	0.0349	0.0345	0.0181
25	0.1077	0.2052	0.1528	0.0826	0.1564	0.1558	0.1155	0.1792	0.1145	0.0781
26	0.0512	0.0206	0.0386	0.0233	0.0299	0.0233	0.0679	0.0238	0.0357	0.0321
27	0.0218	0.0282	0.0384	0.0206	0.0170	0.0315	0.0305	0.0228	0.0300	0.0210
28	0.0446	0.0452	0.0547	0.0447	0.0530	0.0429	0.0483	0.0439	0.0409	0.0416
29	0.3335	0.3532	0.3972	0.2870	0.3139	0.3783	0.2796	0.6066	0.6266	0.3709
30	0.0361	0.0246	0.0553	0.0188	0.0141	0.0286	0.0250	0.0191	0.0402	0.0162
31	0.0134	0.0203	0.0332	0.0149	0.0109	0.0211	0.0163	0.0151	0.0186	0.0139
32	0.0254	0.0294	0.0144	0.0142	0.0218	0.0304	0.0372	0.0106	0.0265	0.0211
33	0.0352	0.0465	0.0310	0.0264	0.0262	0.0418	0.0472	0.0188	0.0351	0.0265
34	0.1024	0.1357	0.1492	0.0735	0.1671	0.1375	0.1040	0.1771	0.1242	0.0683
35	0.5730	0.7048	0.4503	0.5623	0.6634	0.5501	0.5447	0.7233	0.7732	0.5718
36	0.0221	0.0311	0.1133	0.0324	0.0148	0.0435	0.0359	0.0212	0.0166	0.0316
37	0.0098	0.0086	0.0162	0.0080	0.0128	0.0122	0.0208	0.0042	0.0182	0.0070

共有峰	S1	S2	S3	S4	S5	S6	S7	S8	S9	S10
38	0.0054	0.0196	0.0415	0.0211	0.0069	0.0252	0.0174	0.0101	0.0185	0.0155
39	0.0070	0.0130	0.0249	0.0134	0.0048	0.0173	0.0120	0.0078	0.0123	0.0106
40	0.0576	0.0510	0.0678	0.0492	0.0466	0.0624	0.0863	0.0347	0.0586	0.0495
41（S）	1.0000	1.0000	1.0000	1.0000	1.0000	1.0000	1.0000	1.0000	1.0000	1.0000
42	0.0537	0.0549	0.0373	0.0371	0.0718	0.0560	0.1161	0.0312	0.0415	0.0361
43	0.0103	0.0382	0.1364	0.0421	0.0147	0.0486	0.0176	0.0461	0.0279	0.0280
44	0.0133	0.0370	0.0094	0.0059	0.0183	0.0168	0.0144	0.0060	0.0175	0.0059
45	0.0299	0.0276	0.0371	0.0285	0.0480	0.0306	0.0329	0.0140	0.0616	0.0299
46	0.0132	0.0153	0.0235	0.0115	0.0141	0.0163	0.0134	0.0302	0.0203	0.0098
47	0.0064	0.0150	0.0098	0.0081	0.0181	0.0122	0.0111	0.0150	0.0178	0.0085

【小结】

液相指纹图谱技术识别出不同产地山桃枝指纹图谱相似度为0.978～0.998并有47个共有峰，显示不同产地的山桃枝药材的化学成分较为均一、稳定，山桃枝与其他桃枝类药材指纹图谱有明显差异，其中《中国药典》（2020年版）收载品种桃枝的相似度为0.560～0.858，与山桃叶、桃叶和桃仁的相似度分别为0.250、0.276和0.058，说明建立的山桃枝药材HPLC指纹图谱可用于不同品种桃枝类药材及桃叶和桃仁的识别。

桃仁味苦、甘，性平，具有活血祛瘀、润肠通便和止咳平喘的功效，用于经闭痛经、癥瘕痞块、肺痈肠痈、跌扑损伤、肠燥便秘、咳嗽气喘等症；桃叶味苦，性平具有清热解毒，杀虫止痒的功效，用于疟疾、痈疖、痔疮、湿疹和阴道滴虫等症；而桃枝（桃与山桃的枝条）在功效与主治方面，与桃仁、桃叶具有明显的区别，结合它们的高效液相指纹图谱的差异性，从而提示它们应用于治疗疾病的药效物质基础也可能不同。在《中国药典》（2020年版）中只收载桃的枝条作为桃枝药材的来源，而《贵州省中药材、民族药材质量标准》（2003年版）中收载桃与山桃的枝条作为桃枝药材来源，从指纹图谱的识别结果看，两者的相似度有一定的区别，但与桃仁、桃叶比较，桃与山桃的枝条间有较大的相似性（共有峰个数及相似度），提示两者在功能主治方面的共同点，可能与它们指纹图谱上的相似性有关。

大血藤（Daxueteng）

【药材的基原、分布、药用及成分】

1.基原 大血藤为木通科植物大血藤 *Sargentodoxa cuneate*（Oliv.）Rehd. et Wils.的干燥藤茎。为《中国药典》（2020年版）收载品种，属于中药材。大血藤、五香血藤和鸡血藤在药名和应用上有所混淆，应予以区别。

2.分布 大血藤产于陕西、四川、贵州、湖北、湖南、云南、广西、广东、海南、江西、浙江和安徽。常见于山坡灌丛、树林和林缘等，海拔常为数百米。

3.采收加工 秋、冬两季采收，除去侧枝，截段，干燥。

4.功效与主治 性平，味苦。归大肠、肝经。清热解毒，活血通经，祛风除湿。用于治疗肠痈腹痛、经闭痛经、风湿痹痛、跌打扑痛。

5.化学成分 大血藤含酚类、木脂素类、蒽醌类、甾体类等化学成分。酚类化合物有3,5–O–二甲基–没食子酸、原儿茶酸、绿原酸、N–（对–羟基苯乙基）阿魏酸酰胺、对–羟基苯乙醇、（–）–表儿茶素、缩合鞣质B2（1）、1–O–（香草酸）–6–（3″,5″–二–O–甲基–没食子酰基）–β–D–葡糖苷、阿魏酸–对羟基苯乙醇酯、3–O–咖啡酰奎宁酸、3–O–咖啡酰奎宁酸甲酯、罗布麻宁、原儿茶酸、3,4–二羟基–苯乙醇、4–羟基–苯乙醇、cuneataside A、cuneataside B、cuneataside C、cuneataside D、sargentodoside A、sargentodoside B、sargentodoside C、sargentodoside D、sargentodoside E等；木脂素化合物有sargentodognan F和sargentodognan G等；蒽醌化合物有大黄素和大黄素甲醚；甾体化合物有胡萝卜苷和β–谷甾醇等。

【 **植物形态与药材性状特征** 】

1.植物形态 落叶木质藤本，长达10余米。藤径粗达9厘米，全株无毛；当年枝条暗红色，老树皮有时纵裂。三出复叶，叶柄长3～12厘米；小叶革质，顶生小叶近棱状倒卵圆形，长4～12.5厘米，宽3～9厘米，先端急尖，基部渐狭成6～15毫米的短柄，全缘，侧生小叶斜卵形，先端急尖，基部内面楔形，外面截形或圆形，干时常变为红褐色，比顶生小叶略大，无小叶柄。总状花序长6～12厘米，雄花与雌花同序或异序，同序时，雄花生于基部；花梗细，长2～5厘米；苞片1枚，长卵形，膜质，长约3毫米，先端渐尖；萼片6，花瓣状，长圆形，长0.5～1厘米，宽0.2～0.4厘米，顶端钝；花瓣6，小，圆形，长约1毫米，蜜腺性；雄蕊长3～4毫米，花丝长仅为花药一半或更短，药隔先端略突出；退化雄蕊长约2毫米，先端较突出，不开裂；雌蕊多数，螺旋状生于卵状突起的花托上，子房瓶形，长约2毫米，花柱线形，柱头斜；退化雌蕊线形，长1毫米。每一浆果近球形，直径约1厘米，成熟时黑蓝色，小果柄长0.6～1.2厘米。种子卵球形，长约5毫米。花期4～5月，果期6～9月。

2.药材性状 本品呈圆柱形，略弯曲，长30～60厘米，直径1～3厘米。表面灰棕色，粗糙，外皮常呈鳞片状剥落，剥落处显暗红棕色，有的可见膨大的节和略凹陷的枝痕或叶痕。质硬，断面皮部红棕色，有数处向内嵌入木部，木部黄白色，有多数细孔状导管，射线呈放射状排列。气微，味微涩。

【 **材料与仪器** 】

岛津LC–20AT高效液相色谱仪，包括二元梯度泵、手动进样器、二极管阵列检测器；《中药色谱指纹图谱相似度评价系统》软件（2004A版）（国家药典委员会）。

乙腈、甲醇为色谱纯；其余试剂均为分析纯；水为纯净水；原儿茶酸（上海A生物科技有限公司，纯度＞98%）、红景天苷（上海A生物科技有限公司，纯度＞98%）和大黄酸（中国药品生物制品检定所，纯度＞98%）；大血藤药材、鸡血藤药材及五香血藤药材经鉴定分别为木通科植物大血藤*Sargentodoxa cuneata*（Oliv.）Rehd. et Wils.的干燥藤茎、豆科植物密花豆*Spatholobus suberectus* Dunn的干燥藤茎和五味子科植物华中五味子*Schisandra sphenunthera* Rehd. et Wils.的干燥藤茎（表3–16）。

表3-16 大血藤及易混淆品的样品来源与相似度评价结果

编号	样品	来源	采收时间	相似度
S1	大血藤	贵阳市A大药房	2012-07	0.937
S2	大血藤	贵阳市B药店	2012-07	0.961
S3	大血藤	贵阳市C药材市场	2012-08	0.937
S4	大血藤	贵阳市D药材市场	2012-08	0.924
S5	大血藤	保定市E药材市场	2012-03	0.970
S6	大血藤	长沙市F药房	2012-06	0.922
S7	大血藤	郑州市G大药房	2012-08	0.947
S8	大血藤	贵阳市H大药房	2012-07	0.988
S9	大血藤	成都市I大药房	2012-07	0.899
S10	大血藤	成都市J大药房	2012-07	0.972
S11	大血藤	郑州市K大药房	2012-08	0.869
S12	鸡血藤	成都市L大药房	2012-07	0.494
S13	鸡血藤	大理市M大药房	2012-01	0.549
S14	五香血藤	贵阳市N药材市场	2012-07	0.098

【溶液的制备】

1.供试品溶液的制备 分别取样品粉末1.0g，精密称定，置圆底烧瓶中，加50%乙醇50ml，加热回流1.5小时，滤过，药渣加50%乙醇50ml，回流提取1.5小时，滤过，合并滤液。滤液置蒸发皿中挥干，残渣加甲醇溶解并定容至10ml，摇匀，用0.22μm微孔滤膜滤过，取续滤液作为供试品溶液。

2.对照品溶液的制备 取红景天苷、原儿茶酸和大黄酸适量，精密称定，用甲醇配制成每1ml含红景天苷46.7μg、原儿茶酸66.7μg和大黄酸43.8μg的混合对照品溶液。

【色谱条件】

Ultimate XB-C$_{18}$（4.6mm×250mm，5μm）色谱柱；流动相（乙腈：甲醇=1:1）为A相，0.1%磷酸水为B相，按表3-17进行线性梯度洗脱，柱温为25℃，检测波长为280nm，流速为0.6ml/min，分析时间为129分钟，进样量为5μl。

表3-17 流动相梯度洗脱表

时间（min）	流动相A（%）	流动相B（%）
0~6	10~18	90~82
6~30	18~18.5	82~81.5
30~50	18.5~20	81.5~80
50~65	20~25	80~75
65~100	25~38	75~62
100~110	38~55	62~45

续表

时间（min）	流动相A（%）	流动相B（%）
110~115	55~75	45~25
115~120	75~100	25~0
120~129	100	0

【方法学考察】

1.精密度试验　取大血藤样品粉末，按供试品溶液的制备方法制备供试品溶液，按色谱条件连续进样6次，测定其指纹图谱，计算指纹图谱中各共有峰的相对保留时间及相对峰面积比值的RSD值。结果显示，各共有峰的相对保留时间和相对峰面积的RSD分别小于3%，表明仪器精密度良好。

2.稳定性试验　取同一大血藤供试品溶液，按色谱条件分别在0、3、6、9和12小时进样测定，计算指纹图谱中各共有峰的相对保留时间及相对峰面积比值的RSD值。结果显示，各共有峰的相对峰面积和相对保留时间的RSD分别小于3%，表明样品溶液在12小时内稳定。

3.重现性试验　取同一批大血藤样品6份，按供试品溶液的制备方法制备供试品溶液，按色谱条件进样测定，计算指纹图谱中各共有峰的相对保留时间及相对峰面积比值的RSD值。结果显示，各共有峰的相对峰面积和相对保留时间的RSD分别小于3%，说明试验方法重复性良好。

【液相指纹图谱的构建】

按供试品溶液的制备方法制备大血藤、鸡血藤和五香血藤药材样品的供试品溶液，按色谱条件对各供试品溶液和对照品溶液进行检测，测得各供试品HPLC液相指纹图谱。

【指纹图谱分析】

1.大血藤药材指纹图谱相似度评价　将收集于贵州、四川、河南、河北和湖南的11批大血藤药材的色谱数据导入"中药色谱指纹图谱相似度评价系统"软件，进行匹配，采用中位数法考察色谱峰相似度的一致性，结果见表3-16。

2.大血藤药材共有峰的确定　采用国家药典委员会颁布的"中药色谱指纹图谱相似度评价系统"软件对11批大血藤药材样品的HPLC色谱图分别进行匹配和比较，时间窗为0.20，采用中位数法生成对照图谱，并综合考虑色谱峰共有状况、分离情况和色谱峰面积及方法学考察的结果，最终确定了22个共有峰（图3-11和图3-12）。

3.参照峰的确定　与原儿茶酸、红景天苷、大黄酸对照品的色谱峰进行比对，确定大血藤药材色谱指纹图谱中的8号峰为原儿茶酸、9号峰为红景天苷、22号峰为大黄酸，由于红景天苷峰（9号峰）的峰面积相对较大、较为稳定、分离度较好，将其作为参照峰（S），并对各共有峰进行相对保留时间和相对峰面积比值的计算，结果见表3-18、表3-19和图3-11。

4.系统聚类分析　将不同来源的大血藤HPLC图谱中22个共有峰的峰面积值标准化组成11×22阶原始数据矩阵，运用SPSS软件对其进行系统聚类分析，采用组间连接法，利用欧式距离（Euclidean）作为样品的测度。根据11个样品之间相关系数由大到小的顺序合并，样品中S3、S4、S6、S9可以聚为Ⅰ类，S1、S2、S7、S8、S10、S11聚为Ⅱ类，S5

聚为Ⅲ类，结果见图3-13。

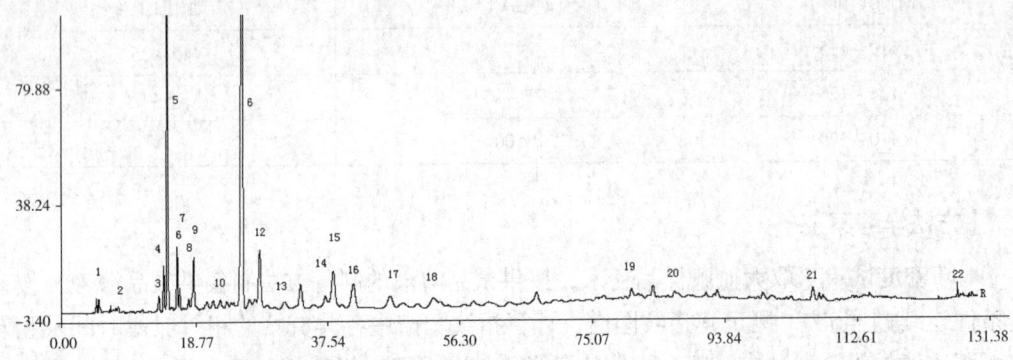

图3-11　大血藤药材的HPLC对照指纹图谱

（8为原儿茶酸；9为红景天苷；22为大黄酸）

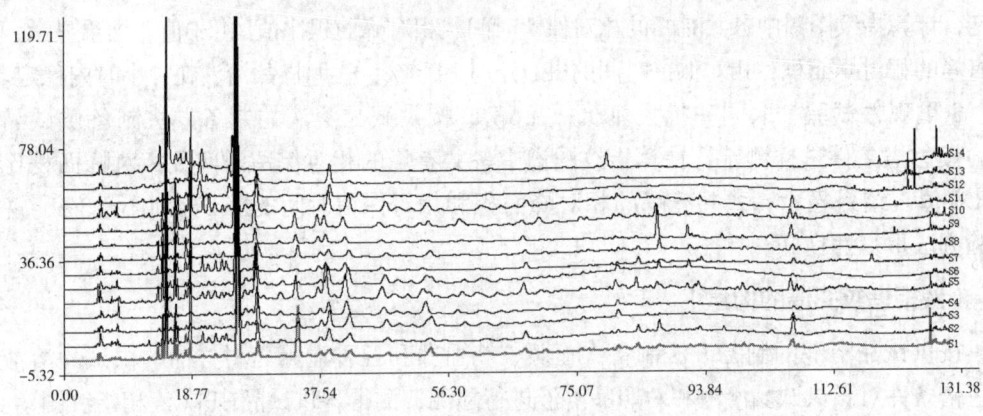

图3-12　大血藤药材及其混淆品的HPLC指纹图谱

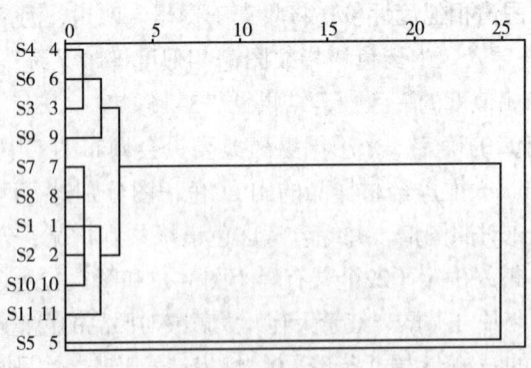

图3-13　11批大血藤指纹图谱的聚类分析

　　5.大血藤、鸡血藤和五香血藤指纹图谱比较　　分别将大血藤、鸡血藤和五香血藤药材共计14批药材样品的色谱数据导入"中药色谱指纹图谱相似度评价"软件，进行匹配，时间窗为0.20，采用中位数法考察色谱峰相似度的一致性，结果见表3-16。并通过比较不同品种药材的指纹图谱，可以看出大血藤与鸡血藤和五香血藤的色谱指纹图谱明显不同，其相似度、共有峰数目、保留时间及峰面积均有差异，结果见表3-18和表3-19。

表3-18　14批大血藤及其混淆品药材HPLC指纹图谱的相对保留时间

共有峰	S1	S2	S3	S4	S5	S6	S7	S8	S9	S10	S11	S12	S13	S14
1	0.2567	0.2554	0.2569	0.2547	0.2569	0.2558	0.2569	0.2576	0.2573	0.2543	0.2568	0.2566	0.2543	0.2537
2	0.2735	0.2711	0.2713	0.2722	0.2712	0.2726	0.2738	0.2726	0.2714	0.2722	0.2735	—	—	—
3	0.5089	0.5097	0.5076	0.5099	0.5086	0.5114	0.5080	0.5095	0.5105	0.5100	0.5088	—	—	0.5129
4	0.5700	0.5717	0.5718	0.5726	0.5716	0.5716	0.5729	0.5739	0.5720	0.5727	0.5732	0.5712	0.5731	—
5	0.6439	0.6469	0.6442	0.6443	0.6476	0.6458	0.6467	0.6481	0.6463	0.6459	0.6471	0.6438	0.6442	—
6	0.8144	0.8157	0.8139	0.8156	0.8166	0.8171	0.8140	0.8147	0.8141	0.8157	0.8136	0.8124	0.8125	—
7	0.8517	0.8531	0.8513	0.8525	0.8519	0.8529	0.8509	0.8531	0.8517	0.8542	0.8519	—	—	0.8513
8	0.9761	0.9777	0.9754	0.9737	0.9786	0.9759	0.9778	0.977	0.9793	0.979	0.9775	0.9742	0.9753	—
9 (S)	1	1	1	1	1	1	1	1	1	1	1	1	1	1
10	1.1721	1.1726	1.1731	1.1742	1.1750	1.1731	1.1731	1.1752	1.1740	1.1747	1.1759	—	—	—
11	1.3408	1.3413	1.3416	1.3415	1.3442	1.3427	1.3409	1.3408	1.3417	1.3439	1.3442	1.3402	1.3443	—
12	1.4043	1.4048	1.4049	1.4028	1.4058	1.4058	1.4046	1.4042	1.4069	1.4085	1.4054	—	—	—
13	1.4842	1.4850	1.4824	1.4845	1.4861	1.4854	1.4857	1.4864	1.4856	1.4858	1.4866	1.4872	1.4835	1.4823
14	2.0216	2.0234	2.0225	2.0220	2.0232	2.0232	2.0232	2.0226	2.0252	2.0259	2.0226	2.0241	2.0154	—
15	2.0632	2.0645	2.0632	2.0635	2.0663	2.0657	2.0647	2.0662	2.0676	2.0699	2.0658	2.0635	2.0614	—
16	2.2651	2.2663	2.2650	2.2645	2.2690	2.2664	2.2661	2.2665	2.2681	2.2708	2.2676	—	—	—
17	2.5948	2.5992	2.5977	2.5961	2.5991	2.5983	2.5963	2.5999	2.6010	2.6033	2.5987	—	—	—
18	2.9009	2.9053	2.9023	2.9031	2.9073	2.9054	2.9011	2.9043	2.9077	2.9091	2.9043	2.9073	—	—
19	4.4428	4.4468	4.4418	4.4388	4.4498	4.4479	4.4437	4.4464	4.4458	4.4512	4.4449	—	—	—
20	4.6204	4.6264	4.6211	4.6184	4.6282	4.6253	4.6213	4.6257	4.6256	4.6320	4.6257	—	—	—
21	5.6535	5.6591	5.6546	5.6529	5.6621	5.6621	5.6544	5.6567	5.6609	5.6639	5.6599	—	—	—
22	6.6817	6.6881	6.6833	6.6816	6.6922	6.6903	6.6824	6.6864	6.6894	6.6971	6.6903	—	—	—

表3-19 14批大血藤及其混淆品药材HPLC指纹图谱的相对保留峰面积

共有峰	S1	S2	S3	S4	S5	S6	S7	S8	S9	S10	S11	S12	S13	S14
1	0.0508	0.1399	0.4006	0.4638	0.0577	0.5705	0.0540	0.1977	0.0426	0.0750	0.074	0.0765	0.0457	0.0072
2	0.4560	0.7909	1.3032	0.9544	0.5824	2.3280	0.3958	1.4679	0.2441	0.4057	0.3925	—	—	—
3	0.2757	1.4262	1.6043	1.7625	0.2503	1.5756	0.4359	3.7196	0.2391	0.3126	0.3752	0.1799	0.1279	0.1165
4	0.1644	0.9411	0.5628	0.5284	0.2290	1.0732	0.2753	1.2368	0.1199	0.2117	0.1929	0.0660	0.0284	—
5	0.2121	1.3132	0.9728	0.9235	0.3280	1.5980	0.3362	3.6160	0.0828	0.3641	0.1180	0.3146	0.0339	—
6	0.2856	0.8457	0.4452	6.0701	0.3983	0.7135	0.4729	0.4004	0.1386	0.1027	0.2092	—	—	0.0229
7	0.1066	0.3578	0.3050	0.3491	0.1366	0.5249	0.1624	0.2810	0.0974	0.1743	0.1501	0.0932	0.7326	—
8	0.0708	0.3645	0.2220	0.3005	0.1253	0.2657	0.1481	0.4959	0.0613	0.1482	0.0946	—	—	—
9（S）	1	1	1	1	1	1	1	1	1	1	1	1	1	1
10	1.3538	7.4387	1.2276	1.5239	2.0779	2.1894	2.4017	6.8007	0.9075	3.0070	1.6289	0.9811	0.2819	—
11	12.2500	45.9900	8.9177	13.5620	17.8920	16.4180	11.713	63.9170	6.4677	14.8610	19.84	—	—	—
12	1.0058	4.7525	1.6113	3.8110	1.1703	1.4942	1.2695	7.3682	0.3668	2.7529	1.7287	3.4066	1.7775	—
13	0.8607	4.3719	2.7074	1.6433	0.8843	3.1958	1.7701	4.1370	1.3524	1.8737	1.6387	9.4976	5.8213	0.5042
14	22.1820	112.4000	101.0700	95.0960	43.7510	128.1000	30.3910	82.8670	18.8050	28.2850	42.6650	5.8215	6.2261	—
15	2.2113	13.936	19.2630	22.1720	6.1229	35.4310	3.7312	30.4180	2.3182	6.2608	5.0007	—	—	—
16	0.1619	2.1117	0.3646	0.6639	0.1227	1.1577	0.1904	0.2729	0.0272	0.4624	0.1548	0.6388	—	—
17	0.3275	0.2532	0.4985	0.1830	0.0444	0.1715	0.1496	1.2911	0.0243	0.9775	0.0892	—	—	—
18	0.1069	0.2773	0.1431	0.1795	0.0950	0.3133	0.1181	0.8216	0.0806	0.5600	0.2443	—	—	—
19	0.0284	0.0698	0.1102	0.3912	0.0217	0.5094	0.0968	0.4728	0.0261	0.2891	0.0335	—	—	—
20	0.1350	0.1713	0.5367	1.4694	0.0592	1.2581	0.2112	0.8845	0.0907	0.1422	0.1240	—	—	—
21	0.3428	0.5057	0.8923	1.5078	0.1399	1.4524	0.2384	0.8192	0.1089	0.5450	0.1922	—	—	—
22	1.5724	1.5430	0.5179	0.7844	0.5341	1.2646	0.4415	1.4758	0.3459	2.2147	0.4478	—	—	—

【小结】

液相指纹图谱技术识别出不同来源大血藤指纹图谱相似度为0.869～0.988并有22个共有峰，显示不同来源的大血藤药材的化学成分较为均一、稳定，而大血藤与鸡血藤和五香血藤药材指纹图谱有明显差异，将鸡血藤和五香血藤与大血藤的指纹图谱比较发现，鸡血藤有9个共有峰，五香血藤仅有4个共有峰，鸡血藤和五香血藤的相似度均低于0.600，且大血藤与鸡血藤和五香血藤的指纹图谱在峰高和峰面积上均有一定差异，说明建立的大血藤HPLC指纹图谱可用于大血藤药材的识别。

液相指纹图谱中8号峰（原儿茶酸）和22号峰（大黄酸）为大血藤所共有，而鸡血藤图谱中不具有22号峰，五香血藤图谱中8号峰和22号峰均不具有，说明建立的大血藤指纹图谱专属性强，可用于药材的识别。

通过系统聚类分析可以将不同市场购买的大血藤药材分为3类，结合相似度评价结果说明市场上大血藤药材的质量存在一定的差异，这可能跟大血藤药材的产地、采收时间和贮藏条件等因素相关。

附大血藤UPLC指纹图谱的识别

【材料与仪器】

Agilent 1290型超高效液相色谱仪，配有二极管阵列检测器，四元泵溶剂洗脱系统、柱温箱、自动进样器；《中药色谱指纹图谱相似度评价系统》软件（2004A版）（国家药典委员会）。

甲醇、乙腈为色谱纯；其余试剂均为分析纯；水为纯净水；原儿茶酸（上海A生物科技有限公司，纯度＞98%）、红景天苷（上海A生物科技有限公司，纯度＞98%）、芦荟大黄素（中国药品生物制品检定所，纯度＞98%）和大黄酸（中国药品生物制品检定所，纯度＞98%），大血藤药材、鸡血藤药材及五香血藤药材经鉴定分别为木通科植物大血藤*Sargentodoxa cuneata*（Oliv.）Rehd.et Wils.的干燥藤茎、豆科植物密花豆*Spatholobus suberectus* Dunn的干燥藤茎和五味子科植物华中五味子*Schisandra sphenunthera* Rehd.et Wils.的干燥藤茎（表3-20）。

表3-20 大血藤及易混淆品药材的来源和相似度评价结果

编号	样品	产地	采收时间	相似度
S1	大血藤	贵阳市A大药房	2012-07	0.962
S2	大血藤	贵阳市B药店	2012-07	0.846
S3	大血藤	贵阳市C药材市场	2012-07	0.837
S4	大血藤	贵阳市D药材市场	2012-07	0.932
S5	大血藤	保定市E药材市场	2012-07	0.965
S6	大血藤	长沙市F药房	2012-03	0.968

编号	样品	产地	采收时间	相似度
S7	大血藤	郑州市G大药房	2012-06	0.842
S8	大血藤	贵阳市H大药房	2012-08	0.935
S9	大血藤	成都市I大药房	2012-08	0.918
S10	大血藤	成都市J大药房	2012-07	0.916
S11	鸡血藤	郑州市K大药房	2012-07	0.433
S12	鸡血藤	成都市L大药房	2012-07	0.528
S13	鸡血藤	大理市M大药房	2012-01	0.451
S14	五香血藤	贵阳市N药材市场	2012-07	0.098

【溶液的制备】

1.供试品溶液制备　分别称取样品粉末1.0g，置圆底烧瓶中，加50%乙醇50ml，加热回流1.5小时，滤过，药渣加50%乙醇50ml，回流提取1.5小时，滤过，合并滤液。滤液置蒸发皿中挥干，残渣加甲醇溶解并定容至100ml，摇匀，用0.22μm微孔滤膜滤过，取续滤液作为供试品溶液。

2.对照品溶液制备　取红景天苷、原儿茶酸和大黄酸适量，精密称定，用甲醇配制成每1ml分别含红景天苷46.7μg、原儿茶酸66.7μg、芦荟大黄素28.9μg和大黄酸43.8μg的混合对照品溶液。

【色谱条件】

Agilent ZORBAX RRHD Eclipse Plus C_{18}（2.1×100mm，1.8μm）色谱柱，流动相甲醇（A）-0.05%醋酸水溶液（B），按表3-21进行线性梯度洗脱，柱温为35℃，流速为0.3ml/min，检测波长为280nm，分析时间为22分钟，进样量1.5μl。

表3-21　流动相梯度洗脱表

时间（min）	流动相A（%）	流动相B（%）
0~2	5~15	95~85
2~7	15~20	85~80
7~11	20~25	80~75
11~12	25~30	75~70
12~13	30~35	70~65
13~15	35~40	65~60
15~17	40~45	60~55
17~20	45~60	55~40
20~22	60~80	40~20

【方法学考察】

1.精密度试验 取大血藤样品粉末，按供试品溶液的制备方法制备供试品溶液，按UPLC色谱条件连续进样6次，测定其指纹图谱，计算指纹图谱中各共有峰的相对保留时间及相对峰面积比值的RSD值。结果显示，各共有峰的相对保留时间和相对峰面积的RSD分别小于3%，表明仪器精密度良好。

2.稳定性试验 取同一大血藤供试品溶液，UPLC色谱条件分别在0、3、6、9和12小时进样测定，计算指纹图谱中各共有峰的相对保留时间及相对峰面积比值的RSD值。结果显示，各共有峰的相对峰面积和相对保留时间的RSD分别小于3%，表明样品溶液在12小时内稳定。

3.重复性试验 取同一批大血藤样品6份，按供试品溶液的制备方法制备供试品溶液，按色谱条件进样测定，计算指纹图谱中各共有峰的相对保留时间及相对峰面积比值的RSD值。结果显示，各共有峰的相对峰面积和相对保留时间的RSD分别小于3%，说明试验方法重复性良好。

【液相指纹图谱的构建】

按供试品溶液的制备方法制备大血藤、鸡血藤和五香血藤药材样品的供试品溶液，按色谱条件对各供试品溶液和对照溶液进行检测，测得各供试品UPLC液相指纹图谱。

【指纹图谱分析】

1.大血藤药材指纹图谱相似度评价 将收集于贵州、四川、河南、河北和湖南10批大血藤药材的图谱导入"中药色谱指纹图谱相似度评价系统"软件，进行匹配，时间窗为0.20，采用中位数法考察色谱峰相似度的一致性，结果见表3-20。

2.大血藤药材共有峰的确定 采用国家药典委员会颁布的"中药色谱指纹图谱相似度评价系统"软件对10批大血藤药材样品的UPLC色谱图分别进行匹配和比较，时间窗为0.20，采用中位数法生成对照图谱，并综合考虑色谱峰共有状况、分离情况和色谱峰面积及方法学考察的结果，最终确定了19个共有峰（图3-14和图3-15）。

3.参照峰的确定 与原儿茶酸、红景天苷、芦荟大黄素、大黄酸对照品的色谱峰进行比对，确定大血藤药材色谱指纹图谱中2号峰为原儿茶酸、6号峰为红景天苷、18号峰为芦荟大黄素、19号峰为大黄酸，由于红景天苷峰（6号峰）的峰面积相对较大、较为稳定、分离度较好，将其作为参照峰（S），并对各共有峰进行相对保留时间和相对峰面积比值的计算，结果见图3-14、表3-22、表3-23。

4.大血藤、鸡血藤和五香血藤指纹图谱比较 分别将大血藤、鸡血藤和五香血藤药材共计14批药材样品的色谱数据导入"中药色谱指纹图谱相似度评价系统"软件，进行匹配，时间窗为0.20，采用中位数法考察色谱峰相似度的一致性。并通过比较不同品种药材的指纹图谱，可以看出大血藤与鸡血藤和五香血藤的色谱指纹图谱明显不同，其相似度、共有峰数目、保留时间及峰面积均有差异，结果见表3-20、表3-22和表3-23。

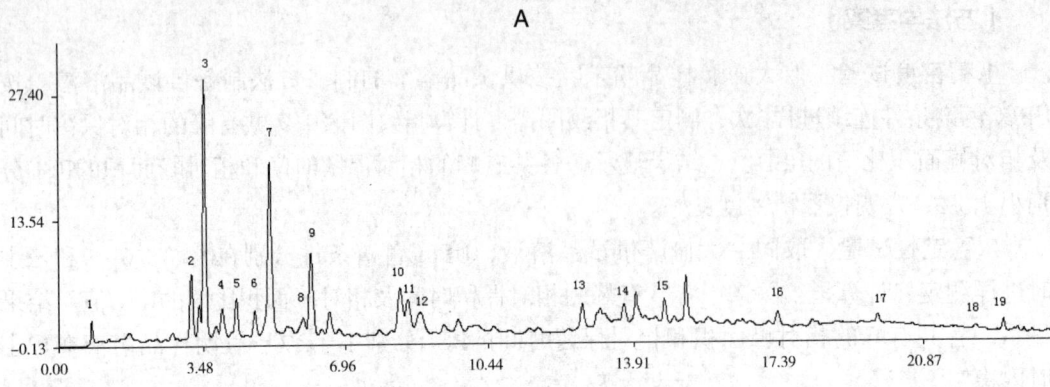

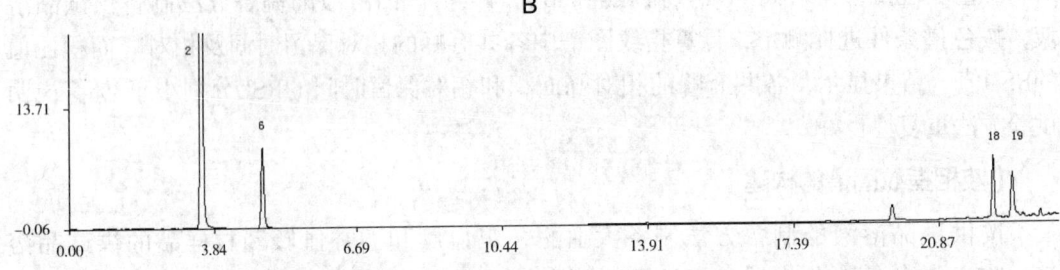

图3-14　大血藤（A）的UPLC对照指纹图谱与混合对照品（B）的色谱图

（2为原儿茶酸；6为红景天苷；18为芦荟大黄素；19为大黄酸）

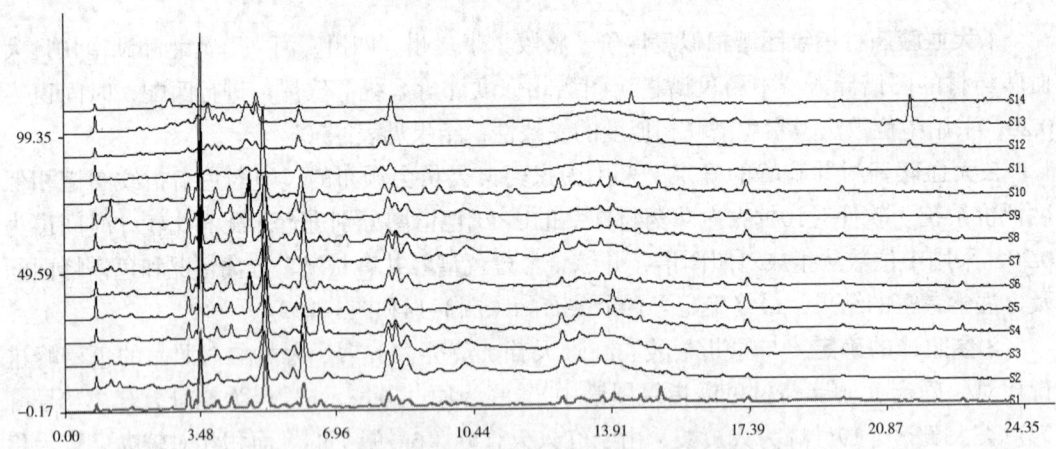

图3-15　大血藤药材与混淆品的UPLC指纹图谱

表3-22　大血藤药材UPLC指纹图谱的相对保留时间

共有峰	S1	S2	S3	S4	S5	S6	S7	S8	S9	S10
1	0.2510	0.2440	0.2462	0.2518	0.2489	0.2526	0.2467	0.2497	0.2455	0.2526
2	0.6688	0.6704	0.6703	0.6692	0.6688	0.6695	0.6700	0.6694	0.6682	0.6717
3	0.7361	0.7364	0.7359	0.7364	0.7361	0.7366	0.7360	0.7362	0.7349	0.7368

共有峰	S1	S2	S3	S4	S5	S6	S7	S8	S9	S10
4	0.8260	0.8269	0.8259	0.8248	0.8255	0.8260	0.8263	0.8268	0.8304	0.8252
5	0.9013	0.9013	0.9012	0.9007	0.9010	0.9010	0.8986	0.9002	0.9055	0.9007
6（S）	1.0000	1.0000	1.0000	1.0000	1.0000	1.0000	1.0000	1.0000	1.0000	1.0000
7	1.0783	1.0782	1.0774	1.0794	1.0772	1.0766	1.0772	1.0782	1.0756	1.0776
8	1.2861	1.2860	1.2860	1.2861	1.2864	1.2869	1.2858	1.2863	1.2842	1.2811
9	1.4272	1.4251	1.4251	1.4255	1.4278	1.4272	1.4245	1.4269	1.4229	1.4217
10	1.7827	1.7839	1.7839	1.7805	1.7839	1.7863	1.7816	1.7831	1.7792	1.7808
11	1.8438	1.8450	1.8395	1.8441	1.8460	1.8418	1.8436	1.8390	1.8339	1.8450
12	2.8717	2.8717	2.8717	2.8723	2.8755	2.8642	2.8695	2.8651	2.8825	2.8868
13	3.0735	3.0807	3.0807	3.0729	3.0751	3.0785	3.0728	3.0704	3.0678	3.0879
14	3.6427	3.6476	3.6476	3.6421	3.6450	3.6477	3.6391	3.6410	3.6378	3.6601
15	4.1480	4.1554	4.1554	4.1495	4.1574	4.1567	4.1462	4.1520	4.1477	4.1740
16	4.6396	4.6459	4.6459	4.6364	4.6456	4.6468	4.6349	4.6451	4.6365	4.6705
17	4.8850	4.8936	4.8936	4.8876	4.8975	4.8950	4.8829	4.8907	4.8839	4.9201
18	5.4641	5.4659	5.4676	5.4627	5.4684	5.7832	5.4615	5.4636	5.4633	5.4625
19	5.7568	5.7556	5.7563	5.7536	5.7562	5.7562	5.7524	5.7529	5.7526	5.7567

表3-23 大血藤药材UPLC指纹图谱的相对峰面积

共有峰	S1	S2	S3	S4	S5	S6	S7	S8	S9	S10
1	0.1851	0.3203	1.5576	1.2362	0.5742	0.9573	0.5851	1.2082	0.5619	0.4709
2	0.2772	0.0425	2.3141	1.3194	0.0772	0.1913	0.1085	1.0253	0.1135	2.4008
3	0.7433	1.4448	1.1616	1.1117	1.1757	1.4906	1.2256	0.8385	1.5967	0.6975
4	0.8160	5.5525	5.1823	3.9807	9.6271	7.1665	9.6729	3.9322	6.3499	4.7330
5	0.9165	0.7778	3.9184	2.6572	0.8494	1.0031	0.9583	3.2395	0.8035	1.2706
6（S）	1.0000	1.0000	1.0000	1.0000	1.0000	1.0000	1.0000	1.0000	1.0000	1.0000
7	1.1080	0.5761	1.0401	1.6737	0.8926	3.0868	1.2340	1.1793	3.9671	2.2563
8	1.1994	5.1939	15.6170	17.3750	6.2583	6.8964	7.1038	10.5620	5.4606	2.9492
9	1.4222	2.2972	11.6560	12.2430	2.0768	1.8435	2.7154	9.2062	1.4988	1.8280

共有峰	S1	S2	S3	S4	S5	S6	S7	S8	S9	S10
10	1.5844	0.1794	1.8156	2.0190	0.4203	0.4539	0.3939	1.2402	0.2370	0.3342
11	1.9755	1.2543	8.3902	9.1574	1.4022	1.4937	2.2286	6.7996	0.9717	1.0490
12	2.0477	1.1277	7.9646	7.3618	1.3528	1.1243	1.8474	5.7826	0.8505	1.3414
13	3.1879	0.4405	1.5943	1.6588	0.5009	0.2988	0.4801	1.1225	0.2706	0.2548
14	3.4201	0.5342	0.3587	0.5090	0.4169	0.2760	0.2629	0.3853	0.2072	0.1618
15	4.0526	0.3645	0.9095	1.3720	0.8996	1.1185	0.5932	0.5568	0.4619	0.3529
16	4.6157	0.2023	0.3537	0.4035	0.1939	0.4448	0.1706	0.3561	0.1651	0.1058
17	5.1629	0.1036	0.2217	0.2369	0.2990	0.2755	0.0766	0.2276	0.0735	0.0496
18	0.1110	0.0146	0.0424	0.0521	0.0348	0.0278	0.0232	0.0112	0.0212	0.0474
19	0.1264	0.0081	0.0165	0.0153	0.0075	0.0110	0.0067	0.0072	0.0076	0.0142

【小结】

液相指纹图谱技术识别出不同来源大血藤指纹图谱相似度为0.837～0.968并有19个共有峰，显示不同产地的大血藤药材的化学成分较为均一、稳定，而大血藤与鸡血藤和五香血藤药材指纹图谱有明显差异，鸡血藤和五香血藤的相似度均低于0.600，且大血藤与鸡血藤和五香血藤的指纹图谱在峰高和峰面积上均有一定差异，说明建立的大血藤UPLC指纹图谱可用于大血藤药材的识别。大血藤药材液相指纹图谱中18号峰（芦荟大黄素）和19号峰（大黄酸）为大血藤所共有，而鸡血藤和五香血藤图谱中18号峰和19号峰均未检测出，借此可用于识别大血藤与鸡血藤和五香血藤。

苦楝子与川楝子（Kulianzi Chuanlianzi）

【药材的基原、分布、药用及成分】

1.基原 苦楝子为楝科植物楝*Melia azedarach* L.的干燥成熟果实，为《中华本草》收载品种，也收载于《卫生部药品标准中药材第一册》（1992年版），属于中药材。川楝子为楝科楝属植物川楝*Melia toosendan* Sieb. et Zucc.的干燥成熟果实，为《中国药典》（2020年版）收载品种，为常用中药。在全国许多地区以苦楝子作川楝子用，应予以区别。

2.分布 楝*Melia azedarach* L.产于我国黄河以南各省区，较常见；生于低海拔旷野、路旁或疏林中，目前已广泛引为栽培。广布于亚洲热带和亚热带地区，温带地区也有栽培。

川楝*Melia toosendan* Sieb. et Zucc.产于甘肃、湖北、四川、贵州和云南等省，其他省区广泛栽培；生于土壤湿润，肥沃的杂木林和疏林内。

3.采收加工 苦楝果期10~12月；川楝果期10~11月，采其熟后的果实晒干。

4.功效与主治 苦楝子：性寒，味苦，有毒。归脾、胃、肝经。行气止痛，杀虫。用于治疗脘腹、胁肋肿痛、疝痛、虫积腹痛、头癣、冻疮。

川楝子：性寒，味苦，有小毒。归肝、小肠、膀胱经。疏肝行气止痛，驱虫。用于胸胁、脘腹胀痛、疝痛、虫积腹痛。

5.化学成分 主要有柠檬苦素类、酚酸类、甾醇类等化学成分。苦楝子含（21S, 23R, 24R）–21, 23–epoxy–21, 24–dihydroxy–25–methoxytirucall–7–en–3–one、（ 3S, 21S, 23R, 24S）–21, 23–epoxy–21, 25–dimethoxytirucall–7–ene–3, 24–diol、（ 21S, 23R, 24R）–21, 23–epoxy–24–hydroxy–21–methoxytirucalla–7, 25–dien–3–one、（ 21S, 23R, 24R）–21, 23–epoxy–21, 24–dihydroxytirucalla–7, 25–dien–3–one、melianodiol、21α–O–methylmelianodiol、21–O–Methylmelianodiol、meliantriol、meliasenins S、meliasenins T、（ 21R, 23R, 24S）–21, 25–di–O–methylmelianodiol、（ 21S, 23R, 24S）–21, 25–di–O–methylmelianodiol、（ 23R, 24S）–21–oxomelianodiol、21–oxomeliantriol、toosendanic acids A、methyl kulonate、3β, 16β–dihydroxyeupha–7, 24–dien–21–oic acid methyl ester、meliastatin 3、12β, 20β–dihydroxydammar–24–en–3–one、Trichilinin E、3α–acetoxy–1α, 7α–dihydroxy–12α–methoxynimbolin、3α–acetoxy–1α, 12α–dihydroxy–7α–（ 2–methylprop–2–enoyl）nimbolinin、芦丁、原儿茶醛、香草醛、苯甲酸、香草酸、α–D–吡喃葡萄糖、β–谷甾醇、胡萝卜苷等化合物。

川楝子含12–ethoxynimbolinins E、12–ethoxynimbolinin F、1α, 7α–dihydroxyl–3α–acetoxyl–12α–ethoxylnimbolinin、1α–tigloyloxy–3α–acetoxyl–7α–hydroxyl–12β–ethoxylnimbolinin）、1–decinnamoyl–1–（ 20–methylacryloyl）nimbolinin C、1–decinnamoylnimbolinin C、3–deacetyl–12–O–methylvolkensin、14, 15–deoxy–11–oxohavanensin3, 12–diacetate、11, 15–dioxotrichilinin、12α–hydroxymeliatoxin B1、12α–acetoxylmeliatoxin B2和12α–hydroxymeliatoosenin I、木脂素meliasendanin A、meliasendanin B、meliasendanin C、meliasendanin D、川楝素、槲皮素、异槲皮苷、芦丁、阿魏酸、对羟基苯甲醛、异香草酸、对羟基苯甲酸、三十烷–15–醇、豆甾醇和β–谷甾醇等。

【植物形态与药材性状特征】

1.植物形态

楝*Melia azedarach* L. 落叶乔木，高达10余米；树皮灰褐色，纵裂。小枝有叶痕。叶为2~3回奇数羽状复叶，长20~40厘米；小叶对生，卵形至披针形，顶生一片通常略大，长3~7厘米，宽2~3厘米，先端短渐尖，基部楔形或宽楔形，多少偏斜，边缘有钝锯齿，幼时被星状毛，后两面均无毛，侧脉每边12~16条。圆锥花序约与叶等长，无毛或幼时被鳞片状短柔毛；花芳香；花萼5深裂，外面被微柔毛；花瓣淡紫色，长约1厘米，两面均被微柔毛；雄蕊管紫色，无毛或近无毛，长7~8毫米，花药10枚；子房近球形，5~6室，无毛，每室有胚珠2颗，花柱细长，柱头头状，顶端具5齿，不伸出雄蕊管。核果球形至椭圆形，长1~2厘米，宽8~15毫米，内果皮木质，4~5室，每室有种子1颗；种子椭圆形。花期4~5月，果期10~12月。

川楝*Melia toosendan* Sieb. et Zucc. 乔木，高10余米；幼枝密被褐色星状鳞片，老时无，具皮孔，叶痕明显。2回羽状复叶长35~45厘米，每1羽片有小叶4~5对；具长柄；小叶对生，具短柄或近无柄，膜质，椭圆状披针形，长4~10厘米，宽2~4.5厘米，先端渐尖，基部楔形或近圆形，两面无毛，全缘或有不明显钝齿，侧脉12~14对。圆锥花序聚生于小枝顶部之叶腋内，长约为叶的1/2，密被灰褐色星状鳞片；花具梗，较密集；萼片长约3毫米，两面被柔毛，外面较密；花瓣淡紫色，长9~13毫米，外面疏被柔毛；雄蕊管圆柱状，紫色，无毛而有细脉，顶花药长椭圆形，无毛，长约1.5毫米，略突出于管外；花盘近杯状；子房近球形，无毛，6~8室，花柱近圆柱状，无毛，柱头不明显的6齿裂，包藏于雄蕊管内。核果大，椭圆状球形，长约3厘米，宽约2.5厘米，果皮薄，熟后淡黄色；核稍坚硬，6~8室。花期3~4月，果期10~11月。

2.药材性状

苦楝子 本品呈椭圆形，直径1~2厘米。表面红褐色间有黄棕色，具光泽，多皱缩，有多数棕色小点。一端可见果柄残痕，另一端有一圆形凹点。果皮革质，易剥离。果核长椭圆形，具5~6条纵棱，内含种子4~6枚。种子扁菱形，紫红色，皮薄，内有子叶两片，黄白色，显油性。气微而特异，味酸而后苦。

川楝子 本品呈类球形，直径2~3.2厘米。表面金黄色至棕黄色，微有光泽，少数凹陷或皱缩，具深棕色小点。顶端有花柱残痕，基部凹陷，有果梗痕。外果皮革质，与果肉间常成空隙，果肉松软，淡黄色，遇水润湿显黏性。果核球形或卵圆形，质坚硬，两端平截，有6~8条纵棱，内分6~8室，每室含黑棕色长圆形种子1粒。气特异，味酸、苦。

【材料与仪器】

Agilent 1100型高效液相色谱仪，配有四元梯度泵、自动进样器、二极管阵列检测器；《中药色谱指纹图谱相似度评价系统》软件（2004A版）（国家药典委员会）。

乙腈为色谱纯；其余试剂均为分析纯；水为纯净水；苦楝子采收于贵州省贵阳市郊区、贵州省锦屏县、贵州省天柱县等地，共11份样品，经鉴定为楝科楝属植物苦楝*Melia azedarach* L.的干燥成熟果实；川楝子为药店购买和野外采集，共6份样品，经鉴定为楝科楝属植物川楝*Melia toosendan* Sieb. et Zucc.的干燥成熟果实（表3-24）。

表3-24　苦楝子药材和川楝子药材来源与相似度评价结果

编号	样品	来源	时间	相似度
S1	苦楝子	贵阳学院	2009-01	0.967
S2	苦楝子	贵州省天柱县1	2009-01	0.982
S3	苦楝子	贵州省天柱县2	2009-01	0.951
S4	苦楝子	贵州省天柱县3	2009-01	0.979
S5	苦楝子	贵州省天柱县4	2009-01	0.980
S6	苦楝子	贵州省锦屏县	2009-01	0.969

续表

编号	样品	来源	时间	相似度
S7	苦楝子	贵州省天柱县5	2009-01	0.973
S8	苦楝子	贵州省天柱县6	2009-01	0.962
S9	苦楝子	贵州省天柱县7	2009-01	0.952
S10	苦楝子	贵州省天柱县8	2009-01	0.989
S11	苦楝子	贵州省天柱县9	2009-01	0.952
S12	川楝子	广西壮族自治区桂林市A药房	2009-05	0.936
S13	川楝子	北京A药房（贵阳店）	2009-05	0.837
S14	川楝子	贵州省贵阳市乌当区	2009-01	0.903
S15	川楝子	广西壮族自治区柳州市B药房	2009-04	0.626
S16	川楝子	贵州省关岭县	2009-01	0.788
S17	川楝子	贵州省兴义市	2009-01	0.823

【溶液的制备】

供试品溶液的制备 分别取苦楝子和川楝子粉末（过20目筛）2.0g，精密称定，置圆底烧瓶中，加70%甲醇50ml，80℃加热回流90分钟，滤过，残渣再加70%甲醇50ml，同样温度加热回流60分钟，滤过。合并两次滤液，置蒸发皿中水浴（80℃）挥干溶剂，残渣加适量70%甲醇溶解并定容至10ml，摇匀。用0.45μm微孔滤膜滤过，取续滤液作为供试品溶液。

【色谱条件】

Dikma公司Diamonsil C_{18}柱（250mm×4.6mm，5μm）色谱柱，流动相乙腈（A）- 0.1%磷酸水（B），按表3-25进行线性梯度洗脱，柱温为25℃，检测波长为310nm，流速为0.8ml/min，分析时间为130分钟，进样量15μl。

表3-25 流动相梯度系统表

时间（min）	流动相A（%）	流动相B（%）
0~5	1~5	99~95
5~40	5~15	95~85
40~75	15~30	85~70
75~105	30~60	70~40
105~130	60~100	40~0

【方法学考察】

1.精密度试验 取苦楝子样品粉末，按供试品溶液的制备方法制备供试品溶液，按色谱条件连续进样6次，测定其指纹图谱，计算指纹图谱中各共有峰的相对保留时间及相对峰面积比值的RSD值。结果显示，相似度均大于0.950，且各共有峰的相对保留时间和相对峰面积的RSD分别小于3%，表明仪器精密度良好。

2.稳定性试验 取同一份苦楝子供试液，分别在0、6、12、18、24和38小时进样检测，计算指纹图谱中各共有峰的相对保留时间及相对峰面积比值的RSD值。结果显示，相似度均大于0.950，且各共有峰的相对峰面积和相对保留时间的RSD分别小于3%，表明样品溶液在38小时内稳定。

3.重复性试验 取同一批苦楝子药材，按供试品溶液的制备方法制备供试品溶液，按色谱条件进样测定，计算指纹图谱中各共有峰的相对保留时间及相对峰面积比值的RSD值。结果显示，相似度均大于0.950，且各共有峰的相对峰面积和相对保留时间的RSD分别小于3%，说明试验方法重复性良好。

【液相指纹图谱的构建】

按供试品溶液的制备方法制备17批苦楝子和川楝子药材样品的供试品溶液，按色谱条件对各供试品溶液和对照品溶液进行检测，测得各供试品HPLC液相指纹图谱。

【指纹图谱分析】

1.苦楝子药材指纹图谱相似度评价 分别将11批苦楝子样品的色谱数据导入"中药色谱指纹图谱相似度评价系统"软件，进行匹配，采用中位数法考察色谱峰相似度的一致性，结果见表3-24。

2.苦楝子药材共有峰的确定 采用国家药典委员会颁布的"中药色谱指纹图谱相似度评价系统"软件对11批苦楝子药材样品的HPLC色谱图分别进行匹配和比较，采用中位数法生成对照图谱，并综合考虑色谱峰共有状况、分离情况和色谱峰面积及方法学考察的结果，最终确定了26个共有峰（图3-16）。

3.参照峰的确定 13号色谱峰具有保留时间居中、峰面积相对较大及分离度较好的特点。因此，以保留时间约为49.65分钟的13号峰作为参照峰S，并对各共有峰进行相对保留时间比值的计算，结果见表3-26。

4.苦楝子和川楝子指纹图谱比较 分别将11批苦楝子和6批川楝子药材样品的色谱数据导入"中药色谱指纹图谱相似度评价系统"软件，进行匹配，采用中位数法考察色谱峰相似度的一致性。通过比较苦楝子和川楝子药材指纹图谱，可以看出两个品种药材的指纹图谱明显不同，其相似度、共有峰数目、保留时间均有差异，结果见表3-24、图3-19。

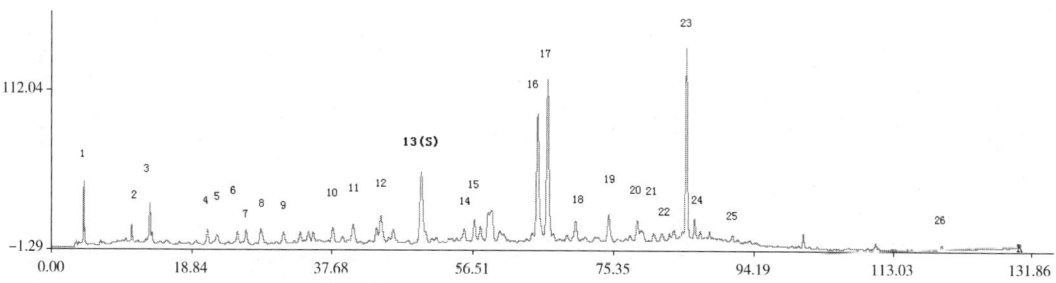

图3-16 苦楝子药材HPLC对照指纹图谱

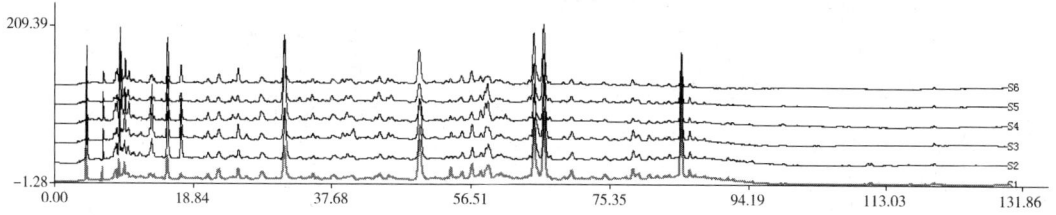

图3-17 6批川楝子药材HPLC指纹图谱

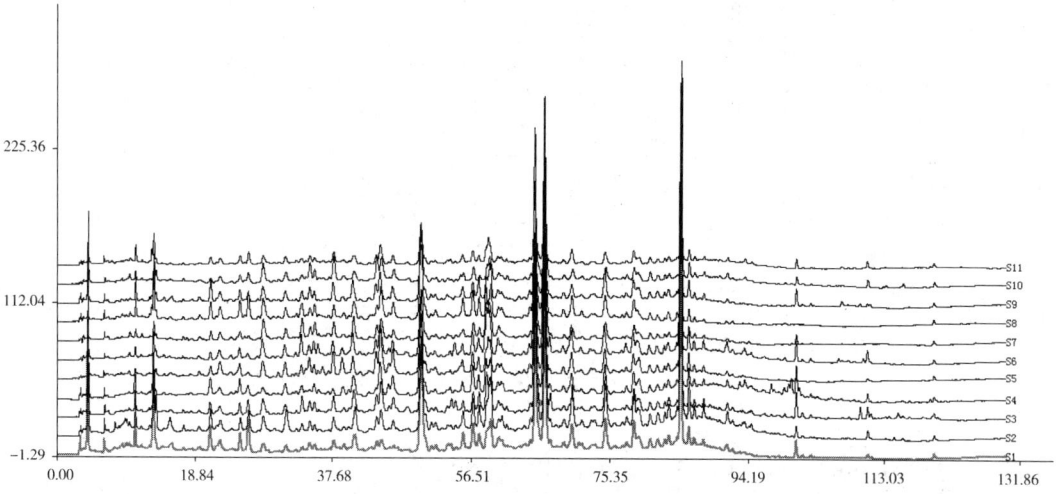

图3-18 11批苦楝子药材HPLC指纹图谱

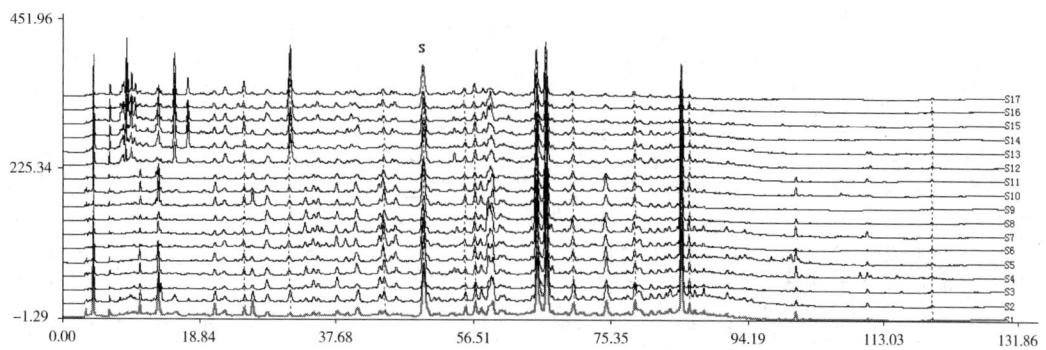

图3-19 苦楝子与川楝子药材HPLC指纹图谱

（S1～S11为苦楝子；S12～S17为川楝子）

表3-26　11批苦楝子药材和6批川楝子药材HPLC指纹图谱的相对保留时间

共有峰	S1	S2	S3	S4	S5	S6	S7	S8	S9	S10	S11	S12	S13	S14	S15	S16	S17
1	0.086	0.086	0.086	0.086	0.085	0.086	0.086	0.086	0.086	0.086	0.086	0.085	0.085	0.083	0.086	0.086	0.087
2	0.215	0.215	0.215	0.214	0.214	0.215	0.215	0.215	0.215	0.215	0.215	—	—	—	—	—	—
3	0.265	0.265	0.265	0.264	0.264	0.264	0.264	0.264	0.265	0.265	0.265	—	—	—	—	—	—
4	0.421	0.422	0.422	0.421	0.422	0.422	0.422	0.422	0.422	0.423	0.422	—	—	—	—	—	—
5	0.448	0.449	0.448	0.447	0.447	0.447	0.448	0.447	0.448	0.448	0.448	—	—	—	—	—	—
6	0.504	0.504	0.503	0.503	0.503	0.503	0.503	0.503	0.503	0.504	0.504	0.503	0.503	0.503	0.502	0.503	0.503
7	0.527	0.527	0.526	0.526	0.526	0.526	0.526	0.526	0.527	0.526	0.527	—	—	—	—	—	—
8	0.567	0.567	0.566	0.566	0.566	0.566	0.566	0.567	0.567	0.567	0.567	—	—	—	—	—	—
9	0.630	0.631	0.629	0.628	0.628	0.628	0.627	0.628	0.628	0.629	0.628	0.631	0.631	0.631	0.630	0.631	0.631
10	0762	0.761	0.761	0.761	0.761	0.761	0.761	0.761	0.762	0.761	0.762	—	—	—	—	—	—
11	0.810	0.820	0.816	0.816	0.816	0.815	0.814	0.814	0.816	0.814	0.818	—	—	—	—	—	—
12	0.891	0.892	0.891	0.891	0.889	0.890	0.890	0.890	0.891	0.889	0.889	0.889	0.889	0.890	0.890	0.890	0.890
13（S）	1.000	1.000	1.000	1.000	1.000	1.000	1.000	1.000	1.000	1.000	1.000	1.000	1.000	1.000	1.000	1.000	1.000
14	1.115	1.115	1.115	1.115	1.115	1.115	1.115	1.115	1.115	1.115	1.114	1.115	1.115	1.115	1.113	1.113	1.115
15	1.142	1.142	1.142	1.142	1.143	1.143	1.143	1.142	1.142	1.142	1.142	1.142	1.142	1.142	1.140	1.142	1.142
16	1.312	1.312	1.313	1.313	1.313	1.313	1.313	1.313	1.312	1.313	1.312	1.312	1.312	1.313	1.311	1.313	1.313
17	1.338	1.339	1.339	1.339	1.339	1.339	1.339	1.339	1.339	1.339	1.338	1.339	1.339	1.339	1.338	1.340	1.340
18	1.412	1.413	1.413	1.413	1.413	1.414	1.414	1.414	1.413	1.414	1.413	1.413	1.413	1.414	1.412	1.415	1.414

续表

共有峰	S1	S2	S3	S4	S5	S6	S7	S8	S9	S10	S11	S12	S13	S14	S15	S16	S17
19	1.502	1.502	1.501	1.503	1.503	1.502	1.502	1.502	1.503	1.503	1.503	—	—	—	—	—	—
20	1.580	1.580	1.581	1.582	1.581	1.581	1.581	1.581	1.581	1.582	1.581	1.580	1.581	1.581	1.580	1.583	1.582
21	1.624	1.625	1.625	1.625	1.627	1.626	1.626	1.625	1.626	1.626	1.626	—	—	—	—	—	—
22	1.647	1.646	1.647	1.648	1.648	1.648	1.646	1.646	1.647	1.648	1.648	—	—	—	—	—	—
23	1.709	1.710	1.710	1.711	1.712	1.712	1.713	1.710	1.712	1.712	1.712	1.711	1.711	1.712	1.710	1.714	1.714
24	1.732	1.733	1.733	1.733	1.735	1.735	1.736	1.733	1.734	1.735	1.735	1.734	1.734	1.735	1.733	1.737	1.736
25	1.834	1.836	1.836	1.837	1.839	1.839	1.839	1.836	1.834	1.837	1.838	—	—	—	—	—	—
26	2.407	2.408	2.408	2.408	2.410	2.410	2.412	2.407	2.408	2.409	2.408	2.408	2.407	2.409	2.407	2.412	2.411

【小结】

液相指纹图谱技术识别出不同产地苦楝子指纹图谱相似度为0.951～0.989并有26个共有峰，显示不同产地的苦楝子药材的化学成分较为均一、稳定，而苦楝子与川楝子药材指纹图谱的相似度相对较低，且两者的共有峰个数较少，可作为两者的识别依据。

艾叶（Aiye）

【药材的基原、分布、药用及成分】

1.基原 艾叶为菊科植物艾 *Artemisia argyi* lévl.et Vant.的干燥叶。为《中国药典》（2020年版）一部收载品种，属于中药材。《神农本草经》记载蒙古蒿、魁蒿、五月艾、红足蒿、北艾、宽叶山蒿、野艾蒿等同属植物的叶亦作"艾叶"入药，品种较为混乱，应予以区别。

2.分布 艾分布广，除极干旱与高寒地区外，几乎遍及全国。生于低海拔至中海拔地区的荒地、路旁河边及山坡等地，也见于森林草原及草原地区，局部地区为植物群落的优势种。

3.采收加工 夏季花未开时采摘，除去杂质，晒干。

4.功效与主治 性温，味辛、苦。有小毒。归肝、脾、肾经。温经止血，散寒止痛；外用祛湿止痒。用于吐血、衄血、崩漏、月经过多、胎漏下血、少腹冷痛、经寒不调、宫冷不孕；外治皮肤瘙痒。醋艾炭温经止血，用于虚寒性出血。

5.化学成分 主要含挥发油类成分，还有黄酮、三萜等类成分。挥发油类成分主要包括桉油精、莰烯、蒎烯、茨烯、桉树脑、松油醇、1,8-桉叶素、3,3,6-三甲基-1,5-庚二烯4醇、莳酮、紫苏醛、石竹烯、柏木烯等；黄酮主要包括芹菜素、山奈酚、木樨草素、槲皮素、矢车菊黄素、紫花牡荆素、异泽兰黄素、淙矢车菊素等；三萜类成分主要包括α-香树脂醇、β-香树脂醇、β-乙酸香树脂醇、无羁萜、羽扇烯酮、羊齿烯酮、熊果酸、西米杜鹃醇等。

【植物形态与药材性状特征】

1.植物形态 多年生草本或略成半灌木状，植株有浓烈香气。主根明显，侧根多；常有横卧地下根状茎及营养枝。茎单生或少数，高80～250厘米，有明显纵棱，褐色或灰黄褐色，基部稍木质化，上部草质，并有少数短的分枝，枝长3～5厘米；茎、枝均被灰色蛛丝状柔毛。叶厚纸质，上面被灰白色短柔毛，并有白色腺点与小凹点，背面密被灰白色蛛丝状密绒毛；基生叶具长柄，花期萎谢；茎下部叶近圆形或宽卵形，羽状深裂，每侧具裂片2～3枚，裂片椭圆形或倒卵状长椭圆形，每裂片有2～3枚小裂齿，干后背面主、侧脉多为深褐色或锈色，叶柄长0.5～0.8厘米；中部叶卵形、三角状卵形或近菱形，长5～8厘米，宽4～7厘米，一至二回羽状深裂至半裂，每侧裂片2～3枚，裂片卵形、卵状披针形或披针形，长2.5～5厘米，宽1.5～2厘米，不再分裂，叶基部宽楔形渐狭成短柄，叶脉明显，在背面凸起，干时锈色，叶柄长0.2～0.5厘米，基部通常无假托叶或极小的假托叶；上部叶与苞片叶羽状半裂、浅裂或3深裂或3浅裂，或不分裂，而为椭圆形、长椭圆状披针形、披针形或线状披针形。头状花序椭圆形，直径2.5～3毫米，无梗或近无梗，每在茎上组成圆锥花序，花后头状花序下倾；总苞片3～4层，覆瓦状排列，外层总苞片小，背面密被灰白色蛛丝状绵毛，中层总苞片较外层长，背面被蛛丝状绵毛，内层总苞背面近无毛；花序托小；瘦果长卵形或长圆形。花果期7～10月。

2.药材性状 本品多皱缩、破碎，有短柄。完整叶片展平后呈卵圆形，羽状深裂，裂片椭圆状披针形，边缘有不规则的粗锯齿；上表面灰绿色或深黄绿色，有稀疏的蛛丝状短绵毛及腺点；下表面密生灰白色绒毛。质柔软。气清香，味苦。

【材料与仪器】

Agilent 1290型超高效液相色谱仪，配有四元泵溶剂洗脱系统，二极管阵列（DAD）检测器，柱温箱，自动进样器；《中药色谱指纹图谱相似度评价系统》软件（2004A版）（国家药典委员会）。

乙腈为色谱纯，其余试剂均为分析纯，水为重蒸馏水。艾叶药材样品共16份，经鉴定为菊科植物艾*Artemisia argyi* lévl.et Vant.的干燥叶；艾叶混淆品，经鉴定为菊科植物野艾蒿*Artemisia lavandulaefolia* DC.和北艾*Artemisia vulgaris* L.的干燥叶；艾茎1份，经鉴定为菊科植物艾*Artemisia argyi*lévl.et Vant.的干燥茎（表3-27）。

表3-27 艾叶及其混淆品的来源与相似度评价结果

编号	样品	品种	部位	来源	相似度
S1	艾叶	*A. argyi* lévl.et Vant.	叶	贵州省开阳县	0.965
S2	艾叶	*A. argyi* lévl.et Vant.	叶	云南省保山市A药房	0.976
S3	艾叶	*A. argyi* lévl.et Vant.	叶	贵州省贵阳市B大药房	0.995
S4	艾叶	*A. argyi* lévl.et Vant.	叶	河南省郑州市C药房	0.980
S5	艾叶	*A. argyi* lévl.et Vant.	叶	河南省郑州市D药房	0.978
S6	艾叶	*A. argyi* lévl.et Vant.	叶	湖南省长沙市E药房	0.975
S7	艾叶	*A. argyi* lévl.et Vant.	叶	贵州省贵阳市F药材市场	0.983
S8	艾叶	*A. argyi* lévl.et Vant.	叶	重庆市G药房	0.986
S9	艾叶	*A. argyi* lévl.et Vant.	叶	贵州省贵阳市H药材市场	0.974
S10	艾叶	*A. argyi* lévl.et Vant.	叶	河南省郑州市I大药房	0.971
S11	艾叶	*A. argyi* lévl.et Vant.	叶	贵州省贵阳市J药房	0.980
S12	艾叶	*A. argyi* lévl.et Vant.	叶	重庆市K大药房	0.979
S13	艾叶	*A. argyi* lévl.et Vant.	叶	四川省成都市L药房	0.984
S14	艾叶	*A. argyi* lévl.et Vant.	叶	重庆市M大药房	0.990
S15	艾叶	*A. argyi* lévl.et Vant.	叶	重庆市N大药房	0.931
S16	艾叶	*A. argyi* lévl.et Vant.	叶	重庆市O大药房	0.982
A	艾叶	*A. argyi* lévl.et Vant.	茎	贵州省开阳县	0.221

编号	样品	品种	部位	来源	相似度
B	混淆品	*A. lavandulaefolia* DC.	叶	贵州省贵阳省乌当区	0.379
C	混淆品	*A. lavandulaefolia* DC.	叶	贵州省剑河县1	0.390
D	混淆品	*A. vulgaris* L.	叶	贵州省剑河县2	0.495
E	混淆品	*A. Vulgaris* L.	叶	贵州省剑河县3	0.697

【溶液的制备】

供试品溶液的制备 取样品粉末（过60目筛）约1.0g，精密称定，置于100ml具塞锥形瓶中，精密加入甲醇50ml，超声提取两次，每次1小时，滤过，合并滤液，置蒸发皿中于60℃水浴挥干，残渣用甲醇溶解并定容至10ml，摇匀，用0.22μm微孔滤膜滤过，取续滤液作为供试品溶液。

【色谱条件】

ZORBAX RRHD Eclipse Plus C_{18}（2.1×100mm，1.8μm）色谱柱；流动相乙腈（A）–0.10%醋酸水溶液（B），按表3-28进行线性梯度洗脱，柱温为35℃，检测波长为290nm，流速为0.20ml/min，运行时间为33分钟，进样量为2μl。

表3-28　流动相梯度洗脱表

时间（min）	流动相A（%）	流动相B（%）
0~4	1~10	99~90
4~8	10~15	90~85
8~12	15~20	85~80
12~14	20~22	80~78
14~16	22~30	78~70
16~18	30~35	70~65
18~24	35~55	65~45
24~29	55~100	45~0
29~33	100	0

【方法学考察】

1.**精密度试验** 取艾叶样品粉末，按供试品溶液的制备方法制备供试品溶液，按色谱条件连续进样6次，测定其指纹图谱，计算指纹图谱中各共有峰的相对保留时间及相对峰面积比值的RSD值。结果显示，各共有峰的相对保留时间和相对峰面积的RSD分别小于3%，表明仪器精密度良好。

2.**稳定性试验** 取同一艾叶供试品溶液，分别在0、6、12、18、24和36小时进样检测，计算指纹图谱中各共有峰的相对保留时间及相对峰面积比值的RSD值。结果显示，各共有峰的相对峰面积和相对保留时间的RSD分别小于3%，表明样品溶液在36小时内稳定。

3.重复性试验　取同一批艾叶药材样品6份，按供试品溶液的制备方法制备供试品溶液，按色谱条件进样测定，计算指纹图谱中各共有峰的相对保留时间及相对峰面积比值的RSD值。结果显示，各共有峰的相对峰面积和相对保留时间的RSD分别小于3%，说明试验方法重复性良好。

【液相指纹图谱的构建】

按供试品溶液的方法制备艾叶及其混淆品药材供试品溶液，按色谱条件对供试品溶液进行检测，测得各供试品UPLC液相指纹图谱。

【指纹图谱分析】

1.艾叶药材指纹图谱相似度评价　分别将收集的16批艾叶药材样品的色谱数据导入"中药色谱指纹图谱相似度评价系统"软件，进行匹配，时间窗为0.20，采用中位数法考察色谱峰相似度的一致性，结果见表3-27。

2.艾叶药材共有峰的确立　采用国家药典委员会颁布的"中药色谱指纹图谱相似度评价系统"软件对16批艾叶药材样品的UPLC色谱图分别进行匹配和比较，时间窗为0.20，采用中位数法生成对照图谱，并综合考虑色谱峰共有状况、分离情况和色谱峰面积及方法学考察的结果，最终确定了36个共有峰，结果见图3-20、图3-21。

3.参照峰的确定　17号色谱峰具有保留时间居中、峰面积相对较大及分离度较好的特点。因此，以保留时间约为14.557分钟的17号峰作为参照峰S，并对各共有峰进行相对保留时间和相对峰面积比值的计算，结果见表3-29和表3-30。

4.艾叶药材及其混淆品指纹图谱比较　分别将收集到的21批艾叶及混淆品药材样品的色谱数据导入"中药色谱指纹图谱相似度评价系统"软件，进行匹配，时间窗为0.20，采用中位数法考察色谱峰相似度的一致性。通过比较不同艾叶及其混淆品药材指纹图谱，可以发现艾叶与混淆品的指纹图谱明显不同，其相似度、共有峰数目、保留时间及峰面积均有差异，结果见表3-27、图3-22。

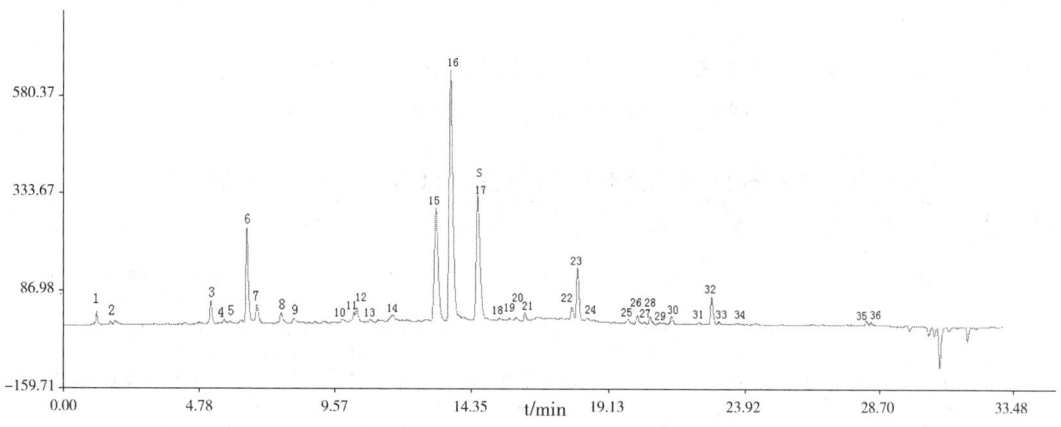

图3-20　艾叶药材UPLC对照指纹图谱

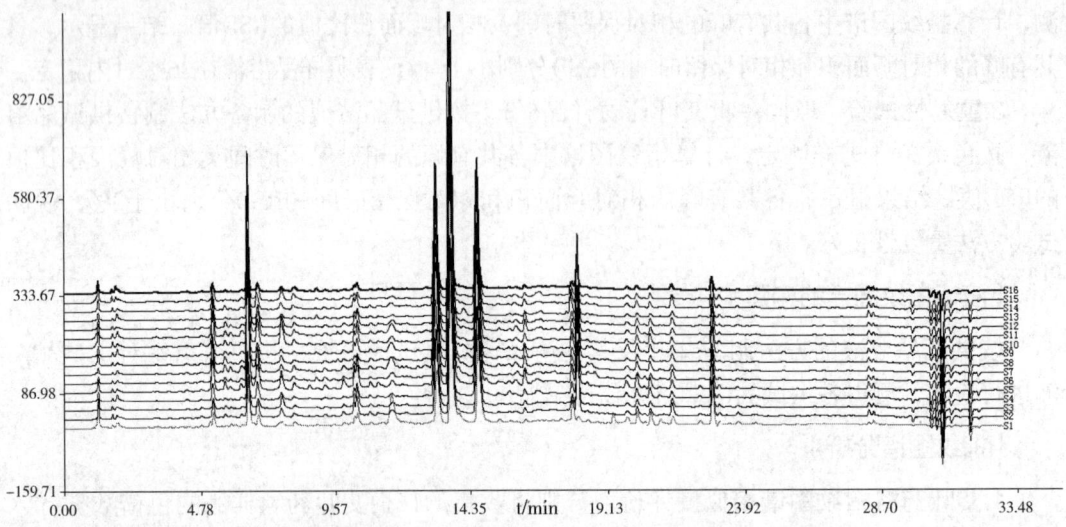

图3-21　16批艾叶药材UPLC指纹图谱

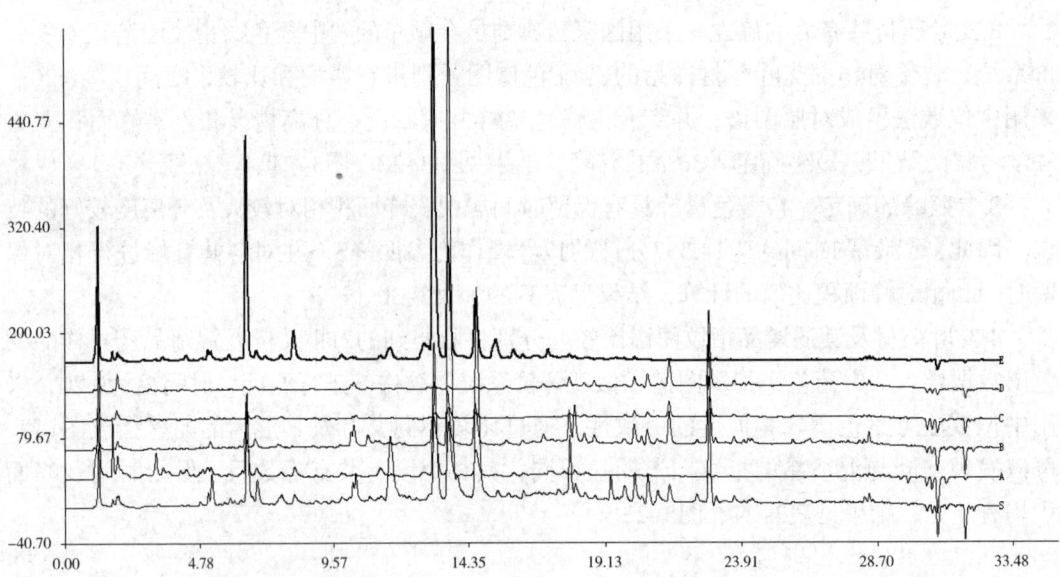

图3-22　艾叶药材与混淆品的UPLC指纹图谱

（S为艾叶；A 为艾叶茎秆；B、C、D、E 为艾叶混淆品）

表3-29　艾叶药材与非药用部位及混淆品UPLC指纹图谱的相对保留时间

共有峰	S1	S2	S3	S4	S5	S6	S7	S8	S9	S10	S11
1	0.0815	0.0814	0.0815	0.0815	0.0815	0.0815	0.0816	0.0815	0.0814	0.0815	0.0815
2	0.1146	0.1148	0.1151	0.1146	0.1146	0.1146	0.1145	0.1146	0.1148	0.1151	0.1146
3	0.3563	0.3562	0.3569	0.3560	0.3562	0.3563	0.3565	0.3563	0.3562	0.3569	0.3563
4	0.3868	0.3869	0.3825	0.3823	0.3851	0.3868	0.3844	0.3868	0.3869	0.3825	0.3868
5	0.4067	0.4016	0.4050	0.4077	0.4039	0.4067	0.4005	0.4067	0.4016	0.4050	0.4067

共有峰	S1	S2	S3	S4	S5	S6	S7	S8	S9	S10	S11
6	0.4444	0.4446	0.4438	0.4446	0.4444	0.4444	0.4448	0.4444	0.4446	0.4438	0.4444
7	0.4692	0.4667	0.4694	0.4691	0.4686	0.4692	0.4686	0.4692	0.4667	0.4694	0.4692
8	0.5256	0.5304	0.5275	0.5273	0.5278	0.5256	0.5284	0.5256	0.5304	0.5275	0.5256
9	0.5575	0.5634	0.5591	0.5553	0.5575	0.5575	0.5577	0.5575	0.5634	0.5591	0.5575
10	0.6756	0.6764	0.6743	0.6747	0.6753	0.6756	0.6753	0.6756	0.6764	0.6743	0.6756
11	0.7022	0.7031	0.7021	0.7009	0.7017	0.7022	0.7011	0.7022	0.7031	0.7021	0.7022
12	0.7155	0.7076	0.7057	0.7139	0.7109	0.7155	0.7123	0.7155	0.7076	0.7057	0.7155
13	0.7420	0.7454	0.7361	0.7413	0.7393	0.7420	0.7383	0.7420	0.7454	0.7361	0.7420
14	0.7939	0.7959	0.7940	0.7971	0.7950	0.7939	0.7960	0.7939	0.7959	0.7940	0.7939
15	0.9027	0.9008	0.9014	0.8988	0.9002	0.9027	0.9031	0.9027	0.9008	0.9014	0.9027
16	0.9392	0.9330	0.9376	0.9342	0.9363	0.9392	0.9352	0.9392	0.9330	0.9376	0.9392
17（S）	1.0000	1.0000	1.0000	1.0000	1.0000	1.0000	1.0000	1.0000	1.0000	1.0000	1.0000
18	1.0547	1.0517	1.0507	1.0507	1.0517	1.0547	1.0517	1.0547	1.0517	1.0507	1.0547
19	1.0761	1.0781	1.0766	1.0781	1.0770	1.0761	1.0760	1.0761	1.0781	1.0766	1.0761
20	1.0926	1.0882	1.0920	1.0928	1.0926	1.0926	1.0930	1.0926	1.0882	1.0920	1.0926
21	1.1143	1.1169	1.1145	1.1142	1.1137	1.1143	1.1137	1.1143	1.1169	1.1145	1.1143
22	1.2254	1.2302	1.2273	1.2271	1.2276	1.2254	1.2282	1.2254	1.2302	1.2273	1.2254
23	1.2410	1.2416	1.2426	1.2388	1.2410	1.2410	1.2412	1.2410	1.2416	1.2426	1.2410
24	1.2647	1.2658	1.2634	1.2638	1.2644	1.2647	1.2644	1.2647	1.2658	1.2634	1.2647
25	1.3590	1.3581	1.3589	1.3577	1.3585	1.3590	1.3579	1.3590	1.3581	1.3589	1.3590
26	1.3887	1.3842	1.3789	1.3871	1.3841	1.3887	1.3855	1.3887	1.3842	1.3789	1.3887
27	1.4009	1.3984	1.4011	1.4008	1.4003	1.4009	1.4003	1.4009	1.3984	1.4011	1.4009
28	1.4127	1.4175	1.4146	1.4144	1.4149	1.4127	1.4155	1.4127	1.4175	1.4146	1.4127
29	1.4409	1.4386	1.4396	1.4370	1.4384	1.4409	1.4413	1.4409	1.4386	1.4396	1.4409
30	1.4712	1.4674	1.4696	1.4662	1.4683	1.4712	1.4672	1.4712	1.4674	1.4696	1.4712
31	1.5346	1.5323	1.5379	1.5379	1.5367	1.5346	1.5381	1.5346	1.5323	1.5379	1.5346
32	1.5622	1.5640	1.5620	1.5580	1.5605	1.5622	1.5600	1.5622	1.5640	1.5620	1.5622
33	1.5797	1.5811	1.5807	1.5797	1.5807	1.5797	1.5827	1.5797	1.5811	1.5807	1.5797
34	1.6264	1.6234	1.6224	1.6224	1.6234	1.6264	1.6234	1.6264	1.6234	1.6224	1.6264
35	1.9374	1.9394	1.9379	1.9394	1.9383	1.9374	1.9373	1.9374	1.9394	1.9379	1.9374
36	1.9501	1.9457	1.9495	1.9503	1.9501	1.9501	1.9505	1.9501	1.9457	1.9495	1.9501

（续）表3-29　艾叶药材与非药用部位及混淆品UPLC指纹图谱的相对保留时间

共有峰	S12	S13	S14	S15	S16	A	B	C	D	E
1	0.0814	0.0815	0.0815	0.0816	0.0815	0.0815	0.0816	0.0815	0.0816	0.0816
2	0.1148	0.1151	0.1146	0.1145	0.1147	0.1147	0.1148	0.1148	0.1147	0.1149
3	0.3562	0.3569	0.3560	0.3565	0.3558	0.3558	0.3558	0.3558	0.3559	0.3563
4	0.3869	0.3825	0.3823	0.3844	0.3878	0.3878	0.3877	0.3877	0.3878	0.3876
5	0.4016	0.4050	0.4027	0.4005	0.4016	0.4016	0.4015	0.4016	—	0.4015
6	0.4446	0.4438	0.4446	0.4448	0.4439	0.4439	0.4438	0.4438	0.4439	0.4437
7	0.4667	0.4694	0.4691	0.4686	0.4687	0.4687	0.4686	0.4685	0.4687	0.4685
8	0.5304	0.5275	0.5273	0.5284	0.5273	0.5273	0.5272	0.5269	0.5273	0.5268
9	0.5634	0.5591	0.5553	0.5577	0.5572	0.5572	0.5571	0.5570	—	—
10	0.6764	0.6743	0.6747	0.6753	0.6754	0.6754	0.6753	0.6752	0.6754	0.6752
11	0.7031	0.7021	0.7009	0.7011	0.7024	0.7024	0.7023	0.7022	0.7024	0.7022
12	0.7076	0.7057	0.7139	0.7123	0.7096	0.7096	0.7094	0.7094	0.7096	0.7094
13	0.7454	0.7361	0.7413	0.7383	0.7423	—	0.7422	0.7421	0.7422	0.7420
14	0.7959	0.7940	0.7971	0.7960	0.7950	0.7949	0.7949	0.7949	0.7951	0.7949
15	0.9008	0.9014	0.8988	0.9031	0.8995	0.8994	0.8994	0.8994	0.8996	0.8996
16	0.9330	0.9376	0.9342	0.9352	0.9341	0.9341	0.9341	0.9341	0.9341	0.9341
17（S）	1.0000	1.0000	1.0000	1.0000	1.0000	1.0000	1.0000	1.0000	1.0000	1.0000
18	1.0517	1.0507	1.0507	1.0517	1.0517	1.0515	1.0516	1.0516	—	—
19	1.0781	1.0766	1.0781	1.0760	1.0769	1.0769	1.0769	1.0769	1.0768	1.0769
20	1.0882	1.0920	1.0928	1.0930	1.0921	1.0920	1.0919	—	—	—
21	1.1169	1.1145	1.1142	1.1137	1.1138	1.1138	1.1138	1.1138	—	—
22	1.2302	1.2273	1.2271	1.2282	1.2271	1.1237	1.2271	1.2271	1.2270	1.2271
23	1.2416	1.2426	1.2388	1.2412	1.2407	—	1.2406	1.2406	1.2406	1.2407
24	1.2658	1.2634	1.2638	1.2644	1.2645	1.2406	1.2644	1.2645	1.2643	1.2644
25	1.3581	1.3589	1.3577	1.3579	1.3592	1.3118	1.3593	1.3592	1.3592	1.3593
26	1.3842	1.3789	1.3871	1.3855	1.3828	1.3890	1.3828	1.3828	1.3826	1.3828
27	1.3984	1.4011	1.4008	1.4003	1.4004	1.3828	—	1.4004	—	1.4004
28	1.4175	1.4146	1.4144	1.4155	1.4144	—	1.4144	1.4144	1.4142	1.4144
29	1.4386	1.4396	1.4370	1.4413	1.4377	1.4143	—	1.4377	1.4375	1.4377
30	1.4674	1.4696	1.4662	1.4672	1.4661	—	1.4662	1.4662	1.4659	1.4662
31	1.5323	1.5379	1.5379	1.5381	1.5334	1.4661	1.5335	1.5336	1.5332	1.5336
32	1.5640	1.5620	1.5580	1.5600	1.5626	—	1.5626	1.5626	1.5624	1.5627
33	1.5811	1.5807	1.5797	1.5827	1.5797	1.5625	1.5797	1.5797	1.5795	1.5797
34	1.6234	1.6224	1.6224	1.6234	1.6234	1.5795	1.6234	1.6234	1.6232	1.6234
35	1.9394	1.9379	1.9394	1.9373	1.9382	1.8999	1.9382	1.9382	1.9380	1.9382
36	1.9457	1.9495	1.9503	1.9505	1.9496	1.9382	1.9496	1.9496	1.9494	1.9496

表3-30 艾叶药材与非药用部位及混淆品UPLC指纹图谱的相对峰面积

共有峰	S1	S2	S3	S4	S5	S6	S7	S8	S9	S10	S11
1	0.1345	0.0625	0.0457	0.0358	0.0280	0.0219	0.0233	0.0557	0.0492	0.0678	0.0455
2	0.0149	0.0158	0.0129	0.0086	0.0070	0.0069	0.0038	0.0079	0.0172	0.0192	0.0095
3	0.0908	0.1014	0.0738	0.0794	0.1441	0.0956	0.1393	0.1269	0.1207	0.1510	0.1502
4	0.0071	0.0233	0.0210	0.0094	0.0270	0.0223	0.0307	0.0450	0.0293	0.0245	0.0226
5	0.0180	0.0131	0.0140	0.0072	0.0155	0.0145	0.0235	0.0102	0.0171	0.0157	0.0157
6	0.3311	0.3815	0.3549	0.2455	0.5108	0.5166	0.8292	0.6044	0.6274	0.5496	0.6543
7	0.0845	0.1291	0.0852	0.1073	0.1663	0.1023	0.1189	0.1161	0.1115	0.1547	0.1438
8	0.0564	0.0781	0.1207	0.0468	0.0777	0.0324	0.0405	0.0710	0.0530	0.1669	0.0825
9	0.0515	0.0506	0.0312	0.0250	0.0333	0.0337	0.0242	0.0376	0.0303	0.0336	0.0251
10	0.0206	0.0379	0.0321	0.0105	0.0329	0.0200	0.0227	0.0215	0.0319	0.0167	0.0145
11	0.0442	0.0793	0.0862	0.0351	0.0468	0.0320	0.0200	0.0263	0.0562	0.0413	0.0276
12	0.0842	0.1258	0.1437	0.0723	0.0928	0.0611	0.0367	0.0493	0.1058	0.0811	0.0512
13	0.0158	0.0215	0.0236	0.0120	0.0151	0.0112	0.0126	0.0250	0.0241	0.0137	0.0105
14	0.4044	0.0512	0.0446	0.0286	0.0271	0.0480	0.0820	0.0457	0.1284	0.0527	0.0691
15	0.5562	0.8101	0.7311	0.7248	0.8834	0.8704	1.0877	1.4658	1.1254	0.9027	0.9422
16	2.2335	1.5642	1.6430	1.1582	1.5276	2.2708	2.5341	3.1261	2.7393	1.5629	2.0802
17（S）	1.0000	1.0000	1.0000	1.0000	1.0000	1.0000	1.0000	1.0000	1.0000	1.0000	1.0000
18	0.0347	0.0130	0.0163	0.0161	0.0113	0.0096	0.0118	0.0152	0.0304	0.0132	0.0134
19	0.0276	0.0188	0.0162	0.0311	0.0153	0.0190	0.0207	0.0416	0.0353	0.0114	0.0145
20	0.0161	0.0276	0.0273	0.0174	0.0258	0.0365	0.0318	0.0298	0.0391	0.0289	0.0325
21	0.0251	0.0353	0.0331	0.0291	0.0447	0.0298	0.0398	0.0737	0.0507	0.0385	0.0412
22	0.1884	0.0787	0.0626	0.0632	0.0539	0.0378	0.0423	0.0596	0.1074	0.0484	0.0425
23	0.0454	0.4304	0.4409	0.2521	0.2915	0.3002	0.1633	0.7801	0.2105	0.2487	0.1762
24	0.0178	0.0089	0.0132	0.0114	0.0065	0.0172	0.0193	0.0164	0.0331	0.0109	0.0067
25	0.0613	0.0372	0.0339	0.0287	0.0268	0.0223	0.0220	0.0261	0.0682	0.0238	0.0219
26	0.1045	0.0606	0.0533	0.0471	0.0447	0.0312	0.0358	0.0454	0.0689	0.0422	0.0340
27	0.0219	0.0140	0.0118	0.0083	0.0067	0.0130	0.0049	0.0055	0.0115	0.0081	0.0068
28	0.0990	0.0440	0.0388	0.0482	0.0338	0.0259	0.0331	0.0364	0.0572	0.0469	0.0272
29	0.0791	0.0045	0.0039	0.0141	0.0044	0.0063	0.0083	0.0025	0.0167	0.0055	0.0040
30	0.0779	0.0834	0.0647	0.0340	0.0277	0.0459	0.0269	0.0535	0.0612	0.0300	0.0271
31	0.0506	0.0203	0.0166	0.0132	0.0098	0.0068	0.0130	0.0092	0.0167	0.0124	0.0048
32	0.3243	0.2095	0.1952	0.1708	0.1268	0.1060	0.0945	0.0977	0.1821	0.1300	0.0977
33	0.0319	0.0160	0.0184	0.0151	0.0110	0.0087	0.0059	0.0084	0.0180	0.0142	0.0099
34	0.0370	0.0293	0.0179	0.0072	0.0072	0.0071	0.0070	0.0088	0.0091	0.0076	0.0051
35	0.0167	0.0329	0.0311	0.0278	0.0197	0.0171	0.0134	0.0236	0.0298	0.0182	0.0150
36	0.0214	0.0216	0.0222	0.0220	0.0130	0.0126	0.0080	0.0142	0.0210	0.0128	0.0092

（续）表3-30　艾叶药材与非药用部位及混淆品UPLC指纹图谱的相对峰面积

共有峰	S12	S13	S14	S15	S16	A	B	C	D	E
1	0.0280	0.0603	0.0533	0.1246	0.0990	1.2219	0.6269	0.3752	1.0583	4.0271
2	0.0070	0.0113	0.0149	0.0242	0.0221	0.1005	0.1974	0.0293	0.1656	0.3403
3	0.1253	0.0773	0.0982	0.1324	0.0841	0.1009	0.2135	0.1035	0.1820	0.0541
4	0.0268	0.0208	0.0259	0.0105	0.0191	0.0149	0.0257	0.0247	0.1191	0.2787
5	0.0143	0.0077	0.0115	0.0067	0.0089	0.0626	0.0178	0.0110	—	0.1316
6	0.5461	0.3958	0.4347	0.4386	0.4481	2.3752	0.5102	0.2631	0.8172	1.1759
7	0.1180	0.0917	0.1133	0.1681	0.1016	0.1429	0.2302	0.2144	0.6392	1.7062
8	0.0574	0.0616	0.0556	0.1162	0.0733	0.0811	0.1880	0.0802	0.4146	0.9219
9	0.0291	0.0358	0.0362	0.0896	0.0739	0.4232	0.0719	0.0204	—	—
10	0.0176	0.0185	0.0185	0.0203	0.0158	0.0835	0.0332	0.0560	0.0325	0.1149
11	0.0318	0.0422	0.0385	0.0345	0.0384	0.0257	0.0383	0.1895	0.2343	1.0346
12	0.0587	0.0756	0.0749	0.0499	0.0760	0.0239	0.0631	0.3488	0.3391	2.1063
13	0.0119	0.0158	0.0132	0.0071	0.0134	—	0.0349	0.2141	0.0883	0.5262
14	0.0372	0.0342	0.0375	0.0306	0.0339	0.2740	0.0210	0.0409	0.2183	0.2314
15	0.8928	0.7303	0.8344	0.7657	0.8877	4.9917	1.2337	0.7895	1.3836	1.6631
16	1.6434	2.3342	1.5753	1.4820	1.6324	1.7117	1.9842	1.2083	1.7218	1.1667
17（S）	1.0000	1.0000	1.0000	1.0000	1.0000	1.0000	1.0000	1.0000	1.0000	1.0000
18	0.0112	0.0092	0.0121	0.0138	0.0095	0.3927	0.0107	0.0083	—	—
19	0.0144	0.0339	0.0141	0.0189	0.0187	0.0121	0.0140	0.1461	0.1434	0.9512
20	0.0269	0.0345	0.0285	0.0370	0.0256	0.1270	0.0296	—	—	—
21	0.0468	0.0406	0.0352	0.0446	0.0455	0.0393	0.0928	0.0871	—	—
22	0.0466	0.2135	0.0541	0.0853	0.0607	0.0104	0.0915	0.4707	0.5206	2.5447
23	0.3009	0.2761	0.3029	0.2038	0.2396	—	0.4070	0.6198	0.2012	0.9124
24	0.0071	0.0148	0.0101	0.0186	0.0183	0.0223	0.0367	0.1375	0.2285	1.2245
25	0.0199	0.0309	0.0339	0.0313	0.0385	0.0144	0.1704	0.1145	0.2553	1.1463
26	0.0311	0.0359	0.0444	0.0375	0.0474	0.0292	0.2227	0.3408	0.6036	3.4457
27	0.0071	0.0072	0.0095	0.0058	0.0040	0.0412	—	0.1200	—	0.9377
28	0.0300	0.0310	0.0338	0.0362	0.0340	—	0.1620	0.2406	0.5292	3.7148
29	0.0040	0.0075	0.0044	0.0038	0.0030	0.0101	—	0.0711	0.2105	0.5182
30	0.0366	0.0580	0.0715	0.0325	0.0634	—	0.1770	0.5608	1.6848	7.7727

续表

共有峰	S12	S13	S14	S15	S16	A	B	C	D	E
31	0.0108	0.0154	0.0135	0.0096	0.0051	0.0122	0.0094	0.0549	0.0609	0.8811
32	0.1127	0.1172	0.1422	0.1165	0.1378	—	0.5687	1.6249	4.0768	19.5811
33	0.0070	0.0197	0.0149	0.0252	0.0152	0.0255	0.0716	0.0670	0.0816	0.1465
34	0.0082	0.0244	0.0140	0.0091	0.0140	0.0183	0.0560	0.1113	0.3579	1.6567
35	0.0150	0.0536	0.0284	0.0360	0.0383	0.0051	0.0714	0.0405	0.1231	0.5223
36	0.0099	0.0352	0.0188	0.0231	0.0279	0.0307	0.0535	0.1356	0.1327	0.9919

【小结】

液相指纹图谱技术识别出不同来源艾叶指纹图谱相似度为0.931～0.990并有36个共有峰，显示不同来源的艾叶药材的化学成分较为均一、稳定，而艾叶与其混淆品药材指纹图谱的相似度均低于0.700，且共有峰个数明显少于艾叶药材指纹图谱共有峰数目，说明建立的UPLC指纹图谱能识别混淆品和艾叶药材，也能识别艾叶外的其他部位（艾茎）。

附艾叶HPLC指纹图谱的识别

【仪器与材料】

Agilent 1100型高效液相色谱仪，四元泵溶剂洗脱系统，配有二极管阵列（DAD）检测器，柱温箱，自动进样器；《中药色谱指纹图谱相似度评价系统》软件（2004A版）（国家药典委员会）。

乙腈为色谱纯；其余试剂均为分析纯；水为重蒸馏水；艾叶药材样品共16份，经鉴定为菊科植物艾Artemisia argyi lévl.et Van.的干燥叶；艾叶混淆品，经鉴定为菊科植物野艾蒿Artemisia lavandulaefolia DC.和艾蒿Artemisia vulgaris L.的干燥叶（表3-31）。

表3-31 艾叶及其混淆品的来源与相似度评价结果

No.	样品	品种	部位	来源	相似度
S1	艾叶	A. argyi lévl.et Van.	叶	贵州省开阳县①	0.963
S2	艾叶	A. argyi lévl.et Van.	叶	云南省保山市A药房	0.982
S3	艾叶	A. argyi lévl.et Van.	叶	贵州省贵阳市B大药房	0.986
S4	艾叶	A. argyi lévl.et Van.	叶	河南省郑州市C药房	0.967
S5	艾叶	A. argyi lévl.et Van.	叶	河南省郑州市D药房	0.993
S6	艾叶	A. argyi lévl.et Van.	叶	湖南省长沙市E药房	0.994
S7	艾叶	A. argyi lévl.et Van.	叶	贵州省贵阳市F药材市场	0.984
S8	艾叶	A. argyi lévl.et Van.	叶	重庆市G药房	0.976

No.	样品	品种	部位	来源	相似度
S9	艾叶	*A. argyi* lévl.et Van.	叶	贵州省贵阳市H药材市场	0.988
S10	艾叶	*A. argyi* lévl.et Van.	叶	河南省郑州市I大药房	0.992
S11	艾叶	*A. argyi* lévl.et Van.	叶	贵州省贵阳市J药房	0.994
S12	艾叶	*A. argyi* lévl.et Van.	叶	重庆市K大药房	0.996
S13	艾叶	*A. argyi* lévl.et Van.	叶	四川省成都市L药房	0.994
S14	艾叶	*A. argyi* lévl.et Van.	叶	重庆市M大药房	0.995
S15	艾叶	*A. argyi* lévl.et Van.	叶	重庆市N大药房	0.992
S16	艾叶	*A. argyi* lévl.et Van.	叶	重庆市O大药房	0.901
A	艾叶	*A. argyi* lévl.et Van.	茎	贵州省开阳县②	0.549
B	混淆品	*A. lavandulaefolia* DC.	叶	贵州省贵阳市乌当区	0.541
C	混淆品	*A. lavandulaefolia* DC.	叶	贵州省剑河县1	0.436
D	混淆品	*A. Vulgaris* L.	叶	贵州省剑河县2	0.229
E	混淆品	*A. Vulgaris* L.	叶	贵州省剑河县3	0.528

【溶液的制备】

供试品溶液的制备 分别取样品粉末1.0g，置于100ml具塞锥形瓶中，精密加入甲醇50ml，超声提取两次，每次1小时，滤过，合并滤液，滤液置蒸发皿中60℃水浴挥干，残渣用甲醇定容至10ml，混匀，用0.22μm微孔滤膜滤过，续滤液作为供试品溶液。

【色谱条件】

Uitimate-C$_{18}$（250mm×4.6mm，5μm）色谱柱；流动相乙腈（A）－0.05%磷酸水溶液（B），按表3-32进行线性梯度洗脱，柱温为25℃，检测波长为290nm，流速为0.60ml/min，分析运行时间为120分钟，进样量为5μl。

表3-32 流动相梯度洗脱表

时间（min）	流动相A（%）	流动相B（%）
0～8	1～15	99～85
8～18	15～20	85～80
18～36	20～23	80～77
36～45	23～28	77～72
45～60	28～45	72～55
60～80	45～50	55～50
80～90	50～75	50～25

续表

时间（min）	流动相A（%）	流动相B（%）
90～100	75～95	25～5
100～110	95～100	5～0
110～120	100	0

【方法学考察】

1.精密度试验　取艾叶样品粉末，按供试品溶液的制备方法制备供试品溶液，按色谱条件连续进样6次，测定其指纹图谱，计算指纹图谱中各共有峰的相对保留时间及相对峰面积比值的RSD值。结果显示，各共有峰的相对保留时间和相对峰面积的RSD分别小于3%，表明仪器精密度良好。

2.稳定性试验　取同一艾叶供试品溶液，分别在0、6、12、18、24和36小时进样检测，计算指纹图谱中各共有峰的相对保留时间及相对峰面积比值的RSD值。结果显示，各共有峰的相对峰面积和相对保留时间的RSD分别小于3%，表明样品溶液在36小时内稳定。

3.重复性试验　取同一批艾叶药材样品6份，按供试品溶液的制备方法制备供试品溶液，按色谱条件进样测定，计算指纹图谱中各共有峰的相对保留时间及相对峰面积比值的RSD值。结果显示，各共有峰的相对峰面积和相对保留时间的RSD分别小于3%，说明试验方法重复性良好。

【液相指纹图谱的构建】

按供试品溶液的方法制备艾叶及其混淆品药材供试品溶液，按色谱条件对供试品溶液进行检测，测得各供试品HPLC液相指纹图谱。

【指纹图谱分析】

1.艾叶药材指纹图谱相似度评价　分别将收集的16批艾叶药材样品的色谱数据导入"中药色谱指纹图谱相似度评价系统"软件，进行匹配，时间窗为0.20，采用中位数法考察色谱峰相似度的一致性，结果见表3-31。

2.艾叶药材共有峰的确立　采用国家药典委员会颁布的"中药色谱指纹图谱相似度评价系统"软件对16批艾叶药材样品的HPLC色谱图分别进行匹配和比较，时间窗为0.20，采用中位数法生成对照图谱，并综合考虑色谱峰共有状况、分离情况和色谱峰面积及方法学考察的结果，最终确定了43个共有峰，结果见图3-23、图3-24。

3.参照峰的确定　27号色谱峰具有保留时间居中、峰面积相对较大及分离度较好的特点。因此，以保留时间约为43.617分钟的27号峰作为参照峰S，并对各共有峰进行相对保留时间和相对峰面积比值的计算，结果见表3-33和表3-34。

4.艾叶及混淆品药材指纹图谱比较　分别将21批艾叶及混淆品药材样品的色谱数据导入"中药色谱指纹图谱相似度评价系统"软件，进行匹配，时间窗为0.20，采用中位数法考察色谱峰相似度的一致性。通过比较艾叶及混淆品药材指纹图谱，可以看出艾叶与其混淆品药材的指纹图谱明显不同，其相似度、共有峰数目、保留时间及峰面积均有差异，16批艾叶药材样品的相似度大于0.900，而混淆品及艾茎与艾叶比较却低于0.550，结果见表3-31、图3-25。

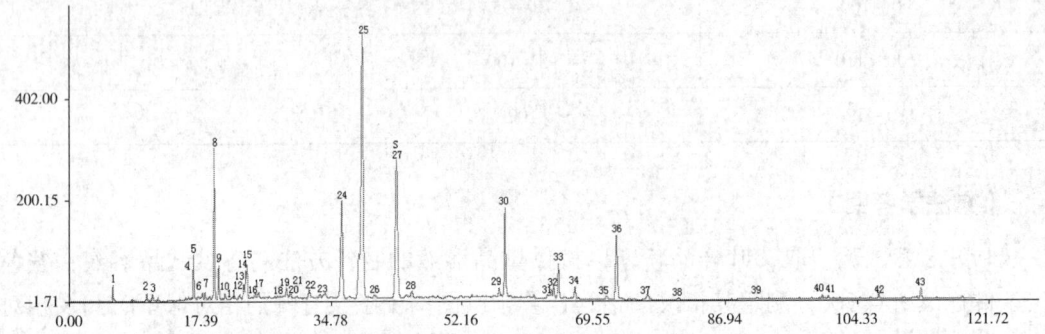

图3-23　艾叶药材HPLC对照指纹图谱

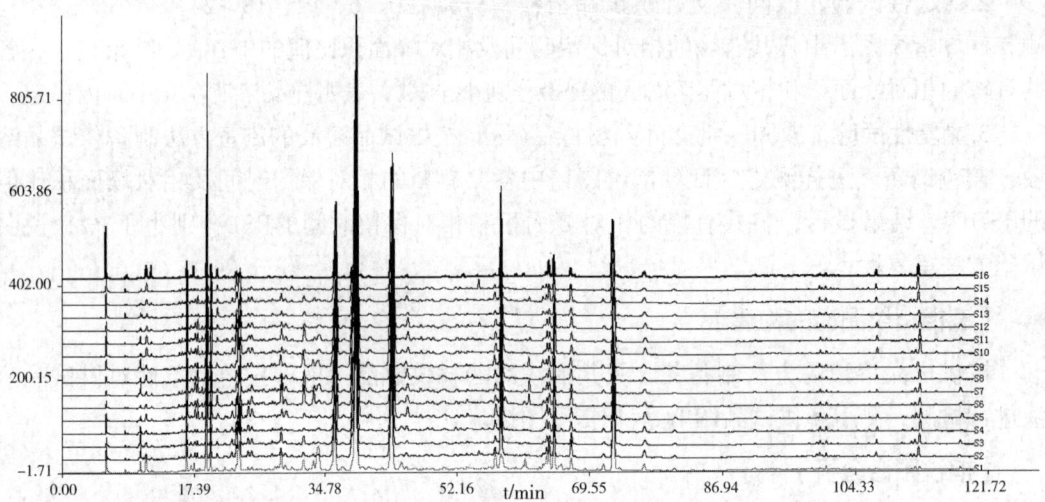

图3-24　16批艾叶药材HPLC指纹图谱

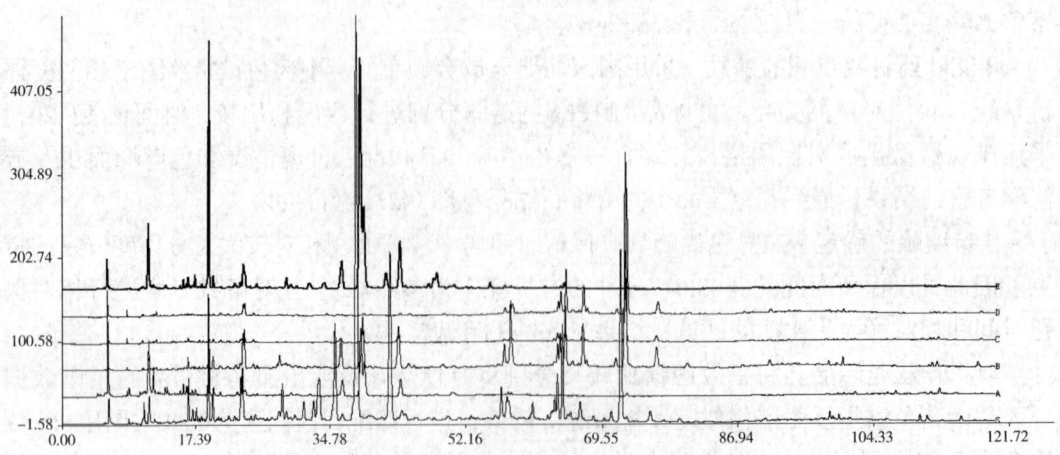

图3-25　艾叶药材与混淆品的HPLC指纹图谱

（S为艾叶；A为艾叶茎秆；B、C、D、E为艾叶混淆品）

表3-33 艾叶药材与非药用部位及混淆品HPLC指纹图谱的相对保留时间

共有峰号	S1	S2	S3	S4	S5	S6	S7	S8	S9	S10	S11
1	0.1317	0.1319	0.1322	0.1313	0.1324	0.1318	0.1313	0.1312	0.1313	0.1313	0.1314
2	0.2320	0.2326	0.2331	0.2320	0.2318	0.2325	0.2334	0.2336	0.2339	0.2334	0.2333
3	0.2670	0.2705	0.2655	0.2649	0.2660	0.2661	0.2670	0.2669	0.2676	0.2667	0.2672
4	0.3729	0.3730	0.3686	0.3684	0.3705	0.3712	0.3729	0.3730	0.3686	0.3684	0.3705
5	0.4057	0.4006	0.4040	0.4067	0.3995	0.4029	0.4057	0.4006	0.4040	0.4067	0.3995
6	0.4083	0.4094	0.4082	0.4124	0.4137	0.4114	0.4090	0.4092	0.4084	0.4092	0.4094
7	0.4201	0.4179	0.4202	0.4193	0.4188	0.4197	0.4226	0.4201	0.4228	0.4225	0.4220
8	0.4367	0.4368	0.4374	0.4369	0.4372	0.4369	0.4349	0.4397	0.4368	0.4366	0.4377
9	0.4507	0.4509	0.4524	0.4519	0.4500	0.4511	0.4509	0.4568	0.4525	0.4487	0.4511
10	0.4702	0.4770	0.4613	0.4612	0.4712	0.4685	0.4705	0.4713	0.4692	0.4696	0.4702
11	0.4985	0.4955	0.5009	0.4954	0.4978	0.4971	0.4941	0.4950	0.4940	0.4928	0.4930
12	0.5201	0.5161	0.5151	0.5191	0.5161	0.5171	0.5230	0.5151	0.5132	0.5214	0.5198
13	0.5306	0.5286	0.5306	0.5296	0.5296	0.5296	0.5303	0.5337	0.5244	0.5296	0.5266
14	0.5409	0.5359	0.5319	0.5329	0.5369	0.5359	0.5358	0.5378	0.5359	0.5390	0.5379
15	0.5352	0.5362	0.5462	0.5352	0.5372	0.5382	0.5444	0.5425	0.5431	0.5405	0.5448
16	0.5659	0.5659	0.5719	0.5669	0.5659	0.5669	0.5720	0.5658	0.5704	0.5670	0.5680
17	0.5770	0.5780	0.5780	0.5770	0.5800	0.5780	0.5770	0.5784	0.5780	0.5770	0.5800
18	0.6477	0.6447	0.6437	0.6437	0.6447	0.6447	0.6477	0.6447	0.6437	0.6437	0.6447
19	0.6632	0.6652	0.6637	0.6652	0.6631	0.6641	0.6632	0.6652	0.6637	0.6652	0.6631
20	0.6759	0.6768	0.6769	0.6764	0.6755	0.6763	0.6766	0.6722	0.6760	0.6768	0.6770
21	0.6946	0.6950	0.6962	0.6911	0.6942	0.6945	0.6962	0.6988	0.6964	0.6961	0.6956
22	0.7331	0.7365	0.7364	0.7364	0.7366	0.7352	0.7302	0.7350	0.7321	0.7319	0.7330

续表

共有峰号	S1	S2	S3	S4	S5	S6	S7	S8	S9	S10	S11
23	0.7778	0.7738	0.7776	0.7736	0.7756	0.7761	0.7785	0.7791	0.7801	0.7763	0.7787
24	0.8289	0.8356	0.8353	0.8339	0.8329	0.8327	0.8296	0.8307	0.8283	0.8287	0.8293
25	0.8905	0.8942	0.8931	0.8915	0.8898	0.8921	0.8930	0.8921	0.8929	0.8917	0.8919
26	0.9333	0.9335	0.9327	0.9335	0.9337	0.9333	0.9387	0.9342	0.9289	0.9371	0.9355
27（S）	1.0000	1.0000	1.0000	1.0000	1.0000	1.0000	1.0000	1.0000	1.0000	1.0000	1.0000
28	1.0442	1.0490	1.0461	1.0459	1.0470	1.0464	1.0442	1.0490	1.0461	1.0459	1.0470
29	1.3111	1.3117	1.3127	1.3089	1.3113	1.3111	1.3140	1.3117	1.3127	1.3101	1.3144
30	1.3287	1.3298	1.3274	1.3278	1.3284	1.3284	1.3336	1.3298	1.3320	1.3286	1.3296
31	1.4663	1.4654	1.4662	1.4650	1.4652	1.4658	1.4677	1.4654	1.4710	1.4710	1.4712
32	1.4799	1.4754	1.4701	1.4783	1.4780	1.4753	1.4736	1.4754	1.4734	1.4694	1.4714
33	1.4887	1.4826	1.4828	1.4880	1.4850	1.4860	1.4890	1.4904	1.4900	1.4890	1.4920
34	1.5386	1.5389	1.5387	1.5418	1.5407	1.5397	1.5427	1.5397	1.5387	1.5387	1.5397
35	1.6387	1.6316	1.6374	1.6348	1.6391	1.6362	1.6347	1.6367	1.6352	1.6367	1.6346
36	1.6699	1.6679	1.6683	1.6649	1.6659	1.6670	1.6653	1.6609	1.6647	1.6655	1.6657
37	1.7587	1.7621	1.7620	1.7620	1.7622	1.7608	1.7580	1.7606	1.7582	1.7579	1.7574
38	1.8488	1.8448	1.8486	1.8446	1.8466	1.8471	1.8475	1.8523	1.8494	1.8492	1.8503
39	2.0887	2.0954	2.0951	2.0937	2.0927	2.0925	2.0895	2.0901	2.0911	2.0873	2.0897
40	2.2818	2.2855	2.2844	2.2828	2.2811	2.2834	2.2847	2.2858	2.2834	2.2838	2.2844
41	2.3036	2.3038	2.3030	2.3038	2.3040	2.3036	2.3029	2.3020	2.3028	2.3046	2.3018
42	2.4555	2.4530	2.4557	2.4554	2.4549	2.4549	2.4609	2.4564	2.4511	2.4593	2.4577
43	2.5817	2.5865	2.5836	2.5834	2.5845	2.5839	2.5817	2.5865	2.5836	2.5834	2.5845

（续）表3-33 艾叶药材与非药用部位及混淆品HPLC指纹图谱的相对保留时间

共有峰号	S12	S13	S14	S15	S16	A	B	C	D	E
1	0.1313	0.1322	0.1313	0.1324	0.1318	0.1313	0.1313	0.1314	0.1313	0.1313
2	0.2334	0.2331	0.2320	0.2318	0.2325	—	0.2336	0.2336	0.2335	0.2335
3	0.2669	0.2655	0.2649	0.2660	0.2661	0.2665	0.2665	0.2666	0.2664	0.2665
4	0.3712	0.3686	0.3684	0.3705	0.3712	0.3738	0.3739	0.3739	0.3738	0.3738
5	0.4029	0.4040	0.4067	0.3995	0.4029	0.4005	0.4006	—	—	0.4006
6	0.4090	0.4082	0.4124	0.4137	0.4114	0.4082	0.4086	0.4086	0.4085	—
7	0.4220	0.4202	0.4193	0.4188	0.4197	0.4221	—	0.4220	0.4219	0.4221
8	0.4371	0.4374	0.4369	0.4372	0.4369	0.4366	0.4367	0.4367	0.4366	0.4366
9	0.4509	0.4524	0.4519	0.4500	0.4511	0.4506	0.4506	0.4507	0.4506	0.4506
10	0.4702	0.4613	0.4612	0.4712	0.4685	0.4703	0.4704	0.4706	0.4704	0.4704
11	0.4936	0.5009	0.4954	0.4978	0.4971	0.4943	0.4942	0.4944	0.4942	0.4941
12	0.5184	0.5151	0.5191	0.5161	0.5171	—	0.5172	0.5173	0.5171	0.5169
13	0.5276	0.5306	0.5296	0.5296	0.5296	0.5305	0.5306	0.5307	0.5305	0.5305
14	0.5369	0.5319	0.5329	0.5369	0.5359	—	0.5369	0.5369	0.5368	—
15	0.5419	0.5462	0.5352	0.5372	0.5382	0.5410	0.5413	0.5413	0.5412	0.5410
16	0.5691	0.5719	0.5669	0.5659	0.5669	0.5668	0.5670	0.5670	0.5669	0.5668
17	0.5780	0.5780	0.5770	0.5800	0.5780	0.5769	0.5771	0.5771	0.5770	0.5768
18	0.6447	0.6437	0.6437	0.6447	0.6447	0.6446	0.6448	—	0.6447	—
19	0.6641	0.6637	0.6652	0.6631	0.6641	—	0.6641	0.6641	0.6641	0.6640
20	0.6766	0.6769	0.6764	0.6755	0.6763	0.6761	0.6760	—	—	0.6761
21	0.6956	0.6962	0.6911	0.6942	0.6945	—	0.6957	—	0.6956	0.6956
22	0.7324	0.7364	0.7364	0.7366	0.7352	—	0.7320	—	—	0.7319

续表

共有峰号	S12	S13	S14	S15	S16	A	B	C	D	E
23	0.7785	0.7776	0.7736	0.7756	0.7761	—	—	—	—	—
24	0.8293	0.8353	0.8339	0.8329	0.8327	0.8294	0.8295	0.8295	—	0.8294
25	0.8925	0.8931	0.8915	0.8898	0.8921	0.8932	0.8932	0.8932	0.8932	0.8932
26	0.9341	0.9327	0.9335	0.9337	0.9333	—	0.9328	—	—	—
27（S）	1.0000	1.0000	1.0000	1.0000	1.0000	1.0000	1.0000	1.0000	1.0000	1.0000
28	1.0464	1.0461	1.0459	1.0470	1.0464	—	1.0459	—	—	—
29	1.3115	1.3127	1.3089	1.3113	1.3111	1.3105	—	1.3109	1.3106	1.3106
30	1.3307	1.3274	1.3278	1.3284	1.3284	1.3282	1.3285	1.3287	1.3285	1.3282
31	1.4698	1.4662	1.4650	1.4652	1.4658	—	1.4666	1.4666	1.4663	—
32	1.4719	1.4701	1.4783	1.4780	1.4753	1.4737	1.4741	1.4741	1.4738	—
33	1.4900	1.4828	1.4880	1.4850	1.4860	1.4887	1.4890	1.4891	1.4887	1.4884
34	1.5397	1.5387	1.5418	1.5407	1.5397	—	1.5398	—	1.5395	—
35	1.6356	1.6374	1.6348	1.6391	1.6362	—	1.6356	1.6356	1.6353	—
36	1.6653	1.6683	1.6649	1.6659	1.6670	1.6645	1.6648	1.6649	1.6646	1.6645
37	1.7574	1.7620	1.7620	1.7622	1.7608	—	1.7575	1.7576	1.7573	—
38	1.8497	1.8486	1.8446	1.8466	1.8471	—	—	—	1.8489	—
39	2.0895	2.0951	2.0937	2.0927	2.0925	—	2.0892	—	2.0888	—
40	2.2844	2.2844	2.2828	2.2811	2.2834	2.2840	2.2846	2.2848	2.2841	2.2840
41	2.3024	2.3030	2.3038	2.3040	2.3036	2.3026	2.3032	2.3033	2.3026	2.3026
42	2.4563	2.4557	2.4554	2.4549	2.4549	2.4545	2.4551	2.4553	2.4545	2.4545
43	2.5839	2.5836	2.5834	2.5845	2.5839	2.5829	2.5834	2.5838	2.5829	2.5829

表3-34 艾叶药材与非药用部位及混淆品HPLC指纹图谱的相对峰面积

共有峰号	S1	S2	S3	S4	S5	S6	S7	S8	S9	S10	S11
1	0.0561	0.0319	0.0239	0.0239	0.0105	0.0103	0.0081	0.0152	0.0311	0.0254	0.0212
2	0.0302	0.0303	0.0431	0.0155	0.0079	0.0065	0.0217	0.0164	0.0412	0.0093	0.0132
3	0.0101	0.0083	0.0049	0.0032	0.0043	0.0061	0.0050	0.0098	0.0033	0.0061	0.0071
4	0.0868	0.1052	0.0771	0.0717	0.1420	0.0879	0.1338	0.1191	0.1160	0.1445	0.1349
5	0.0314	0.0183	0.0215	0.0089	0.0305	0.0163	0.0421	0.0228	0.0328	0.0190	0.0200
6	0.0069	0.0190	0.0189	0.0081	0.0210	0.0178	0.0259	0.0431	0.0244	0.0212	0.0184
7	0.0019	0.0097	0.0102	0.0064	0.0145	0.0096	0.0152	0.0097	0.0133	0.0120	0.0135
8	0.3370	0.3595	0.3300	0.2275	0.4613	0.4883	0.7822	0.5686	0.5908	0.5100	0.6146
9	0.0832	0.1203	0.0848	0.0912	0.1459	0.0869	0.1001	0.1116	0.0951	0.1343	0.1244
10	0.0198	0.0265	0.0233	0.0155	0.0209	0.0331	0.0165	0.0195	0.0398	0.0143	0.0150
11	0.0196	0.0156	0.0189	0.0103	0.0098	0.0075	0.0052	0.0033	0.0143	0.0120	0.0091
12	0.0217	0.0331	0.0374	0.0225	0.0246	0.0163	0.0091	0.0190	0.0265	0.0238	0.0152
13	0.0097	0.0608	0.0987	0.0154	0.0592	0.0097	0.0175	0.0506	0.0382	0.1429	0.0635
14	0.0879	0.1521	0.1713	0.0637	0.1168	0.0576	0.0366	0.0598	0.1287	0.0996	0.0664
15	0.1287	0.2032	0.2271	0.1033	0.1670	0.0917	0.0605	0.0844	0.1725	0.1360	0.0930
16	0.0135	0.0369	0.0406	0.0264	0.0429	0.0131	0.0127	0.0324	0.0221	0.0303	0.0239
17	0.0185	0.0369	0.0383	0.0214	0.0353	0.0399	0.0301	0.0355	0.0351	0.0272	0.0240
18	0.0216	0.0070	0.0084	0.0066	0.0087	0.0083	0.0114	0.0170	0.0173	0.0071	0.0066
19	0.1380	0.0594	0.1003	0.0125	0.0269	0.0864	0.0564	0.0372	0.0828	0.0259	0.0382
20	0.0417	0.0254	0.0273	0.0097	0.0290	0.0243	0.0221	0.0229	0.0275	0.0169	0.0164
21	0.0204	0.0082	0.0045	0.0045	0.0032	0.0041	0.0016	0.0122	0.0070	0.0062	0.0087
22	0.0872	0.0489	0.0773	0.0102	0.0146	0.0986	0.0976	0.0565	0.1530	0.0271	0.0635

续表

共有峰号	S1	S2	S3	S4	S5	S6	S7	S8	S9	S10	S11
23	0.3138	0.0230	0.0340	0.0230	0.0154	0.0279	0.0604	0.0335	0.1066	0.0394	0.0479
24	0.5295	0.6139	0.5262	0.5270	0.6125	0.6528	0.6839	1.0191	0.6856	0.6763	0.5947
25	2.3268	1.4861	1.6169	1.0980	1.4723	2.1836	2.5146	3.0794	2.7038	1.5197	2.0122
26	0.0201	0.0161	0.0143	0.0046	0.0127	0.0233	0.0292	0.0198	0.0744	0.0330	0.0310
27（S）	1.0000	1.0000	1.0000	1.0000	1.0000	1.0000	1.0000	1.0000	1.0000	1.0000	1.0000
28	0.0253	0.0294	0.0246	0.0258	0.0419	0.0520	0.0384	0.0731	0.0426	0.0353	0.0427
29	0.1394	0.0521	0.0581	0.0551	0.0497	0.0288	0.0266	0.0501	0.0761	0.0369	0.0298
30	0.1647	0.5096	0.5154	0.2980	0.3393	0.3798	0.2156	0.8494	0.3687	0.3040	0.2231
31	0.0786	0.0467	0.0469	0.0446	0.0396	0.0304	0.0350	0.0422	0.0491	0.0395	0.0325
32	0.1711	0.0758	0.0511	0.0360	0.0304	0.0416	0.0341	0.0572	0.0764	0.0400	0.0294
33	0.3249	0.1465	0.1379	0.1712	0.1212	0.0968	0.1220	0.1251	0.1956	0.1730	0.0974
34	0.0824	0.1086	0.0849	0.0458	0.0395	0.0574	0.0352	0.0669	0.0763	0.0435	0.0355
35	0.0553	0.0262	0.0238	0.0197	0.0136	0.0129	0.0147	0.0140	0.0276	0.0171	0.0118
36	0.7966	0.5363	0.4987	0.4183	0.3204	0.2602	0.2446	0.2459	0.4413	0.3379	0.2509
37	0.0620	0.0635	0.0532	0.0395	0.0384	0.0266	0.0237	0.0260	0.0425	0.0443	0.0240
38	0.0227	0.0205	0.0208	0.0169	0.0105	0.0086	0.0062	0.0076	0.0127	0.0117	0.0073
39	0.0156	0.0110	0.0099	0.0115	0.0077	0.0072	0.0064	0.0109	0.0110	0.0090	0.0050
40	0.0082	0.0198	0.0186	0.0147	0.0123	0.0103	0.0076	0.0145	0.0187	0.0096	0.0088
41	0.0147	0.0152	0.0164	0.0136	0.0095	0.0089	0.0060	0.0102	0.0144	0.0091	0.0071
42	0.0091	0.0225	0.0207	0.0162	0.0102	0.0078	0.0076	0.0182	0.0086	0.0214	0.0156
43	0.0198	0.0623	0.0673	0.0498	0.0301	0.0267	0.0319	0.0586	0.0377	0.0609	0.0416

（续）表3-34 艾叶药材与非药用部位及混淆品HPLC指纹图谱的相对峰面积

共有峰号	S12	S13	S14	S15	S16	A	B	C	D	E
1	0.0161	0.0769	0.0202	0.0611	0.3989	0.1313	0.1313	0.1314	0.1313	0.1313
2	0.0080	0.0190	0.0080	0.0081	0.0071	—	0.2336	0.2336	0.2335	0.2335
3	0.0041	0.0038	0.0066	0.0050	0.1244	0.2665	0.2665	0.2666	0.2664	0.2665
4	0.1189	0.0717	0.0946	0.1176	0.2053	0.3738	0.3739	0.3739	0.3738	0.3738
5	0.0160	0.0137	0.0144	0.0096	0.0091	0.4005	0.4006	—	—	0.4006
6	0.0227	0.0144	0.0212	0.0088	0.0246	0.4082	0.4086	0.4086	0.4085	—
7	0.0100	0.0099	0.0099	0.0156	0.0155	0.4221	—	0.4220	0.4219	0.4221
8	0.5066	0.4155	0.4028	0.4229	0.4826	0.4366	0.4367	0.4367	0.4366	0.4366
9	0.1053	0.0858	0.1034	0.1357	0.2215	0.4506	0.4506	0.4507	0.4506	0.4506
10	0.0160	0.0678	0.0171	0.0345	0.1364	0.4703	0.4704	0.4706	0.4704	0.4704
11	0.0083	0.0126	0.0108	0.0166	0.0527	0.4943	0.4942	0.4944	0.4942	0.4941
12	0.0163	0.0310	0.0221	0.0212	0.0231	—	0.5172	0.5173	0.5171	0.5169
13	0.0451	0.0253	0.0437	0.0665	0.1340	0.5305	0.5306	0.5307	0.5305	0.5305
14	0.0755	0.0645	0.0922	0.0633	0.0743	—	0.5369	0.5369	0.5368	—
15	0.1066	0.1213	0.1260	0.0802	0.1092	0.5410	0.5413	0.5413	0.5412	0.5410
16	0.0143	0.0275	0.0178	0.0113	0.0251	0.5668	0.5670	0.5670	0.5669	0.5668
17	0.0233	0.0301	0.0255	0.0268	0.0266	0.5769	0.5771	0.5771	0.5770	0.5768
18	0.0075	0.0062	0.0058	0.0040	0.0247	0.6446	0.6448	—	0.6447	—
19	0.0225	0.0535	0.0391	0.0087	0.0053	0.6761	0.6641	0.6641	0.6641	0.6640
20	0.0175	0.0217	0.0161	0.0135	0.0426	—	0.6760	—	—	0.6761
21	0.0077	0.0090	0.0079	0.0305	0.0487	—	0.6957	—	0.6956	0.6956
22	0.0180	0.0540	0.0454	0.0157	0.0199	—	0.7320	—	—	0.7319

续表

共有峰号	S12	S13	S14	S15	S16	A	B	C	D	E
23	0.0240	0.0116	0.0192	0.0059	0.0055	—	—	—	—	—
24	0.6434	0.5157	0.6351	0.5120	0.8623	0.8294	0.8295	0.8295	—	0.8294
25	1.5925	1.6057	1.5349	1.4521	1.9232	0.8932	0.8932	0.8932	0.8932	0.8932
26	0.0230	0.0429	0.0276	0.0388	0.0594	—	0.9328	—	—	—
27（S）	1.0000	1.0000	1.0000	1.0000	1.0000	1.0000	1.0000	1.0000	1.0000	1.0000
28	0.0458	0.0366	0.0335	0.0241	0.0652	—	1.0459	—	—	—
29	0.0305	0.0409	0.0366	0.0340	0.0963	1.3105	—	1.3109	1.3106	1.3106
30	0.3459	0.3217	0.3414	0.2828	0.5356	1.3282	1.3285	1.3287	1.3285	1.3282
31	0.0289	0.0341	0.0317	0.0388	0.0907	—	1.4666	1.4666	1.4663	—
32	0.0344	0.0533	0.0608	0.0420	0.3072	1.4737	1.4741	1.4741	1.4738	—
33	0.1087	0.1246	0.1133	0.1326	0.3869	1.4887	1.4890	1.4891	1.4887	1.4884
34	0.0487	0.0763	0.0916	0.0463	0.1710	—	1.5398	—	1.5395	—
35	0.0140	0.0138	0.0203	0.0142	0.0329	—	1.6356	1.6356	1.6353	—
36	0.2875	0.3426	0.3674	0.2980	1.4911	1.6645	1.6648	1.6649	1.6646	1.6645
37	0.0327	0.0555	0.0437	0.0324	0.1828	—	1.7575	1.7576	1.7573	—
38	0.0081	0.0226	0.0155	0.0195	0.0555	—	—	—	1.8489	—
39	0.0068	0.0111	0.0076	0.0083	0.0484	—	2.0892	—	2.0888	—
40	0.0086	0.0191	0.0158	0.0189	0.0397	2.2840	2.2846	2.2848	2.2841	2.2840
41	0.0071	0.0187	0.0131	0.0177	0.0434	2.3026	2.3032	2.3033	2.3026	2.3026
42	0.0166	0.0136	0.0187	0.0321	0.1165	2.4545	2.4551	2.4553	—	2.4545
43	0.0438	0.0403	0.0554	0.0888	0.2382	2.5829	2.5834	2.5838	2.5829	2.5829

【小结】

液相指纹图谱技术识别出各批次艾叶药材指纹图谱相似度为0.901～0.995并有43个共有峰，表明艾叶药材间的化学成分较为一致，从化学指纹图谱的整体性和模糊性的角度看，不同市场及野外收集的艾叶药材质量较为均一、稳定，而艾叶药材与混淆品的指纹图谱的比较发现，相似度均低于0.550，共有峰的个数也均低于40个，差异明显。

通常市场上收集的艾叶药材大多破碎不完整，对于同株植物的上部叶与下部叶的形态差异也较大，且生态环境上的差异，会导致不同产地的艾叶形态及显微组织构造多产生变异，尤其破碎的艾叶药材不便于性状观察，也不利于显微横切面的制作及观察，这些因素会增加艾叶药材专属性特征鉴别的难度，而采用液相指纹图谱识别技术，艾叶药材与混淆品及非药用部位的差异明显，可用于识别。

艾纳香（Ainaxiang）

【药材的基原、分布、药用及成分】

1.基原　艾纳香来源于菊科植物艾纳香*Blumea balsamifera*（L.）DC.的叶及嫩枝，其新鲜叶经提取加工制成的结晶即为艾片，艾片为《中国药典》（2020年版）收载，艾纳香是贵州、广东等地方标准收载品种，属于民族用药。菊科植物假东风草*Blumea riparia*（Bl.）DC.的干燥叶及嫩枝也被《贵州省中药材、民族药材质量标准》（2003年版）收载作为艾纳香药材来源，应予以区别，而假东风草在《湖南省中药材标准》（2009年版）中称为滇桂艾纳香。

2.分布　艾纳香产于云南、贵州、广西、广东、福建和台湾。生于林缘、林下、河床谷地或草地上，海拔600～1000米。

3.采收加工　全年可采，但以秋季采的质量较好。采后晒干。

4.功效与主治　性温，味辛、微苦。祛风除湿，温中止泻，活血解毒。用于风寒感冒、头风痛、风湿痹痛、寒湿泻痢、跌扑伤痛。

5.化学成分　艾纳香主要含单帖、倍半萜和黄酮类化学成分，单萜主要包括（－）-Borneol、（＋）-Fenchone，等；倍半萜包括blumealactone A、blumealactone B、blumealactone C、2-Methylbut-2-enoic acid（3a*R*, 4*S*, 5*R*, 7*R*, 8a*S*）- decahydro-3a, 4-dihydroxy-4-methyl-7-（1-methylethyl）-2, 3-Dimethyloxiranecarboxylic acid、（1*R*, 3*R*, 5*E*, 10*S*）-10-hydroxy-6, 10-dimethyl-3-（1-methylethyl）-4, 9-dioxocyclodec-5-en-1-yl ester等；黄酮类化合物包括2′, 3, 5-Trihydroxy-5′, 7-dimethoxyflavanone、3, 3′, 5, 7-tetrahydroxy-4′-methoxyflavanone、3, 4′, 5-trihydroxy-3′, 7-dimethoxyflavanone、3, 3′, 5-trihydroxy-4′, 7-dimethoxyflavanone、tamarixetin、rhamnetin、luteolin-7-methyl ether、velutin等。

【植物形态与药材性状特征】

1.植物形态　多年生草本或亚灌木。茎直立，高1～3米，茎皮灰褐色，有纵条棱节间长2～6厘米，上部的节间被黄褐色密柔毛。下部叶宽椭圆形或长圆状披针形，长

22～25厘米，宽8～10厘米，基部渐狭，具柄，柄两侧有3～5对狭线形的附属物，顶端短尖或钝，边缘有细锯齿，上面被柔毛，下面被淡褐色或黄白色密绢状棉毛，中脉在下面凸起，侧脉10～15对；上部叶长圆状披针形或卵状披针形，长7～12厘米，宽1.5～3.5厘米，基部略尖，无柄或有短柄，柄的两侧常有1～3对狭线形的附属物，顶端渐尖，全缘、具细锯齿或羽状齿裂，侧脉斜上升。头状花序多数，径5～8毫米，排列成开展具叶的大圆锥花序；花序梗长5～8毫米，被黄褐色密柔毛；总苞钟形，长约7毫米；总苞片约6层，草质；花托蜂窝状，径2～3毫米，无毛。花黄色，雌花多数，花冠细管状；两性花较少数，花冠管状，被短柔毛。瘦果圆柱形，长约1毫米，具5条棱，被密柔毛。花期几乎全年。

2.药材性状 干燥的叶略皱缩或破碎，边缘具细锯齿，上面灰绿色，略粗糙，被短毛，下面密被白色长绢毛，嫩叶两面均密被银色长绢毛，叶脉带黄色，下面突出较显；叶柄半圆形，密被短毛。气芳香浓郁，味苦而辛凉。

【材料与仪器】

Agilent 1290型超高效液相色谱仪，配有四元泵溶剂洗脱系统，二极管阵列检测器，柱温箱，自动进样器；《中药色谱指纹图谱相似度评价系统》软件（2004A版）（国家药典委员会）。

乙腈为色谱纯；其余试剂均为分析纯；水为重蒸馏水；艾纳香样品共21份，野外采集于贵州省贞丰县、望谟县、罗甸县等地区，经鉴定为菊科植物艾纳香*Blumea balsamifera*（L.）DC.的干燥叶及嫩枝。假东风草样品，经鉴定为菊科植物假东风草*Blumea riparia*（Bl.）DC.的干燥叶及嫩枝（表3-35）。

表3-35　不同来源的艾纳香药材相似度结果

编号	样品	品种	部位	来源	海拔（m）	地理坐标	相似度
S1	艾纳香	*B. balsamifera*（L.）DC.	叶及幼枝	贵州省贞丰县河堡村公路旁	1071.3	N：25.456354；E：105.628415	0.981
S2	艾纳香	*B. balsamifera*（L.）DC.	叶及幼枝	贵州省北盘江流域沿岸①	372.8	N：25.506845；E：105.771568	0.974
S3	艾纳香	*B. balsamifera*（L.）DC.	叶及幼枝	贵州省北盘江流域沿岸②	385.4	N：25.504118；E：105.775451	0.994
S4	艾纳香	*B. balsamifera*（L.）DC.	叶及幼枝	贵州省北盘江流域沿岸③	379.5	N：25.513136；E：105.768893	0.990
S5	艾纳香	*B. balsamifera*（L.）DC.	叶及幼枝	贵州省北盘江水坝	407.8	N：25.517961；E：105.762428	0.967
S6	艾纳香	*B. balsamifera*（L.）DC.	叶及幼枝	贵州省北盘江大坝公路旁	411.3	N：25.517818；E：105.762383	0.949
S7	艾纳香	*B. balsamifera*（L.）DC.	叶及幼枝	贵州省北盘江电站	489.8	N：25.528643；E：105.756085	0.985

续表

编号	样品	品种	部位	来源	海拔（m）	地理坐标	相似度
S8	艾纳香	B. balsamifera（L.）DC.	叶及幼枝	贵州省北盘江停泊区	499.6	N：25.528664；E：105.742668	0.986
S9	艾纳香	B. balsamifera（L.）DC.	叶及幼枝	贵州省贞丰县沙坪乡红桃村路边野生①	424.5	N：25.196393；E：105.887963	0.987
S10	艾纳香	B. balsamifera（L.）DC.	叶及幼枝	贵州省贞丰县沙坪乡红桃村路边野生②	434.5	N：25.196562；E：105.888170	0.971
S11	艾纳香	B. balsamifera（L.）DC.	叶及幼枝	贵州省贞丰县沙坪乡红桃村路边野生③	437.0	N：25.196742；E：105.888242	0.983
S12	艾纳香	B. balsamifera（L.）DC.	叶及幼枝	贵州省贞丰县沙坪乡红桃村658线道	374.2	N：25.210654；E：105.885012	0.976
S13	艾纳香	B. balsamifera（L.）DC.	叶及幼枝	贵州省望谟县乐元镇码头	371.3	N：25.203809；E：105.890483	0.994
S14	艾纳香	B. balsamifera（L.）DC.	叶及幼枝	贵州省望谟县乐元镇政府	428.9	N：25.192384；E：105.911868	0.956
S15	艾纳香	B. balsamifera（L.）DC.	叶及幼枝	贵州省望谟县乐元镇5组河岸①	374.8	N：25.185468；E：105.920044	0.910
S16	艾纳香	B. balsamifera（L.）DC.	叶及幼枝	贵州省望谟县乐元镇5组河岸②	390.3	N：25.185407；E：105.918795	0.990
S17	艾纳香	B. balsamifera（L.）DC.	叶及幼枝	贵州省望谟县乐元镇5组河岸③	390.4	N：25.185389；E：105.918799	0.967
S18	艾纳香	B. balsamifera（L.）DC.	叶及幼枝	贵州省望谟县乐元镇5组艾片加工厂	379.9	N：25.189344；E：105.916086	0.994
S19	艾纳香	B. balsamifera（L.）DC.	叶及幼枝	贵州省望谟县乐元镇河口	349.8	N：25.190813；E：105.908599	0.996
S20	艾纳香	B. balsamifera（L.）DC.	叶及幼枝	贵州省望谟县乐元镇公路旁	389.1	N：25.189580；E：105.914791	0.986
S21	艾纳香	B. balsamifera（L.）DC.	叶及幼枝	贵州省罗甸县红水河	356.3	N：25.190613；E：105.903799	0.916
A	艾纳香	B. balsamifera（L.）DC.	茎秆	贵州贞丰河堡村公路旁	1071.3	N：25.456354；E：105.628415	0.223
B	艾纳香	B. balsamifera（L.）DC.	茎秆	贵州省望谟县乐元镇5组河岸②	390.3	N：25.185407；E：105.918795	0.575
C	假东风草	B. riparia（Bl.）DC.	叶及幼枝	贵州省望谟县乐元镇5组艾片加工厂	379.9	N：25.189344；E：105.916086	0.377
D	假东风草	B. riparia（Bl.）DC.	叶及幼枝	贵州省北盘江流域沿岸	375.8	N：25.506645；E：105.763568	0.456
E	假东风草	B. riparia（Bl.）DC.	叶及幼枝	贵州省罗甸县红水河	346.1	N：25.190581；E：105.903683	0.706

【溶液的制备】

供试品溶液的制备 分别取样品粉末（过60目筛）约1.0g，精确称定，置于100ml具塞锥形瓶中，精密加入50ml 70%乙醇，超声提取两次，每次1小时，滤过，合并滤液，滤液置蒸发皿中60℃水浴挥干，残渣用甲醇溶解，移至10ml容量瓶中，定容至刻度，摇匀，用0.22μm微孔滤膜滤过，续滤液作为供试品溶液。

【色谱条件】

Agilent ZORBAX RRHD Eclipse Plus C_{18}（2.1×100mm，1.8μm）色谱柱；流动相A为乙腈，B为0.10%醋酸水溶液，按表3-36进行线性梯度洗脱，柱温为30℃，检测波长为270nm，流速为0.2ml/min，进样量为1μl。

表3-36　流动相梯度洗脱表

时间（min）	流动相A（%）	流动相B（%）
0~8	5~20	95~80
8~15	20~22	80~78
15~17	22~28	78~72
17~22	28~35	72~65
22~25	35~40	65~60
25~27	40~60	60~40
27~29	60~70	40~30
29~32	70~100	30~0
32~35	100	0

【方法学考察】

1.**精密度试验** 取艾纳香样品粉末，按供试品溶液的制备方法制备供试品溶液，按色谱条件连续进样6次，测定其指纹图谱，计算指纹图谱中各共有峰的相对保留时间及相对峰面积比值的RSD值。结果显示，各共有峰的相对保留时间和相对峰面积的RSD分别小于3%，表明仪器精密度良好。

2.**稳定性试验** 取同一艾纳香供试品溶液，分别在0、6、12、18、24和36小时进样检测，计算指纹图谱中各共有峰的相对保留时间及相对峰面积比值的RSD值。结果显示，各共有峰的相对峰面积和相对保留时间的RSD分别小于3%，表明样品溶液在36小时内稳定。

3.**重复性试验** 取同一批艾纳香药材样品6份，按供试品溶液的制备方法制备供试品溶液，按色谱条件进样测定，计算指纹图谱中各共有峰的相对保留时间及相对峰面积比值的RSD值。结果显示，各共有峰的相对峰面积和相对保留时间的RSD分别小于3%，说明试验方法重复性良好。

【液相指纹图谱的构建】

按供试品溶液的方法制备艾纳香（叶及幼枝、茎秆）和假东风草药材供试品溶液，按色谱条件对供试品溶液进行检测，测得各供试品UPLC液相指纹图谱。

【指纹图谱分析】

1.艾纳香药材指纹图谱相似度评价　分别将收集到的21批艾纳香药材导入"中药色谱指纹图谱相似度评价系统"软件，进行匹配，时间窗为0.20，采用中位数法考察色谱峰相似度的一致性，结果见表3-35。

2.艾纳香药材共有峰的确立　采用国家药典委员会颁布的"中药色谱指纹图谱相似度评价系统"软件对21批艾纳香药材样品的UPLC色谱图分别进行匹配和比较，时间窗为0.20，采用中位数法生成对照图谱，并综合考虑色谱峰共有状况、分离情况和色谱峰面积及方法学考察的结果，最终确定了22个共有峰（图3-26、图3-27）。

3.参照峰的确定　9号色谱峰具有保留时间居中、峰面积相对较大及分离度较好的特点。因此，以保留时间约为15.386分钟的9号峰作为参照峰S，并对各共有峰进行相对保留时间和相对峰面积比值的计算，结果见表3-37和表3-38。

4.艾纳香和假东风草药材指纹图谱比较　分别将26批艾纳香（叶及幼枝、茎秆）和假东风草药材样品的色谱数据导入"中药色谱指纹图谱相似度评价系统"软件，进行匹配，时间窗为0.20，采用中位数法考察色谱峰相似度的一致性。通过比较发现艾纳香与假东风草药材的指纹图谱明显不同，其相似度、共有峰数目、保留时间及峰面积均有差异，结果见表3-35、表3-37、表3-38和图3-28。

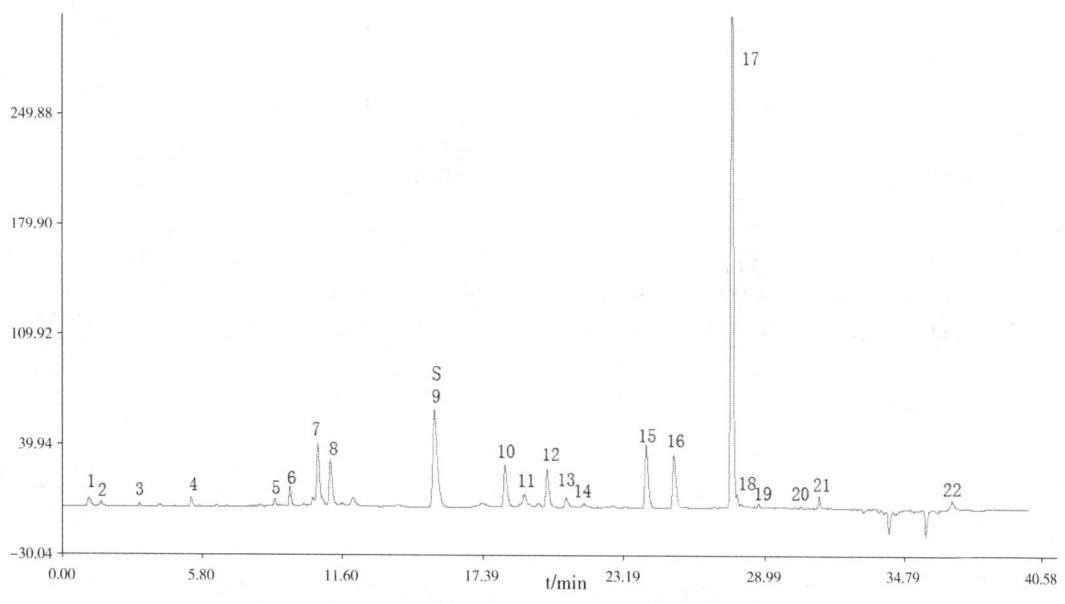

图3-26　艾纳香药材的UPLC对照指纹图谱

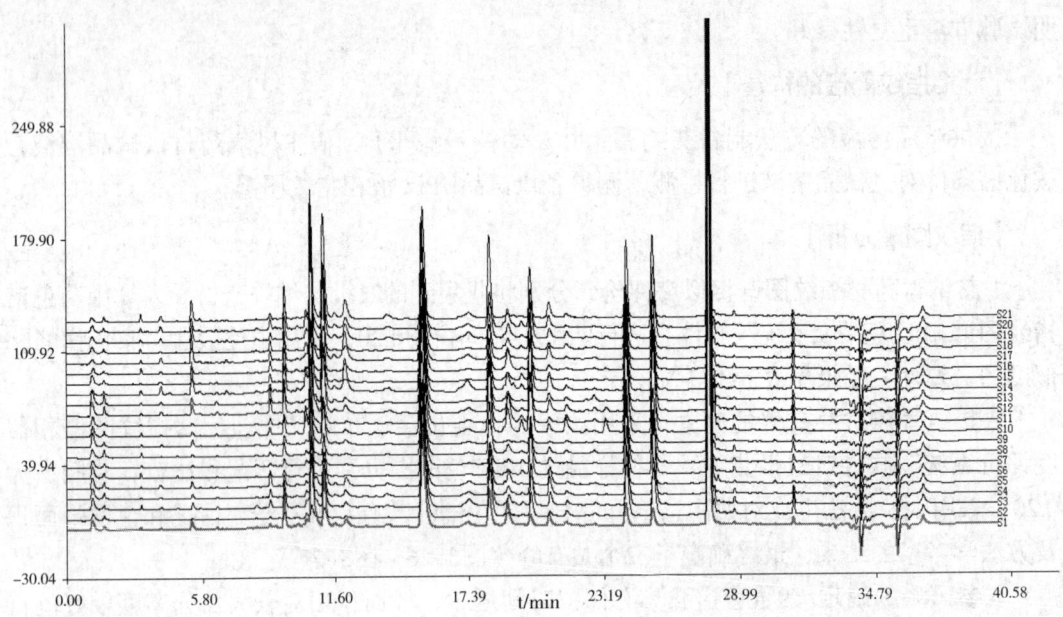

图3-27　21批艾纳香药材的UPLC指纹图谱

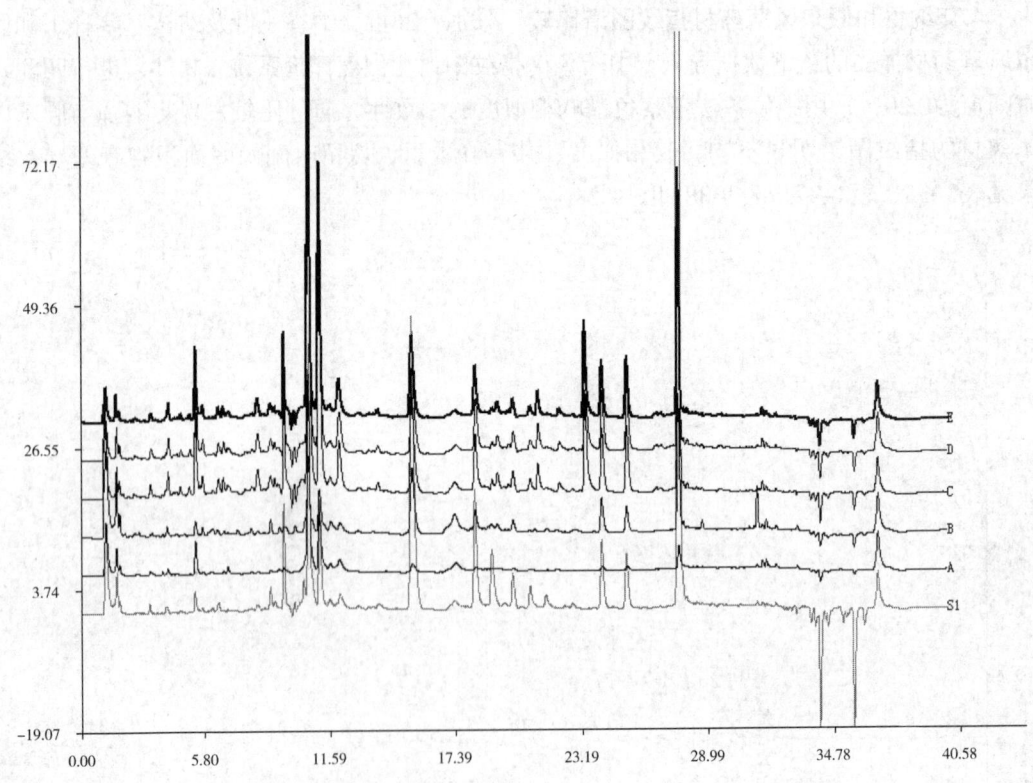

图3-28　艾纳香与假东风草及艾纳香茎秆的UPLC指纹图谱

（S1为艾纳香；A、B为艾纳香茎秆；C、D、E为假东风草）

表3-37 艾纳香与假东风草及艾纳香茎秆UPLC指纹图谱的相对保留时间

共有峰号	S1	S2	S3	S4	S5	S6	S7	S8	S9	S10	S11	S12	S13
1	0.0723	0.0725	0.0728	0.0719	0.0730	0.0724	0.0723	0.0725	0.0728	0.0719	0.0730	0.0724	0.0719
2	0.1026	0.1032	0.1037	0.1026	0.1024	0.1031	0.1026	0.1032	0.1037	0.1026	0.1024	0.1031	0.1040
3	0.2069	0.2104	0.2054	0.2048	0.2059	0.2060	0.2069	0.2104	0.2054	0.2048	0.2059	0.2060	0.2069
4	0.3471	0.3472	0.3428	0.3426	0.3447	0.3454	0.3471	0.3472	0.3428	0.3426	0.3447	0.3454	0.3471
5	0.5773	0.5722	0.5756	0.5783	0.5711	0.5745	0.5773	0.5722	0.5756	0.5783	0.5711	0.5745	0.5773
6	0.6122	0.6133	0.6121	0.6163	0.6176	0.6153	0.6122	0.6133	0.6121	0.6163	0.6176	0.6153	0.6129
7	0.6856	0.6834	0.6857	0.6848	0.6843	0.6852	0.6856	0.6834	0.6857	0.6848	0.6843	0.6852	0.6881
8	0.7213	0.7214	0.7220	0.7215	0.7218	0.7215	0.7213	0.7214	0.7220	0.7215	0.7218	0.7215	0.7195
9(S)	1.0000	1.0000	1.0000	1.0000	1.0000	1.0000	1.0000	1.0000	1.0000	1.0000	1.0000	1.0000	1.0000
10	1.1887	1.1893	1.1903	1.1865	1.1889	1.1887	1.1893	1.1903	1.1865	1.1889	1.1887	1.1903	1.1865
11	1.2396	1.2407	1.2383	1.2387	1.2393	1.2393	1.2407	1.2383	1.2387	1.2393	1.2393	1.2383	1.2387
12	1.3010	1.3001	1.3009	1.2997	1.2999	1.3005	1.3001	1.3009	1.2997	1.2999	1.3005	1.3009	1.2997
13	1.3590	1.3545	1.3492	1.3574	1.3558	1.3544	1.3545	1.3492	1.3574	1.3558	1.3544	1.3492	1.3574
14	1.4004	1.3943	1.3945	1.3997	1.3967	1.3977	1.3943	1.3945	1.3997	1.3967	1.3977	1.3945	1.3997
15	1.5652	1.5655	1.5653	1.5684	1.5673	1.5663	1.5655	1.5653	1.5684	1.5673	1.5663	1.5653	1.5684
16	1.6437	1.6366	1.6424	1.6398	1.6441	1.6412	1.6366	1.6424	1.6398	1.6441	1.6412	1.6424	1.6398
17	1.8002	1.7982	1.7986	1.7952	1.7962	1.7973	1.7982	1.7986	1.7952	1.7962	1.7973	1.7986	1.7952
18	1.8240	1.8200	1.8190	1.8230	1.8200	1.8210	1.8240	1.8200	1.8190	1.8230	1.8200	1.8210	1.8269
19	1.8666	1.8646	1.8666	1.8656	1.8656	1.8656	1.8666	1.8646	1.8666	1.8656	1.8656	1.8656	1.8663
20	1.9829	1.9779	1.9739	1.9749	1.9789	1.9779	1.9829	1.9779	1.9739	1.9749	1.9789	1.9779	1.9778
21	2.0292	2.0296	2.0308	2.0257	2.0288	2.0291	2.0292	2.0296	2.0308	2.0257	2.0288	2.0291	2.0308
22	2.3899	2.3899	2.3959	2.3909	2.3899	2.3909	2.3899	2.3899	2.3959	2.3909	2.3899	2.3909	2.3960

（续）表3-37 艾纳香与假东风草及艾纳香茎秆UPLC指纹图谱的相对保留时间

共有峰号	S14	S15	S16	S17	S18	S19	S20	S21	A	B	C	D	E
1	0.0718	0.0719	0.0719	0.0720	0.0719	0.0728	0.0719	0.0730	0.0720	0.0718	0.0720	0.0720	0.0719
2	0.1042	0.1045	0.1040	0.1039	0.1040	0.1037	0.1026	0.1024	0.1040	0.1040	0.1041	0.1041	0.1042
3	0.2068	0.2075	0.2066	0.2071	0.2068	0.2054	0.2048	0.2059	0.2064	0.2067	0.2064	0.2064	0.2065
4	0.3472	0.3428	0.3426	0.3447	0.3454	0.3428	0.3426	0.3447	0.3481	0.3481	0.3481	0.3482	0.3481
5	0.5722	0.5756	0.5783	0.5711	0.5745	0.5756	0.5783	0.5711	—	0.5722	0.5722	0.5720	0.5719
6	0.6131	0.6123	0.6131	0.6133	0.6129	0.6121	0.6163	0.6176	0.6123	0.6123	0.6124	0.6124	0.6123
7	0.6856	0.6883	0.6880	0.6875	0.6875	0.6857	0.6848	0.6843	0.6876	0.6877	0.6877	0.6876	0.6876
8	0.7243	0.7214	0.7212	0.7223	0.7217	0.7220	0.7215	0.7218	0.7212	0.7213	0.7212	0.7212	0.7212
9（S）	1.0000	1.0000	1.0000	1.0000	1.0000	1.0000	1.0000	1.0000	1.0000	1.0000	1.0000	1.0000	1.0000
10	1.1889	1.1887	1.1893	1.1903	1.1887	1.1893	1.1903	1.1865	—	1.1883	1.1884	1.1884	1.1883
11	1.2393	1.2393	1.2407	1.2383	1.2393	1.2407	1.2383	1.2387	—	1.2392	1.2394	—	1.2392
12	1.2999	1.3005	1.3001	1.3009	1.3005	1.3001	1.3009	1.2997	—	1.3011	1.3012	1.3012	1.3011
13	1.3558	1.3544	1.3545	1.3492	1.3544	1.3545	1.3492	1.3574	—	—	1.3530	—	—
14	1.3967	1.3977	1.3943	1.3945	1.3977	1.3943	1.3945	1.3997	—	—	1.3996	1.4007	1.4006
15	1.5673	1.5663	1.5655	1.5653	1.5663	1.5655	1.5653	1.5684	1.5662	1.5662	1.5663	1.5664	1.5662
16	1.6441	1.6412	1.6366	1.6424	1.6412	1.6366	1.6424	1.6398	—	1.6404	1.6405	1.6406	1.6403
17	1.7962	1.7973	1.7982	1.7986	1.7973	1.7982	1.7986	1.7952	1.7948	1.7950	1.7951	1.7951	1.7948
18	1.8190	1.8171	1.8253	1.8237	1.8223	1.8190	1.8230	1.8200	—	—	1.8211	1.8211	1.8208
19	1.8697	1.8604	1.8656	1.8626	1.8636	1.8666	1.8656	1.8656	1.8664	1.8665	1.8666	1.8666	1.8664
20	1.9798	1.9779	1.9810	1.9799	1.9789	1.9739	1.9749	1.9789	—	1.9787	—	1.9789	1.9786
21	2.0334	2.0310	2.0307	2.0302	2.0302	2.0308	2.0257	2.0288	2.0301	2.0302	2.0303	2.0303	2.0301
22	2.3898	2.3944	2.3910	2.3920	2.3931	2.3959	2.3909	2.3899	2.3906	2.3908	2.3909	2.3909	2.3906

表3-38　艾纳香与假东风草及艾纳香茎秆UPLC指纹图谱的相对峰面积

共有峰号	S1	S2	S3	S4	S5	S6	S7	S8	S9	S10	S11	S12	S13
1	0.0761	0.0431	0.0708	0.1113	0.0911	0.1165	0.0657	0.0577	0.1545	0.0508	0.0528	0.0996	0.0785
2	0.0252	0.0113	0.0224	0.0463	0.0254	0.0430	0.0339	0.0380	0.0435	0.0170	0.0168	0.0359	0.0296
3	0.0123	0.0022	0.0122	0.0083	0.0079	0.0272	0.0131	0.0158	0.0159	0.0089	0.0058	0.0097	0.0064
4	0.0517	0.0083	0.0279	0.0339	0.0354	0.0101	0.0127	0.0124	0.0496	0.0162	0.0110	0.0580	0.0288
5	0.0248	0.0083	0.0332	0.0445	0.0782	0.0239	0.0163	0.0190	0.0309	0.0227	0.0214	0.0659	0.0499
6	0.1868	0.0301	0.1072	0.0629	0.0766	0.0511	0.0448	0.0611	0.0851	0.0694	0.0381	0.1336	0.0871
7	0.9751	0.0809	0.3287	0.3454	0.3275	0.1123	0.1517	0.1217	0.4803	0.2149	0.1433	0.6798	0.1943
8	0.3875	0.0604	0.2683	0.3726	0.3881	0.1013	0.1013	0.0959	0.4561	0.1615	0.1223	0.4616	0.3015
9 (S)	1.0000	1.0000	1.0000	1.0000	1.0000	1.0000	1.0000	1.0000	1.0000	1.0000	1.0000	1.0000	1.0000
10	0.2918	0.3605	0.3579	0.2862	0.3509	0.2402	0.1862	0.3761	0.2936	0.4170	0.3643	0.3816	0.2785
11	0.2119	0.0193	0.0744	0.1056	0.1290	0.0755	0.0408	0.0866	0.0462	0.1597	0.2161	0.1716	0.0747
12	0.0773	0.1434	0.2296	0.2815	0.0644	0.4385	0.3660	0.1787	0.2147	0.6311	0.2749	0.2288	0.0683
13	0.0915	0.0330	0.0796	0.1989	0.1451	0.0605	0.0538	0.0430	0.0193	0.0449	0.0312	0.0893	0.0462
14	0.0326	0.0388	0.0281	0.0505	0.0280	0.0227	0.0122	0.0219	0.0287	0.0857	0.0479	0.0580	0.0249
15	0.1723	0.4349	0.4899	0.4748	0.1726	0.7543	0.6987	0.4367	0.4976	0.6933	0.5633	0.6485	0.2880
16	0.1302	0.3841	0.5481	0.3307	0.1338	0.6865	0.3879	0.4504	0.3872	0.5065	0.4927	0.8679	0.3158
17	4.8767	2.1134	3.3488	2.7054	7.0654	3.6105	2.7593	4.2969	4.0652	2.5321	2.3964	2.7927	2.6688
18	0.0124	0.0121	0.0119	0.0134	0.0368	0.0126	0.0123	0.0108	0.0170	0.0187	0.0049	0.0065	0.0091
19	0.0125	0.0191	0.0220	0.0244	0.0108	0.0362	0.0162	0.0258	0.0104	0.0153	0.0190	0.0143	0.0055
20	0.0032	0.0052	0.0036	0.0069	0.0115	0.0073	0.0061	0.0054	0.0126	0.0112	0.0072	0.0115	0.0057
21	0.0292	0.0735	0.0584	0.0424	0.0090	0.0488	0.0335	0.0381	0.0354	0.0594	0.0455	0.0516	0.0246
22	0.5801	0.5442	0.3034	0.6471	0.5470	0.8278	0.4835	0.3830	1.0380	0.2641	0.3387	0.5532	0.4060

（续）表3-38 艾纳香与假东风草及艾纳香茎秆UPLC指纹图谱的相对峰面积

共有峰号	S14	S15	S16	S17	S18	S19	S20	S21	A	B	C	D	E
1	0.0256	0.1169	0.0042	0.0330	0.0428	0.0363	0.0609	0.0918	1.4164	0.6258	0.1402	0.0231	0.0463
2	0.0128	0.0451	0.0282	0.0166	0.0229	0.0181	0.0291	0.0743	0.2367	0.1152	0.0571	0.0155	0.0263
3	0.0116	0.0073	0.0179	0.0119	0.0146	0.0095	0.0149	0.0679	0.2830	0.0246	0.0925	0.0068	0.0207
4	0.0878	0.0399	0.0265	0.1264	0.0161	0.0586	0.0712	0.2576	2.6463	0.1703	0.7554	0.0220	0.1804
5	0.0254	0.0601	0.0490	0.0405	0.0437	0.0252	0.0641	0.0820	—	0.0735	0.0999	0.0087	0.0301
6	0.1624	0.1357	0.1077	0.1179	0.0612	0.0865	0.2396	0.1776	0.2437	0.0670	0.5768	0.0837	0.1660
7	0.6392	0.3199	0.2280	0.9440	0.1682	0.4842	0.5977	1.9113	25.6651	1.6038	7.7445	0.1120	0.9037
8	0.4396	0.3085	0.1653	0.5398	0.1417	0.3761	0.5247	1.8584	8.4219	0.8470	3.8690	0.0516	0.3898
9 (S)	1.0000	1.0000	1.0000	1.0000	1.0000	1.0000	1.0000	1.0000	1.0000	1.0000	1.0000	1.0000	1.0000
10	0.2172	0.3349	0.1694	0.2323	0.2427	0.2543	0.8102	0.2593	—	0.1984	0.4206	0.3759	0.6526
11	0.0729	0.1522	0.2003	0.0491	0.0831	0.1064	0.2221	0.0676	—	0.0909	0.1443	—	0.0276
12	0.1898	0.7648	0.1898	0.0796	0.1815	0.2397	0.4668	0.2365	—	0.1121	0.1341	0.1029	0.0880
13	0.0755	0.0665	0.0377	0.0883	0.0383	0.0566	0.1060	0.3027	—	—	0.1535	—	—
14	0.0227	0.0274	0.0141	0.0167	0.0337	0.0374	0.0162	0.0775	—	—	0.1700	0.0132	0.0435
15	0.3471	0.7241	0.4965	0.2815	0.3628	0.5198	0.3676	0.5436	0.3048	0.3902	0.5054	0.3649	0.4328
16	0.2246	0.4486	0.2872	0.2267	0.2156	0.3934	0.7945	0.4404	—	0.2694	0.4855	0.4025	0.5997
17	1.8566	5.0774	3.9266	2.5592	2.9727	2.9281	4.3296	4.4689	1.4982	1.0684	1.4838	0.1139	0.7860
18	0.0120	0.0317	0.0117	0.0096	0.0136	0.0128	0.0179	0.0200	—	—	0.0272	0.0085	0.0190
19	0.0042	0.0273	0.0143	0.0063	0.0166	0.0074	0.0061	0.0517	0.2797	0.2810	0.0452	0.0220	0.0117
20	0.0072	0.0528	0.0050	0.0057	0.0081	0.0074	0.0060	0.0122	—	0.0165	—	0.0032	0.0081
21	0.0286	0.0818	0.0622	0.0512	0.0572	0.0391	0.0566	0.0503	0.4577	1.3480	0.0554	0.0063	0.0232
22	0.1953	1.4689	0.7703	0.4194	0.4297	0.3892	0.8515	0.1975	2.4371	0.4150	0.2143	0.0611	0.1227

【小结】

液相指纹图谱技术识别出不同产地艾纳香指纹图谱相似度为0.910～0.996并有22个共有峰，说明收集到不同产地的艾纳香药材的化学成分较为均一、稳定，而艾纳香与假东风草及艾纳香茎秆的指纹图谱相似度均低于0.706，共有峰的个数低于22个，提示艾纳香药材与假东风草及艾纳香茎秆的化学成分具有较大差异，说明建立的超高效液相指纹图谱具有方法简便、操作性强、信息丰富等特点，可用于艾纳香药材的识别。

附艾纳香HPLC指纹图谱的识别

【仪器与材料】

Agilent 1100型高效液相色谱仪，配有四元泵溶剂洗脱系统，二极管阵列（DAD）检测器，柱温箱，自动进样器；《中药色谱指纹图谱相似度评价系统》软件（2004A版）（国家药典委员会）。

乙腈为色谱纯；其余试剂均为分析纯；水为重蒸馏水；艾纳香样品共16份，野外采集于贵州省贞丰县、望谟县、罗甸县等，经鉴定为菊科植物艾纳香*Blumea balsamifera*（L.）DC.的干燥叶及嫩枝；假东风草样品经鉴定为菊科植物假东风草*Blumea riparia*（Bl.）DC.的干燥叶及嫩枝（表3-39）。

表3-39 艾纳香药材来源及相似度评价结果

编号	样品	品种	部位	来源	海拔（m）	地理坐标	相似度
S1	艾纳香	*B. balsamifera*（L.）DC.	叶及幼枝	贵州省贞丰县河堡村公路旁	1071.3	N：25.456354；E：105.628415	0.965
S2	艾纳香	*B. balsamifera*（L.）DC.	叶及幼枝	贵州省北盘江流域沿岸①	372.8	N：25.506845；E：105.771568	0.976
S3	艾纳香	*B. balsamifera*（L.）DC.	叶及幼枝	贵州省北盘江流域沿岸②	385.4	N：25.504118；E：105.775451	0.995
S4	艾纳香	*B. balsamifera*（L.）DC.	叶及幼枝	贵州省北盘江流域沿岸③	379.5	N：25.513136；E：105.768893	0.980
S5	艾纳香	*B. balsamifera*（L.）DC.	叶及幼枝	贵州省北盘江水坝	407.8	N：25.517961；E：105.762428	0.978
S6	艾纳香	*B. balsamifera*（L.）DC.	叶及幼枝	贵州省北盘江大坝公路旁	411.3	N：25.517818；E：105.762383	0.975
S7	艾纳香	*B. balsamifera*（L.）DC.	叶及幼枝	贵州省北盘江电站	489.8	N：25.528643；E：105.756085	0.983
S8	艾纳香	*B. balsamifera*（L.）DC.	叶及幼枝	贵州省北盘江停泊区	499.6	N：25.528664；E：105.742668	0.986

编号	样品	品种	部位	来源	海拔（m）	地理坐标	相似度
S9	艾纳香	*B. balsamifera*（L.）DC.	叶及幼枝	贵州省贞丰县沙坪乡红桃村路边野生①	424.5	N：25.196393；E：105.887963	0.974
S10	艾纳香	*B. balsamifera*（L.）DC.	叶及幼枝	贵州省贞丰县沙坪乡红桃村路边野生②	434.5	N：25.196562；E：105.888170	0.971
S11	艾纳香	*B. balsamifera*（L.）DC.	叶及幼枝	贵州省贞丰县沙坪乡红桃村路边野生③	437.0	N：25.196742；E：105.888242	0.980
S12	艾纳香	*B. balsamifera*（L.）DC.	叶及幼枝	贵州省贞丰县沙坪乡红桃村658线道	374.2	N：25.210654；E：105.885012	0.979
S13	艾纳香	*B. balsamifera*（L.）DC.	叶及幼枝	贵州省望谟县乐羊镇5组河岸①	374.8	N：25.185468；E：105.920044	0.984
S14	艾纳香	*B. balsamifera*（L.）DC.	叶及幼枝	贵州省望谟县乐羊镇5组河岸②	390.3	N：25.185407；E：105.918795	0.990
S15	艾纳香	*B. balsamifera*（L.）DC.	叶及幼枝	贵州省望谟县乐羊镇5组河岸③	390.4	N：25.185389；E：105.918799	0.931
S16	艾纳香	*B. balsamifera*（L.）DC.	叶及幼枝	贵州省望谟县乐羊镇公路旁	389.1	N：25.189580；E：105.914791	0.982
A	艾纳香	*B. balsamifera*（L.）DC.	茎秆	贵州贞丰河堡村公路旁	1071.3	N：25.456354；E：105.628415	0.221
B	艾纳香	*B. balsamifera*（L.）DC.	茎秆	贵州省望谟县乐羊镇5组河岸②	390.3	N：25.185407；E：105.918795	0.379
C	艾纳香	*B. riparia*（Bl.）DC.	叶及幼枝	贵州省望谟县乐羊镇5组艾片加工厂	379.9	N：25.189344；E：105.916086	0.390
D	艾纳香	*B. riparia*（Bl.）DC.	叶及幼枝	贵州省北盘江流域沿岸	375.8	N：25.506645；E：105.763568	0.495
E	艾纳香	*B. riparia*（Bl.）DC.	叶及幼枝	贵州省罗甸县红水河	346.1	N：25.190581；E：105.903683	0.697

【溶液的制备】

供试品溶液的制备　分别称取样品粉末1.0g，置于100ml具塞锥形瓶中，精密加入70%乙醇50ml，超声提取两次，每次1小时，滤过，合并滤液，滤液置蒸发皿中60℃水浴挥干，残渣用甲醇定容至10ml，摇匀，用0.22μm微孔滤膜滤过，续滤液作为供试品溶液。

【色谱条件】

Uitimate-C$_{18}$（250mm×4.6mm，5μm）色谱柱；流动相：乙腈（A）-0.05%磷酸水溶液（B），按表3-40进行线性梯度洗脱；柱温为25℃；检测波长为270nm；流速为0.60ml/min；分析运行时间为120分钟；进样量为7μl。

表3-40 流动相梯度洗脱表

时间（min）	流动相A（%）	流动相B（%）
0~10	1~15	99~85
10~40	15~25	85~75
40~60	25~35	75~65
60~80	35~55	65~45
80~90	55~70	45~30
90~110	70~100	30~0
110~120	100	0

【方法学考察】

1.精密度试验 取艾纳香样品粉末，按供试品溶液的制备方法制备供试品溶液，按色谱条件连续进样6次，测定其指纹图谱，计算指纹图谱中各共有峰的相对保留时间及相对峰面积比值的RSD值。结果显示，各共有峰的相对保留时间和相对峰面积的RSD分别小于3%，表明仪器精密度良好。

2.稳定性试验 取同一艾纳香供试品溶液，分别在0、6、12、18、24和36小时进样检测，计算指纹图谱中各共有峰的相对保留时间及相对峰面积比值的RSD值。结果显示，各共有峰的相对峰面积和相对保留时间的RSD分别小于3%，表明样品溶液在36小时内稳定。

3.重复性试验 取同一批艾纳香药材样品6份，按供试品溶液的制备方法制备供试品溶液，按色谱条件进样测定，计算指纹图谱中各共有峰的相对保留时间及相对峰面积比值的RSD值。结果显示，各共有峰的相对峰面积和相对保留时间的RSD分别小于3%，说明试验方法重复性良好。

【液相指纹图谱的构建】

按供试品溶液的方法制备艾纳香（叶和幼枝、茎秆）和假东风草药材供试品溶液，按色谱条件对供试品溶液进行检测，测得各供试品HPLC色谱指纹图谱。

【指纹图谱分析】

1.艾纳香药材指纹图谱相似度评价 分别将收集的艾纳香样品的色谱数据导入"中药色谱指纹图谱相似度评价系统"软件，进行匹配，时间窗为0.20，采用中位数法考察色谱峰相似度的一致性，结果见表3-39。

2.艾纳香药材共有峰的确立 采用国家药典委员会颁布的"中药色谱指纹图谱相似度评价系统"软件对16批艾纳香药材样品的HPLC色谱图分别进行匹配和比较，时间窗为0.20，采用中位数法生成对照图谱，并综合考虑色谱峰共有状况、分离情况和色谱峰面积及方法学考察的结果，最终确定了61个共有峰（图3-29、图3-30）。

3.参照峰的确定 30号色谱峰具有保留时间居中、峰面积相对较大及分离度较好的特点。因此，以保留时间约为52.709分钟的30号峰作为参照峰S，并对各共有峰进行相对保留时间和相对峰面积比值的计算，结果见表3-41、表3-42。

4.艾纳香与假东风草及艾纳香茎秆指纹图谱比较　分别将21批药材样品的色谱数据导入"中药色谱指纹图谱相似度评价系统"软件，进行匹配，时间窗为0.20，采用中位数法考察色谱峰相似度的一致性。从艾纳香与假东风草及艾纳香茎秆的指纹图谱中，可以看出他们的色谱指纹图谱明显不同，其共有峰数目、位置（相对保留时间）、积分值（相对保留峰面积）均有差异，结果见图3-31、表3-39、表3-41和表3-42。

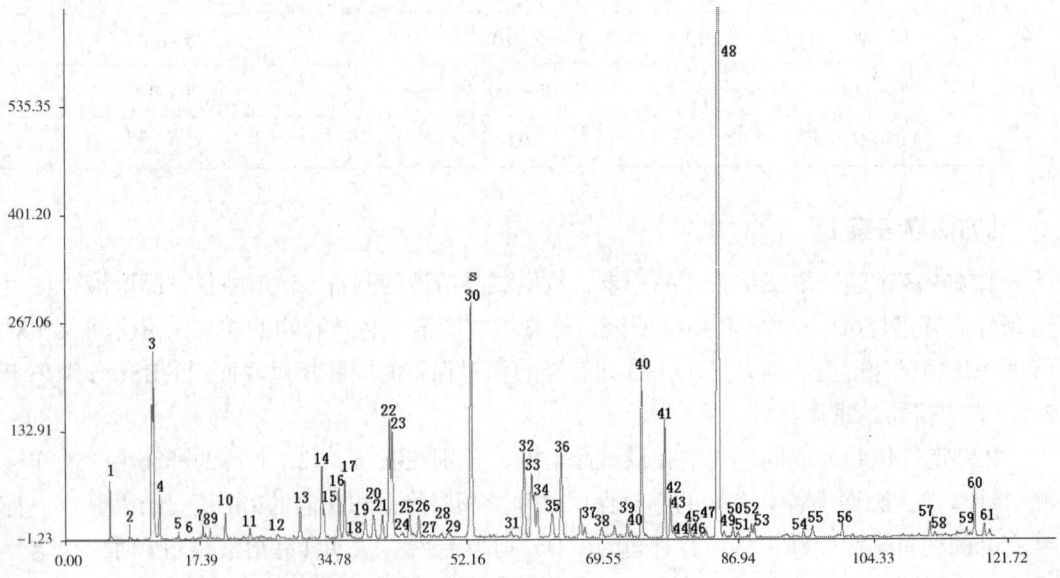

图3-29　艾纳香药材HPLC对照指纹图谱

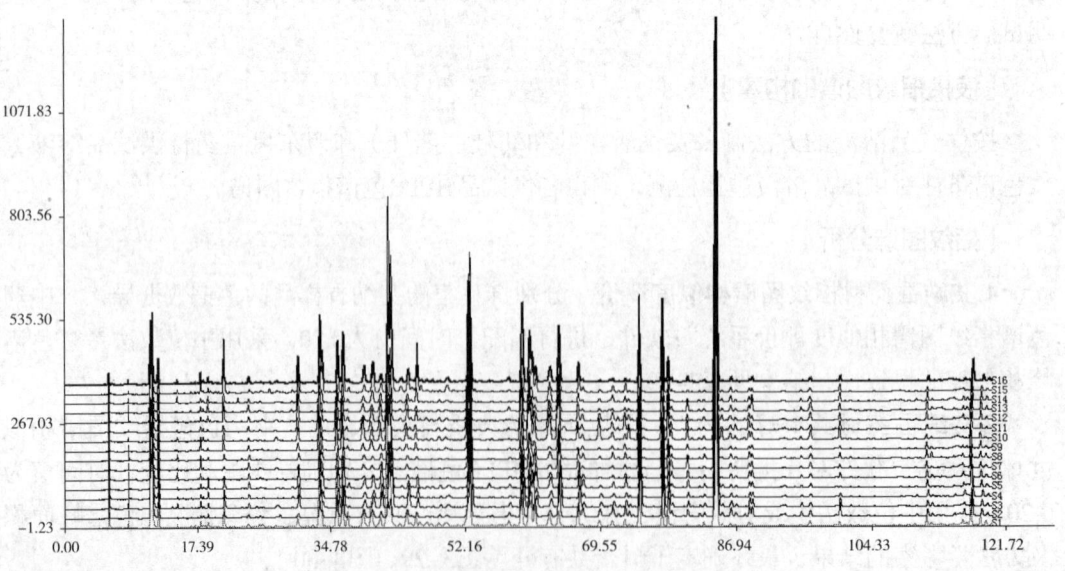

图3-30　16批艾纳香药材HPLC指纹图谱

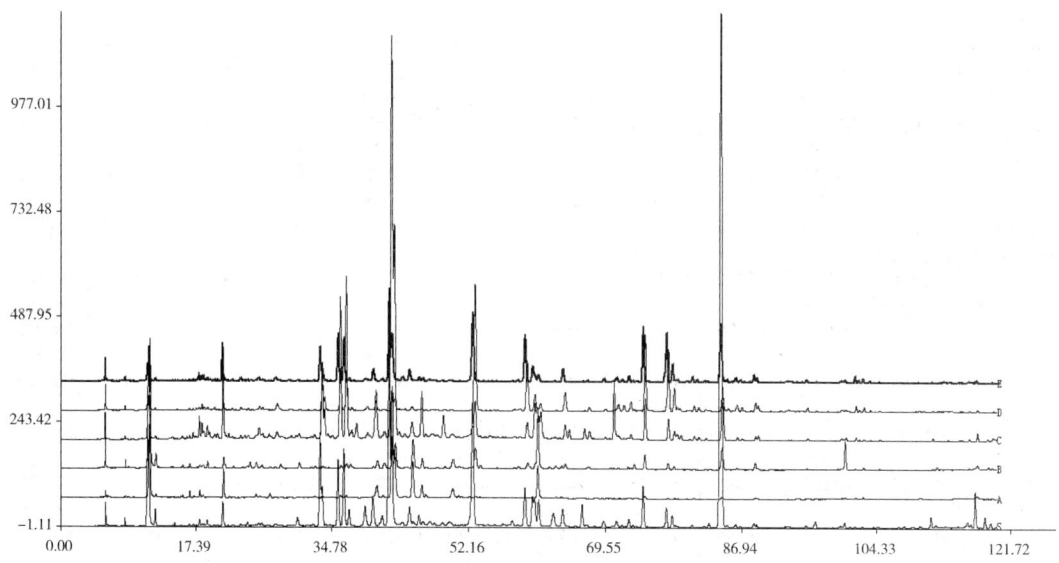

图3-31 艾纳香药材与假东风草及艾纳香茎秆的HPLC指纹图谱

（S为艾纳香；A、B 为艾纳香茎枝；C、D、E 为假东风草）

表3-41 艾纳香与假东风草及艾纳香茎秆HPLC指纹图谱的相对保留时间

共有峰	S1	S2	S3	S4	S5	S6	S7	S8	S9	S10	S11
1	0.1086	0.1088	0.1091	0.1082	0.1093	0.1087	0.1086	0.1088	0.1091	0.1082	0.1093
2	0.1550	0.1556	0.1561	0.1550	0.1548	0.1555	0.1550	0.1556	0.1561	0.1550	0.1548
3	0.2158	0.2193	0.2143	0.2137	0.2148	0.2149	0.2158	0.2193	0.2143	0.2137	0.2148
4	0.2293	0.2294	0.2250	0.2248	0.2269	0.2276	0.2293	0.2294	0.2250	0.2248	0.2269
5	0.2821	0.2770	0.2804	0.2831	0.2759	0.2793	0.2821	0.2770	0.2804	0.2831	0.2759
6	0.3130	0.3141	0.3129	0.3171	0.3184	0.3161	0.3130	0.3141	0.3129	0.3171	0.3184
7	0.3214	0.3192	0.3215	0.3206	0.3201	0.3210	0.3214	0.3192	0.3215	0.3206	0.3201
8	0.3379	0.3380	0.3386	0.3381	0.3384	0.3381	0.3379	0.3380	0.3386	0.3381	0.3384
9	0.3475	0.3479	0.3445	0.3455	0.3455	0.3475	0.3479	0.3445	0.3455	0.3466	0.3479
10	0.3960	0.3966	0.3976	0.3938	0.3962	0.3960	0.3966	0.3976	0.3938	0.3962	0.3960
11	0.4569	0.4580	0.4556	0.4560	0.4566	0.4566	0.4580	0.4556	0.4560	0.4566	0.4566
12	0.5242	0.5233	0.5241	0.5229	0.5231	0.5237	0.5233	0.5241	0.5229	0.5231	0.5237
13	0.5836	0.5791	0.5738	0.5820	0.5804	0.5790	0.5791	0.5738	0.5820	0.5804	0.5790
14	0.6321	0.6260	0.6262	0.6314	0.6284	0.6294	0.6260	0.6262	0.6314	0.6284	0.6294
15	0.6367	0.6370	0.6368	0.6399	0.6388	0.6378	0.6370	0.6368	0.6399	0.6388	0.6378
16	0.6793	0.6722	0.6780	0.6754	0.6797	0.6768	0.6722	0.6780	0.6754	0.6797	0.6768
17	0.6952	0.6932	0.6936	0.6902	0.6912	0.6923	0.6932	0.6936	0.6902	0.6912	0.6923

共有峰	S1	S2	S3	S4	S5	S6	S7	S8	S9	S10	S11
18	0.7061	0.7021	0.7011	0.7051	0.7021	0.7031	0.7061	0.7021	0.7011	0.7051	0.7021
19	0.7411	0.7391	0.7411	0.7401	0.7401	0.7401	0.7411	0.7391	0.7411	0.7401	0.7401
20	0.7659	0.7609	0.7569	0.7579	0.7619	0.7609	0.7659	0.7609	0.7569	0.7579	0.7619
21	0.7816	0.7820	0.7832	0.7781	0.7812	0.7815	0.7816	0.7820	0.7832	0.7781	0.7812
22	0.7995	0.8063	0.7906	0.7905	0.8005	0.7978	0.7995	0.8063	0.7906	0.7905	0.8005
23	0.8103	0.8073	0.8127	0.8072	0.8096	0.8089	0.8103	0.8073	0.8127	0.8072	0.8096
24	0.8345	0.8305	0.8295	0.8335	0.8305	0.8315	0.8345	0.8305	0.8295	0.8335	0.8305
25	0.8485	0.8465	0.8485	0.8475	0.8475	0.8475	0.8485	0.8465	0.8485	0.8475	0.8475
26	0.8756	0.8706	0.8666	0.8676	0.8716	0.8706	0.8756	0.8706	0.8666	0.8676	0.8716
27	0.9032	0.9042	0.9142	0.9032	0.9052	0.9062	0.9032	0.9042	0.9142	0.9032	0.9052
28	0.9269	0.9269	0.9329	0.9279	0.9269	0.9279	0.9269	0.9269	0.9329	0.9279	0.9269
29	0.9494	0.9507	0.9484	0.9453	0.9464	0.9452	0.9494	0.9507	0.9435	0.9455	0.9445
30（S）	1.0000	1.0000	1.0000	1.0000	1.0000	1.0000	1.0000	1.0000	1.0000	1.0000	1.0000
31	1.0960	1.0963	1.0960	1.0958	1.0959	1.0965	1.0960	1.0963	1.0907	1.1007	1.0897
32	1.1266	1.1266	1.1266	1.1266	1.1266	1.1266	1.1266	1.1266	1.1256	1.1316	1.1266
33	1.1433	1.1457	1.1455	1.1461	1.1471	1.1433	1.1457	1.1455	1.1504	1.1481	1.1450
34	1.1589	1.1595	1.1595	1.1609	1.1585	1.1589	1.1595	1.1595	1.1563	1.1572	1.1576
35	1.1943	1.1945	1.1951	1.1947	1.1955	1.1943	1.1945	1.1951	1.1964	1.1961	1.1959
36	1.2227	1.2211	1.2197	1.2198	1.2145	1.2227	1.2211	1.2197	1.2184	1.2184	1.2184
37	1.2753	1.2723	1.2733	1.2699	1.2701	1.2753	1.2723	1.2733	1.2768	1.2766	1.2772
38	1.3189	1.3178	1.3168	1.3160	1.3158	1.3189	1.3178	1.3168	1.3167	1.3167	1.3181
39	1.3776	1.3819	1.3790	1.3744	1.3802	1.3776	1.3819	1.3790	1.3770	1.3776	1.3772
40	1.3876	1.3886	1.3897	1.3906	1.3910	1.3876	1.3886	1.3897	1.3902	1.3888	1.3889
41	1.4151	1.4121	1.4131	1.4161	1.4121	1.4111	1.4151	1.4121	1.4091	1.4101	1.4067
42	1.4681	1.4681	1.4681	1.4691	1.4671	1.4691	1.4681	1.4681	1.4701	1.4691	1.4683
43	1.4793	1.4833	1.4823	1.4873	1.4823	1.4783	1.4793	1.4833	1.4869	1.4840	1.4794
44	1.4864	1.4895	1.4898	1.4899	1.4903	1.4915	1.4864	1.4895	1.4921	1.4932	1.4941
45	1.5214	1.5314	1.5287	1.5304	1.5372	1.5215	1.5214	1.5314	1.5295	1.5305	1.5335
46	1.5599	1.5623	1.5616	1.5630	1.5600	1.5654	1.5599	1.5623	1.5578	1.5578	1.5588
47	1.5693	1.5693	1.5753	1.5703	1.5693	1.5703	1.5709	1.5706	1.5704	1.5705	1.5712

续表

共有峰	S1	S2	S3	S4	S5	S6	S7	S8	S9	S10	S11
48	1.6026	1.6039	1.6016	1.5985	1.5996	1.5984	1.5987	1.5987	1.5987	1.5987	1.5945
49	1.6111	1.6106	1.6115	1.6119	1.6097	1.6120	1.6144	1.6142	1.6148	1.6158	1.6141
50	1.6358	1.6361	1.6358	1.6356	1.6357	1.6363	1.6354	1.6354	1.6368	1.6344	1.6355
51	1.6473	1.6473	1.6473	1.6473	1.6473	1.6473	1.6460	1.6466	1.6462	1.6470	1.6492
52	1.6786	1.6810	1.6808	1.6814	1.6824	1.6786	1.6832	1.6818	1.6819	1.6766	1.6794
53	1.6865	1.6871	1.6871	1.6885	1.6861	1.6865	1.6832	1.6842	1.6808	1.6810	1.6869
54	1.8063	1.8065	1.8071	1.8067	1.8075	1.8063	1.8088	1.8078	1.8070	1.8068	1.8039
55	1.8343	1.8327	1.8313	1.8314	1.8261	1.8343	1.8336	1.8307	1.8261	1.8319	1.8238
56	1.9005	1.8975	1.8985	1.8951	1.8953	1.9005	1.9026	1.9037	1.9046	1.9050	1.9005
57	2.1156	2.1145	2.1135	2.1127	2.1125	2.1156	2.1141	2.1138	2.1136	2.1137	2.1154
58	2.1246	2.1289	2.1260	2.1214	2.1272	2.1246	2.1253	2.1253	2.1253	2.1253	2.1288
59	2.2046	2.2056	2.2067	2.2076	2.2080	2.2046	2.2050	2.2048	2.2054	2.2064	2.2048
60	2.2262	2.2232	2.2242	2.2272	2.2232	2.2222	2.2241	2.2241	2.2255	2.2231	2.2241
61	2.2476	2.2476	2.2476	2.2486	2.2466	2.2486	2.2473	2.2479	2.2475	2.2483	2.2479

（续）表3-41 艾纳香与假东风草及艾纳香茎秆HPLC指纹图谱的相对保留时间

共有峰	S12	S13	S14	S15	S16	A	B	C	D	E
1	0.1087	0.1082	0.1081	0.1082	0.1082	—	0.1082	0.1081	0.1082	0.1082
2	0.1555	0.1564	0.1566	0.1569	0.1564	0.1565	0.1565	0.1564	0.1564	0.1565
3	0.2149	0.2158	0.2157	0.2164	0.2155	0.2153	0.2153	—	—	0.2153
4	0.2276	0.2293	0.2294	0.2250	0.2248	0.2303	0.2303	—	0.2302	0.2303
5	0.2793	0.2821	0.2770	0.2804	0.2831	0.2770	0.2770	0.2770	—	0.2770
6	0.3161	0.3137	0.3139	0.3131	0.3139	0.3132	—	0.3132	—	0.3132
7	0.3210	0.3239	0.3214	0.3241	0.3238	0.3233	0.3233	0.3233	0.3233	0.3234
8	0.3381	0.3361	0.3409	0.3380	0.3378	0.3378	0.3378	0.3378	0.3378	0.3379
9	0.3445	0.3455	0.3475	0.3479	0.3445	—	—	0.3444	—	0.3444
10	0.3976	0.3938	0.3962	0.3960	0.3966	—	—	0.3956	0.3957	0.3957
11	0.4556	0.4560	0.4566	0.4566	0.4580	0.4569	0.4569	0.4566	0.4567	0.4567
12	0.5241	0.5229	0.5231	0.5237	0.5233	—	0.5244	0.5244	0.5244	0.5243
13	0.5738	0.5820	0.5804	0.5790	0.5791	0.5777	0.5777	0.5777		0.5777
14	0.6262	0.6314	0.6284	0.6294	0.6260	0.6324	0.6325	0.6324	0.6325	0.6324

续表

共有峰	S12	S13	S14	S15	S16	A	B	C	D	E
15	0.6368	0.6399	0.6388	0.6378	0.6370	0.6378	0.6379	0.6378	0.6379	0.6378
16	0.6780	0.6754	0.6797	0.6768	0.6722	0.6762	0.6762	0.6762	0.6762	0.6761
17	0.6936	0.6902	0.6912	0.6923	0.6932	0.6902	0.6902	0.6902	0.6902	0.6901
18	0.7031	0.7090	0.7011	0.6992	0.7074	—	—	0.7032	0.7032	0.7031
19	0.7401	0.7408	0.7442	0.7349	0.7401	—	0.7411	0.7413	0.7412	0.7411
20	0.7609	0.7608	0.7628	0.7609	0.7640	0.7620	0.7621	0.7619	0.7619	0.7618
21	0.7815	0.7832	0.7858	0.7834	0.7831	0.7825	0.7826	0.7827	0.7827	0.7826
22	0.7978	0.7998	0.8006	0.7985	0.7989	0.7996	0.7997	0.7996	0.7997	0.7995
23	0.8089	0.8059	0.8068	0.8058	0.8046	0.8061	0.8062	0.8061	0.8062	0.8061
24	0.8315	0.8374	0.8295	0.8276	0.8358	0.8315	0.8316	0.8315	0.8315	0.8314
25	0.8475	0.8482	0.8516	0.8423	0.8475	0.8486	0.8486	0.8485	0.8485	0.8485
26	0.8706	0.8705	0.8725	0.8706	0.8737	0.8716	0.8717	0.8717	0.8717	0.8716
27	0.9062	0.9124	0.9105	0.9111	0.9085	0.9092	0.9092	0.9093	0.9093	0.9093
28	0.9279	0.9330	0.9268	0.9314	0.9280	0.9278	0.9279	0.9277	—	0.9279
29	0.9445	0.9445	0.9455	0.9435	0.9413	0.9455	0.9456	0.9455	0.9454	0.9455
30（S）	1.0000	1.0000	1.0000	1.0000	1.0000	1.0000	1.0000	1.0000	1.0000	1.0000
31	1.0917	1.0927	1.0897	1.0907	1.0957	—	1.0956	1.0956	1.0957	1.0957
32	1.1256	1.1266	1.1256	1.1256	1.1285	1.1266	1.1266	1.1266	1.1266	1.1266
33	1.1461	1.1449	1.1491	1.1504	1.1441	—	—	1.1451	1.1451	1.1452
34	1.1554	1.1577	1.1568	1.1563	1.1593	—	—	1.1595	1.1595	1.1595
35	1.1960	1.1966	1.1961	1.1964	1.1919	1.1957	1.1957	1.1957	1.1959	1.1960
36	1.2184	1.2184	1.2184	1.2184	1.2122	1.2183	1.2183	1.2184	1.2184	1.2185
37	1.2782	1.2744	1.2768	1.2766	1.2753	1.2764	1.2761	1.2657	1.2762	1.2763
38	1.3157	1.3161	1.3167	1.3167	1.3187	1.3477	1.3476	1.2763	1.3167	1.3168
39	1.3780	1.3768	1.3770	1.3776	1.3818	1.3781	1.3780	1.3166	1.3782	1.3783
40	1.3836	1.3918	1.3902	1.3888	1.3865	1.3873	1.3872	1.3781	1.3874	1.3876
41	1.4069	1.4121	1.4091	1.4101	1.4111	1.4128	1.4128	—	1.4130	1.4131
42	1.4681	1.4712	1.4701	1.4691	1.4681	1.4688	1.4688	1.3874	1.4689	1.4691
43	1.4852	1.4826	1.4869	1.4840	1.4826	—	1.4830	1.4129	1.4831	1.4833
44	1.4945	1.4911	1.4921	1.4932	1.4977	—	1.4907	1.4689	1.4909	1.4911

续表

共有峰	S12	S13	S14	S15	S16	A	B	C	D	E
45	1.5295	1.5285	1.5325	1.5295	1.5317	1.5302	1.5301	1.4831	1.5303	1.5305
46	1.5568	1.5588	1.5578	1.5578	1.5588	—	1.5584	1.5303	1.5586	1.5588
47	1.5700	1.5703	1.5703	1.5703	1.5712	—	—	1.5408	1.5699	1.5701
48	1.5968	1.5992	1.5990	1.5996	1.5996	1.5984	1.5984	1.5586	1.5986	1.5988
49	1.6147	1.6138	1.6138	1.6152	1.6152				1.6136	1.6139
50	1.6355	1.6342	1.6348	1.6344	1.6344	—	1.6351	1.5986	1.6352	1.6355
51	1.6454	1.6500	1.6486	1.6487	1.6487	—	—	1.6137	1.6471	1.6474
52	1.6798	1.6765	1.6775	1.6741	1.6743	1.6801	1.6800	1.6353	1.6802	1.6805
53	1.6857	1.6882	1.6872	1.6864	1.6862	1.6868	1.6868	1.6471	1.6869	1.6872
54	1.8121	1.8114	1.8085	1.8039	1.8097	1.8073	1.8073	1.6802	1.8075	1.8079
55	1.8290	1.8311	1.8322	1.8331	1.8335	—	1.8294	1.6869	1.8297	1.8301
56	1.9036	1.9021	1.9018	1.9016	1.9017	1.9009	1.9009	1.8075	1.9012	1.9016
57	2.1128	2.1135	2.1135	2.1135	2.1135	2.1130	2.1130	—	2.1132	2.1136
58	2.1254	2.1258	2.1256	2.1262	2.1272	—	—	—	—	—
59	2.2054	2.2064	2.2048	2.2054	2.2064	—	—	—	—	—
60	2.2255	2.2231	2.2241	2.2255	2.2231					
61	2.2475	2.2483	2.2479	2.2475	2.2483					

表3-42　艾纳香与假东风草及艾纳香茎秆HPLC指纹图谱的相对峰面积

共有峰	S1	S2	S3	S4	S5	S6	S7	S8	S9	S10	S11
1	0.0571	0.0397	0.0590	0.1227	0.0944	0.0859	0.0778	0.1096	0.0321	0.0254	0.0159
2	0.0122	0.0081	0.0123	0.0274	0.0231	0.0190	0.0147	0.0242	0.0065	0.0047	0.0031
3	0.3165	0.2047	0.3398	0.5251	0.3430	0.5760	0.3598	0.2596	0.8290	0.2943	0.4109
4	0.0628	0.0555	0.0673	0.1170	0.1411	0.1367	0.1039	0.1049	0.1941	0.0417	0.0568
5	0.0100	0.0016	0.0146	0.0097	0.0079	0.0415	0.0114	0.0205	0.0092	0.0087	0.0053
6	0.0094	0.0031	0.0057	0.0067	0.0084	0.0056	0.0048	0.0060	0.0132	0.0027	0.0038
7	0.0077	0.0010	0.0035	0.0025	0.0033	0.0032	0.0032	0.0031	0.0047	0.0031	0.0017
8	0.0239	0.0055	0.0262	0.0229	0.0233	0.0356	0.0550	0.0202	0.0797	0.0113	0.0163
9	0.0071	0.0079	0.0086	0.0107	0.0069	0.0157	0.0105	0.0077	0.0192	0.0110	0.0086
10	0.1065	0.0261	0.0641	0.0659	0.0783	0.0336	0.0136	0.0331	0.0990	0.0375	0.0247
11	0.0194	0.0099	0.0220	0.0341	0.0464	0.0451	0.0509	0.0298	0.0454	0.0119	0.0223

共有峰	S1	S2	S3	S4	S5	S6	S7	S8	S9	S10	S11
12	0.0179	0.0093	0.0287	0.0055	0.0164	0.0087	0.0282	0.0253	0.0176	0.0276	0.0096
13	0.0567	0.0190	0.0818	0.1267	0.1973	0.0588	0.0413	0.0465	0.0831	0.0668	0.0695
14	0.5279	0.0668	0.1504	0.1253	0.2302	0.1198	0.1586	0.1253	0.3847	0.1350	0.1461
15	0.1926	0.0311	0.0279	0.0520	0.1252	0.0436	0.0551	0.0404	0.1887	0.0338	0.0637
16	0.3814	0.1022	0.1125	0.0812	0.1705	0.1052	0.1183	0.0689	0.2904	0.1111	0.1212
17	0.4431	0.1412	0.1275	0.1139	0.2475	0.1128	0.1309	0.0857	0.3364	0.1151	0.1617
18	0.0846	0.0087	0.0088	0.0104	0.0419	0.0038	0.0062	0.0074	0.0457	0.0071	0.0251
19	0.1526	0.0410	0.0583	0.0773	0.1035	0.0448	0.0616	0.0442	0.0983	0.1367	0.0758
20	0.2093	0.0463	0.0818	0.0897	0.1497	0.0487	0.0484	0.0336	0.1739	0.0734	0.0671
21	0.0808	0.0278	0.1081	0.1505	0.2430	0.0893	0.0547	0.0523	0.0885	0.0643	0.0614
22	1.3011	0.0655	0.2721	0.3332	0.3870	0.1269	0.1602	0.1256	0.5661	0.2199	0.1611
23	0.5882	0.0816	0.3912	0.5289	0.5700	0.1420	0.1607	0.1387	0.6912	0.2435	0.1904
24	0.0203	0.0028	0.0099	0.0215	0.0237	0.0052	0.0054	0.0062	0.0357	0.0085	0.0057
25	0.1330	0.0377	0.1603	0.1311	0.0733	0.0498	0.0582	0.0353	0.0887	0.0700	0.0484
26	0.0587	0.0205	0.0534	0.0918	0.1058	0.0253	0.0205	0.0228	0.0891	0.0365	0.0297
27	0.0152	0.0057	0.0093	0.0113	0.0170	0.0097	0.0072	0.0066	0.0098	0.0089	0.0078
28	0.0214	0.0132	0.0189	0.0221	0.0304	0.0131	0.0135	0.0116	0.0140	0.0224	0.0209
29	0.0470	0.0165	0.0302	0.0475	0.0470	0.0195	0.0096	0.0126	0.0264	0.0276	0.0244
30（S）	1.0000	1.0000	1.0000	1.0000	1.0000	1.0000	1.0000	1.0000	1.0000	1.0000	1.0000
31	0.0367	0.0236	0.0312	0.0168	0.0344	0.0273	0.0034	0.0161	0.0239	0.0063	0.0114
32	0.2830	0.3664	0.3511	0.2751	0.3404	0.2462	0.1922	0.3860	0.2867	0.4224	0.3640
33	0.1892	0.2180	0.1505	0.2374	0.3036	0.2569	0.2667	0.2663	0.2323	0.4478	0.1983
34	0.1780	0.0937	0.0796	0.1117	0.2649	0.0958	0.1956	0.0938	0.1385	0.1148	0.1290
35	0.1220	0.0391	0.0666	0.0954	0.1346	0.0859	0.0587	0.0810	0.0580	0.1897	0.2407
36	0.1243	0.2110	0.2672	0.3346	0.2671	0.4885	0.4934	0.2210	0.3148	0.6576	0.3451
37	0.0141	0.0450	0.0317	0.0409	0.0903	0.0475	0.0323	0.0479	0.0538	0.0331	0.0374
38	0.0431	0.0415	0.0337	0.0492	0.0249	0.0180	0.0128	0.0219	0.0275	0.1177	0.0478
39	0.0428	0.0466	0.0403	0.0403	0.0788	0.0432	0.0362	0.0398	0.0699	0.0258	0.0894
40	0.0066	0.0221	0.0166	0.0167	0.0030	0.0116	0.0092	0.0131	0.0174	0.0730	0.0179
41	0.2439	0.5113	0.5322	0.5258	0.4378	0.7754	0.7003	0.4859	0.5936	0.6821	0.6185

共有峰	S1	S2	S3	S4	S5	S6	S7	S8	S9	S10	S11
42	0.1176	0.3145	0.4563	0.2708	0.1188	0.5750	0.3235	0.4010	0.3408	0.4422	0.4045
43	0.0682	0.1033	0.1226	0.1295	0.1267	0.1485	0.1990	0.1052	0.1185	0.1501	0.1051
44	0.0157	0.0335	0.0239	0.0327	0.0417	0.0706	0.0830	0.0350	0.0420	0.0384	0.0447
45	0.0113	0.0285	0.0308	0.0382	0.0629	0.0695	0.1026	0.0261	0.0542	0.0445	0.0489
46	0.0078	0.0132	0.0099	0.0103	0.0134	0.0134	0.0086	0.0113	0.0155	0.0100	0.0089
47	0.0253	0.0170	0.0260	0.0278	0.0329	0.0352	0.0259	0.0347	0.0297	0.0174	0.0157
48	4.2797	2.0802	3.1178	2.6308	6.0105	3.5938	2.7931	4.0616	4.0748	2.4986	2.3472
49	0.0135	0.0182	0.0191	0.0194	0.0271	0.0144	0.0107	0.0157	0.0149	0.0473	0.0175
50	0.0190	0.0418	0.0409	0.0423	0.0281	0.0498	0.0508	0.0323	0.0430	0.0369	0.0325
51	0.0077	0.0165	0.0175	0.0197	0.0158	0.0267	0.0211	0.0136	0.0219	0.0155	0.0264
52	0.0247	0.0393	0.0496	0.0452	0.0449	0.0628	0.0457	0.0451	0.0431	0.0355	0.0485
53	0.0144	0.0389	0.0397	0.0393	0.0442	0.0704	0.0570	0.0307	0.0478	0.0325	0.0288
54	0.0084	0.0168	0.0203	0.0153	0.0174	0.0300	0.0182	0.0211	0.0191	0.0106	0.0137
55	0.0410	0.0278	0.0283	0.0326	0.0370	0.0525	0.0604	0.0381	0.0450	0.0497	0.0309
56	0.0250	0.0483	0.0432	0.0332	0.0060	0.0397	0.0283	0.0334	0.0315	0.0458	0.0354
57	0.0503	0.0231	0.0269	0.0473	0.0483	0.0563	0.0475	0.0473	0.0668	0.0168	0.0193
58	0.0145	0.0086	0.0165	0.0115	0.0077	0.0196	0.0103	0.0359	0.0185	0.0085	0.0046
59	0.0473	0.0189	0.0314	0.0462	0.0205	0.0693	0.0366	0.0265	0.0239	0.0083	0.0084
60	0.1774	0.0705	0.0780	0.1382	0.1514	0.1762	0.1515	0.1567	0.2088	0.0536	0.0702
61	0.0514	0.0239	0.0289	0.0504	0.0427	0.0608	0.0420	0.0364	0.0731	0.0221	0.0270

（续）表3-42　艾纳香与假东风草及艾纳香茎秆HPLC指纹图谱的相对峰面积

共有峰	S12	S13	S14	S15	S16	A	B	C	D	E
1	0.0708	0.0781	0.0345	0.0178	0.0257	—	0.2600	0.1817	0.0446	0.0683
2	0.0180	0.0201	0.0072	0.0049	0.0091	0.2166	0.0760	0.0173	0.0066	0.0122
3	0.3612	0.5244	0.2104	0.1285	0.2932	26.2391	2.6841	—	—	0.2096
4	0.1169	0.1300	0.1099	0.0633	0.1448	1.6585	0.4021	—	0.0089	0.0200
5	0.0025	0.0061	0.0296	0.0107	0.0178	0.0850	0.0044	0.0037	—	0.0064
6	0.0047	0.0212	0.0057	0.0113	0.0101	2.0602	—	0.0313	—	0.0105
7	0.0035	0.0026	0.0025	0.0058	0.0089	0.6000	0.0138	0.0701	0.0050	0.0130
8	0.0217	0.0457	0.0205	0.0445	0.0500	3.1148	0.0854	0.2498	0.0109	0.0551

续表

共有峰	S12	S13	S14	S15	S16	A	B	C	D	E
9	0.0101	0.0368	0.0144	0.0099	0.0156	—	—	0.1817	—	0.0329
10	0.0929	0.0988	0.0479	0.2067	0.1476	—	—	1.2401	0.0488	0.3166
11	0.0309	0.0717	0.0241	0.0221	0.0488	0.1306	0.1970	0.0639	0.0093	0.0128
12	0.0204	0.0093	0.0136	0.0148	0.0358	—	0.0063	0.1653	0.0640	0.0549
13	0.1847	0.2055	0.1666	0.1287	0.2032	0.5306	0.2260	0.1204	—	0.0136
14	0.2340	0.2825	0.2359	0.3270	0.4913	0.9656	0.0581	1.5301	0.1923	0.3520
15	0.0628	0.0902	0.0674	0.1195	0.2150	0.5979	0.0460	0.5344	0.0688	0.1465
16	0.1906	0.1304	0.1049	0.1879	0.3243	1.3041	0.1359	2.9848	0.2452	0.5127
17	0.1695	0.1388	0.1278	0.2042	0.4082	1.1393	0.2503	3.4411	0.2362	0.4884
18	0.0251	0.0220	0.0262	0.0225	0.0320	—	—	0.1713	0.0135	0.0382
19	0.0630	0.1150	0.0510	0.0576	0.1853	—	0.0412	0.2337	0.0245	0.0289
20	0.1138	0.1006	0.1018	0.1688	0.2239	12.0220	0.3732	1.4550	0.0637	0.1610
21	0.1419	0.1461	0.0685	0.0680	0.0878	1.6341	0.3100	0.1993	0.0130	0.0415
22	0.6284	0.2839	0.2440	1.1289	0.6525	83.6842	0.9289	9.8473	0.1413	1.1070
23	0.5935	0.4721	0.2667	0.8400	0.8053	31.6674	1.1273	5.1505	0.0693	0.5775
24	0.0288	0.0316	0.0131	0.0451	0.0511	1.6934	0.0894	0.0939	0.0076	0.0594
25	0.1058	0.1544	0.0642	0.1370	0.1250	29.3364	1.3798	0.4725	0.0314	0.1551
26	0.0762	0.0619	0.0940	0.2673	0.1496	8.9844	0.3777	1.0526	0.0083	0.0413
27	0.0146	0.0143	0.0069	0.0072	0.0221	0.1002	0.0578	0.0857	0.0046	0.0151
28	0.0265	0.0263	0.0178	0.0137	0.0222	0.6254	0.0854	0.5611	—	0.0154
29	0.0339	0.0442	0.0275	0.0665	0.0695	10.1695	0.5886	0.1915	0.0025	0.0261
30（S）	1.0000	1.0000	1.0000	1.0000	1.0000	1.0000	1.0000	1.0000	1.0000	1.0000
31	0.0129	0.0548	0.0030	0.0128	0.0630	—	0.0234	0.0565	0.0098	0.0092
32	0.3851	0.3400	0.1790	0.2276	0.7514	0.1849	0.3493	0.4291	0.3812	0.6414
33	0.1558	0.3798	0.2129	0.1221	0.4105	—	—	0.8679	0.1319	0.2702
34	0.0840	0.0879	0.0383	0.0888	0.0883	—	—	0.7361	0.0586	0.1055
35	0.1349	0.1605	0.2001	0.0370	0.2036	1.0691	0.1211	0.0686	0.0073	0.0157
36	0.2578	0.9272	0.2206	0.1124	0.5624	0.9816	0.2356	0.3730	0.1430	0.1827
37	0.0585	0.0315	0.0159	0.0331	0.0350	0.0067	0.1396	0.2128	0.0283	0.0244
38	0.0638	0.0309	0.0237	0.0190	0.0186	0.0156	0.0605	0.1976	0.0107	0.0443

共有峰	S12	S13	S14	S15	S16	A	B	C	D	E
39	0.0585	0.0341	0.0345	0.0482	0.0274	0.2256	0.0481	0.0468	0.0558	0.0654
40	0.0438	0.0236	0.0201	0.0070	0.0158	0.3563	0.1603	0.0975	0.0066	0.0146
41	0.7014	0.7999	0.5314	0.3300	0.3821	1.9791	0.5370	—	0.4642	0.6074
42	0.7784	0.3823	0.2402	0.1871	0.6237	0.4663	0.2326	0.0063	0.3900	0.5752
43	0.1580	0.2048	0.0969	0.0731	0.1849	—	0.1140	0.9129	0.1310	0.1843
44	0.0364	0.0568	0.0091	0.0174	0.0430	—	0.0415	0.4492	0.0218	0.0219
45	0.0408	0.1154	0.0199	0.0122	0.0433	0.3472	0.0418	0.1665	0.0306	0.0584
46	0.0084	0.0215	0.0141	0.0093	0.0079	—	0.0307	0.0989	0.0083	0.0166
47	0.0268	0.0294	0.0159	0.0119	0.0210	—	—	0.0677	0.0067	0.0126
48	2.8940	4.9107	3.6689	2.3815	4.1038	1.9141	1.0786	0.0413	0.1356	0.8459
49	0.0441	0.0312	0.0190	0.0108	0.0188	—	—	—	0.0136	0.0363
50	0.0539	0.0640	0.0449	0.0291	0.0400	—	0.0547	1.5273	0.0500	0.0603
51	0.0223	0.0245	0.0134	0.0114	0.0141	—	—	0.0178	0.0256	0.0299
52	0.0506	0.0595	0.0311	0.0206	0.0216	0.7514	0.2759	0.0909	0.0525	0.0839
53	0.0302	0.1493	0.0384	0.0188	0.0346	0.1355	0.0637	0.0553	0.0347	0.0553
54	0.0163	0.0310	0.0179	0.0134	0.0145	0.0970	0.0450	0.0939	0.0221	0.0320
55	0.0717	0.1196	0.0352	0.0254	0.0435	—	0.0361	0.1038	0.0051	0.0131
56	0.0450	0.0652	0.0495	0.0367	0.0406	1.0456	0.9358	0.0568	0.0093	0.0242
57	0.0503	0.0843	0.0475	0.0205	0.0383	0.1123	0.0311	—	0.0031	0.0062
58	0.0139	0.0258	0.0110	0.0046	0.0072	—	—	—	—	—
59	0.0648	0.0395	0.0236	0.0177	0.0173	—	—	—	—	—
60	0.1452	0.2872	0.1693	0.0854	0.1424	—	—	—	—	—
61	0.0560	0.0889	0.0442	0.0230	0.0389	—	—	—	—	—

【小结】

液相指纹图谱技术识别出各批次艾纳香HPLC指纹图谱相似度为0.931~0.995并有61个共有峰，而艾纳香与假东风草及艾纳香茎秆的HPLC指纹图谱进行比较，相似度均低于0.697，共有峰的个数低于57个，若利用显微鉴别方法对艾纳香药材进行识别，其中粉末鉴别针对石细胞、导管、非腺毛进行描述，但由于不同产地的药材生态环境上的差异及取材部位的不同，可能会增加艾纳香药材显微专属性特征鉴别的难度，但借助HPLC指纹图谱在整体性和模糊性上来识别药材的相似性，能够达到对艾纳香药材品种进行识别的目的。

天胡荽（Tianhusui）

【药材的基原、分布、药用及成分】

1.基原 天胡荽为伞形科植物天胡荽*Hydrocotyle sibthorpioides* Lam.或破铜钱*Hydrocotyle sibthorpioides* Lam.Var.batrachium（Hance）Hand.–Mazz. ex Shan的干燥全草。为《广西中药材标准》（1990年版）收载品种，但《贵州省中药材民族药材质量标准》（2003年版）、《云南省中药材饮片标准》（2005年版）、《上海市中药材标准》（1994年版）、《湖北省中药材标准》（2009年版）、《湖南省中药材标准》（2009年版）只收载天胡荽*Hydrocotyle sibthorpioides* lam.作天胡荽药材用，为民族用药。连钱草和积雪草分别为唇形科植物活血丹*Glechoma longituba*（Nakai）Kupr.的干燥地上部分和伞形科植物积雪草*Centella asiatica*（L.）Urban.的干燥全草，二者在性状上与天胡荽相似，易混淆使用。

2.分布 天胡荽*Hydrocotyle sibthorpioides* Lam.产于陕西、江苏、安徽、浙江、江西、福建、湖南、湖北、广东、广西、台湾、四川、贵州、云南等地。通常生长在海拔475～3000米的湿润草地、河沟边、林下。朝鲜、日本、东南亚至印度也有分布。

破铜钱*Hydrocotyle sibthorpioides* Lam.Var.batrachium（Hance）Hand.–Mazz. ex Shan产于安徽、浙江、江西、湖南、湖北、台湾、福建、广东、广西、四川等地。喜生于海拔力150～2500米湿润的草地、河沟边、湖滩、溪谷及山地；越南亦有分布。

3.采收加工 夏秋间采收全草，洗净，晒干。

4.功效与主治 性凉，味甘、微辛。清热解毒，利湿。用于黄疸型肝炎、胆结石、目翳。

5.化学成分 天胡荽主要含有三萜、黄酮类化合物，三萜化合物包括hydrocotyloside Ⅰ、hydrocotyloside Ⅱ、hydrocotyloside Ⅲ、hydrocotyloside Ⅳ、hydrocotyloside Ⅴ、hydrocotyloside Ⅵ、hydrocotyloside Ⅶ、udosaponin B、hydrocosisaponin B、hydrocosisaponin C、hydrocosisaponin、hydrocosisaponin E、hydrocosisaponin F等；黄酮类化合物包括槲皮素、芹菜素、山奈酚、牡荆苷、异牡荆苷、槲皮素3–*O*–*β*–D–半乳糖苷、染料木素、大豆素等。

【植物形态与药材性状特征】

1.植物形态

天胡荽*Hydrocotyle sibthorpioides* Lam. 多年生草本，有气味。茎细长而匍匐，平铺地上成片，节上生根。叶片膜质至草质，圆形或肾圆形，长0.5～1.5厘米，宽0.8～2.5厘米，基部心形，两耳有时相接，不分裂或5～7裂，裂片阔倒卵形，边缘有钝齿，表面光滑，背面脉上疏被粗伏毛，有时两面光滑或密被柔毛；叶柄长0.7～9厘米，无毛或顶端有毛；托叶略呈半圆形，薄膜质，全缘或稍有浅裂。伞形花序与叶对生，单生于节上；花序梗纤细，长0.5～3.5厘米；小总苞片卵形至卵状披针形，长1～1.5毫米，膜质，有黄色透明腺点，背部有1条不明显的脉；小伞形花序有花5～18，花无柄或有极短的柄，花瓣卵形，长约1.2毫米，绿白色，有腺点；花丝与花瓣同长或稍超出，花药卵形；花柱长0.6～1毫米。果实略呈心形，长1～1.4毫米，宽1.2～2毫米，两侧扁压，中棱在果熟时极为隆起，幼时表面草黄色，成熟时有紫色斑点。花果期4～9月。

破铜钱Hydrocotyle sibthorpioides Lam.Var.batrachium（Hance）Hand.–Mazz. ex Shan 破铜钱与原种的区别为叶片较小，3～5深裂几达基部，侧面裂片间有一侧或两侧仅裂达基部1/3处，裂片均呈楔形。

2.药材性状　天胡荽多皱缩成团，根细，表面淡黄色或灰黄色。茎极纤细，弯曲，黄绿色，节处有根痕及残留细根。叶多皱缩破碎，完整中圆形或近肾形，5～7浅裂，少不分裂，边缘有钝齿；托叶膜质；叶柄长约0.5厘米，扭曲状。伞形花序小。双悬果略呈心形，两侧压扁，气香；破铜钱呈破缩成团。茎纤细。叶多破碎；完整叶展平后近圆形，叶片3～5深裂几达基部，侧裂片间有一侧或两侧仅裂达基部1/3处，裂片楔形。气微香，味淡。

【材料与仪器】

Agilent1100型高效液相色谱仪，配有二极管阵列检测器，四元泵溶剂洗脱系统、柱温箱、自动进样器；《中药色谱指纹图谱相似度评价系统》软件（2004A版）（国家药典委员会）。

乙腈为色谱纯；其余试剂均为分析纯；水为纯净水；天胡荽分别采集于贵州省贵阳市乌当区、贵阳市花溪区等地，共10批样品，经鉴定为伞形科植物天胡荽Hydrocotyle sibthorpioides Lam.干燥全草；破铜钱采集于贵州省剑河县、凯里市、天柱县等地，共6批样品，经鉴定为伞形科植物破铜钱Hydrocotyle sibthorpioides Lam.Var.batrachium（Hance）Hand.–Mazz. ex Shan的干燥全草；连钱草和积雪草购买于贵阳市万东药材市场，经鉴定为唇形科植物活血丹Glechoma longituba（Nakai）Kupr.的干燥地上部分和伞形科植物积雪草Centella asiatica（L.）Urb.的干燥全草（表3-43）。

表3-43　天胡荽类药材及其混淆品的来源与相似度评价结果

编号	样品	来源	采收时间	相似度	总出峰数	总峰面积	共有峰面积（%）
S1	天胡荽	贵阳中医学院北校区1	2008-08	0.956	53	35639.4	93.08
S2	天胡荽	贵阳中医学院北校区2	2008-09	0.972	55	35671.8	94.02
S3	天胡荽	贵阳中医学院北校区3	2008-10	0.912	52	35577.6	93.24
S4	天胡荽	贵州省贵阳市花溪区①	2008-07	0.954	63	30059.9	93.31
S5	天胡荽	贵州省贵阳市花溪区②	2008-09	0.971	60	30037.7	95.82
S6	天胡荽	贵州省贵阳市花溪区③	2008-10	0.934	65	30062.0	93.57
S7	天胡荽	贵州省贵阳市乌当区a	2008-06	0.958	61	34051.4	94.37
S8	天胡荽	贵州省贵阳市乌当区b	2008-09	0.942	63	34073.0	93.17
S9	天胡荽	贵州省贵阳市乌当区c	2008-07	0.970	56	30118	93.06

编号	样品	来源	采收时间	相似度	总出峰数	总峰面积	共有峰面积（%）
S10	天胡荽	贵州省贵阳市乌当区d	2008-09	0.926	59	30130.2	93.45
SB1	破铜钱	贵州省天柱县e	2008-08	0.495	44	3940.1	45.87
SB2	破铜钱	贵州省天柱县f	2008-08	0.564	54	6573.3	47.96
SB3	破铜钱	贵州省剑河县	2008-08	0.431	50	4162.3	49.25
SB4	破铜钱	贵州省凯里市	2008-08	0.436	55	5299	46.33
SB5	破铜钱	贵州省三穗县	2008-08	0.461	56	17567.9	43.11
SB6	破铜钱	贵州省锦屏县	2008-08	0.535	58	8945.9	52.03
C	积雪草	贵阳市A药材市场1#	2008-08	0.209	60	12901.6	31.20
D	连钱草	贵阳市A药材市场2#	2008-08	0.297	75	42538.2	20.43

【溶液的制备】

供试品溶液的制备　取样品粉末（过3号筛）3.0g，精密称定，置圆底烧瓶中，加甲醇50ml，加热回流1.5小时，滤过，药渣加甲醇50ml，回流提取1.5小时，滤过，合并滤液。滤液置蒸发皿中挥干，残渣加甲醇溶解并定容至10ml，摇匀。用0.45μm微孔滤膜滤过，取续滤液作为供试品溶液。

【色谱条件】

Diamonsil C$_{18}$（250mm×4.6mm，5μm）色谱柱，流动相乙腈（A）- 0.1%磷酸水溶液（B），按表3-44进行线性梯度洗脱，柱温为25℃，检测波长为340nm，流速为1.0ml/min，分析运行时间为120分钟，进样量为10μl。

表3-44　流动相梯度洗脱表

时间（min）	流动相A（%）	流动相B（%）
0 ~ 30	15	85
30 ~ 75	15 ~ 30	85 ~ 70
75 ~ 105	30 ~ 90	70 ~ 10
105 ~ 120	90 ~ 100	10 ~ 0

【方法学考察】

1.精密度试验　取天胡荽样品粉末，按供试品溶液的制备方法制备供试品溶液，按色谱条件连续进样6次，测定其指纹图谱，计算指纹图谱中各共有峰的相对保留时间及相对峰面积比值的RSD值。结果显示，各共有峰的相对保留时间和相对峰面积的RSD分别小于3%，表明仪器精密度良好。

2.稳定性试验　取同一供试品溶液，分别在0、2、6、12、18、24、36和48小时检测，考察各色谱峰相似度的一致性，计算各共有色谱峰相对保留时间及相对峰面积的RSD均低于3%。结果表明供试品溶液在48小时内稳定。

3.重复性试验　取同一批天胡荽样品6份，按供试品溶液的制备方法制备供试品溶液，按色谱条件进样测定，计算指纹图谱中各共有峰的相对保留时间及相对峰面积比值的RSD值。结果显示，各共有峰的相对峰面积和相对保留时间的RSD分别小于3%，说明试验方法重复性良好。

【液相指纹图谱的构建】

按供试品溶液的制备方法制备18批天胡荽类药材及其混淆品样品的供试品溶液，按色谱条件对各供试品溶液和对照品溶液进行检测，测得各供试品HPLC液相指纹图谱。

【指纹图谱分析】

1.天胡荽药材指纹图谱相似度评价　分别将采集于贵州贵阳三江农场、贵阳中医学院、花溪、水田共10批天胡荽样品的色谱数据导入"中药色谱指纹图谱相似度评价系统"软件，进行匹配，采用中位数法考察色谱峰相似度的一致性，结果见表3-43。

2.天胡荽药材共有峰的确立　采用国家药典委员会颁布的"中药色谱指纹图谱相似度评价系统"软件对10批天胡荽药材样品的HPLC色谱图分别进行匹配和比较，采用中位数法生成对照图谱，并综合考虑色谱峰共有状况、分离情况和色谱峰面积及方法学考察的结果，最终确定了23个共有峰（图3-32、图3-33、表3-45）。

3.参照物峰的确定　15号色谱峰具有保留时间居中、峰面积相对较大及分离度较好的特点。因此，以保留时间约为83.855分钟的15号峰作为参照峰S，对10批天胡荽药材的指纹图谱进行考察，并对各共有峰进行相对保留时间的计算，结果见表3-45。

4.天胡荽类药材及其混淆品指纹图谱比较　分别将18批天胡荽类药材及其混淆品样品的色谱数据导入"中药色谱指纹图谱相似度评价系统"软件，进行匹配，采用中位数法考察色谱峰相似度的一致性。可以直观地发现，天胡荽与破铜钱及连钱草、积雪草的指纹图谱明显不同，其特征峰数目、位置（相对保留时间）、积分值都有差异，结果见表3-43、表3-45、图3-34、图3-35。

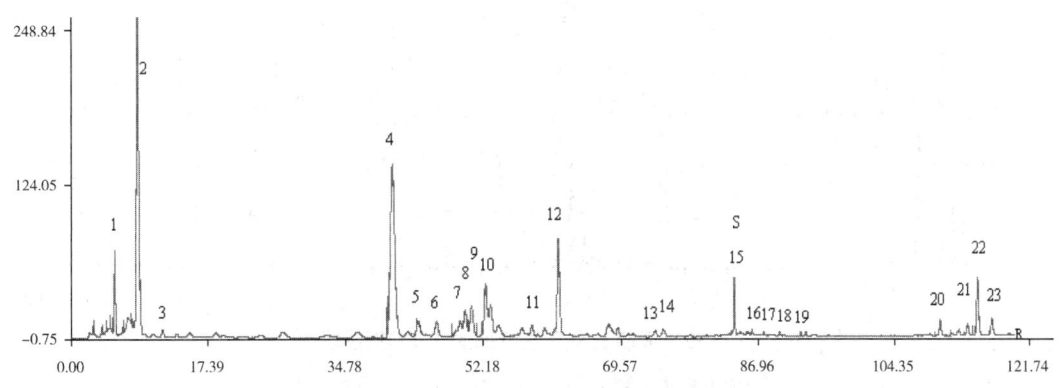

图3-32　天胡荽药材HPLC对照指纹图谱

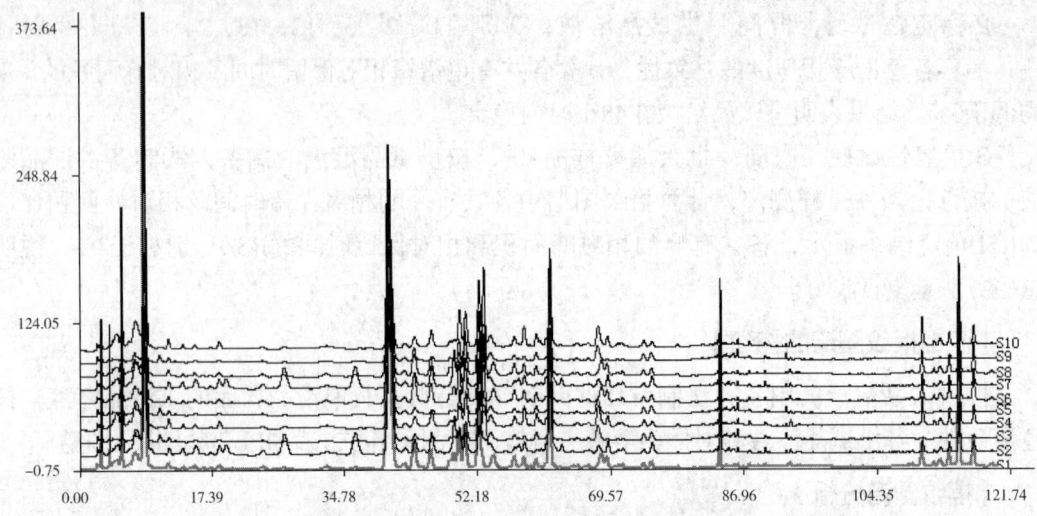

图3-33　10批天胡荽药材HPLC指纹图谱

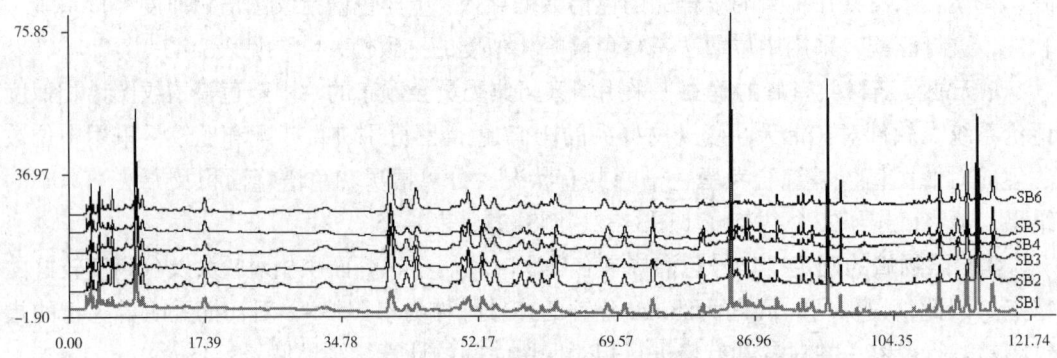

图3-34　6批破铜钱药材HPLC指纹图谱

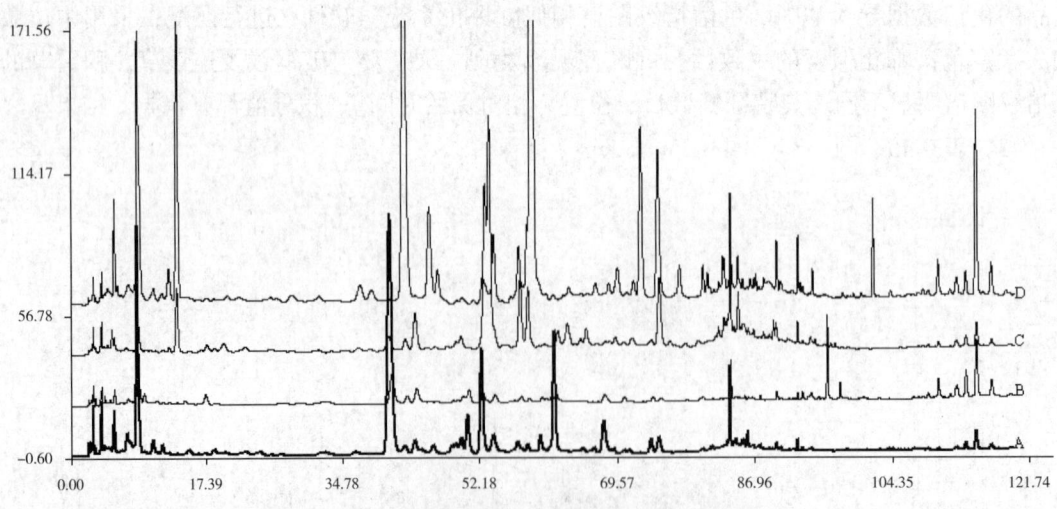

图3-35　天胡荽及其混淆品的HPLC指纹图谱

（A为天胡荽；B为破铜钱；C为积雪草；D为连钱草）

表3-45 16批天胡荽类药材及混淆品HPLC指纹图谱的相对保留时间

共有峰	S1	S2	S3	S4	S5	S6	S7	S8	S9	S10	SB1	SB2	SB3	SB4	SB5	SB6	C	D
1	0.066	0.065	0.066	0.066	0.065	0.066	0.068	0.065	0.065	0.064	0.066	0.065	0.068	0.066	0.065	0.066	0.065	0.066
2	0.101	0.100	0.101	0.102	0.100	0.101	0.101	0.103	0.100	0.100	0.101	0.100	0.100	0.101	0.101	0.103	0.101	0.101
3	0.139	0.138	0.138	0.138	0.137	0.139	0.138	0.140	0.138	0.138	—	—	—	—	—	—	—	0.138
4	0.486	0.487	0.486	0.485	0.487	0.484	0.486	0.487	0.485	0.487	—	—	—	—	—	—	0.485	—
5	0.525	0.525	0.525	0.524	0.525	0.525	0.527	0.525	0.524	0.526	—	—	—	—	—	—	0.525	—
6	0.552	0.553	0.552	0.551	0.552	0.553	0.552	0.552	0.551	0.552	—	—	—	—	—	—	—	—
7	0.587	0.588	0.587	0.585	0.587	0.587	0.585	0.587	0.596	0.587	—	—	—	—	—	—	—	—
8	0.595	0.595	0.595	0.593	0.595	0.594	0.596	0.595	0.593	0.595	—	—	—	—	—	—	0.595	—
9	0.605	0.605	0.605	0.603	0.605	0.604	0.606	0.605	0.606	0.603	0.606	0.605	0.608	0.606	0.605	0.606	—	0.627
10	0.626	0.626	0.626	0.625	0.626	0.626	0.626	0.626	0.628	0.626	0.627	0.627	0.625	0.628	0.627	0.626	—	0.695
11	0.696	0.695	0.695	0.694	0.696	0.696	0.695	0.697	0.695	0.696	—	—	—	—	—	—	0.695	—
12	0.736	0.735	0.736	0.735	0.736	0.734	0.736	0.735	0.735	0.736	0.737	0.735	0.738	0.737	0.736	0.737	—	—
13	0.882	0.881	0.881	0.881	0.882	0.882	0.881	0.883	0.880	0.882	—	—	—	—	—	—	—	—
14	0.894	0.893	0.894	0.896	0.894	0.894	0.895	0.893	0.893	0.894	—	—	—	—	—	—	0.893	0.891
15（S）	1.000	1.000	1.000	1.000	1.000	1.000	1.000	1.000	1.000	1.000	1.000	1.000	1.000	1.000	1.000	1.000	1.000	1.000
16	1.027	1.027	1.027	1.025	1.027	1.027	1.026	1.027	1.027	1.027	1.044	1.042	1.044	1.045	1.043	1.044	1.027	1.025
17	1.045	1.045	1.045	1.045	1.045	1.045	1.045	1.045	1.045	1.045	1.069	1.070	1.067	1.069	1.067	1.069	1.069	1.043
18	1.069	1.070	1.069	1.071	1.070	1.069	1.068	1.069	1.068	1.070	1.101	1.100	1.103	1.101	1.100	1.101	1.102	1.101
19	1.101	1.100	1.101	1.103	1.101	1.103	1.101	1.100	1.101	1.102	—	—	—	—	—	—	—	—
20	1.313	1.311	1.312	1.313	1.313	1.310	1.311	1.313	1.312	1.313	1.355	1.353	1.356	1.355	1.354	1.355	1.356	1.355
21	1.356	1.354	1.355	1.356	1.355	1.357	1.355	1.356	1.354	1.356	1.371	1.370	1.373	1.370	1.374	1.371	1.372	1.370
22	1.371	1.372	1.371	1.370	1.373	1.371	1.371	1.370	1.370	1.371	1.394	1.397	1.395	1.394	1.396	1.396	—	1.393
23	1.394	1.395	1.394	1.394	1.394	1.395	1.394	1.396	1.395	1.394								

【小结】

液相指纹图谱技术识别出不同产地天胡荽指纹图谱有23个共有峰，相似度平均为0.950，而天胡荽与破铜钱、连钱草、积雪草指纹图谱共有峰分别为12、13和14个，天胡荽与其变种植物破铜钱的相似度为0.487左右，与混淆品积雪草和连钱草的相似度分别为0.209和0.297，可作为天胡荽类药材识别依据。

伸筋草（Shenjincao）

【药材的基原、分布、药用及成分】

1.基原 伸筋草为石松科植物石松*Lycopodium japonicum* Thunb.的干燥全草。为《中国药典》（2020年版）收载品种，中药材，伸筋草药材的易混淆品有石松科植物垂穗石松（铺地蜈蚣）*Palhinhaea cernua*（L.）Vasc. et Franco或扁枝石松（地刷子）*Diphasiastrum complanatum*（L.）Holub，如《最新草药真伪鉴别实用大全》记载在广东、广西、云南等地区将垂穗石松作伸筋草药用；《中药大辞典》记载在浙江、四川等地将玉柏*Lycopodium obscurum* L.的全草均称作伸筋草，同作药用。作为伸筋草流通及使用的品种混杂，同名异物现象较为普遍，需予以区分。

2.分布 石松产于全国除东北、华北以外的其他各省区。生于海拔100~3300米的林下、灌丛下、草坡、路边或岩石上。日本、印度、缅甸、不丹、尼泊尔、越南、老挝、柬埔寨及南亚诸国有分布。

3.采收加工 夏、秋二季茎叶茂盛时采收，除去杂质，晒干。

4.功效与主治 性温，味微苦、辛。归肝、脾、肾经。祛风除湿，舒筋活络。用于关节疼痛、屈伸不利。

5.化学成分 伸筋草主要含生物碱类、三萜类化学成分。生物碱包括石松碱、石松定碱、法西亭明碱和石松定碱、α-玉柏碱、phlegmarine、$4\alpha, 8\beta$- dihydroxylycopodine、8β-hydroxylycoposerramine K、11β-hydroxy-12-epilycodoline、miyoshianine C等；三萜类化合物包括3β, 8β, 14α, 21α）-26, 27-dinoronocerane-3, 8, 14, 21-tetrol、（3β, 8β, 14α, 21α）-26, 27-dinoronocerane-3, 8, 14, 21-tetrol、lycopodii A、lycoclavanol、lycoclaninol、α-onocerrin、3-epilycoclavanol等。

【植物形态与药材性状特征】

1.植物形态 多年生草本。匍匐茎细长、横走，2~3回分叉，绿色，被稀疏的叶；侧枝直立，高达40厘米，多回二叉分枝，稀疏，压扁状（幼枝圆柱状），枝连叶直径5~10毫米。叶螺旋状排列，密集，上斜，披针形或线状披针形，长4~8毫米，宽0.3~0.6毫米，基部楔形，下延，无柄，先端渐尖，具透明发丝，边缘全缘，中脉不明显。孢子囊穗4~8个集生于长达30厘米的总柄，总柄上苞片螺旋状稀疏着生，薄草质，形状如叶片；孢子囊穗不等位着生，直立，圆柱形，长2~8厘米，直径5~6毫米，具1~5厘米长的长小柄；孢子叶阔卵形，长2.5~3.0毫米，宽约2毫米，先端急尖，具芒状长尖头，边缘膜质，啮蚀状，纸质；孢子囊生于孢子叶腋，略外露，圆肾形，黄色。

2.药材性状 匍匐茎呈细圆柱形，略弯曲，长可达2米，直径1～3毫米，其下有黄白色细根。直立茎多作二叉状分枝。叶密生茎上，螺旋状排列，皱缩弯曲，线形或针形，长3～5毫米，黄绿色至淡黄棕色，无毛，先端芒状，全缘，易碎断。质柔软，断面皮部浅黄色，木部类白色。无臭，味淡。

【材料与仪器】

Agilent 1290型超高效液相色谱仪，四元泵溶剂洗脱系统，配有二极管阵列检测器，柱温箱，自动进样器。《中药色谱指纹图谱相似度评价系统》软件（2004A版）（国家药典委员会）。

甲醇、乙腈为色谱纯，其余试剂均为分析纯，水为纯净水。伸筋草药材共10份样品，伸筋草混淆品分别玉柏、垂穗石松、扁枝石松、藤石松（石子藤石松），均经鉴定（表3-46）。

表3-46 伸筋草与混淆品的来源与相似度评价结果

编号	样品	品种	来源	收集时间	相似度
S1	伸筋草	石松 *L.japonicum*	贵州省龙里县	2012-07	0.923
S2	伸筋草	石松 *L.japonicum*	河南省郑州市A药店	2012-08	0.949
S3	伸筋草	石松 *L.japonicum*	贵州省贵阳市B药店	2012-12	0.977
S4	伸筋草	石松 *L.japonicum*	贵州省贵阳市C药材市场	2012-12	0.944
S5	伸筋草	石松 *L.japonicum*	河南省郑州市D大药房	2012-12	0.919
S6	伸筋草	石松 *L.japonicum*	湖南省长沙市E药房	2012-06	0.985
S7	伸筋草	石松 *L.japonicum*	重庆市F药房	2012-12	0.948
S8	伸筋草	石松 *L.japonicum*	重庆市G大药房	2012-12	0.937
S9	伸筋草	石松 *L.japonicum*	重庆市H大药房	2012-12	0.924
S10	伸筋草	石松 *L.japonicum*	四川省成都市I大药房	2012-07	0.930
S11	混淆品	玉柏 *L. obscurum*	贵州省贵阳市乌当区	2012-07	0.859
S12	混淆品	垂穗石松 *P. cernua*	广西壮族自治区河池市	2012-10	0.691
S13	混淆品	垂穗石松 *P. cernua*	贵州省龙里县	2012-07	0.642
S14	混淆品	扁枝石松 *D. complanatum*	贵州省龙里县	2012-07	0.614
S15	混淆品	扁枝石松 *D. complanatum*	贵州省贵阳J药材市场	2012-12	0.493
S16	混淆品	藤石松 *L. casuarinoides*	贵州省龙里县	2012-07	0.481

【溶液的制备】

供试品溶液的制备 分别取样品粉末1.0g，置锥形瓶中，加70%乙醇50ml，超声提取45分钟，滤过，药渣加70%乙醇50ml，超声提取45分钟，滤过，合并滤液。滤液置蒸发皿中挥干，残渣加50%甲醇溶解并定容至10ml，混匀。用0.22μm微孔滤膜滤过，取续滤液作为供试品溶液。

【色谱条件】

Agilent ZORBAX RRHD Eclipse Plus C_{18}（2.1×100mm，1.8μm）色谱柱，以甲醇：乙腈（1:1）为流动相A及0.05%磷酸水溶液为流动相B，按表3-47进行线性梯度洗脱，柱温为15℃，检测波长为256nm，流速为0.1ml/min，分析运行时间为35分钟，进样量为0.5μl。

表3-47 流动相梯度洗脱表

时间（min）	流动相A（%）	流动相B（%）
0～3	1	99
3～5.5	1～10	99～90
5.5～8	10～25	90～75
8～6	25～30	75～70
16～18	30～50	70～50
18～23	50～80	50～20
23～28	80～100	20～0
28～35	100	0

【方法学考察】

1.**精密度试验** 取伸筋草样品粉末，按供试品溶液的制备方法制备供试品溶液，按色谱条件连续进样6次，测定其指纹图谱，计算指纹图谱中各共有峰的相对保留时间及相对峰面积比值的RSD值。结果显示，各共有峰的相对保留时间和相对峰面积的RSD分别小于3%，表明仪器精密度良好。

2.**稳定性试验** 取同一伸筋草供试品溶液，按色谱条件分别在0、3、6、11和18小时进样测定，计算指纹图谱中各共有峰的相对保留时间及相对峰面积比值的RSD值。结果显示，各共有峰的相对峰面积和相对保留时间的RSD分别小于3%，表明样品溶液在18小时内稳定。

3.**重复性试验** 取同一批伸筋草样品6份，按供试品溶液的制备方法制备供试品溶液，按色谱条件进样测定，计算指纹图谱中各共有峰的相对保留时间及相对峰面积比值的RSD值。结果显示，各共有峰的相对峰面积和相对保留时间的RSD分别小于3%，说明试验方法重复性良好。

【液相指纹图谱的构建】

按供试品溶液的制备方法制备16批伸筋草及混淆品药材样品的供试品溶液，按色谱条件对各供试品溶液和对照品溶液进行检测，测得各供试品UPLC液相指纹图谱。

【指纹图谱分析】

1.**伸筋草药材指纹图谱相似度评价** 分别将收集的10批伸筋草样品的色谱数据导入"中药色谱指纹图谱相似度评价系统"软件，进行匹配，采用中位数法考察色谱峰相似度的一致性，结果见表3-46。

2.**伸筋草药材共有峰的确定** 采用国家药典委员会颁布的"中药色谱指纹图谱相似度评价系统"软件对10批伸筋草药材样品的UPLC色谱图分别进行匹配和比较，采用中位数法生成对照图谱，并综合考虑色谱峰共有状况、分离情况和色谱峰面积及方法学考察的结果，最终确定了19个共有峰（图3-36、图3-37）。

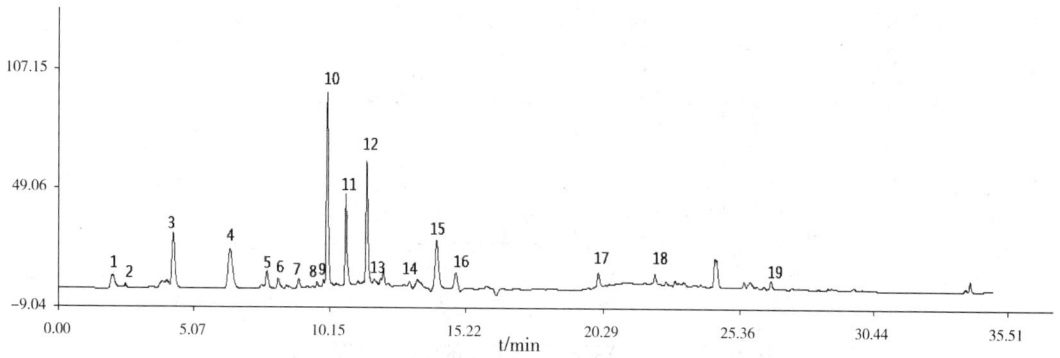

图3-36 伸筋草药材UPLC对照指纹图谱

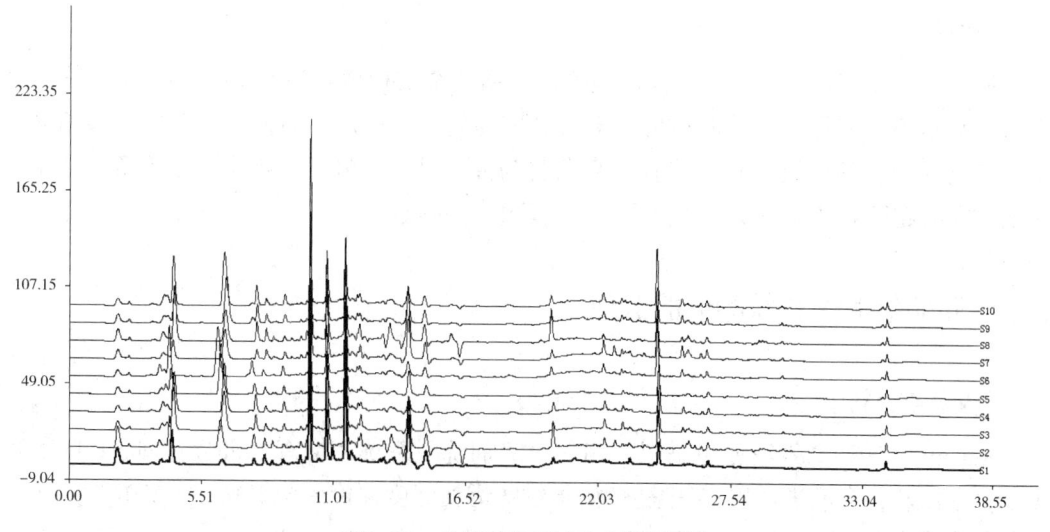

图3-37 伸筋草药材UPLC指纹图谱

3.**参照峰的确定** 12号色谱峰具有保留时间居中、峰面积相对较大及分离度较好的特点。因此，以保留时间约为11.508分钟的12号峰作为参照峰S，并对各共有峰进行相对保留时间和相对峰面积比值的计算，结果见表3-48和表3-49。

4.**伸筋草及混淆品药材指纹图谱比较** 分别将16批伸筋草及混淆品药材样品的色谱数

据导入"中药色谱指纹图谱相似度评价系统"软件，进行匹配，采用中位数法考察色谱峰相似度的一致性。通过比较伸筋草及其混淆品药材指纹图谱，可以看出伸筋草与其他混淆品类药材的指纹图谱明显不同，其相似度、共有峰数目、保留时间及峰面积均有差异，结果见图3-38、表3-46、表3-48和表3-49。

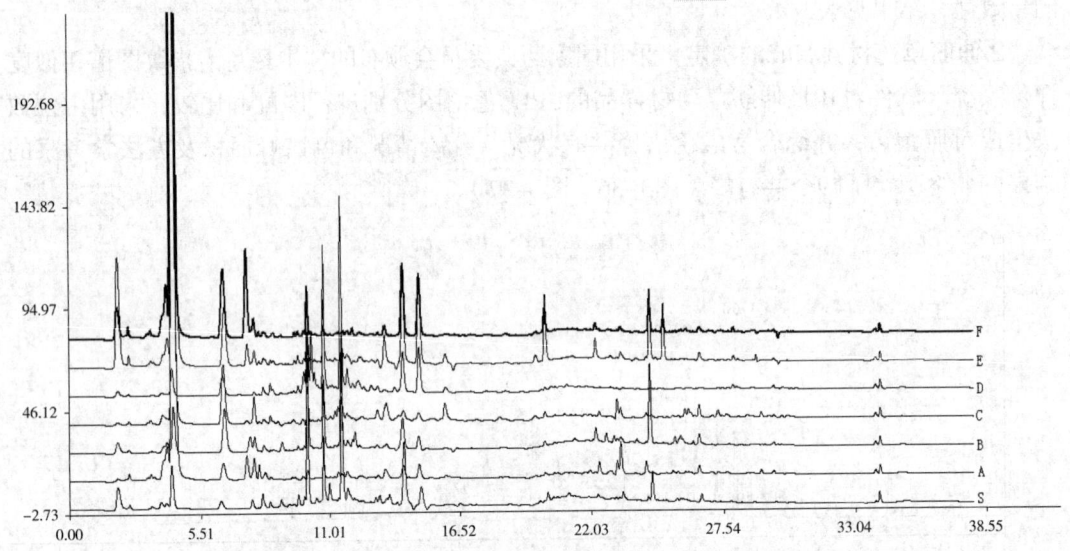

图3-38 伸筋草药材与混淆品的UPLC指纹图谱

（S为石松；A为垂穗石松；B为藤石松；C为玉柏；D为垂穗石松；E为扁枝石松；F为扁枝石松）

【小结】

液相指纹图谱技术识别出不同产地伸筋草指纹图谱相似度为0.919～0.977并有19个共有峰，显示不同来源伸筋草药材的化学成分较为均一、稳定，而伸筋草药材与混淆品的指纹图谱相似度却均低于0.9，且伸筋草药材与混淆品共有峰的个数也低于或等于17个，说明建立的超高效液相指纹图谱可用于伸筋草药材的识别。

附伸筋草HPLC指纹图谱的识别

【仪器与材料】

Agilent 1100型高效液相色谱仪，四元泵溶剂洗脱系统，配有二极管阵列（DAD）检测器，柱温箱，自动进样器；《中药色谱指纹图谱相似度评价系统》软件（2004A版）（国家药典委员会）。

乙腈、甲醇为色谱纯；其余试剂均为分析纯；水为重蒸馏水；伸筋草药材样品，经鉴定为石松科植物石松*Lycopodium japonicum* Thunb.的干燥全草。玉柏石松、垂穗石松、地刷子石松和石子藤石松经鉴定，分别为石松科植物玉柏*Lycopodium obscurum* L.、垂穗石松*Palhinhaea cernua*（L.）Vasc. et Franco、扁枝石松（地刷子石松）*Diphasiastrum complanatum*（L.）Holub、藤石松*Lycopodium casuarinoides* Spring的干燥全草（表3-50）。

表3-48 伸筋草药材与混溪品UPLC指纹图谱的相对保留时间

共有峰	S1	S2	S3	S4	S5	S6	S7	S8	S9	S10	S11	S12	S13	S14	S15	S16
1	0.1757	0.1761	0.1762	0.1763	0.1760	0.1764	0.1767	0.1769	0.1766	0.1771	0.1781	0.1754	0.1742	0.1762	0.1745	0.1764
2	0.2185	0.2171	0.2180	0.2177	0.2176	0.2174	0.2171	0.2180	0.2178	0.2177	—	0.2173	0.2167	0.2173	0.2156	0.2183
3	0.3721	0.3619	0.3755	0.3691	0.3670	0.3732	0.3740	0.3802	0.3795	0.3799	0.3750	0.3762	0.3764	0.3793	0.3734	—
4	0.5553	0.5473	0.5613	0.5537	0.5500	0.5607	0.5649	0.5683	0.5712	0.5706	0.5636	0.5640	0.5634	0.5674	0.5601	—
5	0.6729	0.6705	0.6774	0.6744	0.6725	0.6797	0.6816	0.6829	0.6836	0.6843	0.6832	0.6803	0.6800	0.6812	0.6764	0.6910
6	0.7108	0.7097	0.7135	0.7126	0.7110	0.7156	0.7164	0.7172	0.7173	0.7183	0.7172	0.7150	0.7205	—	—	0.7170
7	0.7774	0.7772	0.7789	0.7788	0.7776	0.7810	0.7819	0.7816	0.7827	0.7836	—	—	—	—	—	0.7889
8	0.8381	0.8380	0.8385	0.8400	0.8384	0.8405	0.8401	0.8405	0.8397	0.8406	0.8418	0.8533	0.8530	0.8376	0.8337	0.8407
9	0.8599	0.8596	0.8602	0.8616	0.8598	0.8617	0.8612	0.8617	0.8612	0.8621	0.8629	0.8533	0.8530	0.8589	0.8549	—
10	0.8709	0.8707	0.8714	0.8726	0.8710	0.8730	0.8726	0.8732	0.8728	0.8737	0.8746	0.8712	0.8714	0.8704	0.8663	0.8738
11	0.9321	0.9321	0.9322	0.9336	0.9323	0.9333	0.9327	0.9331	0.9329	0.9337	0.9344	0.9307	0.9305	0.9301	0.9260	0.9338
12（S）	1.0000	1.0000	1.0000	1.0000	1.0000	1.0000	1.0000	1.0000	1.0000	1.0000	1.0000	1.0000	1.0000	1.0000	1.0000	1.0000
13	1.0228	1.0220	1.0223	1.0317	1.0224	1.0241	1.0240	1.0243	1.0243	1.0248	1.0254	1.0194	1.0201	1.0198	1.0156	—
14	1.1396	1.1381	1.1389	1.1400	1.1387	1.1388	1.1368	1.1362	1.1361	1.1353	1.1380	1.1324	1.1331	1.1328	1.1278	1.1375
15	1.2286	1.2268	1.2273	1.2262	1.2277	1.2285	1.2274	1.2273	1.2269	1.2268	1.2295	1.2264	1.2242	1.2239	1.2181	1.2286
16	1.2915	1.2893	1.2903	1.2919	1.2903	1.2897	1.2879	1.2869	1.2867	1.2860	1.2892	1.2825	1.2833	1.2832	1.2770	1.2878
17	1.7516	1.7465	1.7496	1.7520	1.7493	1.7479	1.7460	1.7453	1.7456	1.7453	1.7480	1.7408	1.7399	1.7397	1.7306	—
18	1.9353	1.9310	1.9326	1.9364	1.9333	1.9315	1.9309	1.9326	1.9326	1.9325	—	1.9392	1.9381	1.9246	1.9150	1.9487
19	2.3099	2.3048	2.3064	2.3121	2.3076	2.3056	2.3056	2.3085	2.3075	2.3081	—	2.3004	2.2989	2.3005	2.2885	2.3306

表3—49　伸筋草药材与混溜清品UPLC指纹图谱的相对峰面积

共有峰	S1	S2	S3	S4	S5	S6	S7	S8	S9	S10	S11	S12	S13	S14	S15	S16
1	0.2683	0.4087	0.1570	0.0969	0.1653	0.1602	0.2883	0.2431	0.3990	0.2325	0.0488	0.2127	0.9368	9.7022	9.2179	4.1773
2	0.0216	0.0270	0.0246	0.0123	0.0370	0.0258	0.0356	0.0363	0.0921	0.0291	—	0.1019	1.5895	0.3890	1.8212	0.1839
3	0.3901	0.4571	0.8460	0.6779	0.4456	0.8327	0.4715	0.8425	1.0519	0.8188	0.1874	84.8014	960.1053	188.4437	897.2402	—
4	0.0925	0.6636	0.8476	0.2520	1.3303	0.6512	1.1408	0.7028	2.1092	1.0626	0.2238	5.8436	10.5263	5.7952	22.2458	—
5	0.0602	0.1782	0.1792	0.1007	0.1646	0.1605	0.1842	0.2328	0.4698	0.2121	0.0180	1.4130	7.4316	0.7883	4.1844	0.2642
6	0.1006	0.1233	0.0808	0.0365	0.1109	0.0699	0.1905	0.1391	0.2081	0.0882	0.0437	0.3919	2.7368	—	—	0.9231
7	0.0559	0.0427	0.0698	0.0758	0.1039	0.0722	0.1251	0.0525	0.2142	0.1065	0.0281	—	—	0.2995	0.6369	0.3645
8	0.0588	0.0529	0.0322	0.0221	0.0288	0.0391	0.0466	0.0375	0.0378	0.0291	0.0281	0.3427	1.0737	0.1721	0.6313	0.3344
9	0.0333	0.0582	0.0352	0.0217	0.0196	0.0552	0.0706	0.0750	0.0574	0.0304	0.0982	1.6942	2.2947	2.3425	6.4302	—
10	0.9600	2.2927	1.3580	0.8717	1.0791	1.6863	2.2255	2.0638	1.7517	1.2360	0.4686	1.8436	4.2211	2.6695	1.6704	1.5920
11	0.3792	0.9780	0.7425	0.4653	0.5185	0.7967	1.2831	0.8634	1.2007	0.7262	0.6633	1.0000	1.0000	1.0000	1.0000	2.1806
12 (S)	1.0000	1.0000	1.0000	1.0000	1.0000	1.0000	1.0000	1.0000	1.0000	1.0000	1.0000	0.3462	2.2737	0.7367	0.9777	1.0000
13	0.1265	0.1315	0.0462	0.0118	0.0503	0.0394	0.1109	0.1141	0.0750	0.0717	0.1311	0.5501	0.8316	0.4905	0.4358	—
14	0.0500	0.1661	0.0407	0.0319	0.0359	0.0385	0.0722	0.2219	0.0726	0.0409	0.0281	0.9121	5.3474	7.4974	16.1173	0.6187
15	0.7129	0.9665	0.5900	0.3844	0.4741	0.7525	1.3035	1.0725	1.0537	0.7253	0.3247	0.7276	5.8211	6.0189	14.4693	6.0769
16	0.3192	0.3344	0.1989	0.0704	0.1768	0.2225	0.5217	0.3206	0.3984	0.2590	0.3488	0.3269	1.2105	3.5060	4.5363	3.6455
17	0.0576	0.3374	0.0914	0.0521	0.0725	0.1107	0.1680	0.3772	0.2007	0.0691	0.0283	0.2091	3.3684	1.0551	1.2682	—
18	0.0376	0.0977	0.1023	0.0424	0.0562	0.1158	0.2915	0.0566	0.1641	0.2025	—	0.5571	3.1789	0.5026	1.2514	0.1973
19	0.0507	0.1046	0.0714	0.0331	0.0876	0.0914	0.1889	0.0894	0.1678	0.1947	—					1.0936

表3-50 伸筋草及其混淆品的来源与相似度评价结果

编号	样品	品种	来源	收集时间	相似度
S1	伸筋草	石松 *L.japonicum*	贵州省龙里县	2012-07	0.911
S2	伸筋草	石松 *L.japonicum*	河南省郑州市A药店	2012-08	0.952
S3	伸筋草	石松 *L.japonicum*	贵州省贵阳市B药店	2012-12	0.913
S4	伸筋草	石松 *L.japonicum*	贵州省贵阳市C药材市场	2012-12	0.952
S5	伸筋草	石松 *L.japonicum*	河南省郑州市D大药房	2012-12	0.916
S6	伸筋草	石松 *L.japonicum*	湖南省长沙市E药房	2012-06	0.966
S7	伸筋草	石松 *L.japonicum*	重庆市F药房	2012-12	0.959
S8	伸筋草	石松 *L.japonicum*	重庆市G药房	2012-12	0.917
S9	伸筋草	石松 *L.japonicum*	重庆市H大药房	2012-12	0.941
S10	伸筋草	石松 *L.japonicum*	四川省成都市I大药房	2012-07	0.943
A	混淆品	玉柏石松 *L. obscurum*	贵州省贵阳市乌当区	2012-07	0.832
B	混淆品	垂穗石松 *L. cernuum*	广西壮族自治区河池市	2012-10	0.631
C	混淆品	垂穗石松 *L. cernuum*	贵州省龙里县	2012-07	0.642
D	混淆品	扁枝石松 *D. complanatum*	贵州省龙里县	2012-07	0.601
E	混淆品	扁枝石松 *D. complanatum*	贵州省贵阳市J药材市场	2012-12	0.493
F	混淆品	藤石松 *L. casuarinoides*	贵州省龙里县湾寨乡	2012-07	0.481

【溶液的制备】

供试品溶液的制备 取样品粉末1.0g，置于100ml具塞锥形瓶中，精密加入70%乙醇50ml，超声提取两次，每次45分钟，滤过，合并滤液，滤液置蒸发皿中60℃水浴挥干，残渣用50%甲醇定容至10ml，摇匀，用0.22μm微孔滤膜滤过，续滤液作为供试品溶液。

【色谱条件】

Uitimate-C$_{18}$（250mm×4.6mm，5μm）色谱柱；流动相为甲醇：乙腈（1：1）（A）-0.05%磷酸水溶液（B），按表3-51进行线性梯度洗脱，柱温为25℃，检测波长为256nm，流速为0.5ml/min，分析运行时间为105分钟，进样量为7μl。

表3-51 流动相梯度洗脱表

时间（min）	流动相A（%）	流动相B（%）
0～15	1～20	99～80
15～30	20～25	80～75
30～40	25～30	75～70
40～50	30～35	70～65
50～60	35～60	65～40

时间（min）	流动相A（%）	流动相B（%）
60～85	60～70	40～30
85～95	70～100	30～0
95～105	100	0

【方法学考察】

1.精密度试验 取伸筋草样品粉末，按供试品溶液的制备方法制备供试品溶液，按色谱条件连续进样6次，测定其指纹图谱，计算指纹图谱中各共有峰的相对保留时间及相对峰面积比值的RSD值。结果显示，各共有峰的相对保留时间和相对峰面积的RSD分别小于3，表明仪器精密度良好。

2.稳定性试验 取同一伸筋草供试品溶液，按色谱测试条件分别在0、6、12、18、24和36小时进样测定，计算指纹图谱中各共有峰的相对保留时间及相对峰面积比值的RSD值。结果显示，各共有峰的相对峰面积和相对保留时间的RSD分别小于3，表明样品溶液在36小时内稳定。

3.重复性试验 取同一批伸筋草药材样品6份，按供试品溶液的制备方法制备供试品溶液，按色谱测试条件进样分析，计算指纹图谱中各共有峰的相对保留时间及相对峰面积比值的RSD值。结果显示，各共有峰的相对峰面积和相对保留时间的RSD分别小于3，说明试验方法重复性良好。

【液相指纹图谱的构建】

按供试品溶液的方法制备伸筋草类及混淆品药材供试品溶液，按色谱条件对供试品溶液进行检测，测得各供试品HPLC液相指纹图谱。

【指纹图谱分析】

1.伸筋草药材指纹图谱相似度评价 分别将收集的10批伸筋草药材的色谱数据导入"中药色谱指纹图谱相似度评价系统"软件，进行匹配和相似度评价与分析，与共有模式进行相似度比较分析（表3-50）。

2.伸筋草药材共有峰的确立 采用国家药典委员会颁布的"中药色谱指纹图谱相似度评价系统"软件对10批伸筋草药材样品的HPLC色谱图分别进行匹配和比较，采用中位数法生成对照图谱，并综合考虑色谱峰共有状况、分离情况和色谱峰面积及方法学考察的结果，最终确定了44个共有峰（图3-39、图3-40）。

3.参照峰的确定 34号色谱峰具有保留时间居中、峰面积相对较大及分离度较好的特点。因此，以保留时间约为50.502分钟的34号峰作为参照峰S，并对各共有峰进行相对保留时间和相对峰面积比值的计算，结果见表3-52、表3-53。

4.伸筋草及其混淆品指纹图谱比较 分别将16批伸筋草药材及混淆品样品的色谱数据导入"中药色谱指纹图谱相似度评价系统"软件，进行匹配，采用中位数法考察色谱峰相似度的一致性。通过比较可以发现伸筋草及其混淆品药材的指纹图谱明显不同，其相似度、共有峰数目、保留时间及峰面积均有差异，结果见图3-41、表3-50、表3-52和表3-53。

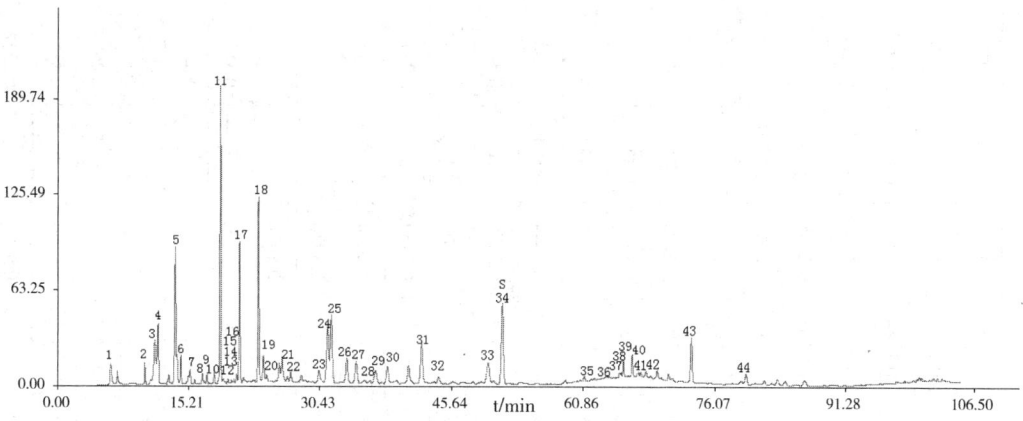

图3-39 伸筋草药材HPLC对照指纹图谱

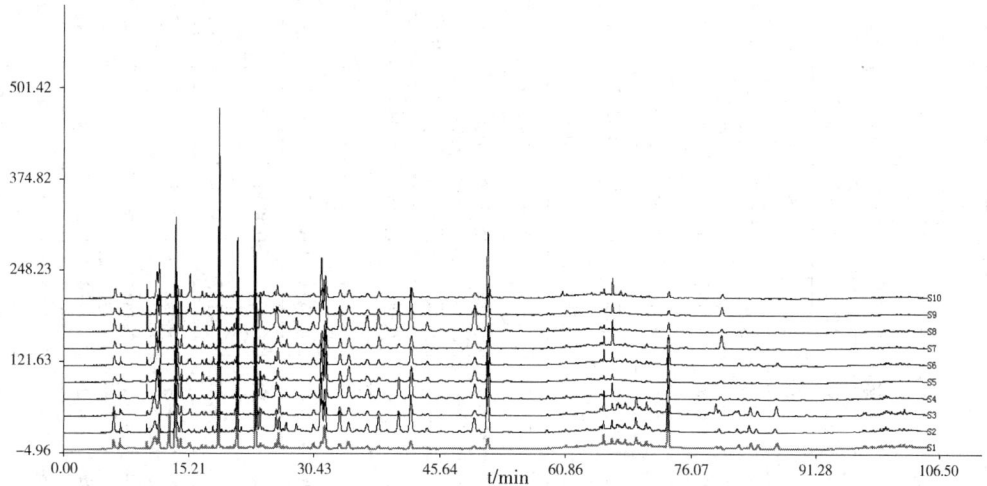

图3-40 10批伸筋草药材HPLC指纹图谱

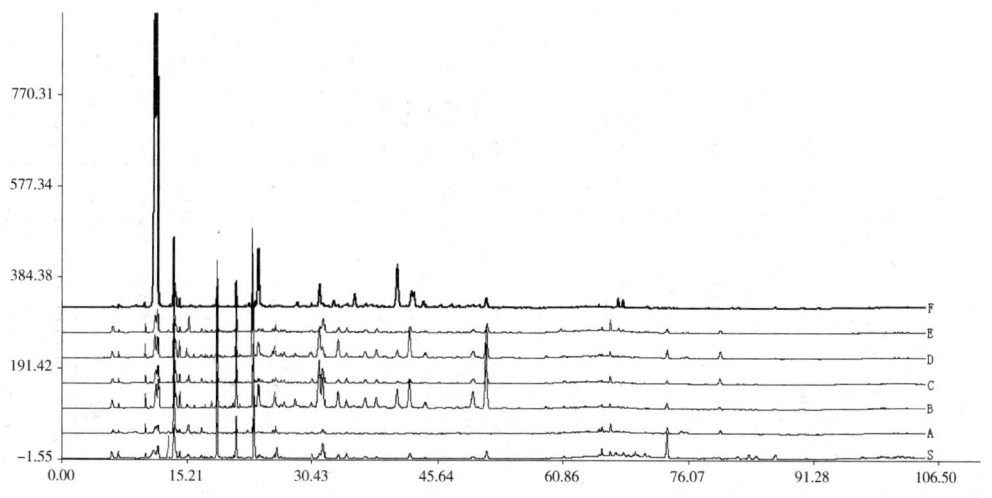

图3-41 伸筋草药材与混淆品的HPLC指纹图谱

（S为石松；A为玉柏；B为垂穗石松；C为垂穗石松；D为扁枝石松；E为扁枝石松；F为藤石松）

表3-52 伸筋草药材与混淆品HPLC指纹图谱的相对保留时间

共有峰	S1	S2	S3	S4	S5	S6	S7	S8	S9	S10	A	B	C	D	E	F
1	0.1185	0.1179	0.1182	0.1194	0.1195	0.1194	0.1200	0.1196	0.1204	0.1216	0.1196	0.1194	0.1197	0.1195	0.1197	0.1189
2	0.1973	0.1969	0.1974	0.1965	0.1966	0.1966	0.1965	0.1969	0.1965	0.1963	0.1959	0.1951	0.1960	0.1962	0.1963	0.1961
3	0.2161	0.2158	0.2139	0.2205	0.2216	0.2191	0.2206	0.2221	0.2214	0.2198	0.2215	—	0.2210	0.2195	0.2217	0.2204
4	0.2261	0.2260	0.2262	0.2268	0.2269	0.2263	0.2264	0.2275	0.2262	0.2251	0.2257	0.2245	0.2263	0.2258	0.2264	—
5	0.2652	0.2651	0.2650	0.2654	0.2656	0.2652	0.2655	0.2657	0.2649	0.2646	0.2651	0.2647	0.2654	0.2652	0.2656	—
6	0.2780	0.2784	0.2783	0.2786	0.2788	0.2783	0.2786	0.2788	0.2779	0.2777	0.2780	0.2780	0.2784	0.2783	0.2784	0.2777
7	0.3100	0.3100	0.3099	0.3105	0.3108	0.3106	0.3106	0.3108	0.3104	0.3097	0.3101	0.3099	0.3101	0.3102	0.3103	0.3097
8	0.3276	0.3278	0.3276	0.3284	0.3286	0.3283	0.3286	0.3284	0.3285	0.3278	0.3273	0.3229	0.3236	0.3276	0.3294	0.3275
9	0.3368	0.3368	0.3367	0.3377	0.3382	0.3379	0.3380	0.3380	0.3382	0.3373	0.3381	0.3385	—	0.3331	0.3383	0.3376
10	0.3535	0.3538	0.3536	0.3543	0.3547	0.3544	0.3543	0.3545	0.3546	0.3536	0.3545	0.3573	0.3576	0.3544	0.3546	0.3535
11	0.3672	0.3675	0.3672	0.3679	0.3682	0.3678	0.3678	0.3681	0.3679	0.3673	0.3679	0.3677	0.3678	0.3679	0.3681	0.3673
12	0.3736	0.3749	0.3745	0.3752	0.3757	0.3753	0.3751	0.3755	0.3754	0.3749	0.3757	0.3747	—	0.3755	0.3758	0.3741
13	0.3849	0.3849	0.3847	0.3853	0.3858	0.3853	0.3850	0.3853	0.3854	0.3847	0.3854	—	—	0.3852	0.3855	0.3876
14	0.3938	0.3951	0.3945	0.3935	0.3936	0.3933	0.3933	0.3934	0.3933	0.3924	0.3932	0.3905	—	0.3934	0.3937	0.3959
15	0.3988	0.4001	0.3995	0.3982	0.3979	0.3979	0.3977	0.3978	0.3974	0.3967	0.3992	—	—	0.3976	—	—
16	0.4048	0.4061	0.4056	0.4043	0.4040	0.4040	0.4038	0.4036	0.4036	0.4026	0.4055	—	—	0.4054	—	—
17	0.4106	0.4109	0.4107	0.4111	0.4115	0.4111	0.4110	0.4112	0.4111	0.4107	0.4112	0.4112	0.4109	0.4112	0.4114	0.4127
18	0.4540	0.4559	0.4549	0.4535	0.4528	0.4527	0.4530	0.4525	0.4525	0.4513	0.4502	—	—	0.4528	—	—
19	0.4658	0.4641	0.4662	0.4646	0.4651	0.4649	0.4647	0.4646	0.4645	0.4651	0.4646	0.4646	0.4642	0.4647	0.4673	—
20	0.4718	0.4722	0.4719	0.4725	0.4729	0.4724	0.4723	0.4724	0.4722	0.4720	0.4714	—	0.4719	—	0.4727	0.4699
21	0.5182	0.5186	0.5179	0.5187	0.5189	0.5183	0.5183	0.5189	0.5182	0.5181	0.5180	0.5183	—	0.5180	—	0.5178
22	0.5258	0.5261	0.5256	0.5263	0.5266	0.5261	0.5262	0.5264	0.5261	0.5260	0.5306	0.5242	—	0.5356	—	0.5318

续表

共有峰	S1	S2	S3	S4	S5	S6	S7	S8	S9	S10	A	B	C	D	E	F
23	0.5905	0.5903	0.5903	0.5899	0.5894	0.5892	0.5895	0.5899	0.5909	0.5900	0.5898	0.5899	0.5894	0.5898	0.5900	0.5889
24	0.6096	0.6093	0.6090	0.6097	0.6100	0.6099	0.6098	0.6096	0.6099	0.6101	0.6098	0.6103	0.6100	0.6101	0.6106	—
25	0.6171	0.6178	0.6170	0.6177	0.6178	0.6174	0.6175	0.6175	0.6171	0.6174	0.6175	0.6173	0.6170	0.6174	0.6177	0.6166
26	0.6522	0.6527	0.6519	0.6527	0.6526	0.6524	0.6526	0.6525	0.6522	0.6523	0.6507	0.6511	0.6509	0.6526	—	0.6501
27	0.6728	0.6737	0.6728	0.6735	0.6734	0.6731	0.6732	0.6733	0.6728	0.6730	0.6727	0.6738	0.6729	0.6731	0.6735	0.6722
28	0.7033	0.7036	0.7031	0.7034	0.7034	0.7031	0.7034	0.7031	0.7029	0.7032	—	0.7060	—	0.7024	—	—
29	0.7162	0.7169	0.7160	0.7173	0.7159	0.7160	0.7165	0.7169	0.7169	0.7158	0.7161	0.7174	0.7172	0.7176	0.7184	—
30	0.7431	0.7435	0.7430	0.7435	0.7435	0.7432	0.7434	0.7431	0.7429	0.7431	0.7494	0.7423	0.7414	0.7410	0.7415	0.7408
31	0.8194	0.8196	0.8194	0.8195	0.8200	0.8193	0.8194	0.8193	0.8193	0.8193	0.8198	0.8238	0.8231	0.8195	0.8272	0.8199
32	0.8570	0.8577	0.8572	0.8575	0.8577	0.8573	0.8572	0.8575	0.8570	0.8571	0.8568	0.8540	0.8535	0.8608	0.8614	—
33	0.9679	0.9685	0.9688	0.9688	0.9682	0.9686	0.9669	0.9691	0.9688	0.9680	0.9683	0.9674	0.9686	0.9694	0.9697	0.9651
34（S）	1.0000	1.0000	1.0000	1.0000	1.0000	1.0000	1.0000	1.0000	1.0000	1.0000	1.0000	1.0000	1.0000	1.0000	1.0000	—
35	1.1832	1.1840	1.1832	1.1837	1.1830	1.1835	1.1831	1.1844	1.1850	1.1832	—	1.1831	—	1.1766	1.1904	—
36	1.2061	1.2069	1.2061	1.2067	1.2059	1.2063	1.2061	1.2076	1.2065	1.2058	—	—	—	1.2069	1.2070	—
37	1.2357	1.2328	1.2321	1.2364	1.2356	1.2357	1.2318	1.2371	1.2366	1.2356	—	1.2331	1.2332	1.2316	1.2314	1.2301
38	1.2635	1.2643	1.2634	1.2639	1.2631	1.2636	1.2630	1.2650	1.2639	1.2631	—	1.2645	1.2646	1.2640	1.2604	1.2638
39	1.2671	1.2679	1.2667	1.2673	1.2666	1.2673	1.2665	1.2685	1.2676	1.2667	—	—	1.2712	1.2725	1.2726	—
40	1.2721	1.2728	1.2718	1.2723	1.2715	1.2722	1.2715	1.2735	1.2724	1.2715	—	1.2713	1.2925	1.2822	—	1.2753
41	1.2918	1.2928	1.2916	1.2922	1.2917	1.2921	1.2914	1.2933	1.2923	1.2913	—	1.2923	—	—	—	—
42	1.3108	1.3118	1.3109	1.3116	1.3110	1.3109	1.3105	1.3127	1.3117	1.3106	—	1.3115	1.3117	1.3117	1.3120	1.3105
43	1.4234	1.4235	1.4227	1.4231	1.4226	1.4235	1.4227	1.4250	1.4237	1.4224	—	—	—	1.4235	1.4240	—
44	1.5465	1.5448	1.5432	1.5473	1.5468	1.5488	1.5478	1.5507	1.5497	1.5493	—	—	—	—	—	—

表3-53　伸筋草药材与混淆品HPLC指纹图谱的相对峰面积

共有峰号	S1	S2	S3	S4	S5	S6	S7	S8	S9	S10	A	B	C	D	E	F
1	0.6862	0.2290	0.3122	0.0870	0.2450	0.3055	0.2452	0.0970	0.3088	0.6416	0.4503	0.0509	0.1884	0.4650	0.3642	0.5887
2	0.2671	0.0311	0.1067	0.0560	0.1462	0.1030	0.0975	0.0622	0.2360	0.2948	0.2090	0.1189	0.8060	0.0270	0.1928	0.0901
3	1.7977	0.2491	1.6549	0.3722	0.4769	1.4376	0.3859	0.3202	0.7667	1.5886	1.1021	—	102.8183	7.1682	25.3798	0.0349
4	1.2607	0.1634	1.1626	0.3018	0.3777	1.0915	0.3730	0.2393	0.7808	1.5009	1.5013	22.2397	87.1592	5.8513	22.8224	—
5	3.6161	0.5279	2.2239	0.4941	2.4692	1.7188	1.6595	0.3701	2.3785	2.8359	2.3482	3.0595	2.3273	0.4942	1.4883	—
6	0.5078	0.1211	0.2488	0.1187	0.2167	0.1381	0.2302	0.1028	0.2481	0.2296	1.0322	0.2753	0.7553	0.0513	0.0659	0.2286
7	0.0606	0.0172	0.0350	0.0194	0.0192	0.0262	0.0470	0.0235	0.0333	0.0455	0.1322	0.0416	0.0714	0.0067	0.0162	0.0654
8	0.2766	0.0282	0.1427	0.0258	0.2890	0.1112	0.1525	0.0178	0.2142	0.2751	0.2740	0.1679	0.1159	0.0073	0.0288	0.0383
9	0.1838	0.0406	0.1210	0.0253	0.0864	0.1149	0.0592	0.0298	0.0902	0.1815	0.4927	0.0269	—	0.0035	0.0572	0.0892
10	0.1713	0.0402	0.1189	0.0475	0.0871	0.1612	0.0859	0.0534	0.1056	0.1862	1.1053	0.1031	0.1159	0.0200	0.0687	0.0375
11	5.7044	1.2973	3.3849	1.1300	1.9331	3.3320	2.0080	1.0993	2.1008	3.9738	5.4627	0.8295	0.4235	0.1760	0.4322	0.2572
12	0.1554	0.0230	0.0901	0.0200	0.0820	0.1015	0.0663	0.0249	0.0746	0.1301	3.8168	0.0316	—	0.0206	0.0490	0.0678
13	0.0894	0.0178	0.0545	0.0163	0.0396	0.0595	0.0330	0.0260	0.0388	0.0799	1.4025	—	—	0.0141	0.0218	0.1543
14	0.1061	0.0108	0.0505	0.0069	0.0418	0.0398	0.0163	0.0117	0.0290	0.0630	0.3589	0.1020	—	0.0056	0.0201	0.0687
15	0.0546	0.0119	0.0334	0.0118	0.0772	0.0475	0.0359	0.0221	0.0317	0.0664	0.6480	—	—	0.0049	—	—
16	0.1967	0.0347	0.1514	0.0295	0.1105	0.1100	0.0784	0.0476	0.0446	0.1560	0.5717	—	—	0.0103	0.1077	—
17	2.8492	0.5511	1.7259	0.4647	1.1289	1.5676	1.2041	0.4485	1.4421	2.2183	8.0543	1.1617	1.1024	0.2033	—	0.8004
18	5.4392	0.5853	2.8587	0.5367	2.3605	2.3099	1.2041	0.5266	1.1740	3.1971	12.5497	—	—	—	—	—
19	0.3907	0.2225	0.2604	0.2311	0.2369	0.2099	0.2154	0.2498	0.2119	0.3475	1.5030	3.0892	1.1558	0.2384	0.0670	1.2949
20	0.3350	0.0347	0.1092	0.0301	0.2539	0.1090	0.1099	0.0419	0.1302	0.2782	1.1875	—	0.4753	—	0.0508	—
21	0.1459	0.0257	0.0825	0.0289	0.0584	0.0633	0.0829	0.0538	0.0977	0.1507	0.7867	0.0671	—	0.0214	—	0.1470
22	0.0792	0.0993	0.0690	0.0627	0.0949	0.0967	0.2304	0.1200	0.1094	0.1815	0.3568	0.0627	—	0.0230	—	0.0283

续表

共有峰号	S1	S2	S3	S4	S5	S6	S7	S8	S9	S10	A	B	C	D	E	F
23	0.5495	0.1242	0.3536	0.1227	0.2779	0.2815	0.2357	0.1469	0.3606	0.3412	0.7367	0.3136	0.2807	0.0276	0.0655	0.1242
24	0.6601	0.8062	0.7721	0.8472	0.4431	0.5522	0.7542	0.8728	0.6354	0.5939	0.7770	1.7902	2.7193	0.5793	0.5542	—
25	2.1497	0.4287	1.2739	0.5969	2.3143	1.3468	1.1239	0.4947	1.0998	1.5689	3.9119	0.3029	1.0388	0.4804	0.9930	0.8898
26	0.4528	0.3182	0.3756	0.2587	0.4458	0.4191	0.3606	0.2851	0.2615	0.5072	1.0091	0.1810	0.2171	0.1046	—	0.2921
27	0.7798	0.1638	0.4307	0.1856	0.7534	0.4084	0.4777	0.1890	0.4379	0.5802	3.7367	0.5029	1.4764	0.4726	0.8975	0.4935
28	0.0845	0.0277	0.0605	0.0245	0.0630	0.0616	0.0371	0.0390	0.0469	0.0970	—	0.1477	—	0.0077	—	—
29	0.3429	0.1435	0.2875	0.1480	0.3846	0.2851	0.1753	0.2102	0.2790	0.3902	0.5793	0.3605	0.5579	0.1726	0.1752	—
30	0.2277	0.2529	0.1972	0.1588	0.2278	0.2100	0.4693	0.2107	0.2269	0.4226	0.1762	0.1552	0.2210	0.0223	0.0516	0.0470
31	0.7798	0.5859	0.6393	0.4761	0.8073	0.7057	0.5413	0.5164	0.3160	0.6503	0.2681	1.5082	0.7818	0.1445	0.0670	0.0575
32	0.0860	0.0778	0.0934	0.0687	0.2420	0.1338	0.0604	0.1115	0.0702	0.1176	0.5513	0.6420	0.0928	0.0960	0.1272	—
33	0.3664	0.2847	0.3582	0.2682	0.8144	0.4424	0.4161	0.3504	0.4833	0.5206	0.9688	0.3521	0.5821	0.4343	0.3954	0.1974
34（S）	1.0000	1.0000	1.0000	1.0000	1.0000	1.0000	1.0000	1.0000	1.0000	1.0000	1.0000	1.0000	1.0000	1.0000	1.0000	—
35	0.1686	0.0305	0.0729	0.0291	0.1143	0.0712	0.1118	0.0209	0.1477	0.1232	—	0.0290	—	0.0235	0.0963	—
36	0.0841	0.0165	0.0327	0.0124	0.0697	0.0285	0.0398	0.0048	0.0440	0.0908	—	—	—	0.0070	0.0106	—
37	0.6089	0.0576	0.1904	0.0796	0.1753	0.1415	0.3224	0.0229	0.1146	0.1407	—	0.2876	0.4691	0.0076	0.0167	0.0515
38	0.6688	0.0971	0.4237	0.0652	0.0931	0.2645	0.2640	0.0131	0.0538	0.0961	—	0.2100	0.7424	0.0150	0.0723	0.0416
39	0.2592	0.0498	0.1112	0.0268	0.0947	0.0974	0.1062	0.0130	0.0471	0.0830	—	—	0.1372	0.0571	0.0880	—
40	0.8624	0.1192	0.6447	0.0602	0.1838	0.3707	0.2807	0.0280	0.1067	0.2477	—	0.0599	0.2126	0.0138	—	0.0674
41	1.2198	0.1538	0.8117	0.1277	0.2684	0.3617	0.7110	0.0365	0.3123	0.7012	—	0.0883	—	—	—	—
42	0.4934	0.0969	0.4624	0.0488	0.1606	0.1676	0.1143	0.0195	0.0613	0.2215	—	0.5833	2.3026	0.0325	0.0708	0.2892
43	2.6097	0.3213	2.4595	0.1480	0.4429	0.9008	0.4111	0.0728	0.1935	0.3668	—	—	—	0.0572	0.1889	—
44	0.2304	0.0599	0.2743	0.0448	0.1165	0.0525	0.6117	0.0345	0.4377	0.3278	—	—	—	—	—	—

【小结】

液相指纹图谱技术识别出10批不同来源伸筋草指纹图谱相似度为0.911–0.966并有44个共有峰，显示不同来源10批伸筋草药材的化学成分较为均一、稳定，而其他来源的伸筋草药材相似度相对较低，质量存在差异。

伸筋草药材与混淆品的指纹图谱进行比较，相似度均低于0.832，共有峰的个数也低于41个，虽有文献报道采用性状及显微鉴别方法对伸筋草药材进行了识别，但通过从市场上收集的药材中发现，伸筋草药材饮片呈短段状多破碎不完整，且由于药材生态环境、储存年限及取材部位的差异，导致药材性状及粉末显微的区分存在一定的难度，而借助HPLC指纹图谱在整体性和模糊性上来识别药材的相似性，结果发现伸筋草药材与其混淆品的化学成分存在较大差异，可用于伸筋草药材的识别。

美洲大蠊（Meizhoudalian）

【药材的基原、分布、药用及成分】

1.基原 美洲大蠊*Periplaneta americana* L.为蜚蠊科大蠊属昆虫。为《湖南省中药材标准》（2009年版）、《四川省中药材标准》（2010年版）收载品种，属于中药材。黑胸大蠊*Periplaneta fuliginosa* Serville与美洲大蠊*Periplaneta americana* L.的干燥全体形态相似，应予以区分。

2.分布 美洲大蠊分布于中国各地。终年繁殖活动于室温高的地方。隐藏于室内阴暗而温暖的角落及器具的缝隙中。

3.功效与主治 性寒，味咸。归肝、脾、肾经。散瘀，消积，解毒，利水，消肿。用于儿童疳积，扁桃腺炎，身体包块，痈疮肿痛和蜈蚣、毒蛇咬伤。

4.化学成分 美洲大蠊主要含氨基酸、肽类和其他化合物，氨基酸包括亮氨酸、缬氨酸、γ-氨基丁酸、苯丙氨酸等；肽类化合物包括8-羟基-3，4-二氢喹啉-2（1*H*）-酮、cyclo-（L-Phe-L-Pro）、cyclo-（Pro-Ile）、cyclo-（L-Pro-D-Leu）、brevianamide F、cyclo-（Ile-Ala）、cyclo-（L-Val-L-Pro）、cyclo-（L-Pro-L-Tyr）、环-（色氨酸-缬氨酸）-二肽、（-）-（1*S*, 3*S*）-1-methyl-1, 2, 3, 4-tetrahydro-β-carboline-3-carboxylic acid等。其他类化合物尿嘧啶、乙酰胺、丙三醇、methyl, 2-piper-idinecarboxylate、吡嗪、原儿茶酸-4-*O*-β-D-吡喃葡萄糖苷、脱氧胸苷、环（脯-天冬酰胺）、多巴胺、肌苷、酪胺、*N*-乙酰基多巴胺、黄嘌呤氧化酶、5-羟色胺及多种蛋白质等。

【动物形态与药材性状特征】

1.动物形态 成虫体长29~40毫米，红褐色，翅长于腹部末端。触角很长，前胸背板中间有较大的蝶形褐色斑纹，斑纹的后缘有完整的黄色带纹。

2.药材性状 美洲大蠊是蜚蠊科中体积最大的昆虫。本品呈椭圆形，长27~32毫米，宽10~30毫米，赤褐色。前胸背板6~9.5毫米，略呈梯形，前窄后宽，后缘缓弧形，中部有一赤褐色大斑或大斑不明显。其后缘中央微向后延伸，雄虫肛上板横宽，半透明，后缘有较大的三角缺口，腹部第一背板无毛茸。雌虫肛上板略呈长三角形，不透明，后缘呈三角形切口，体轻，质脆，气微腥，味微咸。

【材料与仪器】

Agilent 1100型高效液相色谱仪，配有四元梯度泵溶液洗脱系统，二极管阵列检测器，自动进样器；《中药色谱指纹图谱相似度评价系统》软件（2004A版）（国家药典委员会）。

乙腈为色谱纯；其余试剂均为分析纯；水为重蒸馏水；葫芦巴碱（中国药品生物制品检定所，批号：110883-200502）、尿嘧啶（中国药品生物制品检定所，批号：100469-200401）、次黄嘌呤（中国药品生物制品检定所，批号：140661-200903）、腺苷（中国药品生物制品检定所，批号：879-200001）、肌苷（中国食品药品检定研究院，批号：40669-201104）、表皮生长因子（sigma公司，批号：62253-63-8）；11批药材分别收集于四川省成都市、云南省腾冲市和大理市等地，均经鉴定（表3-54）。

表3-54　药材样品来源及相似度评价结果

序号	样品	来源	批号	相似度
S1	美洲大蠊	成都市荷花池药材市场	2012-07	0.953
S2	美洲大蠊	云南省腾冲市	2012-04	0.978
S3	美洲大蠊	云南省大理市弥渡县	2012-04	0.996
S4	美洲大蠊	云南省宾川县	2012-05	0.998
S5	美洲大蠊	云南省宾川县	2012-04	0.994
S6	美洲大蠊	云南省大理市弥渡县	2012-04	0.980
S7	美洲大蠊	云南省腾冲市	2012-04	0.998
S8	美洲大蠊	云南省腾冲市	2011-12	0.986
S9	美洲大蠊	云南省腾冲市	2012-05	0.969
S10	美洲大蠊	四川A药业股份有限公司	2012-04	0.963
S11	黑胸大蠊	四川省成都市	2012-06	0.990

【溶液的制备】

1.供试品溶液的制备　取样品粉末（过40目筛）约1.0g，置于圆底烧瓶中，加入85%乙醇50ml，回流提取2次，每次1小时，过滤，合并滤液，于水浴挥干，加50甲醇定容至10ml容量瓶，摇匀，用0.45μm微孔滤膜滤过，取续滤液作为供试品溶液。

2.对照品溶液的制备　分取葫芦巴碱、尿嘧啶、表皮生长因子、次黄嘌呤、腺苷、肌苷适量，精密称定，加水溶解制成含有葫芦巴碱、尿嘧啶、表皮生长因子、次黄嘌呤、肌苷、腺苷分别约为20、20、20、20、20、50μg/ml的混合对照品溶液，经0.22μm微孔滤膜滤过，作为参照物溶液。

【色谱条件】

Diamonsil C_{18}（250mm×4.6mm，5μm）色谱柱，流动相乙腈（A）–0.1三氟乙酸水溶液（B），按表3–55进行线性梯度洗脱，柱温为25℃，检测波长为256nm，流速为0.8ml/min，分析运行时间为100分钟，进样量为7μl。

表3–55　流动相梯度洗脱表

时间（min）	流动相A（%）	流动相B（%）
0～30	1～5	99～95
30～40	5～18	95～82
40～60	18～30	82～70
60～75	30～38	70～62
75～85	38～46	62～54
85～90	46～100	54～0
90～100	100	0

【方法学考察】

1.精密度试验　取美洲大蠊样品粉末，按供试品溶液的制备方法制备供试品溶液，按色谱条件连续进样6次，测定其指纹图谱，计算指纹图谱中各共有峰的相对保留时间及相对峰面积比值的RSD值。结果显示，各共有峰的相对保留时间和相对峰面积的RSD分别小于3，表明仪器精密度良好。

2.稳定性试验　取同一美洲大蠊供试品溶液，按色谱条件分别在0、8、16、24和32小时进样检测，计算指纹图谱中各共有峰的相对保留时间及相对峰面积比值的RSD值。结果显示，各共有峰的相对峰面积和相对保留时间的RSD分别小于3，表明样品溶液在32小时内稳定。

3.重复性试验　取同一批美洲大蠊样品5份，按供试品溶液的制备方法制备供试品溶液，按色谱条件进样测定，计算指纹图谱中各共有峰的相对保留时间及相对峰面积比值的RSD值。结果显示，各共有峰的相对峰面积和相对保留时间的RSD分别小于3，说明试验方法重复性良好。

【液相指纹图谱的构建和解析】

1.共有峰的标记　对10批美洲大蠊药材进行指纹图谱分析，以肌苷（11号峰）作为内参比峰，以峰的共有率大于90为依据，标定了22个共有峰，分别为1号峰（4.326分钟），2号峰（6.546分钟），3号峰（7.450分钟），4号峰（9.146分钟），5号峰（10.288分钟），6号峰（10.953分钟），7号峰（12.813分钟），8号峰（13.290分钟）、9 号峰（15.068分钟）、10号峰（16.375分钟）、11号峰（21.446分钟）、12号峰（22.385分钟）、13号峰（30.219分钟）、14号峰（38.643分钟）、15号峰（45.118分钟）、16号峰（45.544分钟）、17号峰（46.757

分钟）、18号峰（47.243分钟）、19号峰（47.851分钟）、20号峰（62.244分钟）、21号峰
（89.930分钟）和22号峰（92.654分钟）。通过与对照品图谱比对，指认3号峰为尿嘧啶，4
号峰为次黄嘌呤，11号峰为肌苷（图3-42～图3-44）。

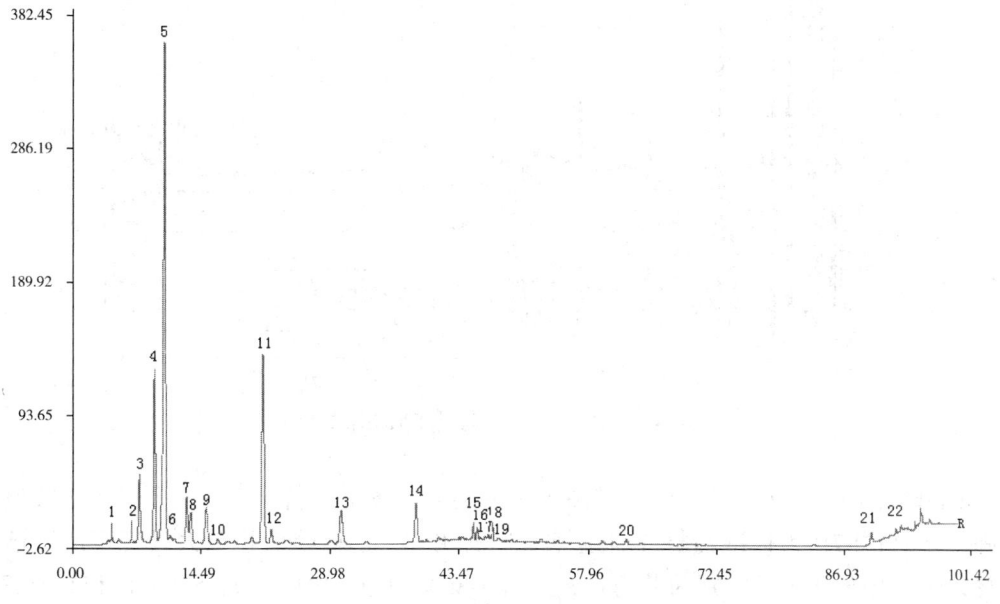

图3-42　美洲大蠊药材HPLC对照指纹图谱

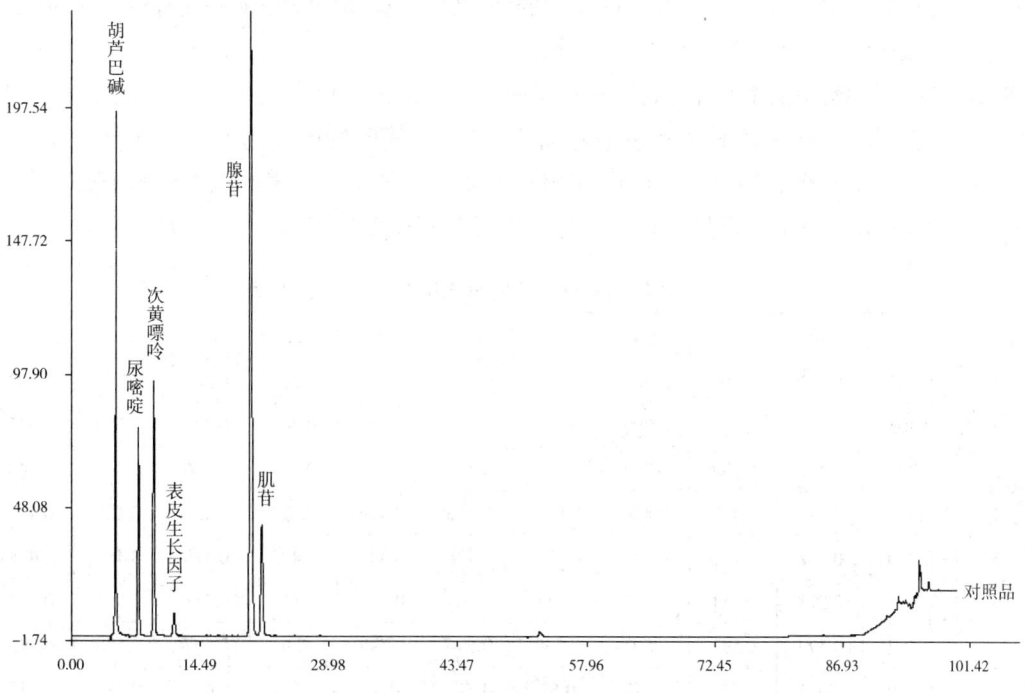

图3-43　混合对照品

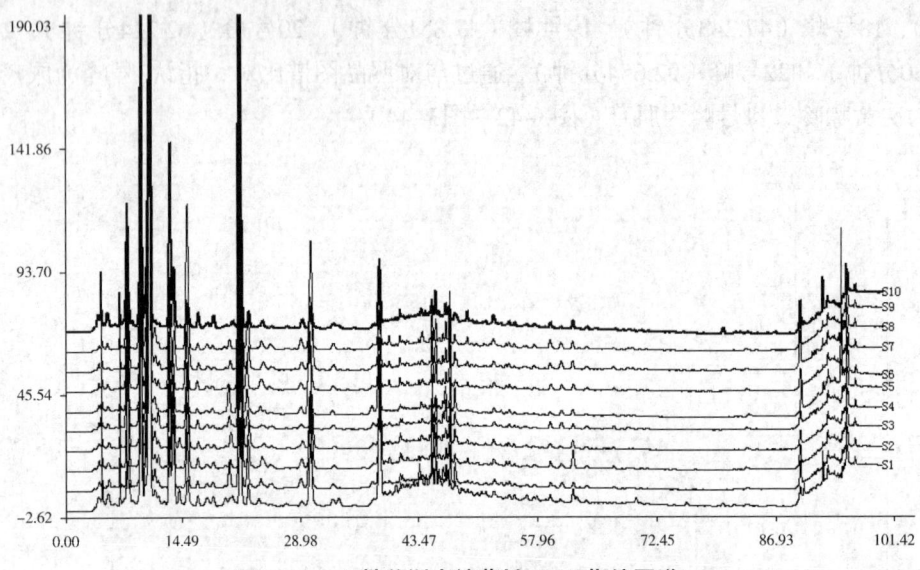

图3-44 10批美洲大蠊药材HPLC指纹图谱

2.强峰标定 把10批药材的色谱图与生成的对照图谱进行比较，发现S7与之相似度最高，于是把S7作为标准药材。通过峰面积的比较，选取峰面积较大且稳定的图谱共有峰，得到10个强峰，分别为共有峰3号（4.9488）、4号（10.6527）、5号（41.1724）、7号（3.3767）、8号（1.5296）、9号（4.5672）、11号（17.0318）、13号（1.1086）、14号（2.9320）、18号（1.2523），其峰面积之和占总峰面积的85以上。这10个强峰都是共有峰，可反映美洲大蠊药材内在特征，可控制药材的质量。

3.共有指纹峰的相对保留时间及相对峰面积 在供试品色谱图中，以肌苷色谱峰（11号峰）为参照峰，其保留时间和色谱峰面积为1，将其他特征峰的保留时间与峰面积与肌苷相比，得到各峰的相对保留时间和相对峰面积，其中10批美洲大蠊药材有22个共有峰，而美洲大蠊与黑胸大蠊只有18个共有峰（表3-56和表3-57）。

表3-56 11批药材HPLC指纹图谱的相对保留时间

峰号	S1	S2	S3	S4	S5	S6	S7	S8	S9	S10	S11
1	0.202	0.203	0.202	0.201	0.201	0.201	0.203	0.201	0.201	0.2	0.202
2	0.305	0.306	0.305	0.303	0.305	0.305	0.308	0.305	0.305	0.304	0.305
3	0.348	0.349	0.348	0.346	0.347	0.347	0.35	0.347	0.346	0.347	0.346
4	0.427	0.429	0.427	0.424	0.426	0.426	0.429	0.428	0.425	0.426	0.424
5	0.479	0.482	0.480	0.476	0.479	0.478	0.482	0.482	0.478	0.480	0.478
6	0.513	0.513	0.511	0.508	0.511	0.509	0.513	0.512	0.511	0.511	0.503
7	0.597	0.599	0.597	0.594	0.598	0.596	0.599	0.6	0.597	0.598	0.595
8	0.619	0.621	0.619	0.617	0.62	0.618	0.62	0.622	0.619	0.621	0.617
9	0.704	0.704	0.702	0.701	0.703	0.701	0.703	0.704	0.701	0.702	0.699
10	0.764	0.765	0.762	0.762	0.764	0.762	0.765	0.765	0.763	0.763	0.762
11	1.000	1.000	1.000	1.000	1.000	1.000	1.000	1.000	1.000	1.000	1.000

峰号	S1	S2	S3	S4	S5	S6	S7	S8	S9	S10	S11
12	1.045	1.044	1.044	1.044	1.045	1.044	1.044	1.043	1.043	1.043	1.043
13	1.409	1.411	1.409	1.408	1.412	1.409	1.416	1.404	1.407	1.405	1.408
14	1.802	1.809	1.802	1.794	1.807	1.797	1.812	1.793	1.801	1.791	1.801
15	2.103	2.113	2.101	2.091	2.109	2.095	2.118	2.093	2.104	2.088	2.105
16	2.123	2.133	2.122	2.111	2.130	2.115	2.138	2.113	2.123	2.108	2.123
17	2.180	2.190	2.178	2.167	2.185	2.170	2.196	2.170	2.180	2.165	2.180
18	2.203	2.213	2.201	2.189	2.209	2.194	2.218	2.191	2.202	2.186	2.201
19	2.230	2.242	2.229	2.217	2.237	2.222	2.247	2.220	2.231	2.216	—
20	2.902	2.916	2.899	2.883	2.910	2.890	2.924	2.887	2.900	2.883	—
21	4.192	4.211	4.187	4.169	4.203	4.225	4.220	4.172	4.191	4.162	—
22	4.320	4.337	4.314	4.296	4.330	4.350	4.348	4.299	4.319	4.288	—

表3-57　11批药材HPLC指纹图谱的相对峰面积

峰号	S1	S2	S3	S4	S5	S6	S7	S8	S9	S10	S11
1	0.290	0.018	0.036	0.032	0.026	0.025	0.022	0.019	0.022	0.196	0.050
2	0.124	0.036	0.022	0.039	0.023	0.028	0.013	0.024	0.016	0.086	0.060
3	0.477	0.225	0.413	0.22	0.297	0.126	0.291	0.266	0.236	1.049	0.318
4	2.678	0.482	0.678	0.909	0.667	0.244	0.625	0.536	0.684	2.839	1.257
5	10.24	1.570	3.036	2.693	2.458	2.143	2.417	1.902	1.524	7.159	3.315
6	0.216	0.043	0.042	0.054	0.027	0.037	0.028	0.04	0.064	0.051	0.033
7	0.631	0.089	0.249	0.293	0.208	0.054	0.198	0.145	0.145	1.443	0.165
8	1.563	0.15	0.13	0.171	0.111	0.138	0.09	0.099	0.139	0.537	0.288
9	0.403	0.121	0.318	0.159	0.189	0.089	0.268	0.189	0.391	0.269	0.442
10	0.121	0.014	0.027	0.020	0.020	0.008	0.021	0.017	0.013	0.133	0.014
11	1.000	1.000	1.000	1.000	1.000	1.000	1.000	1.000	1.000	1.000	1.000
12	0.228	0.063	0.077	0.081	0.046	0.058	0.065	0.057	0.08	0.153	0.055
13	0.965	0.273	0.311	0.208	0.014	0.246	0.172	0.45	0.164	0.257	0.071
14	1.870	0.214	0.352	0.220	0.049	0.128	0.134	0.183	0.168	0.703	0.117
15	0.699	0.024	0.127	0.052	0.033	0.017	0.050	0.052	0.045	0.180	0.019
16	0.454	0.030	0.052	0.051	0.051	0.022	0.040	0.045	0.037	0.260	0.067
17	0.213	0.024	0.021	0.03	0.046	0.042	0.021	0.027	0.029	0.226	0.012
18	0.238	0.048	0.090	0.047	0.034	0.038	0.074	0.068	0.068	0.131	0.183

续表

峰号	S1	S2	S3	S4	S5	S6	S7	S8	S9	S10	S11
19	0.400	0.029	0.018	0.026	0.021	0.033	0.016	0.020	0.016	0.215	—
20	0.149	0.012	0.049	0.022	0.011	0.011	0.015	0.021	0.016	0.076	—
21	0.095	0.031	0.037	0.030	0.021	0.041	0.029	0.056	0.039	0.161	—
22	0.122	0.006	0.005	0.009	0.005	0.007	0.007	0.009	0.006	0.106	—

4.相似度计算　将10批美洲大蠊药材样品的HPLC指纹图谱以AIA格式导入"中药色谱指纹图谱相似度评价系统"软件，计算各色谱图的整体相似度。S11为同科同属昆虫黑胸大蠊的图谱，各峰在整体面貌上与美洲大蠊非常相似，且相似度达0.99（表3-54）。

5.美洲大蠊与黑胸大蠊药材指纹图谱比较　从美洲大蠊与黑胸大蠊的指纹图谱中，可以直观地看出各自的色谱指纹图谱较为相似，但10批美洲大蠊药材有22个共有峰，而美洲大蠊与黑胸大蠊只有18个共有峰，并且美洲大蠊药材指纹图谱的21号峰（89.930分钟）和22号峰（92.654分钟）为特有峰（图3-45、图3-46）。

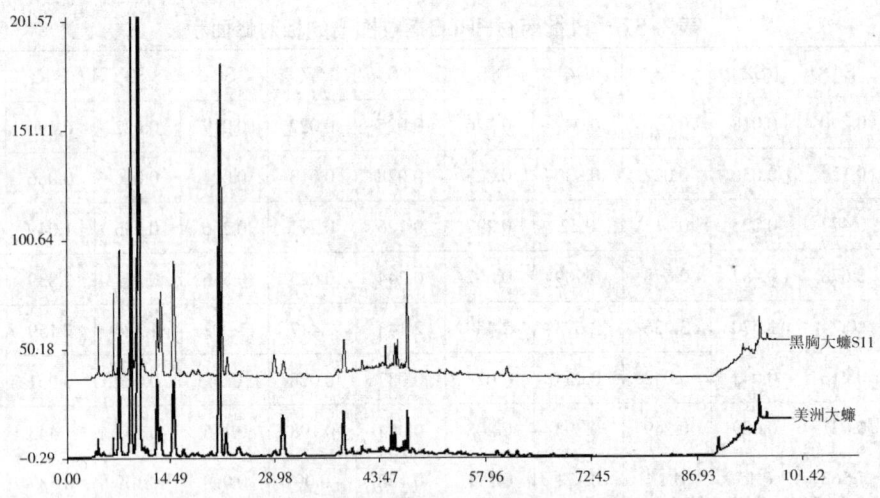

图3-45　黑胸大蠊与美洲大蠊药材HPLC指纹图谱比较图

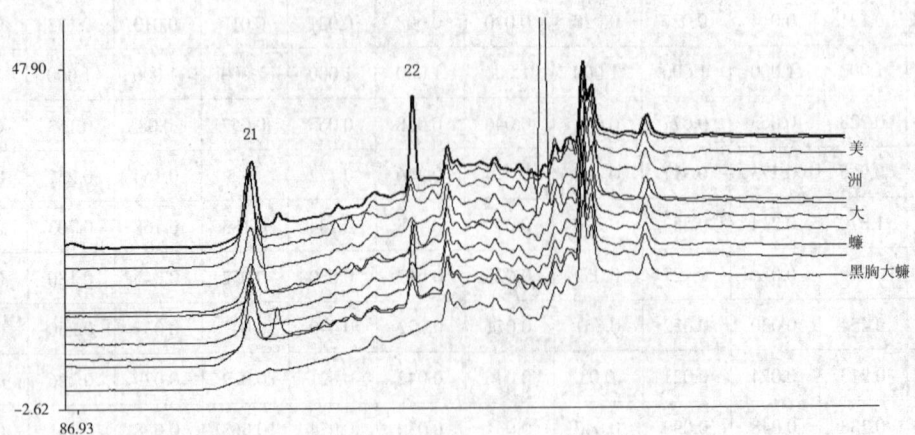

图3-46　黑胸大蠊与美洲大蠊药材86分钟后HPLC指纹图谱放大比较图

6.聚类分析　采用SPSS 数据统计软件，将表3-57中10批美洲大蠊样品的22个共有峰相对峰面积数据，选用组间联接（between groups linkage）进行聚类，用相关性（pearson）计算样品相似性程度，聚类结果见图3-47。从树状聚类图中看到，10批样品大体上聚为2类，S2（云南腾冲）、S3（云南弥渡）、S4（云南宾川）、S5（云南宾川）、S6（云南弥渡）、S7（云南腾冲）、S8（云南腾冲）、S9（云南腾冲）为一类，S1（四川荷花池）与S10（四川科伦）为一类。

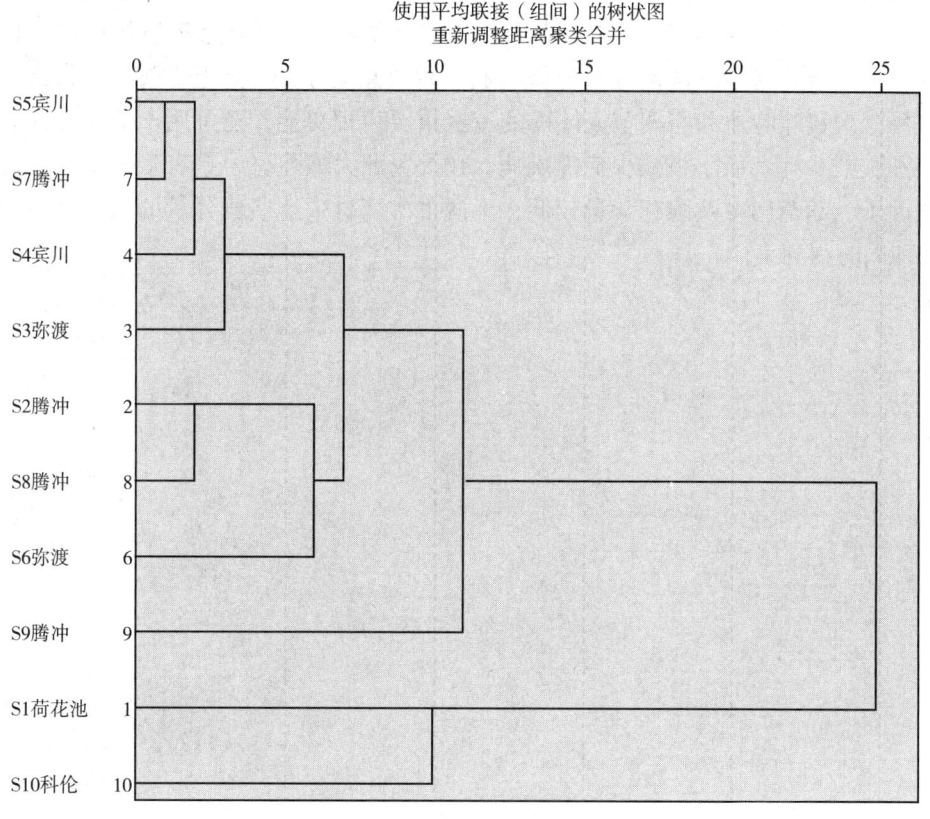

图3-47　10批美洲大蠊聚类分析树状图

【小结】

液相指纹图谱技术识别出不同来源美洲大蠊药材指纹图谱有22个共有峰，相似度平均为0.982，说明不同饲养基地的美洲大蠊药材相似性较高。药材中的化学成分在一定的程度上代表其功能主治，这些成分量的积累也在一定的程度上代表其质量，结合共有峰相对峰面积聚为2类来看，来源于荷花池、科伦的美洲大蠊与云南不同饲养基地生产的美洲大蠊药材的质量存在一定的差异。质量差异与美洲大蠊产地、饲养的条件、环境及其加工炮制等不同因素有关。也提示康复新液等制剂在采购原料药美洲大蠊时应保证供应渠道的稳定性，才能更好地保证其临床的安全有效。

通过将收集到的美洲大蠊与黑胸大蠊进行比较发现，美洲大蠊与黑胸大蠊有18个共有峰，相似度达0.990，直观两者的指纹图谱整体面貌具有良好的相似性，这符合亲缘关系相近的物种在化学成分上具有相同或相似性的特性，这在一定程度上支撑资源同样丰富的黑胸大蠊有作蟑螂入药可能。而美洲大蠊与黑胸大蠊的共有峰个数的差异及特征峰的有无可作为两者识别的依据。

美洲大蠊药材化学成分复杂，导致其临床应用具有广泛性。通过HPLC指纹图谱对其化学成分尽可能进行了表征，并指认了3个化学成分，其中肌苷可参与糖代谢，参与体内能量代谢及蛋白质的合成，具有提高各种酶（特别是辅酶A）的活性、活化肝功能等作用；临床上常用于治疗白细胞减少、血小板减少、洋地黄中毒、心力衰竭、心肌梗死、心绞痛等疾病。说明肌苷为美洲大蠊及其制剂心脉隆注射液具有活血散瘀作用的药效物质基础。而美洲大蠊药材中的次黄嘌呤为降压的主要活性成分，有抗组织胺、扩张支气管和平喘作用。次黄嘌呤还参与调节人体内的一些重要生理机能，还可用于治疗各种原因所致的白细胞减少症、血小板减少症等疾病。10批美洲大蠊药材中具有多种生理活性的表皮生长因子、葫芦巴碱及腺苷含量较低，不同批次药材中这些成分量的积累存在较大差异，未能同时得到表征。

第四章　药材加工炮制品的识别

中药材多来源于自然界的植物、动物和矿物，药材从采收到配方入药，中间须经过若干不同特定的处理，这些处理过程统称为"加工炮制"。中药材的加工是对中药材炮制的前处理过程，而中药炮制是按照中医药理论，结合药材自身特点和临床应用等不同要求，对加工后的药材再进行必要的加工处理，其目的主要是为了提高药物疗效，去除或降低某些毒副作用，保证安全用药和符合医疗要求。中药材品种繁多，炮制方法不尽相同，我国最早的医学方书《五十二病方》中已载有炮、炙、燔、酒渍等多种炮制方法。不同的炮制方式能使同一种药物产生不同的功效，如大黄（掌叶大黄*Rheum palmatum* L.、唐古特大黄*Rheum tanguticum* Maxim. ex Regel或药用大黄*Rhuem officinale* Bail.的干燥根及根茎），唐代孙思邈在《银海精微》中提出宜"实者生用，虚者酒蒸"，生大黄泻下作用剧烈，具有攻积导滞、泻火解毒的功能，经酒制后炒大黄能引药上行，善清上焦血分热毒，酒蒸后的熟大黄具有活血祛瘀之功，现代药理研究认为大黄中芦荟大黄素和大黄素两种有效成分的含量经炮制发生变化，炒大黄分别为生大黄的2.7倍和3.4倍左右，说明药材不同炮制品具有不同功效，而不同炮制品功效的异同与其所含有效成分的异同性息息相关。

第一节　加工炮制品与化学成分

中药的疗效是由药材所含的有效成分决定的，中药材经加工炮制后，由于加热（炒、蒸、煮、煅）、水浸、水漂及加辅料酒、醋、盐等处理，不仅药材外观、药性会发生变化，而且会对其有效成分的含量产生不同程度的影响，从而对药材的品质和临床疗效产生影响。从化学成分的角度来看，某些药物炮制前后所含的化学物质种类和数量会发生一系列的变化，一些成分含量会增加，一些成分含量会减少或消失，甚至产生新的化合物。如莱菔子（萝卜*Raphanus sativus* L.的干燥成熟种子）的不同炮制品均含有芥子碱硫氰酸盐，莱菔子生品中无萝卜苷而炒莱菔子中含有丰富的萝卜苷；如天麻（天麻*Gastrodia elata* Bl.的干燥块茎），采用自然晒干、煮法和蒸制后干燥、冷冻干燥四种加工方法处理，天麻素在不同天麻加工品的含量为蒸法>煮法>自然晒干>冷冻干燥，这与天麻中天麻素在一定条件下会发生酶解有关系。又如当归（当归*Angelica sinensis*（Oliv.）Diels的干燥根），以水浸出物、阿魏酸和鞣质为指标，比较生当归、酒炒当归、土炒当归和炭当归四种炮制方法，结果酒制后水溶物增加，阿魏酸含量不降低，土制品和制炭品鞣质显著上升，水浸物则显著下降，说明不同的炮制方法使药物的有效成分发生了不同程度的变化。

第二节　液相指纹图谱与加工炮制品

目前，中药材加工炮制品的鉴别和分类很大程度上还依赖于经验和表观分析，液相指纹图谱的引入，可用于不同加工炮制品的有效识别。利用指纹图谱，可以从物质基础层面阐明中药炮制过程中化学成分的变化，这些变化会导致不同的加工炮制品指纹图谱的峰面积、峰数量存在差异，通过液相指纹图谱可以直观地反映不同炮制品中成分的组成和含量情况，分析指纹图谱主要特征峰的面积、比例或数量的差异，可以反映不同炮制品内在的质量差别，从而实现对药材不同加工炮制品的异同性进行识别。例如：浙贝母（浙贝母*Fritillaria thunbergii* Miq.的干燥鳞茎）的不同产地加工方法（鲜切、硫熏和灰贝）的指纹图谱，分别有38、31和31个共有峰，其中硫熏和灰贝加工后各少了7个共有峰，共有峰个数差异明显，且西贝素、贝母辛、贝母素甲和贝母素乙4个成分含量明显低于鲜切饮片，结合聚类分析和判别分析均可以较好地对浙贝母的不同加工品进行区分；将莱菔子生品和炮制品的指纹图谱进行比较，莱菔子生品和炮制品相似度均大于0.95，莱菔子生品和炮制品有9个共有峰，生品莱菔子特征峰12个，炒莱菔子特征峰11个；对比白蔹〔白蔹*Ampelopsis japonica*（Thumb.）Makino 的干燥块根〕生品和炮制品指纹图谱，白蔹炮制前后有8个共有峰，不同批次的生品相似度值均大于0.8，不同批次的炮制品间相似度值均大于0.9，指纹图谱概貌基本一致但炒制白蔹比生品各特征峰含量高，其中原儿茶酸的含量增幅在14倍左右。由此可见，根据液相指纹图谱的共有峰、特征峰以及相似度等统计结果，可用于药材不同炮制品的识别与质量评价。

第三节　药材加工炮制品的识别选论

补骨脂（Buguzhi）

【药材的基原、分布、药用及成分】

1.基原　补骨脂为豆科植物补骨脂*Psoralea corylifolia* L.的干燥成熟果实。为《中国药典》（2020年版）收载品种，属常用中药材。

2.分布　补骨脂分布于河南、安徽、广东、陕西、山西、江西、四川、云南、贵州等地。药材多产于四川、河南、陕西、安徽等地。

3.采收与加工　①补骨脂：秋季果实成熟时采收果序，晒干，搓出果实，除去杂质。②盐补骨脂：取净补骨脂，照盐炙法炒至微微鼓起。

4.功效与主治　性温，味辛、苦。归肾、脾经。温肾助阳，纳气，止泻。用于阳痿遗精，遗尿尿频，腰膝冷痛，肾虚作五更泄泻；外用治疗白癜风、斑秃。

5.化学成分　补骨脂主要含黄酮、香豆素、单萜酚等类化学成分，黄酮类包括补骨脂二氢黄酮、补骨脂二氢黄酮甲醚、异补骨脂二氢黄酮、新补骨脂异黄酮、补骨脂宁、补骨脂异黄酮醛、染料木黄酮、大豆苷元、大豆苷、补骨脂查尔酮、补骨脂乙素、新补骨脂查尔酮、新异补骨脂素查尔酮、补骨脂色酚酮、Astragalin、Corylifol C、6-prenylnaringenin、Chromenoflavanone、Isoneobavaisoflavone、Biochanin A、Corylifol A、8-prenyldaidzein等；香豆素类包括补骨脂素、异补骨脂素、8-甲氧基补骨脂素、补骨脂苷、异补骨脂苷、补骨脂定、异补骨脂定、双羟基补骨脂定、补骨脂香豆雌烷A、补骨脂香豆雌烷B、槐属香豆雌烷A、7, 2′, 4′-trihydroxy-3-arylcoumarin、psoralidin-2′, 3′-oxide、bakuchicin等；单萜酚类包括补骨脂酚、2, 3-氧化补骨脂酚、补骨脂甲素、psoracorylifol A、psoracorylifol B、psoracorylifol C、psoracorylifol D、psoracorylifol E、cyclobakuchiol C、psoracorylifol F等。

【植物形态与药材性状特征】

1.植物形态　一年生直立草本，高60～150厘米。枝坚硬，疏被白色绒毛，有明显腺点。叶为单叶，有时有1片长1～2厘米的侧生小叶；托叶镰形，长7～8毫米；叶柄长2～4.5厘米，有腺点；小叶柄长2～3毫米，被白色绒毛；叶宽卵形，长4.5～9厘米，宽3～6厘米，先端钝或锐尖，基部圆形或心形，边缘有粗而不规则的锯齿，质地坚韧，两面有明显黑色腺点，被疏毛或近无毛。花序腋生，有花10～30朵，组成密集的总状或小头状花序，总花梗长3～7厘米，被白色柔毛和腺点；苞片膜质，披针形，长3毫米，被绒毛和腺点；花梗长约1毫米；花萼长4～6毫米，被白色柔毛和腺点，萼齿披针形，下方一个较长，花冠黄色或蓝色，花瓣明显具瓣柄，旗瓣倒卵形，长5.5毫米；雄蕊10，上部分离。荚果卵形，长5毫米，具小尖头，黑色，表面具不规则网纹，不开裂，果皮与种子不易分离；种子扁。花、果期7～10月。

2.药材性状　果实扁圆状肾形，一端略尖，少有宿萼。怀补骨脂长4～5.5毫米，宽2～4毫米，厚约1毫米；川补骨脂较小。表面黑棕色或棕褐色，具微细网纹，在放大镜下可见点状凹凸纹理。质较硬脆，剖开后可见果皮与外种皮紧密贴生，种子凹侧的上端略下处可见点状种脐，另一端有合点，种脊不明显。外种皮较硬，内种皮膜质，灰白色；子叶2枚，肥厚，淡黄色至淡黄棕色，陈旧者色深，其内外表面常可见白色物质，于放大镜下观察为细小针晶；胚很小。宿萼基部连合，上端5裂，灰黄色，具毛茸，并密布褐色腺点。气芳香特异、味苦微辛。

【材料与仪器】

Waterse-2695型高效液相色谱仪，配有PDA检测器、四元泵溶剂洗脱系统、柱温箱、自动进样器。《中药色谱指纹图谱相似度评价系统》软件（2012版）（国家药典委员会）。

甲醇、乙腈为色谱纯，其余均为分析纯，水为纯净水；补骨脂药材及盐补骨脂购于药材市场及药店，补骨脂药材经鉴定为豆科植物补骨脂*Psoralea corylifolia* L.的干燥成熟果实，盐补骨脂经鉴定为补骨脂药材的炮制加工品，密封保存于阴凉干燥处，样品来源见表4-1。

表4-1　补骨脂药材及其炮制品来源

编号	名称	来源	编号	名称	来源
S1	盐补骨脂	安徽A中药材市场	S11	补骨脂	安徽A中药材市场
S2	盐补骨脂	河南B中药材市场	S12	补骨脂	河南B中药材市场
S3	盐补骨脂	成都C中药材市场	S13	补骨脂	成都C中药材市场
S4	盐补骨脂	河北D中药材市场	S14	补骨脂	河北D中药材市场
S5	盐补骨脂	江西E中药材市场	S15	补骨脂	江西E中药材市场
S6	盐补骨脂	广州F中药材市场	S16	补骨脂	广州F中药材市场
S7	盐补骨脂	山东G中药材市场	S17	补骨脂	山东G中药材市场
S8	盐补骨脂	重庆H中药材市场	S18	补骨脂	重庆H中药材市场
S9	盐补骨脂	兰州I中药材市场	S19	补骨脂	兰州I中药材市场
S10	盐补骨脂	贵阳J中药材市场	S20	补骨脂	贵阳J中药材市场

【溶液的制备】

供试品溶液的配制　分别取样品粉末约0.2g精密称定，各加60%甲醇水25ml超声提取30分钟，补重，过滤，取续滤液过0.22μm滤膜，即得。

【色谱条件】

流动相A为乙腈，流动相B为0.1%的磷酸水梯度洗脱（表4-2），色谱柱为Diasonsil C_{18}（4.6mm×250mm，5μm），检测波长为254nm，柱温为30℃，进样量为10μl，流速为1.0ml/min，分析时间为55分钟，系统平衡色谱柱时间为10分钟。

表4-2　流动相梯度洗脱表

时间（min）	流动相A（%）	流动相B（%）
0～10	10～55	90～45
10～20	55～65	45～35
20～50	65～85	35～15
50～55	85～90	15～10

【方法学考察】

1.**精密度试验**　按供试品溶液的制备方法制备供试品溶液，按色谱条件连续进样6次，测定其指纹图谱，进样量为10μl，考察仪器的精密度。结果表明，各共有峰的相对保留时间及相对峰面积RSD均小于3%，表明仪器的精密度良好。

2.**稳定性试验**　按供试品溶液的制备方法制备供试品溶液，按色谱条件分别在0、3、6、12、18和24小时进样测定，计算指纹图谱中各共有峰的相对保留时间及相对峰面积比值和RSD值。结果表明，各共有峰的相对保留时间与相对峰面积RSD均小于3%，说明样品在24小时稳定。

3.重复性试验 取同一样品6份，按供试品溶液的制备方法制备供试品溶液，按色谱条件进样测定，计算指纹图谱中各共有峰的相对保留时间及相对峰面积比值和RSD值。结果显示，各共有峰的相对峰面积和相对保留时间的RSD分别小于3%，说明试验方法重复性良好。

【液相指纹图谱的构建】

取20批样品，精密称定，按供试品溶液的制备方法制备20批样品，按色谱条件对各供试品溶液进行检测，测得各供试品HPLC色谱指纹图谱。

【指纹图谱分析】

1.相似度评价 采用国家药典委员会颁布的"中药色谱指纹图谱相似度评价系统"软件匹配20批样品HPLC色谱图相关参数，相似度结果见表4-3。

表4-3 补骨脂与盐补骨脂的相似度评价结果

编号	相似度	编号	相似度
S1	0.998	S11	0.995
S2	0.998	S12	0.994
S3	0.970	S13	0.997
S4	0.998	S14	0.996
S5	0.996	S15	0.998
S6	0.999	S16	0.998
S7	0.977	S17	0.995
S8	0.995	S18	0.998
S9	0.992	S19	0.998
S10	0.974	S20	0.978

2.共有峰的确定 采用国家药典委员会颁布的"中药色谱指纹图谱相似度评价系统"软件对10批补骨脂和10批盐补骨脂药材样品的HPLC色谱图分别进行匹配和比较，时间窗为0.20，采用中位数法生成对照图谱，并综合考虑色谱峰共有状况、分离情况和色谱峰面积及方法学考察的结果，最终10批补骨脂药材有23个共有色谱峰，10批盐补骨脂药材有24个共有色谱峰，补骨脂与盐补骨脂比较有23个共有色谱峰，由于补骨脂药材23号色谱峰与盐补骨脂药材的24号色谱峰的峰面积相对较大、较为稳定、分离度较好，分别将其作为参照峰（S），并进行相对保留时间和相对峰面积的计算，结果见图4-1~图4-6、表4-4、表4-5。

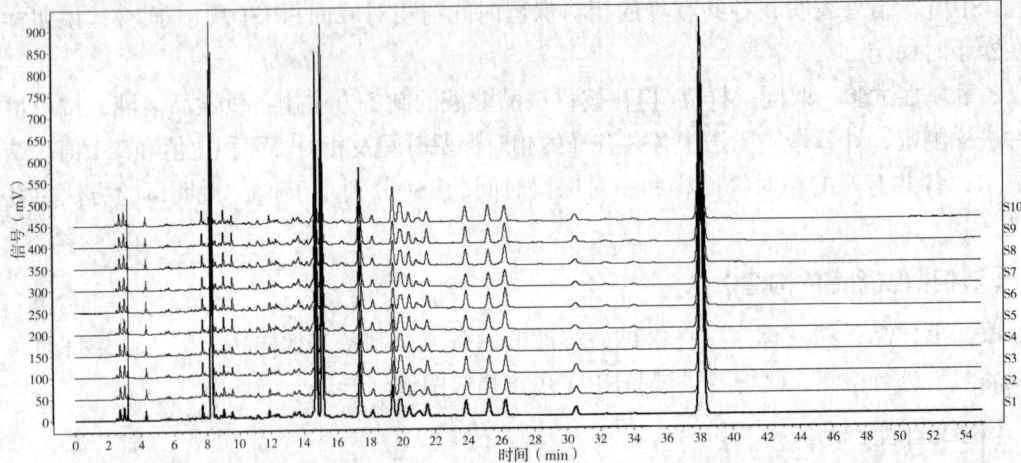

图4-1　补骨脂药材的HPLC指纹图谱

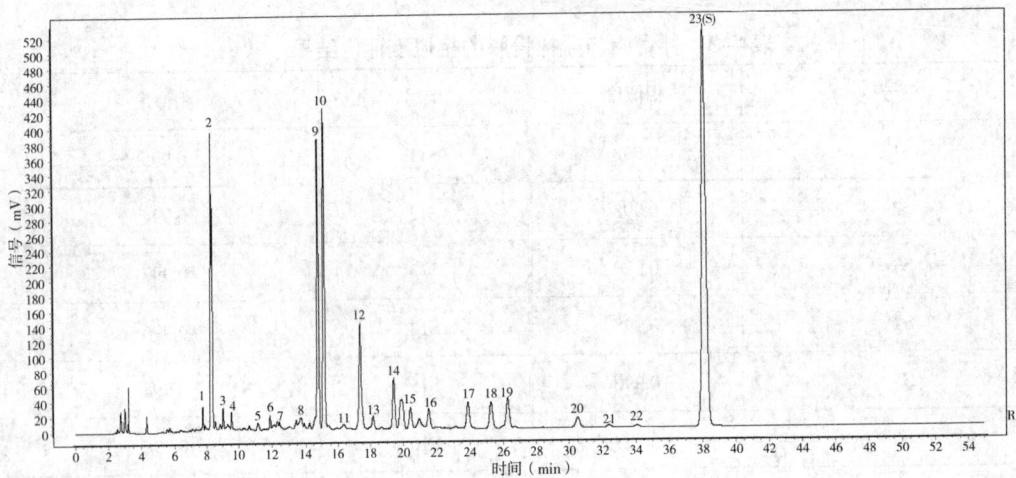

图4-2　补骨脂药材的对照指纹图谱

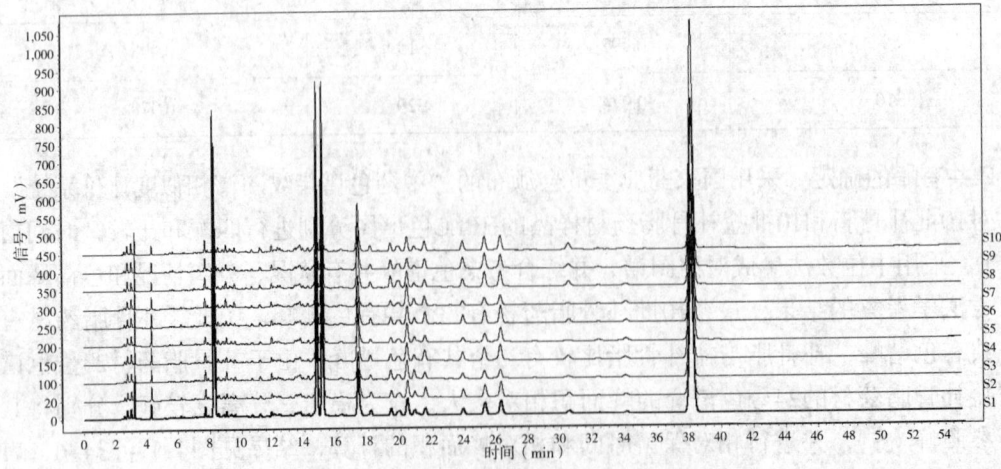

图4-3　盐补骨脂药材的HPLC指纹图谱

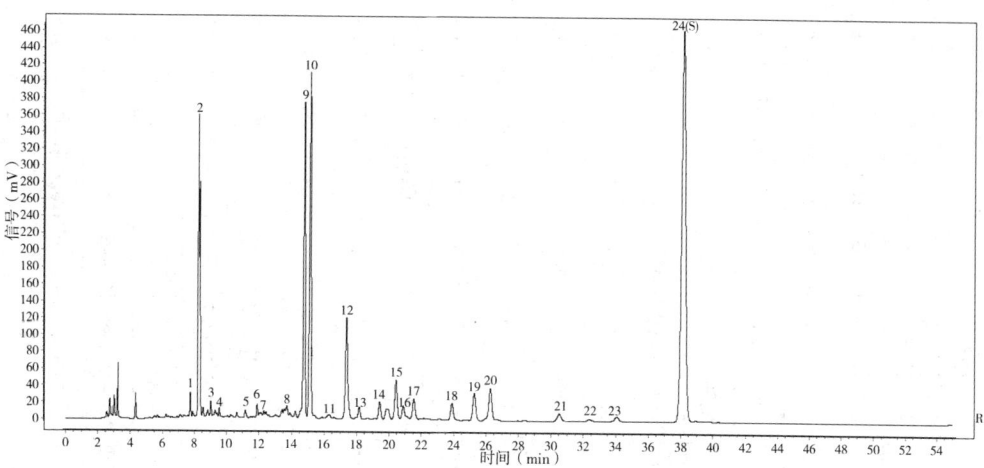

图4-4 盐补骨脂药材的对照指纹图谱

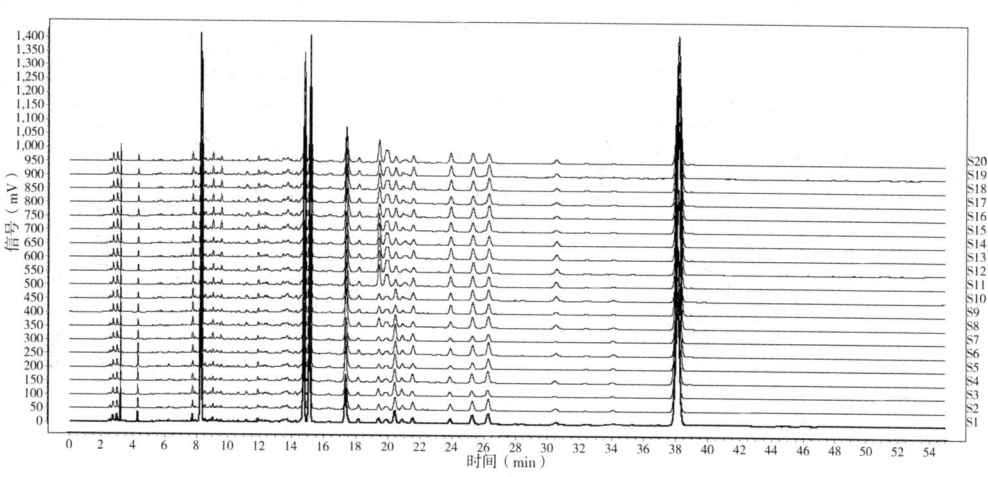

图4-5 补骨脂与盐补骨脂药材的HPLC指纹图谱

（S1～S10为盐补骨脂；S11～S20为补骨脂）

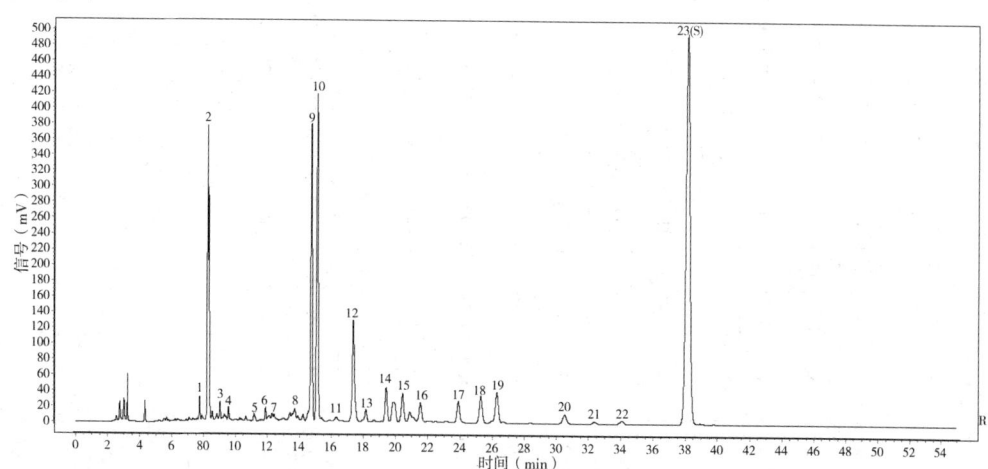

图4-6 补骨脂与盐补骨脂药材的对照指纹图谱

表4-4 盐补骨脂（A）与补骨脂（B）药材HPLC指纹图谱共有峰的相对保留时间

A共有峰	B共有峰	A与B共有峰	S1	S2	S3	S4	S5	S6	S7	S8	S9	S10	S11	S12	S13	S14	S15	S16	S17	S18	S19	S20
1	1	1	0.2034	0.2033	0.2032	0.2032	0.2032	0.2029	0.2031	0.2034	0.2033	0.2034	0.2034	0.2033	0.2031	0.2033	0.2032	0.2030	0.2031	0.2031	0.2032	0.2033
2	2	2	0.2163	0.2167	0.2165	0.2164	0.2163	0.2162	0.2161	0.2162	0.2166	0.2165	0.2165	0.2165	0.2162	0.2164	0.2163	0.2166	0.2163	0.2165	0.2163	0.2162
3	3	3	0.2370	0.2373	0.2372	0.2371	0.2371	0.2369	0.2366	0.2369	0.2373	0.2371	0.2371	0.2370	0.2367	0.2369	0.2368	0.2371	0.2368	0.2370	0.2369	0.2370
4	4	4	0.2506	0.2510	0.2508	0.2508	0.2507	0.2506	0.2503	0.2505	0.2510	0.2507	0.2507	0.2507	0.2504	0.2507	0.2506	0.2508	0.2506	0.2507	0.2507	0.2505
5	5	5	0.2789	0.2794	0.2792	0.2792	0.2790	0.2790	0.2787	0.2789	0.2793	0.2790	0.2790	0.2790	0.2788	0.2790	0.2789	0.2792	0.2790	0.2791	0.2791	0.2789
6	6	6	0.3116	0.3121	0.3119	0.3119	0.3118	0.3117	0.3115	0.3117	0.3120	0.3118	0.3118	0.3118	0.3116	0.3118	0.3116	0.3119	0.3117	0.3118	0.3118	0.3117
7	7	7	0.3227	0.3232	0.3230	0.3230	0.3228	0.3228	0.3225	0.3227	0.3230	0.3228	0.3230	0.3229	0.3227	0.3229	0.3227	0.3230	0.3228	0.3229	0.3228	0.3228
8	8	8	0.3597	0.3602	0.3599	0.3599	0.3599	0.3597	0.3595	0.3596	0.3596	0.3596	0.3597	0.3600	0.3600	0.3597	0.3599	0.3597	0.3600	0.3599	0.3599	0.3598
9	9	9	0.3871	0.3876	0.3873	0.3873	0.3871	0.3871	0.3868	0.3870	0.3873	0.3871	0.3871	0.3871	0.3872	0.3870	0.3872	0.3870	0.3873	0.3871	0.3872	0.3871
10	10	10	0.3966	0.3971	0.3968	0.3968	0.3967	0.3966	0.3964	0.3965	0.3968	0.3966	0.3966	0.3966	0.3968	0.3965	0.3966	0.3965	0.3968	0.3966	0.3967	0.3966
11	11	11	0.4274	0.4281	0.4283	0.4277	0.4280	0.4277	0.4280	0.4276	0.4285	0.4288	0.4274	0.4290	0.4283	0.4287	0.4292	0.4284	0.4288	0.4286	0.4288	0.4287
12	12	12	0.4555	0.4561	0.4556	0.4556	0.4556	0.4555	0.4552	0.4554	0.4557	0.4555	0.4555	0.4555	0.4557	0.4555	0.4556	0.4553	0.4558	0.4555	0.4556	0.4556
13	13	13	0.4762	0.4768	0.4763	0.4762	0.4762	0.4762	0.4759	0.4761	0.4764	0.4762	0.4762	0.4761	0.4764	0.4764	0.4762	0.4760	0.4764	0.4762	0.4763	0.4762
14	14	14	0.5093	0.5099	0.5093	0.5093	0.5092	0.5093	0.5090	0.5092	0.5094	0.5092	0.5093	0.5092	0.5094	0.5093	0.5093	0.5090	0.5094	0.5092	0.5094	0.5093
15	15	15	0.5359	0.5365	0.5359	0.5360	0.5358	0.5359	0.5357	0.5358	0.5360	0.5359	0.5359	0.5358	0.5361	0.5359	0.5359	0.5357	0.5361	0.5359	0.5359	0.5360
16			0.5477	0.5483	0.5476	0.5477	0.5476	0.5477	0.5474	0.5476	0.5479	0.5477	—	—	—	—	—	—	—	—	—	—
17	16	16	0.5650	0.5656	0.5649	0.5650	0.5648	0.5650	0.5646	0.5648	0.5651	0.5649	0.5649	0.5652	0.5650	0.5649	0.5647	0.5651	0.5649	0.5650	0.5650	0.5648
18	17	17	0.6266	0.6268	0.6267	0.6268	0.6264	0.6265	0.6268	0.6266	0.6266	0.6268	0.6266	0.6270	0.6265	0.6266	0.6265	0.6269	0.6267	0.6267	0.6268	0.6265

续表

A共有峰	B共有峰	A与B共有峰	S1	S2	S3	S4	S5	S6	S7	S8	S9	S10	S11	S12	S13	S14	S15	S16	S17	S18	S19	S20
19	18	18	0.6628	0.6630	0.6629	0.6629	0.6627	0.6627	0.6630	0.6628	0.6628	0.6630	0.6628	0.6633	0.6629	0.6630	0.6628	0.6632	0.6630	0.6630	0.6630	0.6627
20	19	19	0.6890	0.6892	0.6891	0.6892	0.6889	0.6890	0.6893	0.6890	0.6890	0.6892	0.6890	0.6896	0.6891	0.6893	0.6890	0.6894	0.6892	0.6892	0.6893	0.6890
21	20	20	0.7999	0.8003	0.7995	0.8003	0.7997	0.8002	0.8004	0.8001	0.7999	0.8003	0.8002	0.8005	0.8004	0.8005	0.8002	0.8004	0.8003	0.8003	0.8002	0.8000
22	21	21	0.8490	0.8490	0.8489	0.8491	0.8489	0.8491	0.8490	0.8488	0.8490	0.8490	0.8487	0.8489	0.8492	0.8494	0.8489	0.8490	0.8488	0.8490	0.8490	0.8489
23	22	22	0.8935	0.8937	0.8936	0.8938	0.8935	0.8935	0.8939	0.8935	0.8935	0.8937	0.8937	0.8937	0.8937	0.8936	0.8937	0.8938	0.8936	0.8936	0.8937	0.8936
24	23	23	1.0000	1.0000	1.0000	1.0000	1.0000	1.0000	1.0000	1.0000	1.0000	1.0000	1.0000	1.0000	1.0000	1.0000	1.0000	1.0000	1.0000	1.0000	1.0000	1.0000

表4-5 盐补骨脂（A）与补骨脂（B）药材HPLC指纹图谱共有峰的相对峰面积

A共有峰	B共有峰	A与B共有峰	S1	S2	S3	S4	S5	S6	S7	S8	S9	S10	S11	S12	S13	S14	S15	S16	S17	S18	S19	S20
1	1	1	0.0156	0.0153	0.0279	0.0150	0.0148	0.0135	0.0241	0.0172	0.0143	0.0254	0.0166	0.0253	0.0216	0.0155	0.0135	0.0145	0.0241	0.0172	0.0123	0.0284
2	2	2	0.0087	0.0096	0.0062	0.0069	0.0070	0.0088	0.0095	0.0070	0.0073	0.0090	0.3532	0.3666	0.3038	0.3311	0.2718	0.2435	0.1996	0.2597	0.2435	0.2296
3	3	3	0.0109	0.0101	0.0266	0.0103	0.0169	0.0083	0.0257	0.0139	0.0088	0.0193	0.0148	0.0148	0.0131	0.0136	0.0202	0.0168	0.0204	0.0196	0.0181	0.0217
4	4	4	0.0073	0.0085	0.0174	0.0073	0.0101	0.0063	0.0213	0.0113	0.0071	0.0164	0.0147	0.0153	0.0126	0.0137	0.0195	0.0177	0.0211	0.0186	0.0188	0.0129
5	5	5	0.0057	0.0059	0.0137	0.0069	0.0087	0.0060	0.0112	0.0075	0.0053	0.0130	0.0081	0.0081	0.0045	0.0072	0.0068	0.0066	0.0087	0.0069	0.0064	0.0064
6	6	6	0.0098	0.0098	0.0214	0.0098	0.0155	0.0087	0.0168	0.0098	0.0079	0.0185	0.0128	0.0125	0.0106	0.0117	0.0116	0.0107	0.0139	0.0115	0.0110	0.0142
7	7	7	0.0064	0.0066	0.0139	0.0066	0.0088	0.0057	0.0196	0.0072	0.0055	0.0152	0.0076	0.0073	0.0064	0.0069	0.0102	0.0096	0.0116	0.0101	0.0104	0.0082
8	8	8	0.0143	0.0151	0.0292	0.0152	0.0186	0.0136	0.0274	0.0152	0.0179	0.0441	0.0229	0.0222	0.0199	0.0208	0.0288	0.0274	0.0330	0.0286	0.0298	0.0254
9	9	9	0.3209	0.3145	0.4359	0.3149	0.3490	0.2907	0.4536	0.2684	0.2057	0.5177	0.3161	0.3209	0.2969	0.3164	0.2733	0.2617	0.3390	0.2683	0.2869	0.3550

续表

A共有峰	B共有峰	A与B共有峰	S1	S2	S3	S4	S5	S6	S7	S8	S9	S10	S11	S12	S13	S14	S15	S16	S17	S18	S19	S20
10	10	10	0.3829	0.3726	0.4876	0.3754	0.3584	0.3459	0.4940	0.3000	0.2188	0.5227	0.3488	0.3572	0.3384	0.3586	0.2814	0.2638	0.3471	0.2758	0.3115	0.4092
11	11	11	0.0087	0.0081	0.0161	0.0088	0.0112	0.0071	0.0137	0.0078	0.0043	0.0179	0.0127	0.0116	0.0101	0.0107	0.0105	0.0094	0.0145	0.0100	0.0106	0.0123
12	12	12	0.1474	0.1470	0.1412	0.1465	0.1446	0.1340	0.1460	0.1545	0.1084	0.2079	0.1377	0.1383	0.1247	0.1293	0.1642	0.1599	0.1783	0.1608	0.1725	0.1583
13	13	13	0.0194	0.0193	0.0220	0.0204	0.0135	0.0178	0.0183	0.0179	0.0126	0.0257	0.0209	0.0213	0.0180	0.0189	0.0203	0.0201	0.0234	0.0197	0.0218	0.0225
14	14	14	0.0222	0.0220	0.0447	0.0220	0.0178	0.0190	0.0251	0.0348	0.0208	0.0336	0.0820	0.0833	0.0739	0.0816	0.0627	0.0463	0.0689	0.0608	0.0581	0.0996
15	15	15	0.0601	0.0594	0.0967	0.0605	0.0729	0.0555	0.1155	0.0528	0.0286	0.0646	0.0299	0.0299	0.0271	0.0276	0.0373	0.0347	0.0396	0.0366	0.0340	0.0317
16			0.0266	0.0252	0.0548	0.0263	0.0229	0.0233	0.0452	0.0184	0.0134	0.0306	—	—	—	—	—	—	—	—	—	—
17	16	16	0.0278	0.0375	0.0368	0.0398	0.0267	0.0384	0.0528	0.0275	0.0267	0.0447	0.0372	0.0250	0.0337	0.0249	0.0270	0.0320	0.0257	0.0374	0.0408	0.0361
18	17	17	0.0268	0.0311	0.0351	0.0315	0.0197	0.0295	0.0280	0.0290	0.0332	0.0487	0.0482	0.0417	0.0454	0.0409	0.0433	0.0490	0.0427	0.0469	0.0513	0.0550
19	18	18	0.0512	0.0510	0.0501	0.0503	0.0399	0.0475	0.0494	0.0575	0.0456	0.0751	0.0527	0.0524	0.0499	0.0517	0.0462	0.0463	0.0490	0.0457	0.0494	0.0600
20	19	19	0.0659	0.0705	0.0608	0.0705	0.0725	0.0685	0.0741	0.0649	0.0456	0.0890	0.0563	0.0521	0.0545	0.0505	0.0664	0.0655	0.0685	0.0709	0.0735	0.0622
21	20	20	0.0180	0.0204	0.0145	0.0212	0.0058	0.0173	0.0100	0.0248	0.0146	0.0442	0.0354	0.0296	0.0308	0.0306	0.0155	0.0166	0.0194	0.0188	0.0253	0.0292
22	21	21	0.0040	0.0043	0.0056	0.0047	0.0084	0.0046	0.0064	0.0024	0.0037	0.0068	0.0039	0.0035	0.0039	0.0035	0.0051	0.0056	0.0052	0.0058	0.0062	0.0043
23	22	22	0.0111	0.0117	0.0164	0.0119	0.0148	0.0122	0.0219	0.0088	0.0048	0.0098	0.0040	0.0039	0.0041	0.0038	0.0057	0.0053	0.0058	0.0062	0.0053	0.0043
24	23	23	1.0000	1.0000	1.0000	1.0000	1.0000	1.0000	1.0000	1.0000	1.0000	1.0000	1.0000	1.0000	1.0000	1.0000	1.0000	1.0000	1.0000	1.0000	1.0000	1.0000

【小结】

10批补骨脂的指纹图谱相似度为0.978～0.998，有23个共有峰，而10批盐补骨脂指纹图谱相似度为0.970～0.998，有24个共有峰，提示补骨脂经盐制后有新成分产生。补骨脂与盐补骨脂比较有23个共有峰，从共有峰上发现，补骨脂与盐补骨脂的主要化学成分组成基本相同，但峰面积的大小存在差异，说明补骨脂药材炮制前后的主要化学成分的组成变化不大，但相同成分的含量炮制前后发生了变化。采用HPLC指纹图谱能较好地对补骨脂及盐补骨脂进行识别，为补骨脂加工炮制的成分变化提供参考依据。

何首乌（Heshouwu）

【药材的基原、分布、药用及成分】

1.基原　何首乌为蓼科植物何首乌*Polygonum multiflorum* Thunb.的干燥块根。为《中国药典》（2020年版）收载品种，属于中药材。《中药鉴定学》中记载白首乌为名萝摩科植物牛皮消*Cynanchum auricuiatum* Royle ex Wight的块根在部分地区作为何首乌使用，应给予区别。

2.分布　何首乌产于陕西南部、甘肃南部、华东、华中、华南、西南等地。生山谷灌丛、山坡林下、沟边石隙，海拔200～30000米。

3.采收加工　①何首乌：春秋两季采挖，削去两端，洗净，个大的切成块，干燥。②制何首乌：用黑豆汁拌匀，置非铁质的适宜容器内，炖至汁液吸尽；或照蒸法，清蒸或用黑豆汁拌匀后蒸，蒸至内外均呈棕褐色，或晒至半干，切片，干燥。

4.功效与主治　①何首乌：性微温，味苦、甘、涩。归肝、心、肾经。解毒，消痈，截疟，润肠通便。用于疮痈、瘰疬、风疹瘙痒、久疟体虚、肠燥便秘。②制何首乌：性微温，味苦、甘、涩。归肝、心、肾经。补肝肾，益精血，乌须发，强筋骨，化浊降脂。用于血虚萎黄、眩晕耳鸣、须发早白、腰膝酸软、肢体麻木、崩漏带下、高脂血症。

5.化学成分　何首乌主要含二苯乙烯苷、醌类和磷脂等类化学成分，二苯乙烯苷类主要包括2, 3, 5, 4′–Tetrahydroxystilbene–2–*O*–β–D–glucopyranoside、2, 3, 5, 4′–tetrahydroxystilbene–2–*O*–β–D–（2″–*O*–mono–galloylesters）–glucopyr–anoside、2, 3, 5, 4′–tetrahydroxystilbene–2–*O*–β–D–（3″–*O*–mono–galloylesters）–glucopyranoside 2, 3, 5, 4′–tetrahydroxystilbene–2, 3–di–*O*–β–D–glucopyranoside等；醌类包括includingemodin、aloeemodin、chrysophanol、physcion、rhein、1, 6–dimethylether–emodin、emodin–8–methylether、citreorosein、citreorosein–8–methylether、emodin–3–methylether、fallacinol、emodin–6, 8–dimethylether、2–acetylemodin等；磷脂类化合物包括Phosphatidyl ethanolamine、copaene、eicosane、hexanoicacid、hexadecenoic acid methyl ester、hexadecenoic acid ethyl este、octadecanoic acid methyl ester、octadecanoic acid ethyl ester、ethyl oleate、docosanoic acid methyl ester、tetradecanoic acid ethyl ester、squalene、1, 2–dihydroxynonadecone–3等。

制何首乌主要含大黄素甲醚、β–谷甾醇、淫羊藿素、大黄素–8–*O*–β–D–葡萄糖苷、大黄素甲醚–8–*O*–β–D–葡萄糖苷、2, 3, 5, 4′–四羟基二苯乙烯–2–*O*–β–D–葡萄糖苷和决明蒽酮–8–*O*–*β*–D–葡萄糖苷等。

【植物形态与药材性状特征】

1.植物形态 多年生草本。块根肥厚，长椭圆形，黑褐色。茎缠绕，长2～4米，多分枝，具纵棱，无毛，下部常木质化。叶卵形或长卵形，长3～7厘米，宽2～5厘米，顶端渐尖，基部心形或近心形，两面粗糙，边缘全缘；叶柄长1.5～3厘米；托叶鞘膜质，偏斜，无毛，长3～5毫米。花序圆锥状，顶生或腋生，长10～20厘米，分枝开展，具细纵棱，沿棱密被小突起；苞片三角状卵形，具小突起，顶端尖，每苞内具2～4花；花梗细弱，长2～3毫米，下部具关节，果时延长；花被5深裂，白色或淡绿色，花被片椭圆形，大小不相等，外面3片较大背部具翅，果时增大，花被果时外形近圆形，直径6～7毫米；雄蕊8，花丝下部较宽；花柱3，极短，柱头头状。瘦果卵形，具3棱，长2.5～3毫米，黑褐色，有光泽，包于宿存花被内。花期8～9月，果期9～10月。

2.药材性状 何首乌呈团块状或不规则纺锤形，长6～15厘米。直径4～12厘米。表面红棕色或红褐色，皱缩不平，有浅沟，并有横长皮孔样突起和细根痕。体重，质坚实，不易折断，断面浅黄棕色或浅红棕色，显粉性，皮部有4～11个类圆形异型维管束环列，形成云锦状花纹，中央木部较大，有的呈木心。气微，味微苦而甘涩。

制何首乌呈不规则皱缩状的块片，厚约1厘米。表面黑褐色或棕褐色，凹凸不平。质坚硬，断面角质样，棕褐色或黑色。气微，味微甘而苦涩。

【材料与仪器】

Waterse-2695型高效液相色谱仪，配有PDA检测器、四元泵溶剂洗脱系统、柱温箱、自动进样器。《中药色谱指纹图谱相似度评价系统》软件（2012版）（国家药典委员会）。

甲醇为色谱纯；磷酸为分析纯；水为纯净水。何首乌及制何首乌饮片均购于药材市场，经鉴定为蓼科植物何首乌*Polygonum multiflorum* Thunb.的干燥块根，来源见表4-6。

表4-6 何首乌与制何首乌样品来源

序号	类型	来源	序号	类型	来源
S1	何首乌饮片	安徽A中药材市场	S11	制何首乌	安徽A中药材市场
S2	何首乌饮片	河南B中药材市场	S12	制何首乌	河南B中药材市场
S3	何首乌饮片	成都C中药材市场	S13	制何首乌	成都C中药材市场
S4	何首乌饮片	河北D中药材市场	S14	制何首乌	河北D中药材市场
S5	何首乌饮片	江西E中药材市场	S15	制何首乌	江西E中药材市场
S6	何首乌饮片	广州F中药材市场	S16	制何首乌	广州F中药材市场
S7	何首乌饮片	山东G中药材市场	S17	制何首乌	山东G中药材市场
S8	何首乌饮片	重庆H中药材市场	S18	制何首乌	重庆H中药材市场
S9	何首乌饮片	兰州I中药材市场	S19	制何首乌	兰州I中药材市场
S10	何首乌饮片	贵阳J中药材市场	S20	制何首乌	贵阳J中药材市场

【溶液的制备】

1.供试品溶液的配制　分别取样品粉末约1g精密称定，加甲醇25ml超声提取30分钟，补重，过滤，取续滤液过0.22μm滤膜，即得。

2.混合对照品溶液的配制　分别取适量没食子酸、二苯乙烯苷（避光）、大黄素、大黄素甲醚对照品，加适量甲醇溶解，制成浓度分别为0.094、0.349、0.046、0.204mg/ml 的对照品贮备液，再取适量混合对照品溶液过0.22μm滤膜，即得。

【色谱条件】

流动相A为甲醇，流动相B为0.1%的磷酸水梯度洗脱（表4-7），色谱柱为Diasonsil C$_{18}$（4.6mm×250mm，5μm），检测波长为264nm，柱温为30℃，进样量为10μL，流速为1.0ml/min。

表4-7　线性梯度洗脱流动相配比变化

时间（min）	流动相A（%）	流动相B（%）
0	10	90
12	40	60
20	60	40
27	90	10
30	100	0
40	100	0
45	10	90
55	10	90

【方法学考察】

1.精密度试验　取何首乌和制何首乌粉末，按供试品溶液的制备方法制备供试品溶液，按色谱条件连续进样6次，测定其指纹图谱，计算指纹图谱中各共有峰的相对保留时间及相对峰面积比值和RSD值。结果显示，各共有峰的相对保留时间和相对峰面积的RSD分别小于3%，表明仪器精密度良好。

2.稳定性试验　取同一何首乌和制何首乌供试品溶液，按色谱条件分别在0、6、12、18、24和36小时进样测定，计算指纹图谱中各共有峰的相对保留时间及相对峰面积比值和RSD值。结果显示，各共有峰的相对峰面积和相对保留时间的RSD分别小于3%，表明样品溶液在36小时内稳定。

3.重复性试验　取同一批何首乌和制何首乌样品6份，按供试品溶液的制备方法制备供试品溶液，按色谱条件进样测定，计算指纹图谱中各共有峰的相对保留时间及相对峰面积比值和RSD值。结果显示，各共有峰的相对峰面积和相对保留时间的RSD分别小于3%，说明试验方法重复性良好。

【液相指纹图谱的构建】

按供试品溶液的制备方法制备10批何首乌药材和10批制何首乌样品的供试品溶液，按色谱条件对各供试品溶液和对照品溶液进行检测，测得各供试品HPLC色谱指纹图谱。

【指纹图谱分析】

1.何首乌和制何首乌药材指纹图谱相似度评价　　分别将收集的10批何首乌与10批制何首乌药材样品的色谱数据导入"中药色谱指纹图谱相似度评价系统"软件，进行匹配，时间窗为0.20，采用中位数法考察色谱峰相似度的一致性，何首乌饮片和制何首乌各自间的相似度结果见表4-8，何首乌饮片与制何首乌间比较的相似度结果见表4-9。

表4-8　何首乌和制何首乌各自间的相似度评价结果

何首乌饮片	相似度	制何首乌	相似度
S1	0.973	S11	0.990
S2	0.962	S12	0.960
S3	0.975	S13	0.974
S4	0.974	S14	0.992
S5	0.984	S15	0.863
S6	0.948	S16	0.960
S7	0.991	S17	0.985
S8	0.991	S18	0.984
S9	0.983	S19	0.983
S10	0.983	S20	0.982

表4-9　何首乌饮片与制首乌间比较的相似度评价结果

何首乌饮片	相似度	制何首乌	相似度
S1	0.964	S11	0.900
S2	0.953	S12	0.847
S3	0.969	S13	0.879
S4	0.959	S14	0.894
S5	0.975	S15	0.644
S6	0.943	S16	0.830
S7	0.991	S17	0.904
S8	0.990	S18	0.905
S9	0.967	S19	0.915
S10	0.968	S20	0.915

2.何首乌与制何首乌药材共有峰的确定 采用国家药典委员会颁布的"中药色谱指纹图谱相似度评价系统"软件对10批何首乌和10批制何首乌药材样品的HPLC色谱图分别进行匹配和比较，时间窗为0.20，采用中位数法生成对照图谱，并综合考虑色谱峰共有状况、分离情况和色谱峰面积及方法学考察的结果，最终确定了何首乌17个共有峰，制何首乌14个共有峰，何首乌与制何首乌间的共有峰10个（图4-7、图4-8、图4-9、图4-10）。

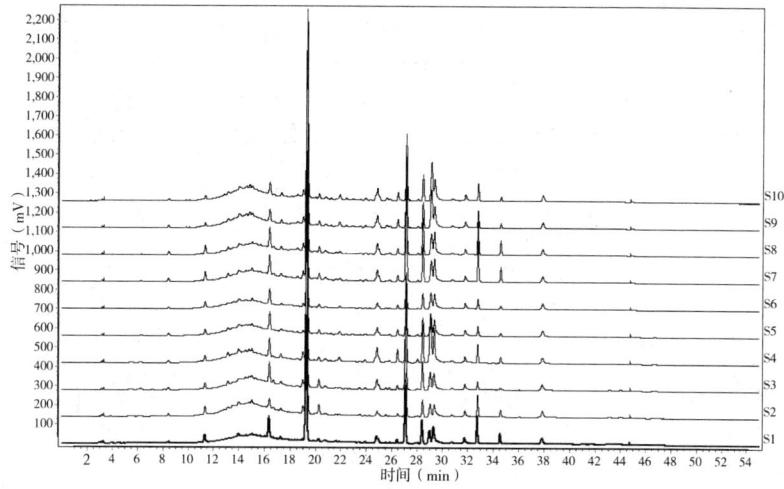

图4-7 10批何首乌饮片HPLC指纹图谱

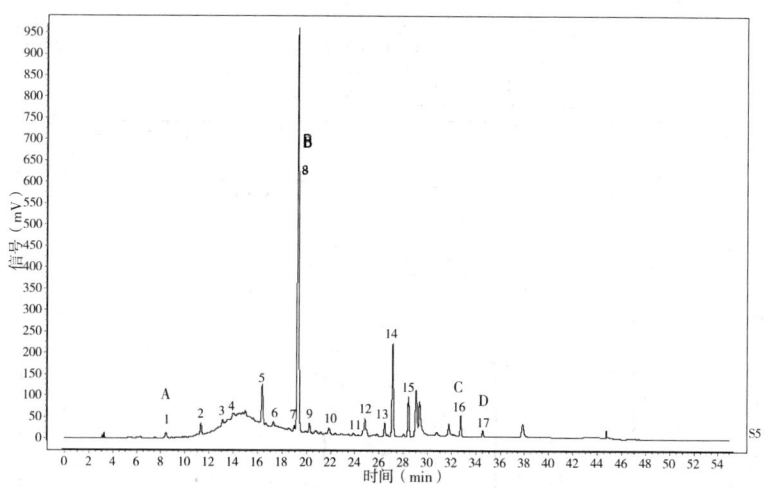

图4-8 10批何首乌饮片HPLC 对照指纹图谱

3.参照物峰的确定 在同一色谱条件下对何首乌混合对照品及供试液进样，通过混合对照品和供试品图谱进行对比，指认出四个特征峰，分别为没食子酸（A）、二苯乙烯苷（B）、大黄素（C）和大黄素甲醚（D），结果见图4-11。由于何首乌与制何首乌色谱指纹图谱中二苯乙烯苷峰的峰面积相对较大、较为稳定、分离度较好，故将保留时间约为19.209分钟的二苯乙烯苷作为参照峰（S）。

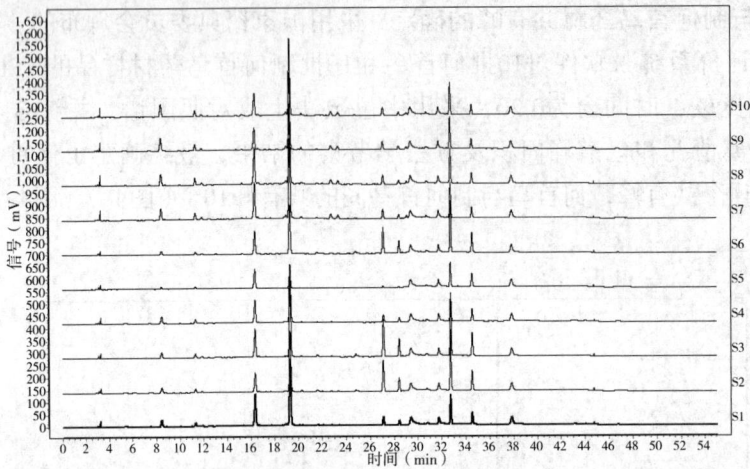

图4-9　10批制首乌HPLC指纹图谱

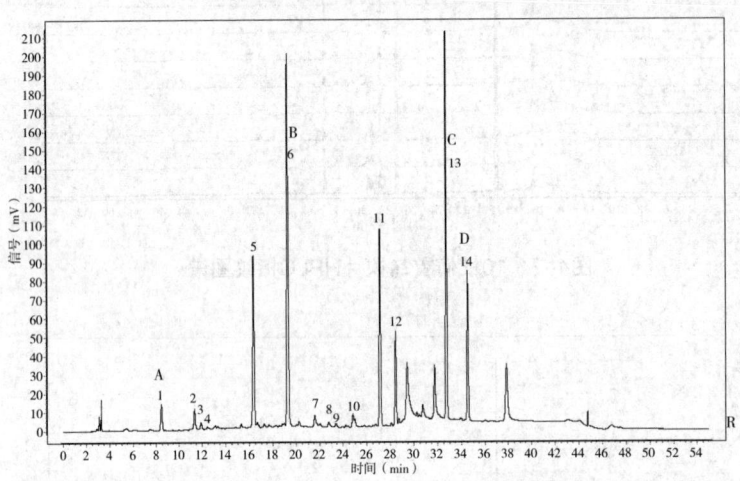

图4-10　10批制首乌HPLC对照指纹图谱

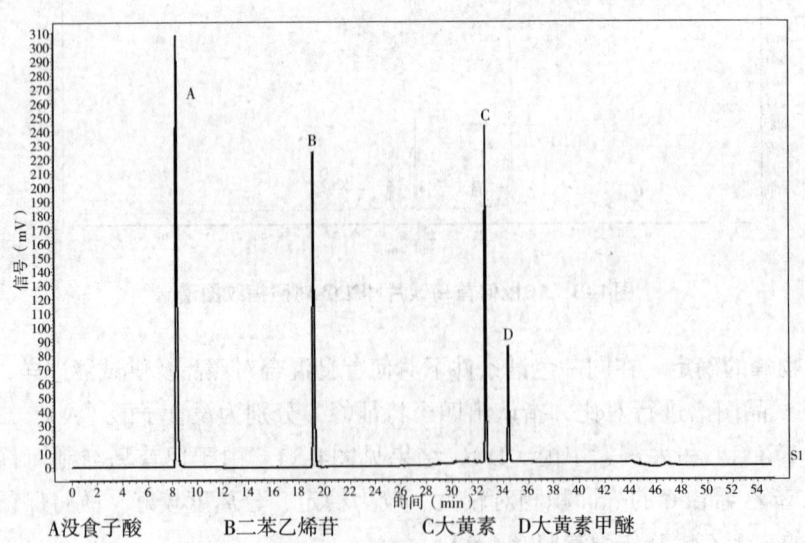

A没食子酸　　　B二苯乙烯苷　　　C大黄素　　D大黄素甲醚

图4-11　何首乌混合对照品HPLC色谱图

4.何首乌与制何首乌的指纹图谱比较 分别将何首乌与制何首乌共计20批药材样品的色谱数据导入"中药色谱指纹图谱相似度评价"软件,进行匹配,时间窗为0.20,采用中位数法考察色谱峰相似度的一致性。比较何首乌与制何首乌指纹图谱,可以看出何首乌与制何首乌的色谱指纹图谱差异明显,其共有峰数目、保留时间及峰面积均有差异,结果见图4-12、图4-13、表4-10、表4-11。

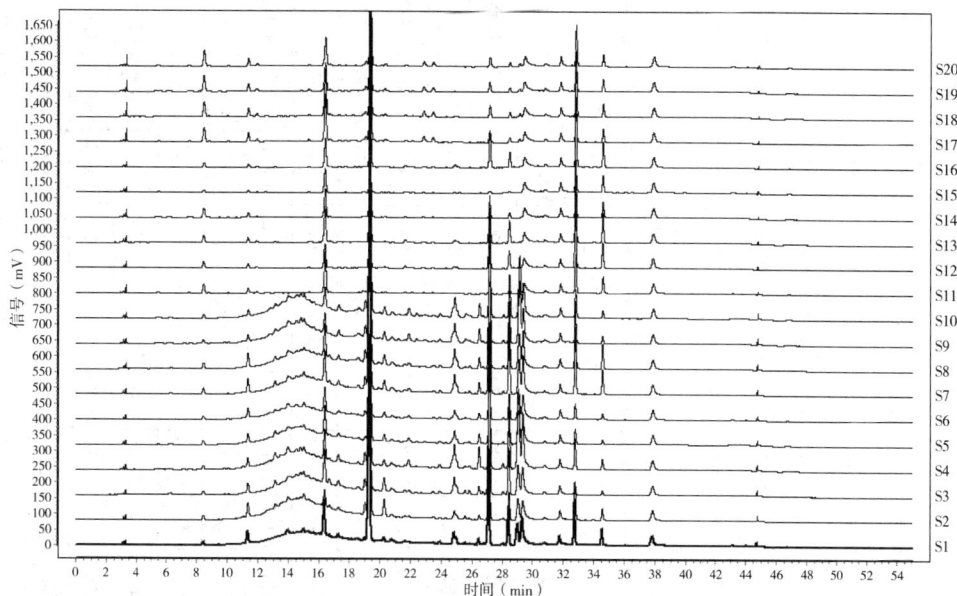

图4-12 何首乌饮片及制首乌HPLC指纹图谱(S1~S10何首乌饮片;S11~S20制首乌)

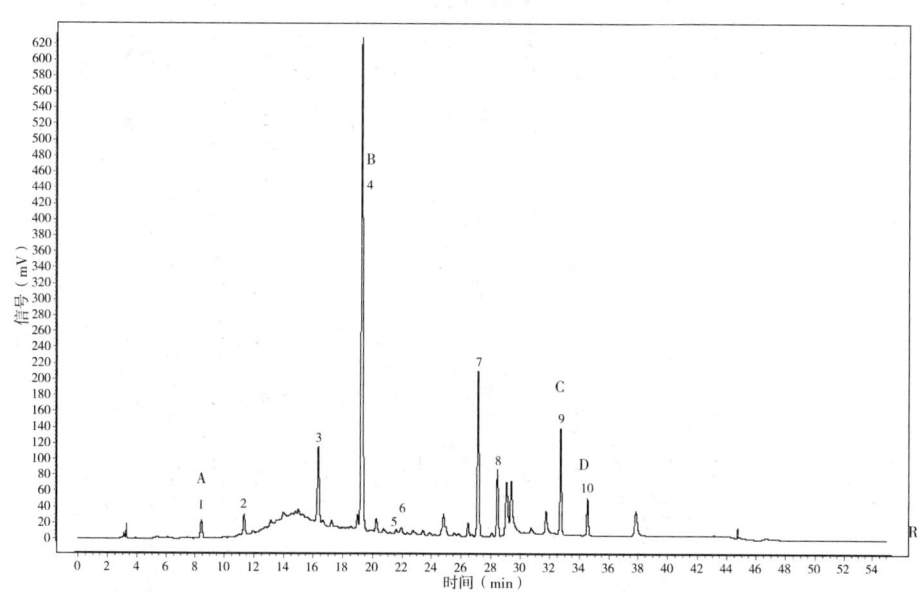

图4-13 何首乌饮片与制首乌HPLC对照指纹图谱

表4-10 何首乌饮片（A）及制首乌（B）HPLC指纹图谱共有峰的相对保留时间

A共有峰	B共有峰	A与B共有峰	S1	S2	S3	S4	S5	S6	S7	S8	S9	S10	S11	S12	S13	S14	S15	S16	S17	S18	S19	S20
1	1	1	0.438	0.438	0.438	0.437	0.437	0.437	0.437	0.438	0.438	0.438	0.437	0.437	0.437	0.437	0.437	0.436	0.437	0.437	0.437	0.436
2	2	2	0.588	0.588	0.589	0.588	0.588	0.588	0.588	0.589	0.588	0.589	0.587	0.587	0.587	0.587	0.587	0.587	0.588	0.587	0.587	0.587
	3		—	—	—	—	—	—	—	—	—	—	0.616	0.616	0.616	0.616	0.616	0.616	0.616	0.616	0.616	0.616
	4		—	—	—	—	—	—	—	—	—	—	0.647	0.646	0.645	0.645	0.646	0.646	0.646	0.645	0.645	0.644
3			0.682	0.682	0.682	0.681	0.681	0.681	0.681	0.682	0.682	0.681	—	—	—	—	—	—	—	—	—	—
4			0.725	0.726	0.726	0.725	0.725	0.725	0.726	0.726	0.726	0.725	—	—	—	—	—	—	—	—	—	—
5	5	3	0.849	0.849	0.850	0.849	0.849	0.849	0.849	0.850	0.849	0.849	0.848	0.849	0.848	0.848	0.848	0.848	0.848	0.852	0.848	0.848
6			0.896	0.896	0.896	0.896	0.896	0.896	0.896	0.897	0.896	0.896	—	—	—	—	—	—	—	—	—	—
7			0.985	0.986	0.986	0.986	0.986	0.985	0.986	0.986	0.986	0.986	—	—	—	—	—	—	—	—	—	—
8	6	4	1.000	1.000	1.000	1.000	1.000	1.000	1.000	1.000	1.000	1.000	1.000	1.000	1.000	1.000	1.000	1.000	1.000	1.000	1.000	1.000
9			1.050	1.051	1.051	1.051	1.051	1.050	1.051	1.052	1.051	1.051	—	—	—	—	—	—	—	—	—	—
	7		—	—	—	—	—	—	—	—	—	—	1.120	1.119	1.120	1.120	1.120	1.120	1.120	1.120	1.120	1.120
10			1.133	1.134	1.135	1.134	1.134	1.133	1.135	1.134	1.133	1.135	—	—	—	—	—	—	—	—	—	—
	8		—	—	—	—	—	—	—	—	—	—	1.142	1.144	1.144	1.143	1.144	1.144	1.144	1.143	1.143	1.144
	9		—	—	—	—	—	—	—	—	—	—	1.180	1.181	1.181	1.181	1.181	1.181	1.181	1.181	1.181	1.181
	10		—	—	—	—	—	—	—	—	—	—	1.212	1.212	1.212	1.212	1.212	1.212	1.212	1.212	1.212	1.212
11			1.240	1.239	1.240	1.238	1.238	1.238	1.240	1.238	1.238	1.239	—	—	—	—	—	—	—	—	—	—
12			1.287	1.288	1.288	1.287	1.287	1.287	1.288	1.288	1.289	1.288	—	—	—	—	—	—	—	—	—	—
13			1.371	1.372	1.372	1.372	1.371	1.371	1.373	1.371	1.371	1.371	—	—	—	—	—	—	—	—	—	—
14	11	5	1.406	1.407	1.407	1.407	1.406	1.406	1.408	1.407	1.407	1.407	1.405	1.405	1.405	1.406	1.406	1.405	1.406	1.405	1.406	1.406
15	12	6	1.474	1.475	1.475	1.475	1.475	1.475	1.476	1.476	1.475	1.475	1.473	1.474	1.474	1.474	1.474	1.473	1.474	1.474	1.474	1.474
16	13	7	1.698	1.699	1.699	1.699	1.698	1.698	1.701	1.699	1.698	1.699	1.697	1.697	1.698	1.698	1.698	1.698	1.698	1.698	1.698	1.698
17	14	8	1.791	1.792	1.793	1.792	1.791	1.792	1.793	1.793	1.792	1.793	1.790	1.790	1.791	1.791	1.791	1.791	1.791	1.791	1.791	1.791

表4-11 何首乌饮片（A）及制首乌（B）HPLC指纹图谱共有峰的相对峰面积

A共有峰	B共有峰	A与B共有峰	S1	S2	S3	S4	S5	S6	S7	S8	S9	S10	S11	S12	S13	S14	S15	S16	S17	S18	S19	S20
1	1	1	0.017	0.012	0.010	0.013	0.014	0.014	0.015	0.015	0.013	0.013	0.112	0.085	0.074	0.132	0.100	0.078	0.150	0.148	0.169	0.169
2	2	2	0.084	0.058	0.036	0.047	0.045	0.069	0.044	0.043	0.038	0.038	0.061	0.061	0.056	0.071	0.103	0.064	0.092	0.090	0.081	0.080
	3		—	—	—	—	—	—	—	—	—	—	0.019	0.022	0.021	0.017	0.017	0.021	0.033	0.034	0.032	0.031
	4		—	—	—	—	—	—	—	—	—	—	0.007	0.008	0.008	0.007	0.019	0.008	0.011	0.011	0.013	0.006
3		3	0.228	0.093	0.071	0.109	0.086	0.107	0.085	0.085	0.095	0.092	—	—	—	—	—	—	—	—	—	—
4			0.272	0.164	0.167	0.332	0.183	0.204	0.180	0.188	0.354	0.360	—	—	—	—	—	—	—	—	—	—
5	5		0.279	0.148	0.275	0.183	0.184	0.344	0.163	0.162	0.157	0.156	0.487	0.321	0.357	0.402	1.072	0.468	0.473	0.475	0.313	0.308
6			0.093	0.126	0.119	0.086	0.070	0.117	0.062	0.062	0.072	0.073	—	—	—	—	—	—	—	—	—	—
7			0.048	0.058	0.049	0.068	0.036	0.055	0.053	0.058	0.071	0.074	—	—	—	—	—	—	—	—	—	—
8	6	4	1.000	1.000	1.000	1.000	1.000	1.000	1.000	1.000	1.000	1.000	1.000	1.000	1.000	1.000	1.000	1.000	1.000	1.000	1.000	1.000
9			0.066	0.077	0.120	0.052	0.051	0.056	0.051	0.051	0.053	0.054	—	—	—	—	—	—	—	—	—	—
10	7	5	0.042	0.030	0.036	0.055	0.042	0.040	0.030	0.031	0.053	0.055	0.024	0.042	0.039	0.021	0.051	0.045	0.023	0.022	0.020	0.020
	8		—	—	—	—	—	—	—	—	—	—	0.014	0.011	0.010	0.009	0.022	0.010	0.013	0.013	0.009	0.009
	9		—	—	—	—	—	—	—	—	—	—	0.018	0.021	0.017	0.017	0.022	0.018	0.067	0.067	0.061	0.061
11	10	6	0.027	0.014	0.026	0.027	0.019	0.019	0.015	0.015	0.022	0.024	0.016	0.017	0.013	0.014	0.018	0.015	0.057	0.058	0.051	0.053
12			0.067	0.032	0.076	0.137	0.075	0.076	0.058	0.058	0.112	0.086	—	—	—	—	—	—	—	—	—	—
13			0.029	0.016	0.028	0.064	0.030	0.028	0.024	0.024	0.040	0.041	—	—	—	—	—	—	—	—	—	—
14	11	7	0.401	0.182	0.345	0.438	0.205	0.269	0.367	0.365	0.306	0.308	0.122	0.470	0.430	0.122	0.078	0.488	0.106	0.104	0.094	0.094
15	12	8	0.153	0.063	0.102	0.181	0.082	0.109	0.132	0.132	0.116	0.119	0.063	0.196	0.196	0.065	0.055	0.221	0.042	0.042	0.038	0.038
16	13	9	0.178	0.076	0.035	0.077	0.040	0.074	0.129	0.129	0.072	0.080	0.339	0.764	0.625	0.359	1.062	0.795	0.325	0.321	0.312	0.312
17	14	10	0.068	0.027	0.009	0.029	0.013	0.025	0.050	0.049	0.020	0.021	0.159	0.265	0.245	0.173	0.618	0.333	0.106	0.104	0.102	0.102

【小结】

10批何首乌饮片相似度为0.948～0.991，有17个共有峰，10批制何首乌相似度为0.863～0.992，有14个共有峰，而何首乌饮片与制何首乌之间的相似度0.644～0.991，何首乌饮片与制何首乌只有10个共有峰，提示何首乌有7个峰（或成分）在炮制成制何首乌后消失或转化为4个新的峰（或新成分），而从共有峰上比较，制何首乌指纹图谱中没食子酸、二苯乙烯苷、大黄素及大黄素甲醚的相对峰面积总体上较何首乌的大，而制何首乌指纹图谱中的其他共有峰的相对峰面积总体上较何首乌的小。通过液相指纹图谱技术能够识别何首乌炮制前后成分上的变化，这些变化提示两者功效差异的原因。

附芭蕉根干燥方法的识别

【材料与仪器】

Agilent 1100型高效液相色谱系统，配有二极管阵列（DAD）检测器，四元泵溶剂洗脱系统，柱温箱，全自动进样器，液相色谱工作站；《中药色谱指纹图谱相似度评价系统》软件（2004A版）（国家药典委员会）。

芭蕉根药材（采自贵州省贵阳市），经鉴定为芭蕉科植物芭蕉*Musa basjoo* Sied.et Zucc.的新鲜或干燥根茎，为《贵州省中药材、民族药材质量标准》（2003年版）收载品种，属于民族习用药材。鲜品（5批）：用保鲜纸包装好，于冰箱冷藏室（约为5℃）保鲜；晾干品（3批）：切碎，于通风阴凉处自然晾干至恒重；烘干品（3批）：切碎，于24℃真空干燥箱中烘干至恒重；冻干品（3批）：切碎，于-55℃冷冻干燥机中冻干至恒重。乙腈为色谱纯，其余化学试剂均为分析纯，水为重蒸馏水。

【溶液的制备】

供试品溶液的制备 分别取鲜品、晾干品、烘干品以及冻干品芭蕉根药材粉末1.0g，精密称定，置150ml圆底烧瓶中，加甲醇50ml（各干品按干燥失水比例补充相应的重蒸馏水），加热回流1.5小时，提取3次，合并滤液。滤液置蒸发皿中挥干，残渣加甲醇溶解并定容至10ml。用微孔滤膜（0.45μm）滤过，取续滤液作为供试品溶液。

【色谱条件】

Dikma公司Diamonsil C$_{18}$（250mm×4.6mm，5μm）色谱柱；流动相以乙腈（A）与0.05%磷酸水（B）进行线性梯度洗脱（表4-12）；柱温为25℃；流速为1.0ml/min；检测波长为310nm；分析运行时间为110分钟；进样量为10μl。

表4-12 线性梯度洗脱流动相配比变化

时间（min）	乙腈A（%）	0.05%磷酸水B（%）
0	10	90
15	10	90
50	40	60

时间（min）	乙腈A（%）	0.05%磷酸水B（%）
65	40	60
105	70	30
110	100	0

【方法学考察】

1.精密度试验 取鲜品芭蕉根样品粉末，按供试品溶液的制备方法制备供试品溶液，按色谱条件连续进样6次进行测定，测定其指纹图谱，计算指纹图谱中各共有峰的相对保留时间及相对峰面积比值和RSD值。结果显示，各共有峰的相对保留时间和主要共有峰相对峰面积的RSD值皆小于3%，表明仪器精密度良好。

2.稳定性试验 取同一鲜品芭蕉根供试品溶液在室温下保存，按色谱条件分别在0、2、8、16、32和48小时进样测定。计算指纹图谱中各共有峰的相对保留时间及相对峰面积比值和RSD值。结果显示，各共有峰的相对保留时间和主要共有峰相对峰面积的RSD值均小于3%，表明供试品溶液在48小时内稳定。

3.重复性试验 取同一批鲜品芭蕉根样品6份，按供试品溶液的制备方法制备供试品溶液，测定其指纹图谱，计算指纹图谱中各共有峰的相对保留时间及相对峰面积比值和RSD值。结果显示，共有峰的相对保留时间和主要共有峰相对峰面积的RSD值分别均小于3%，表明试验方法的重复性较好。

【液相指纹图谱的构建】

按供试品溶液的制备方法制备鲜品芭蕉根5批，晾干品、烘干品及冻干品芭蕉根各3批的供试品溶液，按选定的色谱条件对各供试品溶液进行检测，测定所有供试品HPLC色谱指纹图谱。根据不同供试品测定结果所给出的峰数、峰值（积分值）和峰位（相对保留时间）等相关参数进行分析、比较，制定优化的指纹图谱（图4-14）。

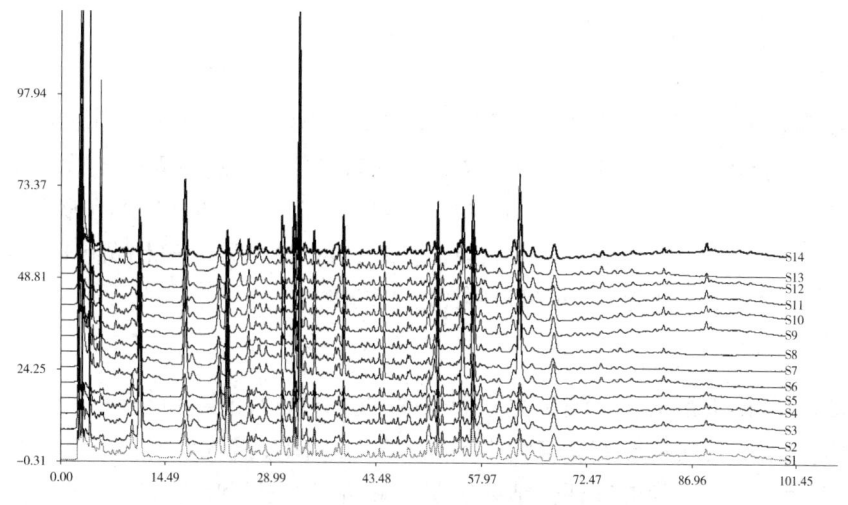

图4-14 14批芭蕉根供试品的HPLC指纹图谱

【指纹图谱分析】

1.指纹图谱相似度评价　分别将鲜品芭蕉根供试液5批，晾干品、烘干品及冻干品芭蕉根供试液各3批样品的色谱数据导入"中药色谱指纹图谱相似度评价系统"软件，进行色谱峰匹配，时间窗为0.20，采用中位数法考察色谱峰差异性和整体相似性评价。通过中药指纹图谱相似度计算软件得出芭蕉根HPLC指纹图谱共有模式，与共有模式比较，14个批次芭蕉根药材的相似度结果见表4-13。

表4-13　14批不同干燥方法芭蕉根样品相似度评价结果

编号	样品名称	相似度
S1	鲜品1	0.956
S2	鲜品2	0.967
S3	鲜品3	0.962
S4	鲜品4	0.961
S5	鲜品5	0.976
S6	晾干品1	0.883
S7	晾干品2	0.877
S8	晾干品3	0.863
S9	烘干品1	0.920
S10	烘干品2	0.925
S11	烘干品3	0.937
S12	冻干品1	0.845
S13	冻干品2	0.824
S14	冻干品3	0.831

2.系统聚类分析　以相似度为参考指标，采用类间平均链锁法，利用欧式距离平方测量技术，通过SPSS统计软件对14批芭蕉根样品数量化特征进行聚类分析，聚类分析结果见图4-15。结果显示：1、2、3、4、5归为一类（鲜品组）；6、7、8归为一类（晾干品组）；9、10、11归为一类（烘干品组）；12、13、14归为一类（冻干品组）。其中烘干品组又可与鲜品组归为一大类，为最接近鲜品的一组样品。

【小结】

利用相似度评价系统和系统聚类分析两种方法对指纹图谱进行分析，欧式距离平方为距离测度方法能反映特征变量值大小差异的供试品间亲疏程度的相似性，在中药材质量控制中占优势。结合相似度评价结果表明，鲜品芭蕉根与晾干品、烘干品及冻干品芭蕉根指纹图谱均有差异，但与晾干品和冻干品相比，低温真空烘干品与鲜品芭蕉根较为相似，说明低温真空烘干的方式是三种干燥方式中损失最少的一种。故建立的芭蕉根药材指纹图谱识别方法，可以对芭蕉根的不同加工品进行有效识别，在一定程度上对芭蕉根的利用和贮藏方式的选择提供了新方法。

******HIERARCHICAL CLUSTER ANALYSIS******

Dendrogram using Average Linkage(Between Groups)

Rescaled Distance Cluster Combine

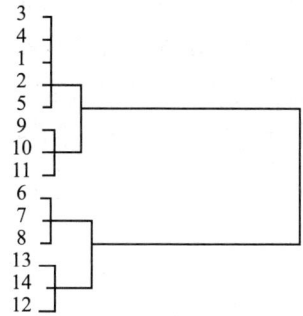

标号1~14表示产地分别对应表4-13中S1~S14

图4-15　14批芭蕉根样品聚类分析树状图

第五章　药材产地的识别

　　我国地域辽阔，自然地理环境十分复杂，同种药材因产地不同也会引起药材质量上的差异。优质药材的形成是其遗传特性和产地环境因子相互作用的产物，特定的生长环境是优质药材形成的保障，特定的环境条件具有明显的地域性。比如姜黄*Curcuma longa* L.在四川犍为的紫色土上主要生产的药材为"姜黄"，而四川双流灰色潮土上主要生产"郁金"；生长在壤土上的肉桂*Cinnamomum cassia* Presl药材柔软，油润，品性佳，而生长在沙砾地的桂皮硬，品性变差。产地对药材品质形成的重要性，古代本草就有记载，如《神农本草经》载："土地有所出，真伪陈新，并各有法。"《本草经集注》指出："诸药所生，皆有境界。"《新修本草》亦载："离其本土，则质同而效异。"这些精辟的论述为"道地药材"概念的形成提供了理论基础。

第一节　药材产地与化学成分

　　药材质量的优劣与其所含有效成分的有无及量的积累有关，而药材有效成分的形成和积累与其生长的自然条件有着密切的关系。不同产地所处的土壤、气候、光照、降雨、水质、生态环境等各异，会引起同种药材质量上的差异。比如三棱[黑三棱*Sparganium stoloniferum*（Graebn.）Buch.的干燥块茎]因产地不同，所含的化学成分量的变化幅度较大，其5-羟甲基糠醛含量相差达1000倍、香草酸含量相差达20倍、阿魏酸含量相差达10倍、对羟基苯甲醛含量相差达20倍、对羟基苯甲酸含量相差达14倍、香兰素含量相差达4倍、原儿茶酸含量相差达2倍、对香豆酸含量相差达10倍、异阿魏酸含量相差达500倍；不同产地的芭蕉根（芭蕉*Musa basjoo* Sieb.et Zucc.的干燥根茎），其羽扇豆酮的含量相差达10倍、β-谷甾醇含量相差达4倍；不同产地的苍耳子（苍耳*Xanthium sibiricum* Patr ex Widder的干燥成熟果实），其原儿茶醛、新绿原酸、绿原酸、隐绿原酸、咖啡酸、1, 3-二咖啡酰奎宁酸、3, 4-二咖啡酰奎宁酸、3, 5-二咖啡酰奎宁酸和4, 5-二咖啡酰奎宁酸等9种酚酸类成分的含量偏差较大，其中1, 3-二咖啡酰奎宁酸只有部分产地可检测出。这些产地的不同导致成分及含量的差异会直接影响药材的质量，也会导致临床疗效的差异。

第二节　液相指纹图谱与药材产地

　　药材成分的形成和积累与其生长的产地有着密切的关系，产地不同会导致药材成分的差异，而成分的差异会导致相关液相指纹图谱的差异。基于液相指纹图谱的异同性整体特征，可通过其共有峰、相似度及结合聚类分析等方法来实现药材产地质量的一致性评价。比如12批不同产地三棱药材的HPLC指纹图谱有12个共有峰，相似度为0.809～0.958，共有峰的峰面积可通过聚类分析将样品聚为4类；26批不同产地苍耳子药材UPLC指纹图谱有19个共有峰，其中21批药材的指纹图谱相似度在0.9以上，而5批药材的指纹图谱相似度低于0.9，26批不同产地的苍耳子药材通过聚类分析可分为6类；不同产地的辣椒（辣椒*Capsicum annuum* L.的干燥成熟果实）HPLC图谱相似度均在0.95以上，有12个共有峰，不同产地的色谱峰面积可通过聚类分析将样品分为3类。因此，根据液相指纹图谱的共有峰、相似度及结合聚类分析等方法，可用于药材产地的识别和质量评价。

第三节 药材产地的识别选论

酢浆草（Cujiangcao）

【药材的基原、分布、药用情况及成分】

1.基原 酢浆草科植物酢浆草*Oxalis corniculata* L.的新鲜或干燥全草。为《贵州省中药材、民族药材质量标准》（2003年版）、《湖南省中药材标准》（2009年版）、《上海市中药材标准》（1994年版）、《广西壮药质量标准》（第二卷）、《云南省中药材标准》（2005年版）（第四册·彝族药）、《广东省中药材标准第三册》（2019年版）、《宁夏中药材标准》（2018年版）收载品种，为民族用药。

2.分布 酢浆草生于山坡草地、河谷沿岸、路边、田边、荒地或林下阴湿处等。中国分布广泛，贵州各地均有分布。

3.功效与主治 性寒，味酸。归肝、肺、膀胱经。清热利湿，凉血消肿，解毒散瘀。用于湿热泄泻、淋证、赤白带下、咽喉肿痛、疔疮、痈肿、湿疹、跌打损伤、烫伤、蚊虫咬伤。

4.化学成分 酢浆草主要含黄酮和苯丙素类等化合物，黄酮类包括芫花素、corniculatin A、槲皮素、木犀草素–7–*O*–β–D–葡萄糖苷、异牡荆素、当药黄素、香叶木苷等；苯丙素类包括咖啡酸、肉桂酸、对羟基肉桂酸等。

【植物形态与药材性状特征】

1.植物形态 多年生草本，高10～35厘米，全株被柔毛。根茎稍肥厚。茎细弱，多分枝，直立或匍匐，匍匐茎节上生根。叶基生或茎上互生；托叶小，长圆形或卵形，边缘被密长柔毛，基部与叶柄合生，或同一植株下部托叶明显而上部托叶不明显；叶柄长1～13厘米，基部具关节；小叶3，无柄，倒心形，长4～16毫米，宽4～22毫米，先端凹入，基部宽楔形，两面被柔毛或表面无毛，沿脉被毛较密，边缘具贴伏缘毛。花单生或数朵集为伞形花序状，腋生，总花梗淡红色，与叶近等长；花梗长4～15毫米，果后延伸；小苞片2，披针形，长2.5～4毫米，膜质；萼片5，披针形或长圆状披针形，长3～5毫米，背面和边缘被柔毛，宿存；花瓣5，黄色，长圆状倒卵形，长6～8毫米；雄蕊10；子房长圆形，5室，被短伏毛，花柱5，柱头头状。蒴果长圆柱形，长1~2.5厘米，5棱。种子长卵形，长1~1.5毫米，褐色或红棕色。花、果期2~9月。

2. 药材性状　本品根圆柱形，略扭曲，有分支，表面棕色或棕红色，具纵纹，根头部稍膨大，质硬，易折断，断面灰白色。茎、枝被疏长毛。叶互生，掌状复叶，有柄，托叶与叶柄连生，小叶3枚，倒心脏形，长5~10cm，无柄。花黄色，萼片均5片，蒴果近圆柱形，棱5条，被柔毛，种子小，扁卵形，褐色。具酸气，味酸涩。

【材料与仪器】

Agilent 1290型超高效液相色谱仪，配有二极管阵列（DAD）检测器、四元泵溶剂洗脱系统、柱温箱、自动进样器等仪器；《中药色谱指纹图谱相似度评价系统》软件（2004A版）（国家药典委员会）。

甲醇为分析纯，乙腈为色谱纯，水为纯净水；酢浆草药材（*Oxalis corniculata* L.）主要采自贵州以及其他地区，来源见表5-1。

表5-1　30批酢浆草药材的样品来源和相似度评价结果

编号	采收时间	采收地点	海拔（m）	相似度
S1	2011-11-9	北京安捷伦科技大学	40.9	0.968
S2	2011-8-1	贵州省天柱县1	300.3	0.901
S3	2011-10-1	贵州省天柱县2	300.3	0.933
S4	2011-10-7	贵州省剑河县1	486.2	0.949
S5	2011-10-7	贵州省剑河县2	487.5	0.964
S6	2011-10-7	贵州省剑河县3	490.1	0.959
S7	2011-10-9	成都中医药大学温江校区	538.0	0.931
S8	2011-10-11	贵州省都匀市1	772.4	0.987
S9	2011-10-11	贵州省都匀市2	780.2	0.973
S10	2011-10-11	贵州省都匀市3	789.5	0.940
S11	2011-10-13	贵州省金沙县1	841.3	0.973
S12	2011-10-13	贵州省金沙县2	889.9	0.973
S13	2011-10-4	贵州省遵义市	884.3	0.960
S14	2011-8-3	贵州省贵阳市乌当区1	989.4	0.911
S15	2011-10-1	贵州省贵阳市乌当区2	989.4	0.971
S16	2011-10-11	贵州省龙里县1	1076.0	0.986
S17	2011-10-11	贵州省龙里县2	1081.0	0.918
S18	2011-7-28	贵州省龙里县3	1102.0	0.973
S19	2011-10-16	贵州省清镇市1	1245.5	0.916
S20	2011-10-16	贵州省清镇市2	1254.8	0.982
S21	2011-10-16	贵州省清镇市3	1260.7	0.971

编号	采收时间	采收地点	海拔（m）	相似度
S22	2011-10-22	贵州省兴义市1	1179.0	0.975
S23	2011-10-22	贵州省兴义市2	1280.9	0.963
S24	2011-10-22	贵州省兴义市3	1282.8	0.934
S25	2011-10-9	贵州省六枝县	1344.0	0.981
S26	2011-10-9	贵州省六枝特区1	1355.1	0.967
S27	2011-10-9	贵州省六枝特区2	1390.1	0.949
S28	2011-10-9	安顺市职业技术学院	1379.0	0.955
S29	2011-9-25	云南省石林风景区	1769.0	0.971
S30	2011-10-5	贵州省印江县	600.0	0.839

【溶液的制备】

供试品溶液的制备 精密称取样品粉末（过6号筛）1g，加入乙醇50ml，超声提取3次，第1、2次为30分钟/次，第3次20分钟，滤过，取续滤液，合并，水浴蒸干，残渣用乙醇溶解并定容至10ml，以0.22μm微孔滤膜滤过，取续滤液即得。

【色谱条件】

采用Agilent ZORBAX RRHD Eclipse Plus C$_{18}$（1.8μm，2.1mm×100mm）色谱柱；以乙腈（A）-0.05%醋酸水溶液（B）为流动相梯度洗脱（表5-2），检测波长为280nm，柱温25℃，流速为0.3ml/min，分析运行时间为21分钟，进样量为2μl。

表5-2 线性梯度洗脱流动相配比变化

时间（min）	流动相A（%）	流动相B（%）
0	95	5
2.5	83	17
6	78	22
8	76	24
10	74	26
13	63	37
18	29	71
21	0	100

【方法学考察】

1.精密度试验 取产地为北京的酢浆草（S1号）供试品溶液，按色谱条件，连续进样6次，以共有色谱峰（15号）为参比峰，计算共有色谱峰的相对保留时间及相对峰面积，考察结果：各共有峰的相对峰面积RSD及相对保留时间均小于3%，符合指纹图谱的测定要求，表明UPLC仪器精密度良好。

2.**稳定性试验** 取S25号（贵州六枝）供试品，按照2色谱条件分别在0、1、2、6、12、24小时进样测定，以共有色谱峰（15号）为参比峰，计算共有色谱峰的相对保留时间及相对峰面积，各共有峰的相对保留时间及相对峰面积RSD均小于3%，符合指纹图谱的测定要求，表明供试品溶液在24小时内稳定。

3.**重复性试验** 取S8号（贵州都匀）药材，按供试品溶液项下操作方法制备供试品溶液6份，按色谱条件进行测定，以共有色谱峰（15号）为参比峰，计算共有色谱峰的相对保留时间及相对峰面积，各共有峰的相对保留时间及相对峰面积RSD均小于2%，说明试验方法重复性良好。

【液相指纹图谱的构建】

按供试品溶液的制备方法制备30批不同产地来源的酢浆草药材样品的供试品溶液，按色谱条件对各供试品溶液进行检测，测得各供试品UPLC色谱指纹图谱。

【指纹图谱分析】

1.**酢浆草药材指纹图谱相似度评价** 分别将收集的30批酢浆草药材样品的色谱数据导入"中药色谱指纹图谱相似度评价系统"软件，进行匹配，时间窗为0.20，采用中位数法考察色谱峰相似度的一致性，结果见表5-1。

2.**酢浆草药材共有峰的确定** 采用国家药典委员会颁布的"中药色谱指纹图谱相似度评价系统"软件对30批酢浆草药材样品的UPLC色谱图分别进行匹配和比较，时间窗为0.20，采用中位数法生成对照图谱，并综合考虑色谱峰共有状况、分离情况和色谱峰面积及方法学考察的结果，最终确定了24个共有峰（图5-1、图5-2）。30批酢浆草药材样品的UPLC指纹图谱的共有峰保留时间及峰面积结果见表5-3。

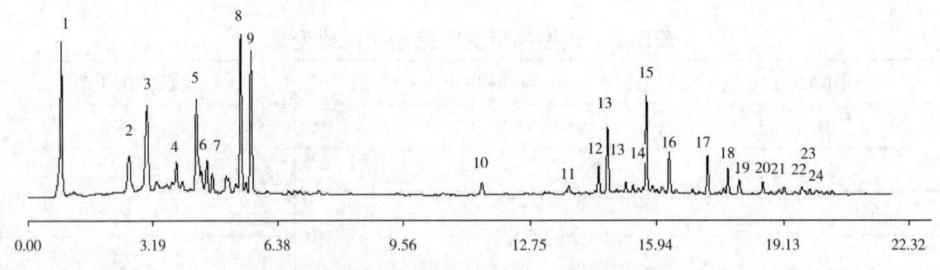

图5-1 酢浆草药材的UPLC对照指纹图谱

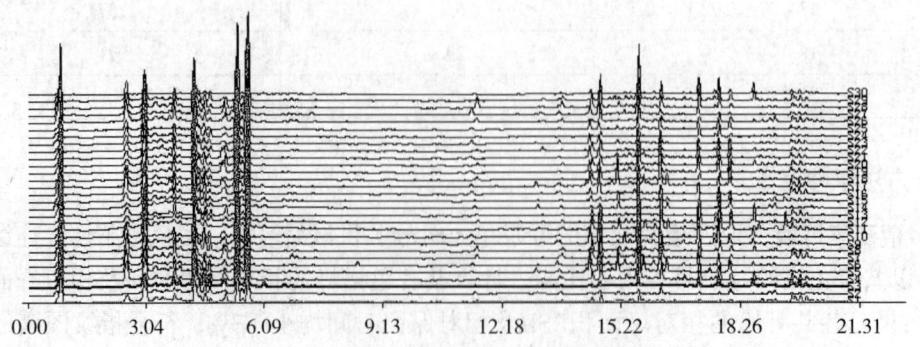

图5-2 30批酢浆草的叠加UPLC特征图谱

表5-3 30批不同产地不同海拔酢浆草样品UPLC指纹图谱各共有峰的保留时间及峰面积

编号	保留时间	S1	S2	S3	S4	S5	S6	S7	S8	S9	S10	S11	S12	S13	S14	S15
1	0.840	383.818	361.731	355.856	364.737	452.499	381.566	451.536	516.619	413.631	298.966	569.931	466.034	382.931	413.345	401.254
2	3.020	324.583	153.766	173.766	270.028	438.510	243.695	291.807	430.322	434.662	349.431	441.109	326.003	366.957	375.211	416.04
3	3.287	46.891	34.240	37.280	51.461	56.230	47.534	34.699	39.982	42.263	14.763	57.352	44.232	32.418	38.904	51.291
4	3.780	52.959	71.543	85.268	85.068	102.331	70.175	156.025	99.740	94.594	72.424	123.734	56.157	100.566	111.532	98.401
5	4.290	262.629	389.675	407.396	301.259	386.441	229.453	212.002	338.806	345.338	224.958	323.129	240.197	275.207	289.075	348.565
6	4.558	58.577	101.322	139.265	69.728	133.832	61.328	35.737	94.374	111.986	70.857	69.803	66.022	69.834	78.432	65.336
7	4.693	17.569	86.643	80.118	46.712	60.356	35.466	16.319	51.925	50.854	36.351	45.635	37.444	35.286	38.754	31.747
8	5.398	395.056	550.903	587.819	416.943	572.050	284.191	659.289	480.761	592.239	284.141	527.789	543.106	405.322	567.422	608.028
9	5.669	457.623	369.075	357.569	249.92	680.453	431.485	329.440	447.094	549.594	164.117	363.411	558.241	657.502	345.643	437.581
10	11.494	16.142	21.532	11.485	19.922	29.762	29.045	42.156	55.064	35.901	28.306	23.243	25.551	24.305	25.643	12.961
11	13.641	10.432	7.542	8.976	30.158	25.837	16.781	14.680	7.040	32.281	20.741	23.156	5.669	13.653	21.421	11.976
12	14.681	53.548	41.432	33.806	187.894	85.499	164.061	289.542	190.184	212.892	97.001	69.807	79.097	63.238	89.064	26.382
13	14.454	25.825	18.643	17.525	58.181	46.153	123.297	65.373	76.701	112.129	54.485	39.858	46.961	38.156	45.534	30.142
14	16.069	7.998	12.432	11.695	28.701	12.864	33.664	13.165	23.283	31.520	27.598	24.401	28.866	14.712	17.211	14.030
15	15.661	43.361	111.543	50.956	286.781	46.066	198.376	345.305	258.728	362.240	129.553	195.229	211.718	108.836	98.431	21.825
16	16.236	13.875	31.543	16.831	107.601	255.330	70.161	99.639	119.822	87.600	31.994	113.366	52.831	31.434	112.534	107.589
17	17.717	14.381	321.321	54.509	138.055	22.091	96.819	75.792	106.149	269.813	86.546	113.287	199.811	69.913	23.453	12.003
18	18.004	18.306	33.431	25.520	54.968	102.615	38.881	25.335	46.478	62.351	31.646	81.902	45.660	35.072	35.643	73.956
19	18.792	21.682	11.321	14.740	12.980	10.998	10.709	12.936	7.130	14.075	8.820	10.239	5.866	12.605	13.522	12.915
20	19.117	16.823	19.893	17.462	17.542	22.055	25.985	15.513	26.000	18.528	14.774	22.765	19.995	12.225	27.905	33.933
21	19.562	65.931	34.532	52.399	48.908	22.280	19.254	68.718	22.142	23.814	15.440	27.761	39.613	43.804	31.421	21.899
22	19.633	28.993	34.453	20.984	21.957	10.545	8.079	39.652	9.708	11.425	7.570	10.079	20.929	20.095	21.532	10.536
23	19.765	57.543	32.029	48.660	34.543	18.422	17.012	54.114	12.744	20.981	15.019	20.652	27.892	33.132	17.621	19.418
24	19.927	42.817	23.238	28.035	32.385	18.169	13.514	49.332	16.529	17.863	11.984	19.707	26.836	24.190	24.453	26.330

（续表）表5-3　30批不同产地不同海拔酢浆草样品UPLC指纹图谱各共有峰的保留时间及峰面积

编号	保留时间	S16	S17	S18	S19	S20	S21	S22	S23	S24	S25	S26	S27	S28	S29	S30
1	0.840	398.575	476.085	212.382	403.170	380.846	266.639	295.555	321.868	283.586	228.654	507.867	364.737	343.475	344.730	99.709
2	3.020	346.523	315.622	206.364	290.349	456.018	179.266	397.189	483.610	625.622	206.465	572.633	270.028	313.920	305.857	10.601
3	3.287	38.971	44.523	51.861	28.106	40.659	36.857	41.779	34.617	30.219	19.393	50.392	51.461	65.265	31.804	6.620
4	3.780	139.803	104.211	74.799	113.718	70.688	33.664	121.560	78.937	109.774	39.302	121.125	85.068	146.464	98.957	17.121
5	4.290	322.120	290.827	227.205	335.949	233.446	148.924	312.771	323.861	442.035	137.707	345.321	301.259	238.077	367.068	116.946
6	4.558	103.973	93.663	67.056	47.047	64.759	32.776	30.770	38.154	47.965	46.280	66.349	69.728	57.456	40.184	26.001
7	4.693	29.650	24.389	29.416	31.609	17.730	20.139	29.740	32.723	42.544	17.863	21.158	46.712	21.212	41.956	16.972
8	5.398	588.987	485.821	404.376	613.534	562.623	289.619	416.050	345.742	501.428	234.102	467.089	416.943	635.419	504.404	218.709
9	5.669	497.667	349.743	400.141	134.387	446.480	293.88	336.313	370.108	407.752	255.010	609.093	249.920	742.927	474.844	329.995
10	11.494	34.018	25.465	27.466	25.937	27.121	6.844	16.531	38.523	7.782	17.270	44.871	19.922	114.584	17.136	7.132
11	13.641	28.625	44.002	6.780	23.242	9.765	10.860	10.765	30.454	8.9765	15.512	7.383	30.158	20.236	16.497	13.876
12	14.681	169.023	100.292	89.519	64.731	70.134	35.876	74.437	62.594	31.973	50.947	127.346	187.894	231.364	114.697	34.571
13	14.454	41.871	101.347	42.335	85.154	44.654	49.324	58.498	65.346	10.730	67.422	19.185	58.181	97.713	41.694	25.374
14	16.069	15.930	9.371	17.441	16.418	19.599	12.968	14.565	13.354	7.816	13.458	21.954	28.701	22.430	26.097	17.231
15	15.661	172.111	38.257	85.204	104.042	144.171	43.607	76.336	99.580	32.026	78.866	138.212	286.781	262.714	344.689	117.879
16	16.236	39.100	342.415	21.100	144.788	44.501	64.351	24.586	90.756	7.053	78.324	41.198	107.601	86.726	132.647	33.685
17	17.717	81.938	20.993	45.481	118.251	68.519	68.344	27.549	35.004	79.142	62.503	35.555	138.055	101.929	157.055	103.874
18	18.004	23.612	142.652	22.942	137.005	42.404	91.560	26.239	46.520	29.548	61.059	37.930	54.968	36.340	55.979	36.447
19	18.792	9.996	14.190	8.571	20.038	22.952	9.702	14.026	15.056	15.811	6.672	17.071	12.980	9.489	10.627	9.848
20	19.117	13.779	15.731	13.006	18.335	23.523	26.792	14.978	17.143	22.358	14.626	52.637	17.542	17.096	12.332	17.797
21	19.562	56.907	51.273	31.560	32.117	34.144	20.988	31.364	29.514	20.411	25.044	41.497	48.908	36.848	50.854	27.767
22	19.633	36.950	30.651	12.433	21.630	13.203	7.731	14.776	18.295	7.089	10.610	25.478	21.957	16.971	23.908	13.730
23	19.765	49.295	43.372	22.455	28.922	25.575	17.268	22.577	26.719	17.872	21.777	32.204	34.543	26.715	37.390	28.073
24	19.927	40.148	34.899	15.193	28.814	23.125	17.122	20.227	26.291	16.529	15.356	47.616	32.385	20.934	27.985	28.636

3.不同产地酢浆草样品UPLC指纹图谱分类比较　以各样品共有峰的峰面积为变量，利用SPSS 20.0统计软件对30批不同产地酢浆草进行系统聚类分析，采用组间连接法，利用Pearson相关系数测量技术，系统将30批酢浆草样品分为两类，S2、S5、S30三批样品被归为一类，其余27批样品聚为一类。其中S2（产地贵州天柱）、S5（产地贵州剑河）、S30（产地贵州印江）的相似度依次为0.901、0.964、0.839，S2与S30较为接近且均较低，而S5的相似度较高。从采收时间看，S2与其同产地（贵州天柱）10月采收的样品S3并未归在同一类，从采收地点看S5与其同产地（贵州剑河）样品S4、S6也未归在同一类。综上结果表明，贵州天柱产酢浆草受其采收时间的影响，其共有化学成分的含量会产生一定波动；而贵州剑河产酢浆草的共有化学成分含量与其产地未呈现一定规律性；其他产地样品共有化学成分具有很好的相似性，且含量较为接近（图5-3）。

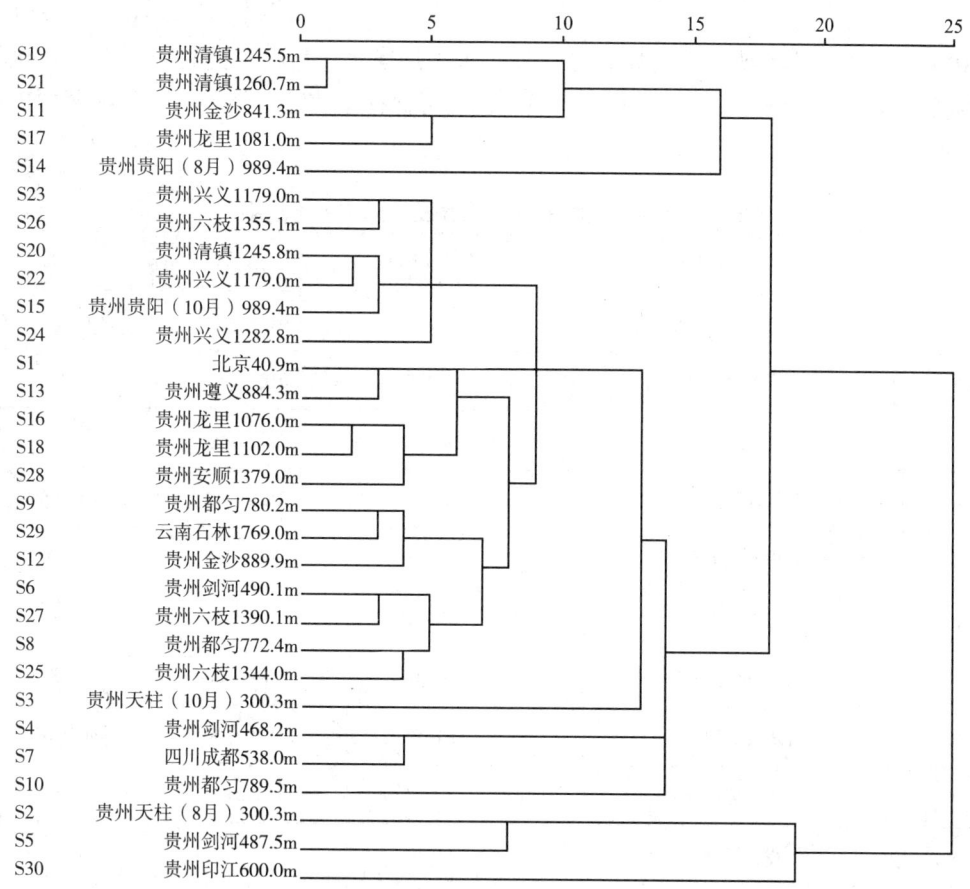

图5-3　30批酢浆草药材UPLC指纹图谱共有峰峰面积的聚类分析图

【小结】

建立酢浆草UPLC指纹图谱识别技术，能较全面反映样品中化学成分的信息，相较于HPLC指纹图谱，UPLC分析时间明显缩短，减少了流动相的消耗且灵敏度高，分离效率好。相似度评价分析结果显示，不同产地、不同海拔的酢浆草指纹图谱相似度除贵州印江产的样品S30为0.839，其余29批产地均在0.900以上，说明除贵州印江产地外，其余产地间的化学成分具有较好的相似性。共有峰峰面积的聚类分析结果表明，15个不同产地、不同海拔酢浆草药材共有化学成分的含量不具有一定的生态环境及海拔规律性，并初步说明酢浆草生长适应能力较强，其化学成分受地域环境差异的影响较小。

芭蕉根（Bajiaogen）

【材料与仪器】

Agilent 1290型超高效液相色谱仪，配有二极管阵列检测器、四元泵溶剂洗脱系统、柱温箱、自动进样器。《中药色谱指纹图谱相似度评价系统》软件（2004A版）（国家药典委员会）。

甲醇、乙腈为色谱纯，其余均为分析纯，水为纯净水；芭蕉根药材经鉴定为芭蕉科植物芭蕉*Musa basjoo* Sied.et Zucc.的干燥根茎，密封保存于阴凉干燥处，芭蕉根药材来源见表5-4。

表5-4　芭蕉根药材的样品来源及相似度评价结果

编号	产地	海拔（m）	采收时间	相似度
S1	四川省内江市资中县	413.10	2012-8-31	0.929
S2	贵州省龙里县	1000.56	2012-7-19	0.901
S3	四川省成都市新都区	502.10	2012-7-24	0.913
S4	贵州省印江县	600.25	2012-7-12	0.943
S5	贵州省贞丰县	1143.58	2012-7-14	0.951
S6	贵阳中医学院北校区	1078.20	2012-7-17	0.895
S7	四川省乐至县	350.65	2012-7-.21	0.880
S8	贵州省剑河县	541.60	2012-7-30	0.938
S9	贵州省金沙县	800.79	2012-8-19	0.815
S10	贵州省锦屏县	319.35	2012-7-21	0.781
S11	西藏自治区墨脱县	1357.82	2012-7-15	0.887
S12	贵州省麻江县	891.80	2012-7-24	0.859
S13	贵州省天柱县	298.52	2012-7-21	0.934
S14	贵州省天柱县	300.46	2012-7-22	0.885
S15	贵州省安顺市平坝县	836.24	2012-7-28	0.696

【溶液的制备】

供试品溶液的配制 取芭蕉根样品粉末1.0g，精确称定，置圆底烧瓶中，加甲醇50ml，加热回流1.5小时，滤过，药渣加甲醇50ml，回流提取1.5小时，滤过，提取3次，合并滤液。滤液置蒸发皿中挥干，残渣加甲醇溶解并定容至10ml，用微孔滤膜（0.22μm）滤过，取续滤液，即得。

【色谱条件】

采用Agilent ZORBAX RRHD Eclipse Plus C_{18}（2.1×100mm，1.8μm）色谱柱；流动相乙腈（A）–0.1%醋酸水溶液（B）梯度洗脱（表5-5），流速为0.2ml/min；检测波长为290nm，柱温为35℃，进样量为0.6μl。

表5-5 线性梯度洗脱流动相配比变化

时间（min）	流动相A（%）	流动相B（%）
0	5	95
3	15	85
7	18	82
10	29	71
17	40	60
21	50	50
25	70	30
27	100	0
30	100	0

【方法学考察】

1.精密度试验 取芭蕉根（S1）供试品溶液，按芭蕉根的色谱方法连续进样6次，记录色谱图，以6号峰为参照，测得共有峰与参比峰相对保留时间和相对峰面积的RSD均小于3%，表明仪器精密度良好。

2.稳定性试验 精密吸取芭蕉根（S1）供试品溶液，按芭蕉根的色谱方法分别在0、3、6、9、12和24小时进样测定，其各共有峰相对保留时间和相对峰面积的RSD均小于3%，表明样品溶液在24小时内稳定。

3.重复性试验 取四川省成都市新都区产的芭蕉根药材6份，按确定的芭蕉根供试品溶液的制备方法制备供试品溶液，进样分析，记录色谱图，测得其各共有峰与参比峰的相对保留时间和相对峰面积的RSD均小于3%，表明该方法重复性良好。

【液相指纹图谱的构建】

按确定的色谱条件测定15批样品，根据检测结果建立芭蕉根药材的UPLC指纹图谱（图5-4、图5-5）。以保留时间约6.143分钟的6号峰作为参照峰S，共确立了16个共有峰。并对各色谱峰的相对保留时间及相对峰面积进行了计算，结果表5-6、表5-7。

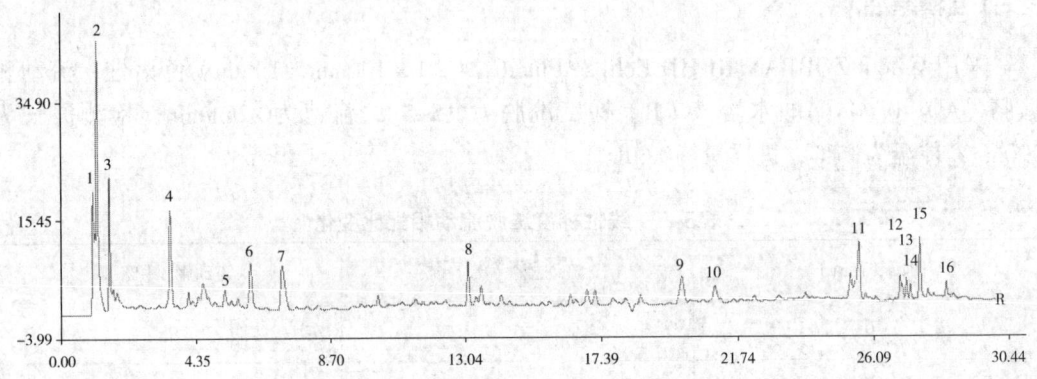

图5-4　芭蕉根的UPLC对照指纹图谱

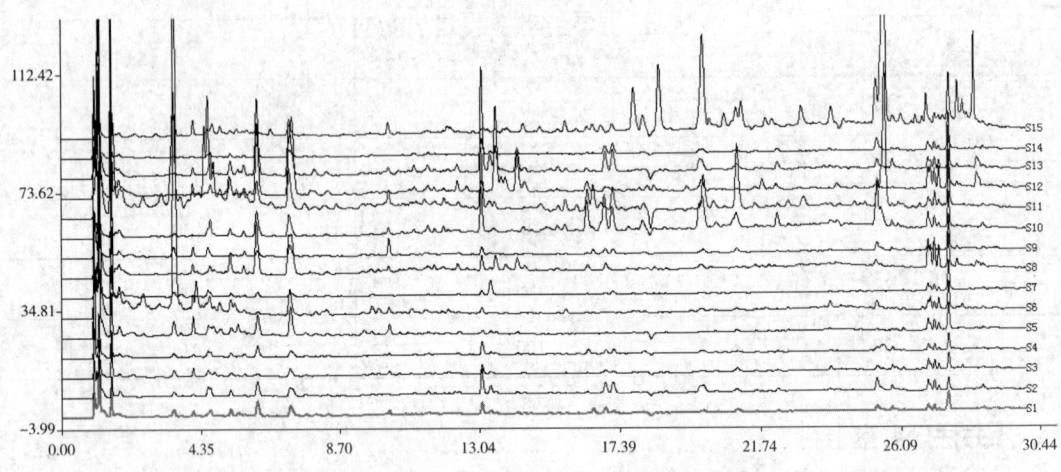

图5-5　15批芭蕉根药材的UPLC指纹图谱

【指纹图谱分析】

1.芭蕉根药材指纹图谱相似度评价　将收集于贵州、四川和西藏的芭蕉根药材的图谱导入"中药色谱指纹图谱相似度评价系统"软件，进行相似度的评价，具体数据见表5-4。

表5-6　15批药材UPLC指纹图谱的相对保留时间

共有峰	S1	S2	S3	S4	S5	S6	S7	S8	S9	S10	S11	S12	S13	S14	S15
1	0.1656	0.1659	0.1659	0.1659	0.1652	0.1663	0.1658	0.1681	0.1681	0.1759	0.1674	0.1708	0.1685	0.1663	0.1683
2	0.1883	0.1887	0.1880	0.1880	0.1885	0.1883	0.1881	0.1900	0.1882	0.1898	0.1893	0.1891	0.1895	0.1883	0.1901
3	0.2505	0.2515	0.2507	0.2507	0.2510	0.2515	0.2509	0.2527	0.2512	0.2528	0.2517	0.2520	0.2515	0.2513	0.2527
4	0.6666	0.6659	0.6660	0.6660	0.6654	0.6640	0.6656	0.6660	0.6660	0.6647	0.6655	0.6662	0.6663	0.6675	0.6677
5	0.8634	0.8631	0.8633	0.8633	0.8638	0.8614	0.8637	0.8628	0.8631	0.8633	0.8582	0.8622	0.8632	0.8529	0.8636
6（S）	1.0000	1.0000	1.0000	1.0000	1.0000	1.0000	1.0000	1.0000	1.0000	1.0000	1.0000	1.0000	1.0000	1.0000	1.0000
7	1.1636	1.1625	1.1618	1.1618	1.1629	1.1586	1.1627	1.1617	1.1621	1.1605	1.1606	1.1747	1.1600	1.1622	1.1601
8	2.1380	2.1400	2.1386	2.1386	2.1379	2.1346	2.1372	2.1458	2.1380	2.1405	2.1418	2.1406	2.1398	2.1402	2.1722
9	3.2476	3.2475	3.2484	3.2415	3.2471	3.2416	3.2445	3.2426	3.2462	3.2493	3.2467	3.2467	3.2461	3.2442	3.2469
10	3.4189	3.4145	3.4113	3.4165	3.4147	3.4135	3.4137	3.4184	3.4146	3.4163	3.4156	3.4121	3.4132	3.4184	3.4127
11	4.2017	4.2018	4.1967	4.1998	4.2015	4.2014	4.2092	4.2064	4.2062	4.2031	4.2017	4.2021	4.2036	4.2038	4.2056
12	4.3837	4.3931	4.3887	4.3887	4.3830	4.3815	4.2601	4.2691	4.2608	4.2691	4.2712	4.2615	4.2644	4.2599	4.2561
13	4.4153	4.4245	4.4198	4.4198	4.4144	4.4126	4.4180	4.4334	4.4189	4.4294	4.4317	4.4241	4.4242	4.4218	4.4278
14	4.4368	4.4462	4.4413	4.4413	4.4359	4.4343	4.4395	4.4553	4.4405	4.4508	4.4525	4.4458	4.4459	4.4435	4.4482
15	4.4875	4.4956	4.4907	4.4907	4.4855	4.4834	4.4885	4.5047	4.4892	4.5001	4.5018	4.4948	4.4947	4.4923	4.4971
16	4.6629	4.6716	4.6662	4.6662	4.6616	4.6585	4.6654	4.6807	4.6660	4.6755	4.6780	4.6715	4.6702	4.6693	4.6747

表5-7　15批药材UPLC指纹图谱的相对保留峰面积

共有峰	S1	S2	S3	S4	S5	S6	S7	S8	S9	S10	S11	S12	S13	S14	S15
1	1.0033	1.3355	32.3410	1.6039	28.7890	58.1910	2.4773	11.2080	2.6942	0.3544	0.5580	0.6318	0.8983	0.8192	3.4379
2	2.5615	2.2857	15.1950	3.1594	24.6840	85.6200	10.8180	17.1600	2.3719	1.6702	15.3500	1.2047	0.9863	2.7601	7.2418

续表

共有峰	S1	S2	S3	S4	S5	S6	S7	S8	S9	S10	S11	S12	S13	S14	S15
3	0.8538	0.6478	8.6585	1.2415	11.5790	55.8720	3.6705	4.7830	2.1074	0.6825	5.8280	0.3901	0.2503	1.0406	2.5033
4	0.2492	0.0963	2.6341	0.2271	6.0789	3.5106	0.3068	1.0000	1.2397	0.0421	0.5880	0.0205	0.0718	0.1919	1.2222
5	0.3754	0.3289	1.6829	0.3188	3.8684	4.7234	0.6477	3.3679	0.3140	0.2439	1.2120	0.1834	0.1573	0.1107	0.3529
6（S）	1.0000	1.0000	1.0000	1.0000	1.0000	1.0000	1.0000	1.0000	1.0000	1.0000	1.0000	1.0000	1.0000	1.0000	1.0000
7	0.9468	1.0100	5.0244	0.9324	10.8950	13.2340	1.5000	0.3396	2.0496	1.0386	1.9620	1.9144	0.9538	0.8044	1.6732
8	0.6578	1.4020	3.4634	1.0145	16.6320	2.3617	0.8295	10.3870	1.0744	1.3386	1.9440	0.1253	1.1111	0.9668	0.3333
9	0.2559	0.5972	0.9229	0.1677	0.8595	0.5474	1.9036	1.1376	0.1910	0.2632	0.1749	0.5358	0.5205	1.2825	17.1377
10	0.3248	0.2506	3.6320	0.0660	2.1355	0.7172	0.4502	1.3200	2.2364	0.1090	0.0966	0.3945	0.9681	0.1277	3.4291
11	0.4634	0.9679	1.5027	0.4012	0.9337	0.4753	2.0024	2.3933	1.8988	0.5259	0.2750	0.6219	0.2959	0.4848	5.9880
12	0.3555	0.6246	0.9512	0.5556	0.5526	2.3404	0.1932	6.2453	0.2562	0.0333	0.1160	0.0178	0.0150	0.5683	1.7908
13	0.2093	0.4120	5.1463	0.3478	4.0263	1.8298	0.7841	1.1698	0.6033	0.2632	0.3700	0.1540	0.0905	0.3653	0.7582
14	0.0831	0.1694	2.9024	0.1401	3.2105	2.9574	0.3977	2.3113	0.2975	0.1035	0.1860	0.1650	0.0630	0.1771	0.6797
15	1.0664	0.5781	1.5854	1.0290	2.2368	8.7021	4.8636	0.3774	4.1240	0.8825	1.1540	0.4155	0.3664	1.8893	4.5359
16	0.0997	0.3189	5.4146	0.1401	10.2110	1.1702	0.2841	1.5755	0.2562	0.1807	0.0800	0.0260	0.0312	0.1476	0.3268

2.不同产地芭蕉根药材指纹图谱共有峰峰面积的聚类分析　将不同产地的15批芭蕉根的UPLC图谱中16个共有峰的峰面积值标准化组成15×16阶原始数据矩阵，运用SPSS 20.0软件对其进行系统聚类分析，采用组间连接法，利用欧式距离（euclidean）作为样品的测度。根据15个样品之间相关系数由大到小的顺序合并，样品中S1、S2、S3、S4、S5、S7、S8、S9、S10、S14、S15聚为Ⅰ类，S12、S13聚为Ⅱ类，S6、S11聚为Ⅲ类（图5-6）。

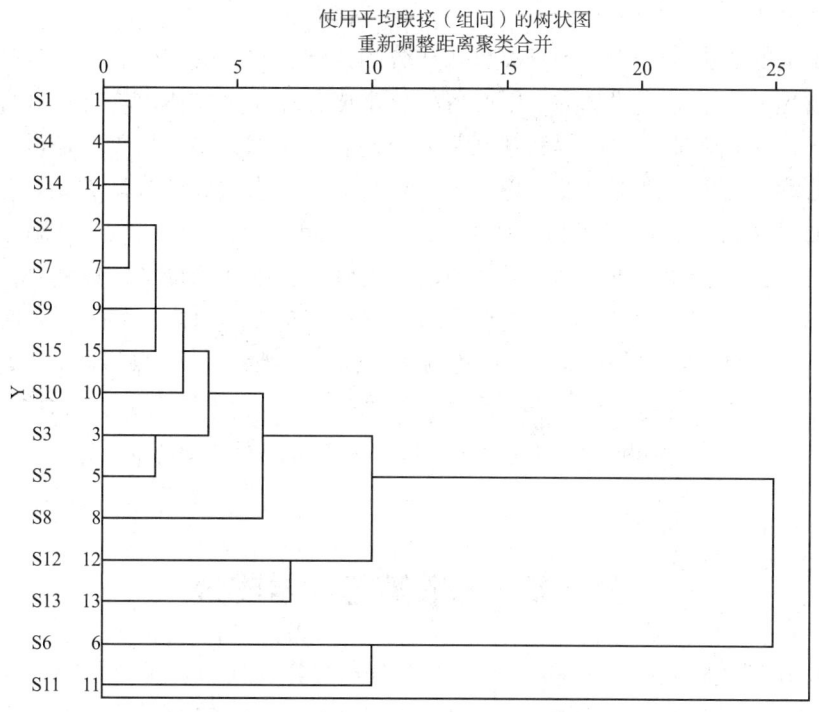

图5-6　15批芭蕉根指纹图谱聚类分析

【小结】

比较芭蕉根药材的UPLC指纹图谱相似度结果，同是贵州和四川采收的样品之间的相似度差异较大，说明药材质量优劣有别。通过系统聚类分析，可以将不同产地的芭蕉根药材分为3类，发现海拔300米左右（四川省乐至县、贵州省锦屏县和贵州省天柱县）和海拔800米左右（贵州省金沙县、贵州省麻江县和贵州省安顺市）的芭蕉根药材质量差异较大。而海拔高度相差300米以上的贵州省麻江县和贵州省天柱县、贵州省贵阳市和西藏墨脱县的芭蕉根药材两产地之间芭蕉根品质却较统一，表明芭蕉根药材质量与海拔高度未呈现一定的相关性。同时15批样品间个别特征峰的峰面积相差较大，说明样品间色谱峰所对应的化学成分含量存在较大差异。芭蕉根药材质量差异，可能是受生长环境、生长年限及采收时间等因素综合作用的结果。

第六章　药材采收期的识别

中药质量的优劣，与其所含有关有效成分的含量和种类的多少有关。这些成分是动植物代谢过程所产生的代谢产物，因此各种化学成分在动植物体内均有其自身的产生和消减的过程，而化学成分的产生和消减与采收期有着密切关系。采收期是指动植物在不同的生长阶段，根据药用部分的成熟度及采收产量，以有效成分含量最高、有毒成分含量最低为最佳采收期。历代医家对药材的采收期较为重视。李杲谓："凡诸草、木、昆虫，产之有地，根、叶、花、实，采之有时。失其地，则性味少异，失其时，则气味不全。"孙思邈在《千金翼方》云："夫药采收，不知时节，不以阴干暴干，虽有药名，终无药实，故不依时采收，与朽木不殊，虚费人工，卒无裨益。"天麻茎未出土时采收，称"冬麻"，质坚体重，质佳；茎出土时采收，称"春麻"，质轻泡，质次。这些精辟的论述和宝贵的经验，已被实践和现代研究证实，适时采收可以保证中药的质量。

第一节　采收期与化学成分

动植物在其生长发育的不同时期，药用部位所含成分的含量及种类存在差异。如不同采收期库页悬钩子（库页悬钩子*Rubus sachalinonsis* L. 的干燥茎）中总皂苷和齐墩果酸含量变化明显，其总皂苷在6~9月含量逐渐升高，10月逐渐下降，而齐墩果酸含量从8月开始逐渐升高，9月达到最大值，10月下降；不同采收期的黄芩（黄芩*Scutellaria baicalensis* Georgi的干燥根）化学成分存在明显差异，其黄芩苷等黄酮苷类成分含量在5、6月左右达到峰谷后逐渐上升，在7、8月左右达到峰顶，而黄芩素等苷元类成分在5月时含量达到峰顶，之后逐渐降低；草珊瑚［草珊瑚*Sarcandra glabra*（Thunb.）Nakai的干燥全草］化学成分随季节变化呈一定差异，异嗪皮啶在秋冬两季含量较高；迷迭香酸在8至10月份含量较高，而新绿原酸、绿原酸、隐绿原酸、槲皮素-3-*O*-β-D-葡萄糖醛酸苷和山奈酚-3-*O*-β-D-葡萄糖醛酸苷在9~11月份含量较高；8月下旬至10月下旬采收栀子（栀子*Gardenia jasminoides* Ellis的干燥果实）可检测出新绿原酸、绿原酸、隐绿原酸、异绿原酸B、异绿原酸A、异绿原酸C、3,5-二-*O*-咖啡酰-4-*O*-（3-羟基-3-甲基）戊二酰奎宁酸等7个有机酸类成分，而11月下旬至12月下旬采收则仅检出绿原酸、异绿原酸A、异绿原酸C、3,5-二-*O*-咖啡酰-4-*O*-（3-羟基-3-甲基）戊二酰奎宁酸等4个有机酸类成分。因此不同时期采收药材，会导致药材质量差异，故药材必须在适当的时节采收，方可保证其质量。

第二节　液相指纹图谱与采收期

中药质量优劣与其采收期密切相关。动植物体内成分的产生和消减均随着其生长发育存在动态变化过程，所以不同时期采收的药材所积累成分的数量和种类存在差异，这些差异可通过液相指纹图谱的色谱峰信息、相似度等数据来进行表征，从而实现液相指纹图谱技术对药材采收期的识别。如1月和2月采收小叶榕（榕树*Ficus microcarpa* L. f.的干燥叶）的HPLC指纹图谱相似度低于0.8，而3月至12月采收小叶榕的HPLC指纹图谱相似度大于0.85；春季采收的黄芩HPLC指纹图谱有11个共有峰，而秋季采收的黄芩HPLC指纹图谱有14个共有峰，秋季采收的黄芩指纹图谱相似度明显高于春季采收的样品；8月下旬至9月中旬采收栀子的有机酸类成分HPLC指纹图谱相似度为0.94～1.00，9月下旬至10月下旬采收栀子的有机酸类成分HPLC指纹图谱相似度为0.81～0.92，而红栀子11月下旬至12月下旬采收栀子的有机酸类成分HPLC指纹图谱相似度为0.53～0.74；5、6、7月采收的忍冬叶（忍冬*Lonicera japonica* Thunb.的干燥叶）的HPLC指纹图谱相似度低于0.9，而其他月份采收的忍冬叶相似度大于0.9；春季采收的桔梗［桔梗*Platycodon grandiflorum*（Jacq.）A. DC.的干燥根］的HPLC指纹图谱有14个共有峰，而秋季采收的桔梗的HPLC指纹图谱有17个共有峰，秋季采收的桔梗相似度明显高于春季采收的样品。因此，根据液相指纹图谱的共有峰、相似度及结合聚类分析，可用于药材采收期的识别和质量评价。

第三节　药材采收期的识别选论

头花蓼（Touhualiao）

【药材的基原、分布、药用及成分】

1.**基原**　头花蓼为蓼科植物头花蓼*Polygonum capitatum* Buch.–Ham.ex D.Don的干燥全草。《贵州省中药材、民族药材质量标准》（2003年版）、《湖南省中药材标准》（2009年版）收载品种，为民族用药。

2.**分布**　头花蓼分布于江西、湖南、湖北、四川、贵州、广东、广西、云南及西藏等地。常生长于山坡、山谷湿地或潮湿石壁上，海拔300～3500米。印度北部、尼泊尔等也有分布。

3.**采收加工**　春、夏、秋三季采收，除去杂质，鲜用或晒干。

4.**功效与主治**　性凉，味苦、辛。归肾、膀胱经。清热利湿，解毒止痛，和血散瘀，利尿通淋。用于泌尿系感染、痢疾、膀胱炎、腹泻、血尿、前列腺炎、风湿痛、跌打损伤；外用治尿布疹、黄水疮。

5.**化学成分**　头花蓼主要含黄酮、木脂素、三萜、有机酸类等化合物。黄酮类化合物包括quercetin、taxifolin、quercetin 3-methyl ether、quercetin、hirsutrin、kaempferol-3-O-β-D-glucopyranoside、quercetin-3-O-（4″-methoxy）-α-L-rhamnopyranosyl、2″-O-galloyl quercitrin、2″-O-galloyl hirsutrin、kaempferol-3-O-α-L-rhamnopyranoside等；木脂素类化合物包括（-）-isolariciresinol、（+）-isolariciresinol-3α-O-β-D-xyl-opyranoside、（+）-5′-Methoxyisolariciresinol-9-O-β-D-xyl- opyranoside、（+）-isolariciresinol-3α-O-β-D-glucopyranoside、nudiposide、silybin、isosilybin、2, 3-dehydrosilybin、2, 3-dehydrosilychristin等；三萜类化合物包括熊果酸、齐墩果酸、乌苏酸等；有机酸类化合物包括没食子酸等。

【植物形态与药材性状特征】

1.植物形态 多年生草本。茎匍匐，丛生，基部木质化，节部生根，疏生腺毛或近无毛，一年生枝近直立。叶卵形或椭圆形，长1.5～3厘米，宽1～2.5厘米，顶端尖，基部楔形，全缘，边缘具腺毛，两面疏生腺毛，上面常具紫褐色新月形斑点；叶柄长2～3毫米，基部有时具叶耳；托叶鞘筒状，膜质，长5～8毫米，松散，具腺毛，顶端截形，有缘毛。花序头状，直径6～10毫米，单生或成对，顶生；花序梗具腺毛；苞片长卵形，膜质；花梗极短；花被5深裂，淡红色，花被片椭圆形，长2～3毫米；雄蕊8，比花被短；花柱3，中下部合生，与花被近等长；柱头头状。瘦果长卵形，具3棱，长1.5～2毫米，黑褐色，密生小点，微有光泽，包于宿存花被内。花期6～9月，果期8～10月。

2.药材性状 本品茎呈圆柱形，红褐色，节处略膨大并着生柔毛，断面中空，多皱缩，完整叶片展开后呈椭圆形，长1.5～5厘米，宽1～2厘米，先端钝尖基部形；全缘，具红色缘毛，上表面绿色，常有人字形红晕，下表面绿色带紫红色，两面均被褐色疏柔毛；叶柄短或无柄，基部有草质耳状片；托叶鞘筒状，膜质。花序头状，顶生或腋生，花被5裂，雄蕊8。瘦果卵形，3棱，黑色。气微，味微苦、涩。

【材料与仪器】

Agilent 1100型高效液相色谱仪，配有二极管阵列检测器、四元泵溶剂洗脱系统、柱温箱和自动进样器等仪器；《中药色谱指纹图谱相似度评价系统》软件（2004A版）（国家药典委员会）。

甲醇、乙腈为色谱纯；其余试剂均为分析纯；水为重蒸馏水；头花蓼药材采自西藏自治区墨脱县墨脱镇，共15批野外采集，经鉴定为蓼科植物头花蓼*Polygonum capitatum* Buch. -Ham.ex D.Don的干燥全草（表6-1）。没食子酸对照品（中国食品药品检定研究院，批号：0638-9501），槲皮素对照品（中国食品药品检定研究院，批号：081-90003），槲皮苷对照品（自制，纯度＞98%）。

表6-1 不同采收期头花蓼药材样品来源及相似度评价结果

编号	产地	采收时间	相似度
S1	西藏墨脱县墨脱镇	2005-03	0.351
S2	西藏墨脱县墨脱镇	2005-08	0.897
S3	西藏墨脱县墨脱镇	2005-09	0.963

续表

编号	产地	采收时间	相似度
S4	西藏墨脱县墨脱镇	2005–10	0.954
S5	西藏墨脱县墨脱镇	2007–03	0.371
S6	西藏墨脱县墨脱镇	2007–04	0.465
S7	西藏墨脱县墨脱镇	2007–.05	0.824
S8	西藏墨脱县墨脱镇	2007–06	0.851
S9	西藏墨脱县墨脱镇	2007–07	0.891
S10	西藏墨脱县墨脱镇	2007–08	0.899
S11	西藏墨脱县墨脱镇	2007–09	0.955
S12	西藏墨脱县墨脱镇	2007–10	0.968
S13	西藏墨脱县墨脱镇	2007–11	0.981
S14	西藏墨脱县墨脱镇	2007–12	0.852
S15	西藏墨脱县墨脱镇	2008–01	0.621

【溶液的制备】

1.供试品溶液的制备 取样品细粉（3号筛）约2g，精密称定，置圆底烧瓶中，分别加80%乙醇100ml，置水浴中加热回流2小时，滤过，残渣加80%乙醇100ml回流提取1小时，滤过，合并滤液。滤液置蒸发皿中挥干，残渣加80%乙醇定容至10ml容量瓶中。用微孔滤膜（0.45μm）滤过，取续滤液，即得。

2.对照品溶液的制备 精密称取没食子酸、槲皮素和槲皮苷对照品，加50%甲醇溶解分别制成0.0315mg/ml、0.0281mg/ml和0.0613mg/ml的溶液，即得。

【色谱条件】

采用依利特Hypersil ODS色谱柱（4.6mm×150mm，5μm）；以流动相乙腈（A）–0.4%磷酸水溶液（B）进行二元梯度洗脱（表6-2），柱温为25℃，流速为0.8ml/min，检测波长为310nm，分析运行时间为85分钟；进样量为10μl。

表6-2 线性梯度洗脱流动相配比变化

时间（min）	流动相A（%）	流动相B（%）
0	0	100
5	5	95
55	25	75
70	30	70
85	0	100

【方法学考察】

1.精密度试验 取头花蓼样品粉末，按供试品溶液的制备方法制备供试品溶液，按色谱条件连续进样6次，测定其指纹图谱，计算指纹图谱中各共有峰的相对保留时间及相对峰面积比值和RSD值。结果显示，各共有峰的相对保留时间和相对峰面积的RSD分别小于3%，表明仪器精密度良好。

2.稳定性试验 取同一头花蓼供试品溶液，按色谱条件分别在0、2、6、12、20和30小时进样测定，计算指纹图谱中各共有峰的相对保留时间及相对峰面积比值和RSD值。结果显示，各共有峰的相对峰面积和相对保留时间的RSD分别小于3%，表明样品溶液在30小时内稳定。

3.重复性试验 取同一批头花蓼样品6份，按供试品溶液的制备方法制备供试品溶液，按色谱条件进样测定，计算指纹图谱中各共有峰的相对保留时间及相对峰面积比值和RSD值。结果显示，各共有峰的相对峰面积和相对保留时间的RSD分别小于3%，说明试验方法重复性良好。

【液相指纹图谱的构建】

按供试品溶液的制备方法制备15批不同来源的头花蓼药材样品的供试品溶液，按色谱条件对各供试品溶液和对照品溶液进行检测，测得各供试品HPLC色谱指纹图谱。

【指纹图谱分析】

1.头花蓼药材指纹图谱相似度评价 分别将收集的15批头花蓼药材样品的色谱数据导入"中药色谱指纹图谱相似度评价系统"软件，进行匹配，时间窗为0.20，采用中位数法考察色谱峰相似度的一致性，结果见表6-1。

2.头花蓼药材共有峰的确定 采用国家药典委员会颁布的"中药色谱指纹图谱相似度评价系统"软件对15批头花蓼药材样品的HPLC色谱图分别进行匹配和比较，时间窗为0.20，采用中位数法生成对照图谱，并综合考虑色谱峰共有状况、分离情况和色谱峰面积及方法学考察的结果，最终确定了13个共有峰（图6-1）。

3.参照物峰的确定 与槲皮苷对照品的色谱峰进行比对，确定头花蓼药材色谱指纹图谱中保留时间约为39.21分钟的11号峰为槲皮苷，由于槲皮苷峰的峰面积相对较大、较为稳定、分离度较好，将其作为参照峰（S）。

4.不同采收期头花蓼样品指纹图谱比较 分别将头花蓼药材共计15批药材样品的色谱数据导入"中药色谱指纹图谱相似度评价系统"软件，进行匹配，时间窗为0.20，采用中位数法考察色谱峰相似度的一致性。并通过比较不同采收期头花蓼指纹图谱，可以看出不同采收期头花蓼药材的色谱指纹图谱明显不同，其相似度、共有峰数目、保留时间及峰面积均有差异，结果见表6-1、图6-1。

5.不同采收期头花蓼样品HPLC指纹图谱聚类分析 采用SPSS 10.0统计软件对15个样品的指纹图谱相似度数据进行系统聚类分析。从聚类分析结果可以看出，系统将15个样品分为2大组，2、3、4、7、8、9、10、11、12、13、14为一组，其中4、11、3、12、13为一小组，2、7、8、9、10、14为另一小组，1、5、6、15为一组，说明不同采收期头花蓼药材分为2大类，其中以1~4月采收的为一大类，5~12月的为一大类，但9~11月为一小类，5～8月为一小类，结果见图6-2。

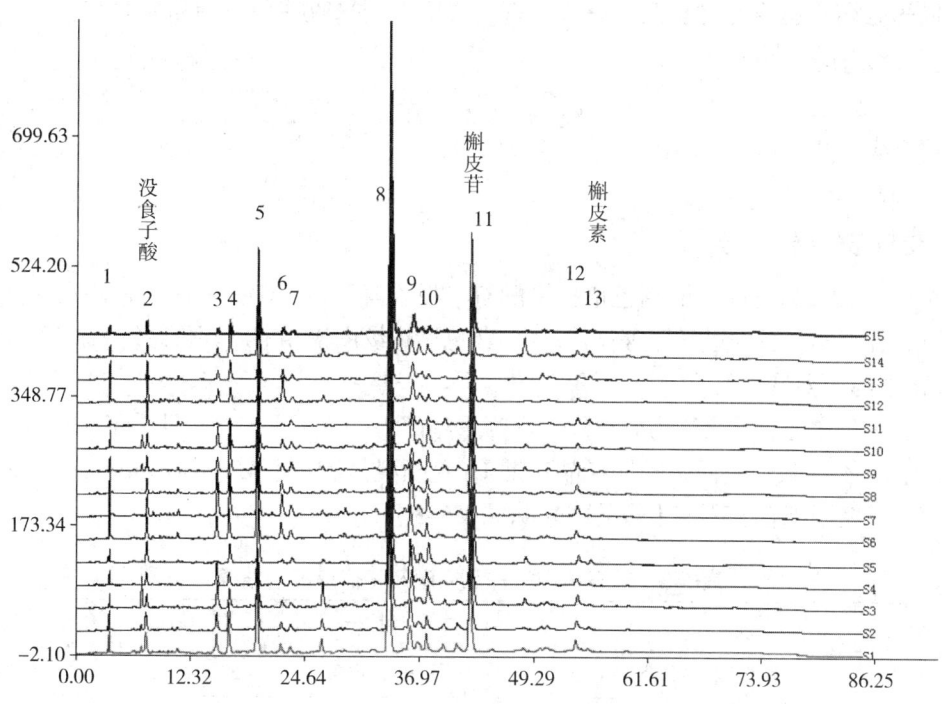

图6-1 不同采收期头花蓼药材的指纹图谱

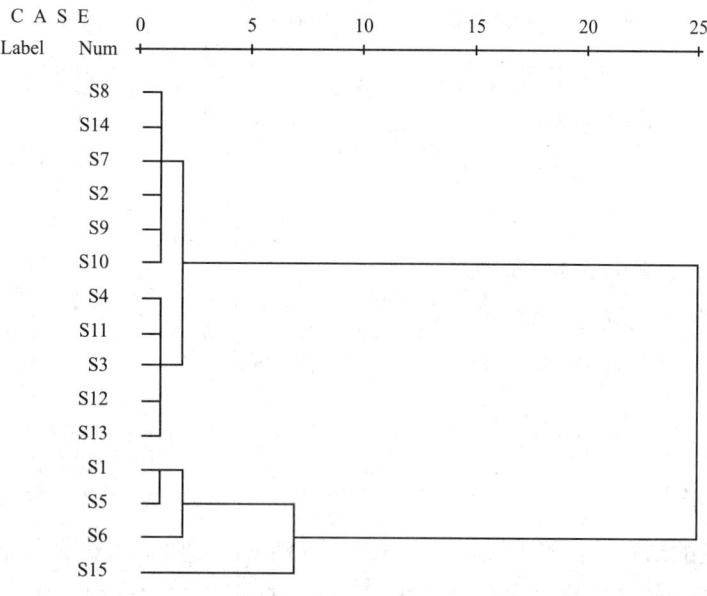

图6-2 15批不同采收期头花蓼HPLC指纹图谱相似度聚类谱系图

【小结】

通过对同一产地的不同采收期头花蓼药材进行指纹图谱相似度及其系统聚类分析，表明1～4月份采收的头花蓼指纹图谱相似度较低并归为一大类，5～12月份采收的头花蓼指纹图谱相似度较高，归为一大类，其中9～11月份采收的头花蓼指纹图谱相似度最高，从不同采收期头花蓼药材相似度评价结果，说明不同采收期药材的品质存在差异，应注意季节对药材品质的影响。

芭蕉根（Bajiaogen）

【材料与仪器】

Agilent 1290型超高效液相色谱仪，配有二极管阵列（DAD）检测器、四元泵溶剂洗脱系统、柱温箱、自动进样器等仪器；《中药色谱指纹图谱相似度评价系统》软件（2004A版）（国家药典委员会）。

乙腈为色谱纯，其余均为分析纯，水为重蒸馏水；芭蕉根来自野外采集（同一产地、植株大小基本一致的不同采收期样品12批），芭蕉科植物芭蕉 *Musa basjoo* Sied.et Zucc.的干燥根茎，密封保存于阴凉干燥处，来源见表6-3。

表6-3　芭蕉根药材样品来源及相似度评价结果

编号	产地	产地海拔（m）	采收时间	相似度
S1	贵州省天柱县坌处镇清浪村	300.46	2012-01-31	0.839
S2	贵州省天柱县坌处镇清浪村	300.46	2012-02-19	0.955
S3	贵州省天柱县坌处镇清浪村	300.46	2012-03-24	0.948
S4	贵州省天柱县坌处镇清浪村	300.46	2012-04-12	0.883
S5	贵州省天柱县坌处镇清浪村	300.46	2012-05-14	0.900
S6	贵州省天柱县坌处镇清浪村	300.46	2012-06-17	0.901
S7	贵州省天柱县坌处镇清浪村	300.46	2012-07-21	0.861
S8	贵州省天柱县坌处镇清浪村	300.46	2012-08-30	0.861
S9	贵州省天柱县坌处镇清浪村	300.46	2012-09-19	0.843
S10	贵州省天柱县坌处镇清浪村	300.46	2012-10-21	0.731
S11	贵州省天柱县坌处镇清浪村	300.46	2012-11-15	0.752
S12	贵州省天柱县坌处镇清浪村	300.46	2012-12-24	0.708

【溶液的制备】

供试品溶液的制备　精确称取样品粉末（过60目筛）约1.0g，置圆底烧瓶中，加甲醇50ml，加热回流90分钟，滤过，药渣加甲醇50ml，回流提取90分钟，滤过，合并滤液。滤液置蒸发皿中挥干，残渣加甲醇溶解并定容至10ml，用微孔滤膜（0.22μm）滤过，取续滤液，即得。

【色谱条件】

采用Agilent ZORBAX RRHD Eclipse Plus C$_{18}$（2.1×100mm，1.8μm）色谱柱，0.1%乙酸水

（A）-乙腈（B）洗脱系统（表6-4），检测波长为290nm，柱温为35℃，流速为0.2ml/min，分析运行时间为30分钟，进样量为10μl。

表6-4　线性梯度洗脱流动相配比变化

时间（min）	流动相A（%）	流动相B（%）
0	95	5
3	85	15
7	82	18
10	71	29
17	60	40
21	50	50
25	30	70
27	0	100
30	0	100

【方法学考察】

1.精密度试验　取芭蕉根样品粉末，按供试品溶液的制备方法制备供试品溶液，按色谱条件连续进样6次，测定其指纹图谱，计算指纹图谱中各共有峰的相对保留时间及相对峰面积比值和RSD值。结果显示，各共有峰的相对保留时间和相对峰面积的RSD分别小于3%，表明仪器精密度良好。

2.稳定性试验　取同一芭蕉根供试品溶液，按色谱条件分别在0、6、12、18和24小时进样测定，计算指纹图谱中各共有峰的相对保留时间及相对峰面积比值和RSD值。结果显示，各共有峰的相对峰面积和相对保留时间的RSD分别小于3%，表明样品溶液在24小时内稳定。

3.重复性试验　取同一批芭蕉根样品6份，按供试品溶液的制备方法制备供试品溶液，按色谱条件进样测定，计算指纹图谱中各共有峰的相对保留时间及相对峰面积比值和RSD值。结果显示，各共有峰的相对峰面积和相对保留时间的RSD分别小于3%，说明试验方法重复性良好。

【液相指纹图谱的构建】

按供试品溶液的制备方法制备12批同一产地不同采收期来源的芭蕉根药材样品的供试品溶液，按色谱条件对各供试品溶液进行检测，测得各供试品UPLC色谱指纹图谱。

【指纹图谱分析】

1.芭蕉根药材指纹图谱相似度评价　分别将收集的12批芭蕉根药材样品的色谱数据导入"中药色谱指纹图谱相似度评价系统"软件，进行匹配，时间窗为0.20，采用中位数法考察色谱峰相似度的一致性，结果见表6-3。

2.芭蕉根药材共有峰的确定 采用国家药典委员会颁布的"中药色谱指纹图谱相似度评价系统"软件对12批芭蕉根药材样品的UPLC色谱图分别进行匹配和比较，时间窗为0.20，采用中位数法生成对照图谱，并综合考虑色谱峰共有状况、分离情况和色谱峰面积及方法学考察的结果，最终只有8个共有峰，而不同采收期芭蕉根样品间的峰个数差异明显（图6-3、表6-5、表6-6）。

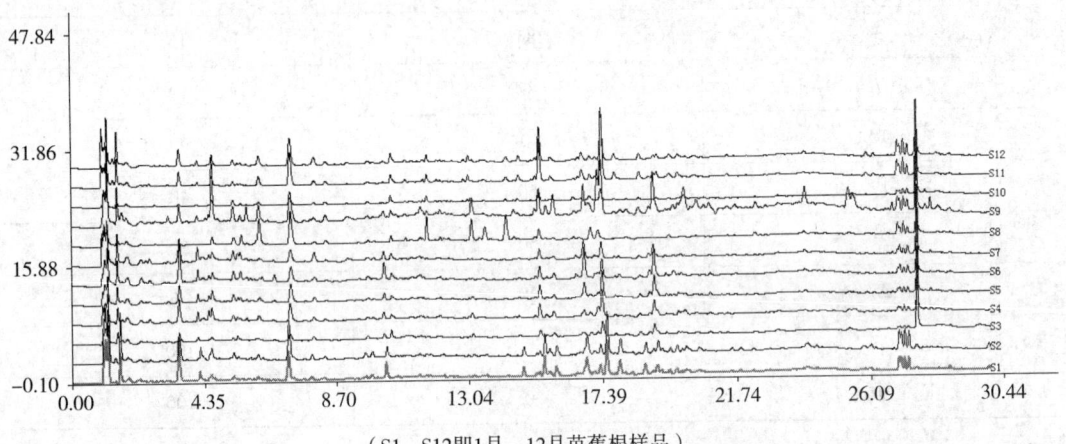

（S1~S12即1月~12月芭蕉根样品）

图6-3 不同采收期芭蕉根药材的UPLC指纹图谱

表6-5 12个月的芭蕉根药材UPLC指纹图谱的相对保留时间

共有峰	S1	S2	S3	S4	S5	S6	S7	S8	S9	S10	S11	S12
1	0.1428	0.1428	0.1421	0.1435	0.1426	0.1447	0.1447	0.1516	0.1442	0.1454	0.1453	0.1431
2	0.1619	0.1618	0.1621	0.1615	0.1618	0.1636	0.1619	0.1636	0.1631	0.1610	0.1634	0.1620
3	0.2148	0.2158	—	0.2171	0.2158	0.2175	0.2162	0.2178	0.2169	0.2145	0.2168	0.2162
4	0.5731	0.5732	0.5722	0.5731	0.5725	0.5733	0.5731	0.5728	0.5734	0.5671	0.5744	0.5743
5	0.7426	0.7431	—	0.7435	0.7428	0.7427	0.7427	0.7439	0.7394	0.7340	0.7441	0.7339
6	0.8606	0.8607	—	0.8631	0.8601	0.8608	—	0.8617	0.8616	0.8513	0.8621	0.8604
7（S）	1.0000	1.0000	1.0000	1.0000	1.0000	1.0000	1.0000	1.0000	1.0000	1.0000	1.0000	1.0000
8	—	1.8408	1.8384	1.8424	1.8381		1.8445	1.8454	1.8223	1.8447	1.8415	
9	2.7930	2.7901	2.7922	2.7979	2.7905	2.7913	2.7934	—	2.7974	—	2.7984	2.7914
10	—	2.9407	—	—	—	—	2.9383	2.9438	2.9430	—	—	—
11	3.6112	3.6149	—	—	—	—	3.6195	3.6218	3.6203	—	3.6238	3.6171
12	3.7695	3.7775	—	3.7817	3.6640	3.6749	—	3.6787	3.6802	3.6277	3.6762	3.6654
13	3.8040	3.8043	3.7960	3.8086	3.7998	3.8163	3.8025	3.8168	3.8185	3.7662	3.8140	3.8047
14	3.8226	3.8228	3.8145	3.8273	3.8183	3.8352	3.8211	3.8352	3.8364	3.7846	3.8327	3.8234
15	3.8652	3.8653	3.8572	3.8697	3.8604	3.8777	3.8630	3.8777	3.8789	3.8263	3.8747	3.8653
16	4.0157	4.0164	4.0086	4.0208	4.0126	4.0292	4.0151	4.0289	4.0307	3.9768	4.0260	4.0176

表6-6　12个月的芭蕉根药材UPLC指纹图谱的相对峰面积

共有峰	S1	S2	S3	S4	S5	S6	S7	S8	S9	S10	S11	S12
1	1.5130	1.0464	2.1889	0.8838	0.9099	1.6906	2.0846	0.4981	0.8693	1.4036	0.4137	0.4516
2	1.0404	0.9320	2.3413	1.2234	1.1012	1.7372	2.3767	0.4160	1.0486	1.4972	0.7315	1.0415
3	0.2952	0.2522	—	0.2738	0.2545	0.4145	0.5605	0.1011	0.2515	0.2883	0.1084	0.1261
4	0.2168	0.2499	0.5175	0.6984	0.5272	0.4505	0.5695	0.1606	1.2958	0.5377	0.1973	0.2709
5	0.1475	0.1099	—	0.2542	0.2800	0.4075	0.5024	0.1868	0.3473	0.4589	0.0859	0.1415
6	0.0944	0.1098	—	0.2427	0.2148	0.0854	—	0.7390	0.4341	0.2292	0.2365	0.3059
7（S）	1	1	1	1	1	1	1	1	1	1	1	1
8	—	0.0606	0.2856	0.2929	0.1014	—	—	0.4524	0.3895	0.2423	0.1163	0.1141
9	0.1010	0.1005	1.3986	0.8239	1.1534	1.6491	0.9341	—	1.121	—	0.1107	0.0815
10	—	0.0736	—	—	—	—	0.6908	0.0672	0.1044	—	—	—
11	0.1014	0.1390	—	—	—	—	0.3713	0.1291	0.6795	—	0.1036	0.1433
12	0.3006	0.2957	—	0.1674	0.1445	0.1967	—	0.1989	0.2393	0.2945	0.3008	0.3231
13	0.2924	0.2668	0.3493	0.1437	0.1673	0.3314	0.5487	0.0969	0.1687	0.3010	0.1748	0.2388
14	0.2653	0.3131	0.1964	0.1835	0.1700	0.2116	0.2076	0.1949	0.2431	0.4404	0.2942	0.338
15	0.2670	0.2749	0.1573	0.1288	0.1523	0.2641	0.3069	0.1098	0.2032	0.3884	0.1735	0.2282
16	0.0833	0.0957	5.3284	1.5245	1.5703	2.0552	2.3257	0.9882	0.9710	4.1640	1.0662	1.2928

3.不同采收期芭蕉根样品UPLC指纹图谱分类比较　分别将12批不同月份的芭蕉根的UPLC指纹图谱相似度值标准化组成12×16阶原始数据矩阵，运用SPSS 20.0软件对其进行系统聚类分析，采用组间连接法，利用欧式距离（euclidean）作为样品的测度。根据12个样品之间相关系数由大到小的顺序合并，样品中S1、S2、S3、S4、S5、S6、S7、S8、S9聚为Ⅰ类，S10、S11、S12聚为Ⅱ类，即将1~9月的聚为一类，10~12月的聚为一类，结果见图6-4。

【小结】

从不同采收期芭蕉根药材液相指纹图谱识别结果看，不同采收期芭蕉根药材样品的共有峰个数较少，而不同样品间色谱峰的个数差异较大，说明芭蕉根药材次生代谢产物的变化和积累受季节的变化影响较大。

采用UPLC对同一地点、相同大小、不同采收期的芭蕉根药材进行指纹图谱识别并进行相似度比较，不同月份采收的样品之间的相似度有差异，说明不同季节对药材质量有重要的影响。通过对相似度进行系统聚类分析，可以将不同月份的芭蕉根药材分为2类，提示归为一类的1~9月份采收的芭蕉根药材在化学成分上较为相似，从化学成分的相似度角度结合植物生长季节来看，芭蕉根采收期为1~9月为宜。

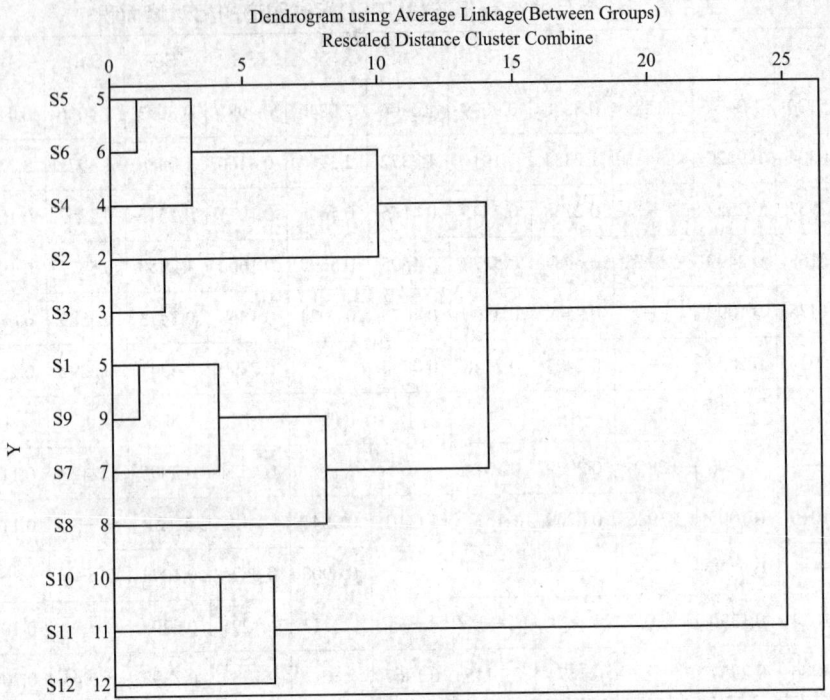

图6-4 12批不同月份采集芭蕉根指纹图谱相似度的聚类分析树状图

第七章 药材药用部位的识别

药用部位是指动植物富集有效成分较多的可作药用的部位，如植物的根、根茎、叶、花、果实、种子或动物的皮、角、甲片等，而不同药用部位是指来自同一药用植物或动物的不同部位，具有相同或不同功效。同一药用植物或动物的不同部位具有相近或相同功效的药材，如橘*Citrus reticulata* Blanco及其栽培变种的干燥成熟果皮和种子，分别为中药陈皮和橘核，两者均具有理气功效；同一药用植物或动物的不同部位具有不同功效的药材，如桑类中药桑叶、桑椹、桑枝和桑白皮来源于桑*Morus alba* L.的不同部位，其功效各不相同，桑叶疏散风热、清肺润燥、清肝明目，桑椹补血滋阴、生津润燥，桑枝祛风湿、利关节，桑白皮泻肺平喘、利水消肿；当归［当归*Angelica sinensis*（Oliv.）Diels的干燥根］，其根上端称"归头"，主根称"归身"或"寸身"，支根称"归尾"或"归腿"，全体称"全归"，历代医家素有对当归"头尾效各不同"的认识，《本草正义》认为：归身主守，补固有功；归尾主通，逐瘀自验；而归头秉上行之性，治便血溺血、崩中淋带等之阴随阳陷者；甚至认为"用者不分，不如不使"。强调要重视药材不同药用部位功效的异同性，而不同药用部位功效的异同与其所含有效成分的异同性密切相关。

第一节 药用部位与化学成分

不同药用部位具有相同或不同功效，是与其化学成分富集状态有关，即与其所含有效成分组成的异同性，或者同一有效成分在不同药用部位的含量差异性有关，如当归中洋川芎内酯I只存在于归身，丁基苯酞存在于归头和归身，Z-藁本内酯存在于归头，而阿魏酸在当归不同药用部位的含量为归尾>归身>全归>归头；芭蕉（*Musa basjoo* Sieb. et Zucc.）的不同药用部位有芭蕉根、芭蕉茎及芭蕉叶，芭蕉茎含羽扇豆酮和豆甾醇的量普遍高于芭蕉根，相差最高达10倍，而芭蕉叶基本检测不出羽扇豆酮和豆甾醇；香蕉（*Musa nana* Lour.）的不同部位皮与果肉，羽扇豆酮在皮中含量较高，但果肉中未检测到羽扇豆酮；桑（*Morus alba* L.）的不同药用部位有桑白皮、桑枝、桑叶、桑椹，桑的不同药用部位其化学成分存在差异，如桑白皮含有桑酮H，桑枝含有柘树黄铜C，桑叶含有绿原酸、紫云英苷、芦丁和异槲皮苷，桑椹含有芦丁和异槲皮苷，而桑白皮、桑枝无绿原酸、紫云英苷、芦丁和异槲皮苷。说明不同药用部位具有相同或不同成分及存在含量差异。

第二节　液相指纹图谱与药用部位

中药（民族药）的成分复杂，药材不同部位所含成分具有相同性或差异性，这也是药材不同部位具有相同或不同功效应用的基础。在更全面地反映药材不同部位所含复杂的、相同的或差异的成分方面，液相色谱具有较好的适用性，它能把复杂的化学成分进行分离而形成高低不同的峰而形成一张色谱图（色谱指纹图谱），各个色谱峰的个数、高度和峰面积分别代表了各种化学成分及其含量，能够获得色谱指纹图谱的共有峰、特征峰、相似度等异同性信息，从而实现对药材部位异同性的识别。例如：当归不同药用部位水煎液HPLC指纹图谱，全归与归尾有24个共有特征峰，归头少5个共有特征峰，归身少2个共有特征峰，全归、归尾、归头和归身的峰面积数据通过系统聚类分析将全归和归身为一类，归头和归尾为一类；桑的不同药用部位桑白皮、桑枝、桑叶、桑椹的HPLC指纹图谱，桑白皮共有峰10个、桑枝共有峰11个、桑叶共有峰12个、桑椹共有峰8个，但桑白皮与桑枝共有峰只有4个，而桑白皮与桑叶、桑椹没有共有峰，桑白皮、桑枝、桑叶、桑椹的HPLC指纹图谱相似度差异较大；茯苓［Poria cocos（Schw.）Wolf.］不同药用部位茯苓皮及茯苓块三萜类UPLC指纹图谱比较，不同部位标定22个峰，但共有峰只有12个，两者间的相似度存在明显差异；同植株不同部位芭蕉根、茎和叶的UPLC-ELSD指纹图谱比较，相似度为0.996~0.999，芭蕉茎有11个共有峰，但芭蕉茎与根只有8个共有峰，芭蕉茎与叶有9个共有峰，三者共有峰相对峰面积数据通过聚类分析将芭蕉茎与多数芭蕉根聚集为一类，芭蕉叶多数聚集为另一类。因此，根据液相指纹图谱的共有峰、特征峰、相似度及结合聚类分析，可用于药材不同部位的识别和质量评价。

第三节　药材药用部位的识别选论

苦楝皮（Kulianpi）

【药材的基原、分布、药用及成分】

1.基原　苦楝皮为楝科植物川楝 *Melia toosendan* Sieb. et Zucc.或楝 *Melia azedarach* L.的干燥树皮和根皮。为《中国药典》（2020年版）一部收载品种，属于中药材。《最新中草药真伪鉴别实用大全》中记载苦木科植物苦树 *Picrasma quassioides*（D. Don）Benn.的树皮在部分地区作苦楝皮药用，应予以区别。

2.分布　楝 *Melia azedarach* L.产于我国黄河以南各省区，较常见；生于低海拔旷野、路旁或疏林中，目前已广泛栽培。广布于亚洲热带和亚热带地区，温带地区也有栽培。

川楝 *Melia toosendan* Sieb. et Zucc.产于甘肃、湖北、四川、贵州和云南等省，其他省区广泛栽培；生于土壤湿润，肥沃的杂木林和疏林内。分布于日本、中南半岛。

3.采收加工　春、秋二季剥取，晒干，或除去粗皮，晒干。

4.功效与主治　性寒，味苦。有毒。归脾、胃、肝经。杀虫，疗癣。用于蛔蛲虫病、虫积腹痛，外治疥癣瘙痒。

5.化学成分　苦楝皮主要含三萜和黄酮等类化合物。三萜类化合物包括川楝素、异川楝素、azedarachin A、12–*O*–acetylazedarachin A、12–*O*–acetylazedarachin B、azedarachin C、azedarachin B、28–deacetylsendanin、12–*O*–deacetyltrichilin H、12–acetyltrichilin B、7, 12–diacetyltrichilin B、trichilin H、trichilin B、trichilin D、meliatoxin A2等；黄酮类化合物包括4′, 5–Dihydroxyflavone–7–*O*–a–L–rhamnopyranosyl–（1→4）–b–d–glucopyranoside、melianxanthone等。

【植物形态与药材性状特征】

1.植物形态

楝*Melia azedarach* L.　落叶乔木，高达10余米；树皮灰褐色，纵裂。小枝有叶痕。叶为2～3回奇数羽状复叶，长20～40厘米；小叶对生，卵形至披针形，顶生一片通常略大，长3～7厘米，宽2～3厘米，先端短渐尖，基部楔形或宽楔形，多少偏斜，边缘有钝锯齿，幼时被星状毛，后两面均无毛，侧脉每边12～16条。圆锥花序约与叶等长，无毛或幼时被鳞片状短柔毛；花芳香；花萼5深裂，外面被微柔毛；花瓣淡紫色，长约1厘米，两面均被微柔毛；雄蕊管紫色，无毛或近无毛，长7～8毫米，花药10枚，子房近球形，5～6室，无毛，每室有胚珠2颗，花柱细长，柱头头状，顶端具5齿，不伸出雄蕊管。核果球形至椭圆形，长1～2厘米，宽8～15毫米，内果皮木质，4～5室，每室有种子1颗；种子椭圆形。花期4～5月，果期10～12月。

川楝*Melia toosendan* Sieb. et Zucc.　乔木，高10余米；幼枝密被褐色星状鳞片，老时无，具皮孔，叶痕明显。2回羽状复叶长35～45厘米，每1羽片有小叶4～5对；具长柄；小叶对生，具短柄或近无柄，膜质，椭圆状披针形，长4～10厘米，宽2～4.5厘米，先端渐尖，基部楔形或近圆形，两面无毛，全缘或有不明显钝齿，侧脉12～14对。圆锥花序聚生于小枝顶部之叶腋内，长约为叶的1/2，密被灰褐色星状鳞片；花具梗，较密集；萼片长约3毫米，两面被柔毛，外面较密；花瓣淡紫色，长9～13毫米，外面疏被柔毛；雄蕊管圆柱状，紫色，无毛而有细脉，顶花药长椭圆形，无毛，长约1.5毫米，略突出于管外；花盘近杯状；子房近球形，无毛，6～8室，花柱近圆柱状，无毛，柱头不明显的6齿裂，包藏于雄蕊管内。核果大，椭圆状球形，长约3厘米，宽约2.5厘米，果皮薄，熟后淡黄色；核稍坚硬，6～8室。花期3～4月，果期10～11月。

2.药材性状

本品呈不规则板片状、槽状或半卷筒状，长宽不一，厚2～6毫米。外表面灰棕色或灰褐色，粗糙，有交织的纵皱纹和点状灰棕色皮孔，除去粗皮者淡黄色；内表面类白色或淡黄色。质韧，不易折断，断面纤维性，呈层片状，易剥离。气微，味苦。

【材料与仪器】

Agilent 1100型高效液相色谱仪，配有二极管阵列（DAD）检测器，四元泵溶剂洗脱系统、柱温箱、自动进样器。《中药色谱指纹图谱相似度评价系统》软件（2004A版）（国家药典委员会）。

甲醇、乙腈为色谱纯；其余试剂均为分析纯；水为纯净水；儿茶素对照品（成都A生物科技有限公司，纯度＞98％）。楝茎皮、枝皮、根皮来自市场收集及野外采集（茎皮样品16批，枝皮样品3批，根皮样品3批），经鉴定为楝科植物楝*Melia azedarach* L.的干燥茎皮、枝皮、根皮；川楝茎皮采集于野外，经鉴定为楝科植物川楝*Melia toosendan* Sieb. et Zucc.的干燥茎皮（表7-1）。

表7-1　苦楝皮样品来源及相似度评价结果

序号	样品	品种	部位	来源	相似度
S1	苦楝皮	楝*M. azedarach* L.	茎皮	贵州省麻江县黄秧坝①	0.989
S2	苦楝皮	楝*M. azedarach* L.	茎皮	贵州省麻江县黄秧坝②	0.986
S3	苦楝皮	楝*M. azedarach* L.	茎皮	贵州省麻江县黄秧坝③	0.975
S4	苦楝皮	楝*M. azedarach* L.	茎皮	贵州省贵阳市南明区	0.970
S5	苦楝皮	楝*M. azedarach* L.	茎皮	湖南省长沙市A药房	0.990
S6	苦楝皮	楝*M. azedarach* L.	茎皮	贵州省开阳县上坝	0.973
S7	苦楝皮	楝*M. azedarach* L.	茎皮	贵州省天柱县清浪村①	0.976
S8	苦楝皮	楝*M. azedarach* L.	茎皮	贵州省天柱县清浪村②	0.940
S9	苦楝皮	楝*M. azedarach* L.	茎皮	贵州省贵阳市药用植物园	0.985
S10	苦楝皮	楝*M. azedarach* L.	茎皮	贵州省黔西县重新镇	0.981
S11	苦楝皮	楝*M. azedarach* L.	茎皮	贵州省龙里县湾寨乡	0.990
S12	苦楝皮	楝*M. azedarach* L.	茎皮	贵州省贞丰县者相镇	0.975
S13	苦楝皮	楝*M. azedarach* L.	茎皮	贵州省贵阳市花果园药材市场	0.987
S14	苦楝皮	楝*M. azedarach* L.	茎皮	云南省保山市B药房	0.980
S15	苦楝皮	楝*M. azedarach* L.	茎皮	四川省成都市C药房	0.970
S16	苦楝皮	楝*M. azedarach* L.	茎皮	四川省新都区斑竹园	0.945
S17	苦楝皮	楝*M. azedarach* L.	枝皮	贵州省天柱县清浪村②	0.118
S18	苦楝皮	楝*M. azedarach* L.	枝皮	贵州省天柱县清浪村①	0.183
S19	苦楝皮	楝*M. azedarach* L.	枝皮	贵州省麻江县黄秧坝②	0.192
S20	苦楝皮	楝*M. azedarach* L.	根皮	贵州省天柱县清浪村①	0.288
S21	苦楝皮	楝*M. azedarach* L.	根皮	贵州省天柱县清浪村②	0.176
S22	苦楝皮	楝*M. azedarach* L.	根皮	贵州省麻江县黄秧坝②	0.280
S23	苦楝皮	川楝*M. toosendan* Sieb. et Zucc.	茎皮	贵州省贵阳市药用植物园	0.237

【溶液的制备】

1.供试品溶液的制备　取样品粉末（过60目筛）1.0g，精密称定，置150ml圆底烧瓶中，精密加入乙酸乙酯50ml，80℃加热回流提取2次，每次1小时，滤过，合并滤液。滤液置蒸发皿中60℃水浴挥干，残渣用甲醇定容至10ml，摇匀。用0.22μm微孔滤膜滤过，取续滤液作为供试品溶液。

2.对照品溶液的制备　取儿茶素对照品5.50mg，精密称定，置10ml容量瓶中，以甲醇溶解并定容，摇匀，即得浓度为0.550mg/ml的儿茶素对照品溶液。

【色谱条件】

Ultimate C$_{18}$（250mm×4.6mm，5μm）色谱柱，流动相乙腈（A）–0.10%磷酸水溶液（B）按表7-2进行线性梯度洗脱，柱温为25℃，检测波长为280nm，流速为0.6ml/min，分析运行时间为150分钟，进样量为7μl。

表7-2 流动相梯度洗脱表

时间（min）	流动相A（%）	流动相B（%）
0～10	1～9	99～91
10～45	9～12	91～88
45～65	12～16	88～84
65～90	16～30	84～70
90～95	30～40	70～60
95～100	40～55	60～45
100～115	55～65	45～35
115～120	65～75	35～25
120～130	75～100	25～0
130～150	100	0

【方法学考察】

1.精密度试验 取楝茎皮样品粉末，按供试品溶液的制备方法制备供试品溶液，按色谱条件连续进样6次，测定其指纹图谱，计算指纹图谱中各共有峰的相对保留时间及相对峰面积比值和RSD值。结果显示，各共有峰的相对保留时间和相对峰面积的RSD分别小于3%，表明仪器精密度良好。

2.稳定性试验 取同一楝茎皮供试品溶液，按色谱条件分别在0、6、12、18、24和36小时进样测定，计算指纹图谱中各共有峰的相对保留时间及相对峰面积比值和RSD值。结果显示，各共有峰的相对峰面积和相对保留时间的RSD分别小于3%，表明样品溶液在36小时内稳定。

3.重复性试验 取同一批楝茎皮样品6份，按供试品溶液的制备方法制备供试品溶液，按色谱条件进样测定，计算指纹图谱中各共有峰的相对保留时间及相对峰面积比值和RSD值。结果显示，各共有峰的相对峰面积和相对保留时间的RSD分别小于3%，说明试验方法重复性良好。

【液相指纹图谱的构建】

按供试品溶液的制备方法制备23批苦楝皮药材样品的供试品溶液，按色谱条件对各供试品溶液和对照品溶液进行检测，测得各供试品HPLC色谱指纹图谱。

【指纹图谱分析】

1.棟茎皮药材指纹图谱相似度评价 分别将收集的16批棟茎皮药材样品的色谱数据导入"中药色谱指纹图谱相似度评价系统"软件，进行匹配，时间窗为0.20，采用中位数法考察色谱峰相似度的一致性，结果见表7-1。

2.棟茎皮药材共有峰的确定 采用国家药典委员会颁布的"中药色谱指纹图谱相似度评价系统"软件对16批棟茎皮药材样品的HPLC色谱图分别进行匹配和比较，时间窗为0.20，采用中位数法生成对照图谱，并综合考虑色谱峰共有状况、分离情况和色谱峰面积及方法学考察的结果，最终确定了40个共有峰（图7-1）。

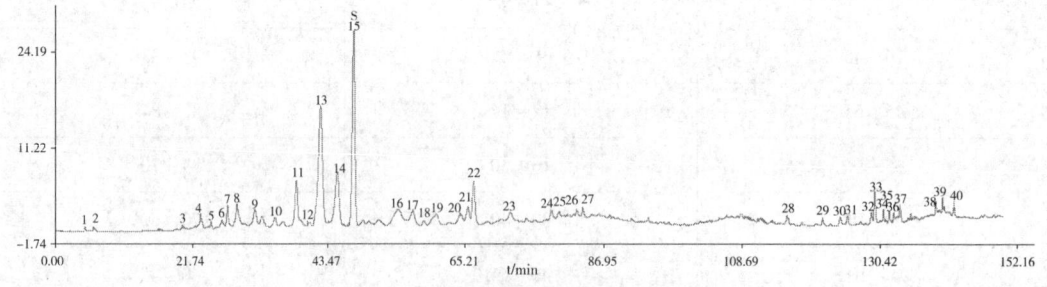

图7-1　棟茎皮药材HPLC对照指纹图谱

3.参照物峰的确定 与儿茶素对照品的色谱峰进行比对，确定棟茎皮药材色谱指纹图谱中保留时间约为47.521分钟的15号峰为儿茶素，由于儿茶素峰的峰面积相对较大、较为稳定、分离度较好，将其作为参照峰（S）。

4.不同部位苦棟皮样品指纹图谱比较 分别将棟枝皮、棟根皮、川棟茎皮与棟茎皮共计23批药材样品的色谱数据导入"中药色谱指纹图谱相似度评价系统"软件，进行匹配，时间窗为0.20，采用中位数法考察色谱峰相似度的一致性。并通过比较不同来源苦棟皮指纹图谱，可以看出棟茎皮与棟枝皮、根皮及川棟茎皮的色谱指纹图谱明显不同，其相似度、共有峰数目、保留时间及峰面积均有差异，结果见图7-2、图7-3、表7-3、表7-4。

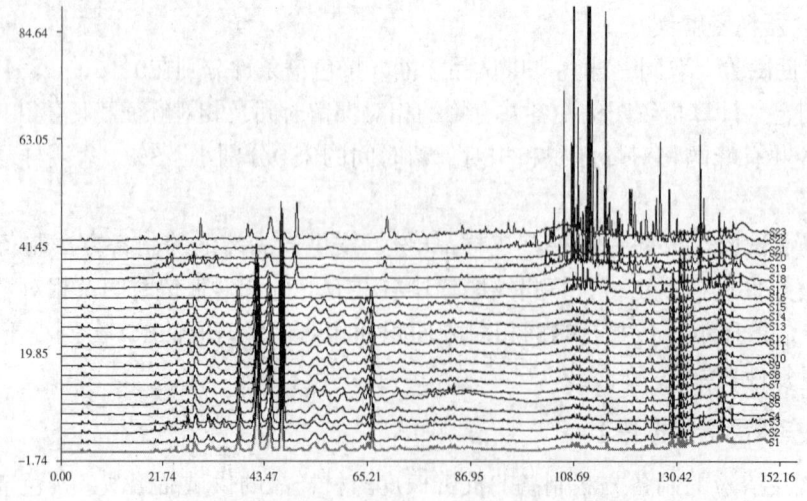

图7-2　23批不同来源苦棟皮药材HPLC指纹图谱

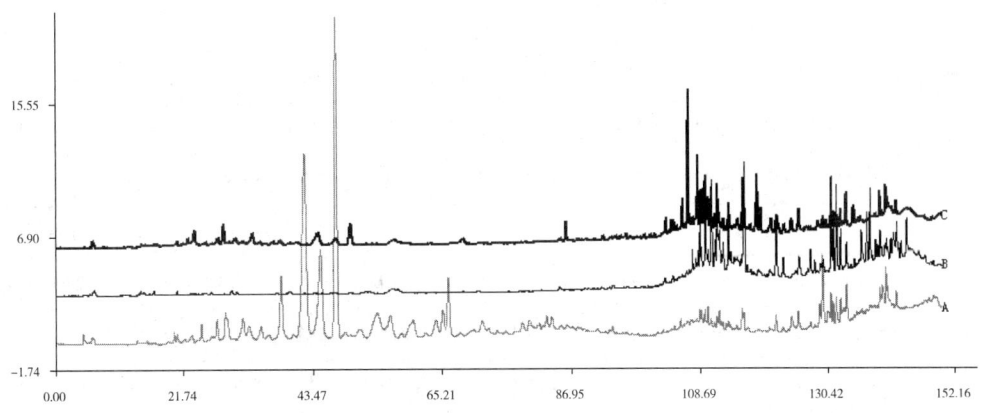

图7-3　同一植株不同部位苦楝皮药材的HPLC指纹图谱比较图

（A为楝茎皮；B为楝枝皮；C为楝根皮）

表7-3　不同来源的苦楝皮药材HPLC指纹图谱的相对保留时间

共有峰号	S1	S2	S3	S4	S5	S6	S7	S8	S9	S10	S11	S12
1	0.0968	0.0974	0.0981	0.0969	0.0978	0.0975	0.0977	0.0973	0.0974	0.0974	0.0973	0.0977
2	0.1272	0.1287	0.1280	0.1271	0.1277	0.1277	0.1286	0.1290	0.1295	0.1290	0.1286	0.1272
3	0.4219	0.4204	0.4254	0.4209	0.4210	0.4216	0.4198	0.4254	0.4204	0.4218	0.4209	0.4198
4	0.4847	0.4804	0.4848	0.4823	0.4884	0.4835	0.4802	0.4848	0.4804	0.4838	0.4823	0.4802
5	0.5261	0.5144	0.5210	0.5199	0.5133	0.5203	0.5271	0.5210	0.5244	0.5210	0.5199	0.5271
6	0.5812	0.5722	0.5762	0.5772	0.5762	0.5760	0.5779	0.5779	0.5771	0.5779	0.5781	0.5732
7	0.6031	0.6141	0.6041	0.6051	0.6061	0.6059	0.6095	0.6071	0.6098	0.6071	0.6090	0.6031
8	0.6682	0.6743	0.6683	0.6682	0.6692	0.6712	0.6692	0.6724	0.6695	0.6424	0.6703	0.6792
9	0.6917	0.6928	0.6928	0.6947	0.6928	0.6928	0.6899	0.6980	0.6937	0.6980	0.6922	0.6918
10	0.7377	0.7337	0.7347	0.7346	0.7347	0.7349	0.7340	0.7357	0.7336	0.7357	0.7345	0.7337
11	0.8051	0.8062	0.8061	0.7947	0.8055	0.8039	0.8038	0.8061	0.8051	0.8061	0.8040	0.8056
12	0.8492	0.8508	0.8496	0.8487	0.8491	0.8489	0.8546	0.8483	0.8464	0.8483	0.8529	0.8457
13	0.8896	0.8930	0.8931	0.8971	0.8917	0.8929	0.8874	0.8916	0.8823	0.8916	0.8844	0.8929
14	0.9454	0.9453	0.9415	0.9432	0.9437	0.9434	0.9479	0.9468	0.9449	0.9168	0.9468	0.9412
15（S）	1.0000	1.0000	1.0000	1.0000	1.0000	1.0000	1.0000	1.0000	1.0000	1.0000	1.0000	1.0000
16	1.1456	1.1483	1.1494	1.1449	1.1472	1.1470	1.1484	1.1473	1.1519	1.1473	1.1494	1.1466
17	1.1968	1.1863	1.1971	1.2031	1.1968	1.1962	1.1963	1.1978	1.1974	1.1978	1.1992	1.1970
18	1.2334	1.2354	1.2383	1.2361	1.2356	1.2357	1.2341	1.2352	1.2342	1.2352	1.2350	1.2351
19	1.2771	1.2789	1.2779	1.2773	1.2772	1.2772	1.2781	1.2782	1.2767	1.2782	1.2759	1.2750
20	1.3566	1.3554	1.3578	1.3562	1.3563	1.3563	1.3567	1.3572	1.3573	1.3526	1.3557	1.3557

续表

共有峰号	S1	S2	S3	S4	S5	S6	S7	S8	S9	S10	S11	S12
21	1.3797	1.3798	1.3790	1.3786	1.3793	1.3792	1.3754	1.3794	1.3806	1.3832	1.3784	1.3785
22	1.3985	1.3928	1.3925	1.3948	1.3958	1.3954	1.4034	1.4035	1.4035	1.4020	1.4035	1.3979
23	1.5183	1.5186	1.5187	1.5204	1.5194	1.5195	1.5149	1.5151	1.5190	1.5204	1.5168	1.5216
24	1.6602	1.6591	1.6533	1.6606	1.6577	1.6579	1.6616	1.6634	1.6631	1.6585	1.6605	1.6564
25	1.6873	1.6859	1.6854	1.6832	1.6844	1.6848	1.6806	1.6833	1.6823	1.6812	1.6787	1.6824
26	1.7436	1.7470	1.7471	1.7470	1.7457	1.7462	1.7431	1.7432	1.7424	1.7439	1.7432	1.7469
27	1.7613	1.7613	1.7575	1.7691	1.7597	1.7610	1.7622	1.7599	1.7626	1.7599	1.7616	1.7572
28	2.5551	2.5618	2.5620	2.5791	2.5590	2.5629	2.5557	2.5589	2.5561	2.5589	2.5567	2.5602
29	2.6156	2.6223	2.6170	2.6259	2.6126	2.6179	2.6103	2.6132	2.6143	2.6232	2.6125	2.6139
30	2.6371	2.6376	2.6348	2.6364	2.6366	2.6366	2.6360	2.6381	2.6358	2.6381	2.6364	2.6371
31	2.6782	2.6804	2.6832	2.6810	2.6805	2.6806	2.6785	2.6811	2.6799	2.6590	2.6786	2.6800
32	2.7156	2.7175	2.7165	2.7158	2.7157	2.7174	2.7197	2.7163	2.7117	2.7170	2.7193	2.7235
33	2.7267	2.7257	2.7281	2.7264	2.7265	2.7266	2.7256	2.7248	2.7206	2.7282	2.7225	2.7259
34	2.7534	2.7635	2.7327	2.7322	2.7429	2.7428	2.7658	2.7669	2.7628	2.7638	2.7645	2.7322
35	2.7803	2.7708	2.7761	2.7771	2.7758	2.7765	2.7739	2.7756	2.7766	2.7759	2.7780	2.7789
36	2.8025	2.7969	2.7966	2.7387	2.7699	2.7778	2.8030	2.8043	2.8066	2.7991	2.8038	2.7619
37	2.8088	2.8192	2.8094	2.8109	2.8100	2.8117	2.8145	2.8091	2.8147	2.8133	2.8146	2.8121
38	2.9371	2.9461	2.9302	2.9374	2.9346	2.9365	2.9294	2.9355	2.9336	2.9372	2.9312	2.9333
39	2.9560	2.9547	2.9543	2.9520	2.9532	2.9536	2.9556	2.9448	2.9571	2.9521	2.9544	2.9512
40	2.9388	2.9907	2.9797	2.9889	2.9990	2.9806	2.9869	2.9780	2.9887	2.9601	2.9850	2.9867

（续）表7-3 不同来源的苦楝皮药材HPLC指纹图谱的相对保留时间

共有峰号	S13	S14	S15	S16	A	B	C	D	E	F	G
1	0.0974	0.0976	0.0974	0.0973	—	0.0974	0.0974	0.0974	0.0974	0.0974	0.0973
2	0.1288	0.1286	0.1295	0.1286	—	—	—	—	—	—	—
3	0.4216	0.4210	0.4225	0.4221	—	—	0.4228	—	—	—	0.4229
4	0.4826	0.4830	0.4804	0.4823	—	—	0.4864	0.4863	0.4863	0.4865	0.4865
5	0.5236	0.5233	0.5244	0.5199	—	—	—	—	—	—	—
6	0.5777	0.5777	0.5771	0.5781	0.5761	0.5561	—	—	—	—	—
7	0.6090	0.6090	0.6098	0.6090	—	—	—	—	—	—	—
8	0.6698	0.6697	0.6395	0.6203	—	—	0.6659	—	—	—	0.6663

共有峰号	S13	S14	S15	S16	A	B	C	D	E	F	G
9	0.6930	0.6921	0.6937	0.6522	—	—	—	—	—	—	0.688
10	0.7346	0.7346	0.7336	0.7345	—	—	—	—	—	—	—
11	0.8048	0.8046	0.8051	0.8040	—	—	—	0.8009	—	—	—
12	0.8517	0.8516	0.8464	0.8529	—	—	0.8444	—	—	0.8443	0.8443
13	0.8865	0.8854	0.8823	0.8844	—	0.8831	—	—	—	—	0.8826
14	0.9462	0.9458	0.9449	0.9168	—	0.939	—	0.9392	0.939	—	0.9395
15（S）	1.0000	1.0000	1.0000	1.0000	—	—	—	1.0000	1.0000	—	—
16	1.1502	1.1505	1.1219	1.1294	—	—	—	1.1412	1.141	1.1416	—
17	1.1974	1.1973	1.1974	1.1992	—	—	—	—	—	—	—
18	1.2353	1.2351	1.2342	1.2350	—	—	—	—	—	—	—
19	1.2770	1.2770	1.2767	1.2759	—	—	—	—	—	—	—
20	1.3566	1.3566	1.3564	1.3572	—	—	—	—	—	—	—
21	1.3786	1.3788	1.3608	1.3698	—	—	—	—	—	—	—
22	1.4027	1.4021	1.3992	1.3999	—	—	—	—	—	—	1.3916
23	1.5170	1.5173	1.5215	1.5199	—	—	—	—	—	—	—
24	1.6609	1.6603	1.6561	1.6569	—	—	—	1.6525	—	—	—
25	1.6809	1.6811	1.6821	1.6808	—	1.6787	—	—	—	—	1.6792
26	1.7430	1.7429	1.7386	1.7450	—	—	1.7386	—	—	1.7385	1.7389
27	1.7617	1.7617	1.7626	1.7616	—	—	—	—	—	—	—
28	2.5563	2.5562	2.5561	2.5567	2.556	2.556	2.556	2.5561	—	2.5561	2.5561
29	2.6125	2.6124	2.6143	2.6156	2.6128	2.6127	2.6127	2.6126	2.6126	2.6122	2.6127
30	2.6366	2.6366	2.6404	2.6376	2.6368	2.6368	2.6369	2.6369	2.6369	2.6368	2.6369
31	2.6795	2.6793	2.6647	2.6546	2.681	2.681	2.6811	2.6813	2.6811	2.6811	2.681
32	2.7175	2.7167	2.7150	2.7127	2.715	2.7156	2.7263	2.7157	2.7157	2.7268	2.7157
33	2.7239	2.7236	2.7278	2.7295	2.7261	2.7268	—	2.7268	2.7268	—	2.7268
34	2.7644	2.7636	2.7628	2.7635	2.764	2.764	2.7641	2.7641	2.7641	2.7638	2.7641
35	2.7762	2.7752	2.7744	2.7735	2.7749	2.7749	2.775	2.775	2.775	2.7745	2.775
36	2.8051	2.8051	2.8030	2.8136	2.8029	2.8027	2.8029	2.8027	2.8028	2.8027	2.8028
37	2.8129	2.8133	2.8109	2.8058	2.8104	2.8104	2.8104	2.8104	2.8104	2.8104	2.8104
38	2.9325	2.9318	2.9644	2.9349	2.9339	2.9339	2.9339	2.9339	2.9339	2.934	2.934
39	2.9528	2.9543	2.9531	2.9614	2.9556	2.9508	2.9508	2.9507	2.9507	2.9509	2.9509
40	2.9853	2.9875	2.9877	2.9883	2.9759	2.9882	—	2.9881	2.9881	2.9878	2.9883

表7-4　不同来源的苦楝皮药材HPLC指纹图谱的相对峰面积

共有峰号	S1	S2	S3	S4	S5	S6	S7	S8	S9	S10	S11	S12
1	0.1583	0.2406	0.0486	0.0855	0.0100	0.1396	0.0398	0.1655	0.1522	0.2365	0.0450	0.0738
2	0.0160	0.0068	0.0054	0.0294	0.0021	0.0275	0.0053	0.0303	0.0485	0.0140	0.0010	0.0293
3	0.0809	0.4006	0.1572	0.2226	0.4010	0.3503	0.3750	0.2277	0.2122	0.4077	0.1542	0.2283
4	0.5954	0.2048	0.5401	1.1903	0.6527	0.5451	0.3800	1.5834	0.9790	0.2142	0.5692	1.1363
5	0.1510	0.0136	0.0596	0.0968	0.0294	0.0426	0.0627	0.2535	0.2373	0.0381	0.0450	0.0780
6	0.0726	0.0196	0.0040	0.2838	0.0086	0.1609	0.0390	0.2777	0.0872	0.0089	0.0053	0.1648
7	0.0566	0.0648	0.0899	0.3071	0.0926	0.1368	0.0049	0.4388	0.0020	0.0974	0.1303	0.0681
8	0.0939	0.0546	0.0649	0.2626	0.1055	0.0825	0.0769	0.3369	0.0560	0.0767	0.0851	0.0927
9	0.0929	0.0283	0.0851	0.1316	0.1099	0.1140	0.0377	0.2126	0.0466	0.0540	0.0608	0.0312
10	1.3830	0.8943	0.4333	0.3256	0.6534	0.5922	0.3448	0.4386	0.4823	0.8808	0.4401	0.2243
11	0.8206	0.0166	0.0650	0.4151	0.5149	0.8286	0.1483	0.6967	0.1469	0.0123	0.0405	0.3246
12	0.0203	0.0614	0.0174	0.0585	0.0035	0.0885	0.0183	0.0408	0.0220	0.0677	0.0200	0.0536
13	1.0955	0.3674	1.4295	0.9802	1.0032	1.4720	1.0233	1.1060	1.0600	0.8698	0.9918	0.8776
14	0.7297	0.1055	0.4261	0.5116	0.7587	1.1827	0.0048	0.8180	0.1311	0.0975	0.2747	0.3159
15（S）	1.0000	1.0000	1.0000	1.0000	1.0000	1.0000	1.0000	1.0000	1.0000	1.0000	1.0000	1.0000
16	0.4434	0.0980	0.4435	0.3149	0.2635	0.5401	0.3551	0.0493	0.2715	0.0225	0.1860	0.1663
17	0.1497	0.0464	0.1731	0.0798	0.2091	0.4087	0.1718	0.2931	0.1731	0.1525	0.0896	0.0769
18	0.0670	0.0258	0.0060	0.0827	0.0156	0.1418	0.0755	0.0915	0.0734	0.0214	0.0265	0.0785
19	0.0745	0.1881	0.0823	0.2350	0.0483	0.1633	0.2110	0.0587	0.0317	0.2447	0.0730	0.2265
20	0.0635	0.0662	0.1490	0.1031	0.0133	0.1408	0.0441	0.2004	0.0897	0.0884	0.0770	0.0945
21	0.4823	0.2894	0.4949	0.2989	0.1391	0.3048	0.1358	0.5746	0.0647	0.2640	0.4650	0.2782
22	0.4966	0.6272	0.1778	1.6203	0.8673	0.7099	0.8260	0.3561	0.3223	0.6752	0.2587	1.6613
23	0.0749	0.0833	0.2205	0.3199	0.1815	0.0200	0.1850	0.2317	0.0963	0.0912	0.1248	0.3040
24	0.0121	0.1424	0.0399	0.1384	0.0798	0.1037	0.0877	0.1637	0.0441	0.1515	0.0113	0.1340
25	0.0024	0.0787	0.0044	0.2184	0.0602	0.0264	0.0508	0.1762	0.0560	0.0837	0.0251	0.2257
26	0.0405	0.0303	0.0536	0.0174	0.0235	0.0924	0.0540	0.1520	0.0272	0.0401	0.0231	0.0602
27	0.0721	0.0429	0.1169	0.0154	0.0131	0.1154	0.0814	0.1344	0.0121	0.0551	0.0445	0.0389
28	0.3321	0.5580	0.1282	0.2764	0.4916	0.2425	0.3478	0.4115	0.4731	0.5632	0.1376	0.2970
29	0.3236	0.5207	0.3595	0.4164	0.4148	0.2868	0.6232	0.1973	0.2460	0.5411	0.3600	0.3617
30	0.0301	0.1024	0.0484	0.0450	0.0346	0.1000	0.0208	0.0481	0.0025	0.1110	0.0411	0.0233

共有峰号	S1	S2	S3	S4	S5	S6	S7	S8	S9	S10	S11	S12
31	0.0171	0.0446	0.1587	0.1141	0.0179	0.0181	0.1188	0.1057	0.0047	0.0469	0.1635	0.1466
32	0.3229	0.5845	0.1563	0.0432	0.2639	0.0623	0.2708	0.3435	0.1697	0.6014	0.1665	0.0016
33	0.1868	0.4056	0.0342	0.2460	0.0375	0.2271	0.0603	0.0537	0.0486	0.4364	0.0242	0.1229
34	0.0648	0.0774	0.2446	0.1572	0.1051	0.0239	0.2873	0.2215	0.0264	0.0845	0.2357	0.1690
35	0.1013	0.2071	0.1984	0.1447	0.0818	0.1284	0.0712	0.0484	0.0405	0.2142	0.1915	0.1186
36	0.0383	0.1235	0.0677	0.1137	0.0600	0.1122	0.0598	0.0177	0.0208	0.1254	0.0664	0.0843
37	0.0733	0.0553	0.0811	0.0823	0.0637	0.0811	0.0237	0.0485	0.0498	0.0615	0.0637	0.0237
38	0.0240	0.0181	0.0210	0.0222	0.0202	0.0210	0.0057	0.0246	0.0201	0.0180	0.0202	0.0057
39	0.0641	0.0483	0.0716	0.0524	0.0602	0.0716	0.0229	0.0675	0.0438	0.0550	0.0602	0.0229
40	0.0597	0.0450	0.1160	0.1071	0.0405	0.1160	0.0110	0.0421	0.1346	0.0270	0.0405	0.0110

（续）表7-4　不同来源的苦楝皮药材HPLC指纹图谱的相对峰面积

共有峰号	S13	S14	S15	S16	A	B	C	D	E	F	G
1	0.0791	0.1702	0.1575	0.2421	—	0.0049	0.0035	0.0056	0.0021	0.0045	0.0112
2	0.0061	0.0203	0.0101	0.0121	—	—	—	—	—	—	—
3	0.3880	0.2303	0.0767	0.4072	—	—	0.007	—	—	—	0.0044
4	0.4102	1.4740	0.6831	0.3610	—	—	0.0067	0.022	0.0075	0.0065	0.016
5	0.0834	0.2574	0.1509	0.0175	—	—	—	—	—	—	—
6	0.0041	0.1017	0.2321	0.1662	0.0036	0.0035	—	—	—	—	—
7	0.0180	0.2674	0.2658	0.3042	—	—	—	—	—	—	—
8	0.0728	0.0650	0.2500	0.3159	—	—	0.0192	—	—	—	0.0026
9	0.0701	0.0560	0.1586	0.2072	—	—	—	—	—	—	0.0048
10	0.1169	0.2787	1.4509	0.7612	—	—	—	—	—	—	—
11	0.2091	0.6649	0.9607	0.1239	—	—	—	0.044	—	—	—
12	0.0177	0.0138	0.0250	0.0054	—	—	0.0124	—	—	0.0102	0.137
13	1.0875	0.9424	1.0923	1.1299	—	0.0019	—	—	—	—	0.002
14	0.2089	0.4407	0.6755	0.4603	—	0.0922	—	0.1839	0.0301	—	0.4063
15（S）	1.0000	1.0000	1.0000	1.0000	—	—	—	1.0000	1.0000	—	—
16	0.3636	0.2266	0.5743	0.1188	—	—	—	0.015	0.0029	0.0023	—
17	0.1451	0.2422	0.1154	0.1902	—	—	—	—	—	—	—
18	0.0851	0.1249	0.0821	0.0201	—	—	—	—	—	—	—

续表

共有峰号	S13	S14	S15	S16	A	B	C	D	E	F	G
19	0.2610	0.1599	0.0740	0.3211	—	—	—	—	—	—	—
20	0.0888	0.0996	0.0361	0.2126	—	—	—	—	—	—	—
21	0.1646	0.4923	0.4766	0.1755	—	—	—	—	—	—	—
22	0.7437	0.4573	0.4652	0.6617	—	—	—	—	—	—	0.0023
23	0.1883	0.1758	0.0788	0.2544	—	—	—	—	—	—	—
24	0.0641	0.0459	0.0284	0.3268	—	—	—	0.0019	—	—	—
25	0.0411	0.0771	0.0250	0.2020	—	0.0018	—	—	—	—	0.0073
26	0.0335	0.0166	0.0498	0.1802	—	—	0.0038	—	—	0.0071	0.0187
27	0.0659	0.0026	0.0686	0.1728	—	—	—	—	—	—	—
28	1.3605	0.9215	0.6429	0.5624	0.0055	0.0371	0.099	0.0602	—	0.2785	0.0125
29	0.6287	0.2043	0.3573	0.5246	0.0175	0.0136	0.0121	0.0577	0.0352	0.2714	0.0129
30	0.0402	0.0534	0.0732	0.1087	0.0115	0.0614	0.0414	0.0557	0.0492	0.1703	0.0511
31	0.1295	0.1119	0.0378	0.0534	0.0031	0.0229	0.0534	0.0142	0.0092	0.0415	0.02
32	0.2810	0.3406	0.3404	0.5840	0.0162	0.0167	0.0056	0.0101	0.013	0.0403	0.0147
33	0.0902	0.0556	0.2139	0.3810	0.0876	0.0367	—	0.0203	0.0255	—	0.0289
34	0.3064	0.2331	0.0575	0.0818	0.2097	0.0312	0.0366	0.0069	0.0238	0.0485	0.0161
35	0.0967	0.0240	0.0968	0.2195	0.086	0.0491	0.088	0.0209	0.0307	0.016	0.0221
36	0.0810	0.0157	0.0391	0.1130	0.1296	0.0097	0.0083	0.0139	0.0128	0.0297	0.012
37	0.0560	0.0498	0.0823	0.0485	0.0554	0.0497	0.0442	0.0596	0.0554	0.1004	0.0482
38	0.0240	0.0201	0.0222	0.0246	0.111	0.013	0.0157	0.0129	0.0231	0.0345	0.014
39	0.0632	0.0438	0.0524	0.0675	0.0098	0.0293	0.0533	0.0617	0.0744	0.0816	0.02
40	0.0731	0.1346	0.1071	0.0421	0.0223	0.0723	—	0.0301	0.0424	0.0193	0.0504

【小结】

液相指纹图谱技术识别出各批次楝茎皮药材指纹图谱相似度为0.940～0.990并有40个共有峰，显示收集到市场流通的苦楝皮药材商品主要来源于楝的茎皮且化学成分较为均一、稳定，而楝枝皮、根皮及川楝茎皮药材与楝茎皮指纹图谱比较，相似度均低于0.288，共有峰的个数差异也较大，说明建立的苦楝皮HPLC指纹图谱可用于不同来源苦楝皮药材的识别。

川楝素为苦楝皮药材的有效成分，但其紫外最大吸收波长在210nm左右，而苦楝皮药材HPLC指纹图谱在210nm左右的低波长下，各峰的分离度较差，尤其是基线不稳，不利于指纹图谱的分析。而选择280nm作为检测波长，虽不能检出川楝素，但所得指纹图谱信息量丰富，特征峰较明显且基线平稳，能够检测出苦楝皮药材中具有抗菌、抗病毒、抗炎等多种药理活性的儿茶素成分，且儿茶素色谱峰峰形对称、分离度好、峰值大，因此将儿茶素色谱峰作为参照峰。有研究表明不同产地苦楝皮药材中儿茶素含量存在差异，推测共有成分儿茶素含量的差异可能是由于采收期、药材中韧皮部的混入或楝与川楝品种的差别所导致，但没有具体明确各药材样品的种类及药用部位来源，还难以具体说明不同来源苦楝皮药材的质量。而对23批不同来源的苦楝皮研究发现，儿茶素在楝的茎皮中均可明显检出且峰面积大，在楝的枝皮、根皮及川楝茎皮中也可检出儿茶素，但峰面积较小，提示不同来源的苦楝皮以楝的茎皮儿茶素含量较高，其他来源的苦楝皮儿茶素含量较低。

采自贵州省麻江县及天柱县的3批楝枝皮、根皮与茎皮分别同时取自同一植株，以避免生长年限、环境、采收时间等因素对研究结果的影响，结果3批不同部位药材的化学指纹图谱相似度及共有峰个数存在较为明显的差异，提示在苦楝皮药材的选择及运用方面，应对药材药用部位进行区分。

第八章　中药复方（制剂）分煎与合煎的识别

方剂是中医临床治疗疾病的主要手段，是将药物通过一定配伍组合而成的有机整体，其治疗作用是药物配伍后综合作用的结果。汤剂是方剂在临床最常用的剂型，根据疾病及药物性质采取适当的煎煮方法有助于提高方剂的疗效。正如《医学源流论》所描述"煎药之法，最宜深讲，药之效与不效，全在乎此"。可见，除药物之间复杂的交互关系外，药物的煎煮方法亦影响方剂功效的发挥。目前，中医临床上有采用传统的汤剂，有采用配方颗粒等形式给药，为了进一步阐释中药合煎与分煎对方剂的影响，本章从液相指纹图谱识别方面对中药复方（制剂）分煎与合煎的进行分析探讨。

第一节　中药复方（制剂）分煎及合煎与化学成分

一、中药复方（制剂）的分煎与合煎

分煎即根据临床治疗的需要，先将药物用不同的方法分别煎煮取汁，然后和合服用。例如附子泻心汤的煮法"右四味切，三味以麻沸汤二升渍之，须臾，绞去滓，内附子汁"。"方以麻沸汤渍寒药，另煮附子取汁，合和与服，则寒热异其气，生熟异其性，药虽筒行，而功则各奏，乃先圣之妙用也"。可见此法可使药味不相干扰，药效相得益彰。现代临床每以本方先煎附子，后下三黄轻煎，其义与原论相近。合煎即诸药同煎，这是目前临床最常用的煎煮法，一般比较平和的方药如桂枝汤、茯苓甘草汤的煎煮即属此法。

二、中药复方（制剂）分煎与合煎的差异性研究概况

（一）分煎与合煎的成分溶出率差异

中药的溶解性能主要是由中药自身的结构及性质决定的，不同的配方对中药成分的溶出率影响不尽相同。当归承气汤由当归、大黄、甘草、芒硝、生姜等组成，芒硝合煎的溶出率与当归的用量有直接关系，合煎液中当归量越多，芒硝溶出率也越多。四妙勇安汤的合煎汤与分煎汤、金银花水煎汤三种煎汤方式中，金银花水煎汤中的绿原酸和异绿原酸都比合煎汤的溶出率低，这说明合煎能增大绿原酸、异绿原酸的溶出

率。对于麻黄汤，合煎汤的杏仁酸溶出率比分煎汤中的杏仁酸的溶出率高。当然，也有合煎出现溶出率降低的情况，例如葛根黄芩汤中合煎的葛根素溶出率就比分煎的低。

（二）化学反应造成分煎与合煎的成分差异

在复方合煎时，不同的中药成分在影响溶出率的同时，有些溶出物还会产生化学反应，产生新的化学物质。因为很多中药的溶出物都具有酸性或碱性反应，一旦合煎液中同时出现酸性和碱性不同性质的溶出物时，酸性溶出物就会和碱性溶出物产生化学反应，从而生成新的化学物质。比如，麻黄汤中的麻黄素属于碱性物质，麻黄碱会与桂皮醛和氰基苯甲醛等成分产生新的化学物质。而新的化学物质的出现可能会影响制剂的疗效。因此，要根据中药的溶出成分及性质选择采用分煎还是合煎。

（三）溶出物的自身结构影响分煎与合煎的差异

在煎煮过程中，有些溶出物在高温的情况下会自动改变自身原有的结构。比如，在虎杖的煎煮过程中，甘草、五味子和山楂的分煎与合煎溶出物效果和成分比完全不同。六味地黄汤的主要成分包括生地、熟地、山药、茱萸、茯苓和丹皮等，采用薄层扫描的方法扫描六味地黄汤的成分，在扫描图上出现了新的成分，新的成分可能是六味地黄汤在煎煮的过程中，溶出物结构发生变化而产生的新物质成分。故中药汤剂中的化学成分并不是单纯的各种单味汤剂成分的总和。

（四）分煎与合煎对药效及临床疗效的差异性研究

在上述化学成分的差异研究中，可知中药的化学成分与汤剂的煎煮方式有直接关系，合煎液与分煎液成分的差异必然也会导致药效作用的差异。在合煎过程中，溶出物的化学成分发生转化或几种成分的融合，产生新的化学成分，某些新的成分能够降低中药汤剂中原有有毒物质和副作用的影响，故某些合煎汤可以减小方剂的副作用，提高用药的安全性。比如单独使用附子对冠心病患者的疗效不明显，还可能会导致心脏移位致心律失常。甘草对加强心血压没有作用，但若把附子和甘草、生姜结合，进行合煎，就能增强心血压的作用，避免单味的附子造成移位性心律失常，这主要是因为干草和生姜能够减低附子的毒性。也有研究表明，分煎与合煎的药效差异性并不明显，比如润肠丸的分煎汤疗效与合煎汤的疗效没有明显的差异，两者的统计学差异没有意义。合煎与分煎在一定程度上会对临床疗效产生影响，也可能没有影响。比如用寿胎丸的分煎汤与合煎汤分别结合颗粒剂对50例孕妇的药效进行观察分析，结果表明不管是分煎汤还是合煎汤与颗粒剂的结合都无统计学差异。

现有中药分煎和合煎对比研究，虽然证实部分中药单煎和合煎在成分种类、含量、药效及临床疗效上存在一些差异，但由于分煎与合煎研究方法的适用性未得到论证，且分析指标缺乏代表性，不能充分、全面地反映中药复方的特性。故对于中药复方，要充分、全面、系统地从分煎与合煎对化学成分、药效及作用机制、临床疗效等方面进行研究分析，从而选择中药复方合理的煎药方式。

第二节　液相指纹图谱和中药复方（制剂）分煎与合煎

方剂是按君、臣、佐、使的原则进行组方，组方依据是每一味中药的性味归经及其所起的作用，目的是发挥组方内单味中药间的协同或拮抗作用。新成分的生成与否、原有成分的增减等对药物效应及特性的影响，目前尚未完全阐明，进而无法确定新成分的产生是否是评价分煎与合煎优劣性的决定性因素。就合煎新成分的生成及物质发生反应的机制而言，可能并非合煎所独有，亦可发生于分煎后混合液及其他制剂流程中，比如饮片炮制、浸泡、煎煮时间及煎煮液混合、过滤除杂以及储存的环境因素如温湿度、密闭、光照等工艺过程中均有可能发生与合煎时相同或相似的理化反应，如酸碱反应、结合、分解、氧化-还原、配合物的生成，以及助溶、沉降、络合等反应，发生溶解度改变或者生成新物质，从而导致分煎液与合煎液中化学成分含量间的差异。故分煎与合煎研究应阐明分煎与合煎成分差异的规律及其产生的原因。液相指纹图谱识别在此研究中就显得尤为重要，对分煎与合煎过程中是否有新成分的生成、原有成分的增减变化规律、煎煮过程中各因素对成分的影响等研究具有重要的意义和价值。例如：采用HPLC法分析复方柴胡疏肝散分煎液和合煎液中芍药苷和橙皮苷的溶出量，用中药色谱指纹图谱相似度软件对谱图相似度进行分析，结果表明复方柴胡疏肝散合煎有利于有效成分芍药苷和橙皮苷的溶出，合煎过程发生化学反应，有少量新的组分生成或者部分组分消失。建立黄药子配伍甘草指纹图谱，比较合煎液和分煎液中主要化学成分的变化，结果表明合煎液与分煎液相比化学成分没有发生质的变化，但是某些成分的含量发生了较大的变化，黄独乙素含量：合煎液<分煎液<黄药子单煎液；甘草甜素含量：合煎液<分煎液<甘草单煎液；黄药子配伍甘草后黄独乙素和甘草甜素的含量均有所下降，提示黄药子配伍甘草后毒性降低的原因可能是因为毒性成分黄独乙素含量下降，但是甘草甜素含量下降的原因及具体减毒机制还有待进一步研究。

第三节　中药复方（制剂）分煎与合煎的识别选论

四君子汤（Sijunzi Tang）

【处方的组成、药材基原、药用及成分】

1.处方组成及来源　四君子汤出自宋代《太平惠民和剂局方》，由人参、白术、茯苓各9g，甘草6g组成。

2.处方药材基原

人参为五加科植物人参*Panax ginseng* C. A. Mey.的干燥根和根茎。

白术为菊科植物白术*Atractylodes macrocephala* Koidz.的干燥根茎。

茯苓为多孔菌科真菌茯苓*Poria cocos*（Schw.）Wolf.的干燥菌核。

甘草为豆科植物甘草*Glycyrrhiza uralensis* Fisch.、胀果甘草*Glycyrrhiza inflata* Bat.或光果甘草*Glycyrrhiza glabra* L.的干燥根和根茎。

3.功效与主治 益气健脾。用于脾胃气虚、胃纳不佳和食少便溏。

4.化学成分 主要含有黄酮类、皂苷类、多糖等成分，还包括一些生物碱类和挥发油。主要含有人参皂苷Ro，人参皂苷Ra_1、Ra_2、Ra_3、Rb_1、Rb_2、Rb_3、Rc、Rd、Rg_3、Rh_2、Rs_1、Rs_2、丙二酰基人参皂苷Rb_1、Rb_2、Rc、Rd，西洋参皂苷R_1，20（*S*）-人参皂苷Rg_3，20（*R*）-人参皂苷Rh_2，20（*S*）-人参皂苷Rh_2，人参皂苷Re、Rf、Rg_1、Rg_2、Rh_1、Rh_3、Rf_1，20-葡萄糖基人参皂苷Rf，20（*R*）-人参皂苷Rg_2，20（*R*）-人参皂苷Rh_1，三七人参皂苷R_1，假人参皂苷R_{11}、Rp_1、Rt_1，chikusetsusaponin Ⅳ和Ⅳ$_a$，20（*R*）原人参三醇，甘草酸，欧亚甘草皂苷A_3，22*β*-乙酰基甘草酸，欧亚甘草苷G_2，云甘苷E_2，甘草苷，甘草素，毛蕊异黄酮，异甘草素，芒柄花黄素，甘草素-7,4'-*O*-二葡萄糖苷，甘草素-4'-*O*-芹糖基-（1→2）-葡萄糖苷等甘草黄酮，白术多糖PSAM-1，白术多糖PSAM-2，水溶性多糖AMP，没食子酸，苯甲酸，白术内酯Ⅰ，白术内酯Ⅲ和甘草香豆素等化学成分。

【材料与仪器】

Agilent-1100型高效液相色谱仪（DAD检测器、自动进样器、在线脱气、四元泵）；《中药色谱指纹图谱相似度评价系统》软件（2004A版）（国家药典委员会）。

中药饮片人参、炙甘草、炒白术、茯苓均购于贵阳A药店，经鉴定均符合药典标准。人参皂苷Rg_1对照品（批号：110703-200726），人参皂苷Re对照品（批号：110754-200320），人参皂苷Rb_1（批号：110704-200318），以上对照品均购于中国药品生物制品检定所。甲醇、乙腈为色谱纯，其余试剂均为分析纯，水为纯净水。

【溶液的制备】

1.供试品溶液的制备 四君子汤合煎液：精密称取人参9.0g、炙甘草6.0g、炒白术9.0g、茯苓9.0g，置烧杯中，加入10倍水，浸泡30分钟，煎煮20分钟，滤过，收集滤液；再加入8倍水，煎煮2次，各20分钟，滤过，合并3次滤液，定容于50ml容量瓶中，摇匀，经0.45μm微孔滤膜过滤，取续滤液即得合煎供试品溶液。

四君子汤分煎液：精密称取人参9.0g，置烧杯中，加入10倍水，浸泡30分钟，煎煮20分钟，滤过，收集滤液；再加入8倍水，煎煮2次，各20分钟，滤过，合并3次滤液，得人参水煎液。再分别精密称取炙甘草6.0g、炒白术9.0g、茯苓9.0g，按上述方法制备炙甘草、炒白术、茯苓的水煎液。将各药材的水煎液合并，定容于50ml容量瓶中，摇匀，经0.45μm微孔滤膜过滤，取续滤液，即得分煎供试品溶液。

2.对照品溶液的制备 精密称取人参皂苷Rg_1对照品10.1mg，人参皂苷Re对照品9.65mg，人参皂苷Rb_1对照品16.8mg，置50ml的容量瓶中，加甲醇至刻度，摇匀，作为参照物溶液。

【色谱条件】

色谱柱Diamonsil C$_{18}$（4.6mm×250mm，5μm），流动相：乙腈（A）–水（B），按表8–1进行线性梯度洗脱，流速为0.6ml/min，检测波长为203nm，柱温为25℃，进样量为10μl。

表8–1 流动相梯度洗脱表

时间（min）	流动相A（%）	流动相B（%）
0～20	1～10	99～90
20～40	10～19	90～81
40～75	19～19	81～81
75～95	19～29	81～71
95～110	29～29	71～71
100～140	29～40	71～60

【方法学考察】

1.精密度试验 取同一供试品溶液，按四君子汤的色谱条件连续进样6次，考察色谱峰相似度的一致性，用"中药色谱指纹图谱相似度评价系统"软件计算，结果相似度大于0.9；同时计算各共有色谱峰相对保留时间及相对峰面积的RSD均小于3%，表明仪器精密度良好。

2.稳定性试验 取同一供试品溶液，按四君子汤的色谱条件分别在0、3、6、9、12、18、24、30和36小时进样，考察色谱峰相似度的一致性，用"中药色谱指纹图谱相似度评价系统"软件计算，结果相似度大于0.9；同时计算各共有色谱峰相对保留时间及相对峰面积的RSD均小于3%，表明样品溶液在36小时内稳定。

3.重复性试验 取同一批次药材，分别制备6份供试品溶液，按四君子汤的色谱条件分别进行检测，考察色谱峰相似度的一致性，用"中药色谱指纹图谱相似度评价系统"软件计算，结果相似度大于0.9；同时计算各共有色谱峰相对保留时间及相对峰面积的RSD均小于3%，表明该方法重复性良好。

【液相指纹图谱的构建】

精密吸取供试品溶液各10μl，注入高效液相色谱仪，按确定的色谱条件，进行检测。同一试验条件下，测定所有供试品HPLC色谱图。根据不同供试品测定结果所给出的峰数、积分值和相对保留时间等相关参数进行分析、比较，制定优化的指纹图谱。

【指纹图谱分析】

1.指纹图谱相似度评价 分别将四君子汤5批合煎样品及4批分煎样品的色谱数据导入

"中药色谱指纹图谱相似度评价系统"软件，进行相似度的评价，结果见表8-2，四君子汤合煎液和分煎液的指纹图谱相似度均在0.90以上。

表8-2 四君子汤合煎液（S1～S5）与分煎液（S6～S9）指纹图谱的相似度

峰号	S1	S2	S3	S4	S5	S6	S7	S8	S9
S1	1.000	0.964	0.964	0.992	0.991	0.923	0.923	0.963	0.973
S2	0.964	1.000	1.000	0.966	0.951	0.914	0.914	0.974	0.958
S3	0.964	1.000	1.000	0.966	0.951	0.901	0.911	0.974	0.958
S4	0.992	0.966	0.966	1.000	0.986	0.931	0.931	0.968	0.979
S5	0.991	0.951	0.951	0.986	1.000	0.937	0.937	0.991	0.979
S6	0.923	0.914	0.901	0.931	0.937	1.000	1.000	0.973	0.980
S7	0.923	0.914	0.911	0.931	0.937	1.000	1.000	0.973	0.980
S8	0.963	0.974	0.974	0.968	0.991	0.973	0.973	1.000	0.959
S9	0.973	0.958	0.958	0.979	0.979	0.98	0.98	0.959	0.956

2.共有峰的确立 四君子汤合煎液共检测出91个共有峰，分煎液共检测出62个共有峰，经人参皂苷对照品比对确定16号峰对应为人参皂苷Rg_1，17号峰对应为人参皂苷Re，19号峰对应为人参皂苷Rb_1。以保留时间约为62.35分钟的14号峰作为参照峰，对四君子汤5批合煎样品及4批分煎样品的指纹图谱进行了考察，确定了20个共有峰（图8-1），结果见表8-3。并对各色谱峰的平均峰面积进行了计算，结果见表8-4。

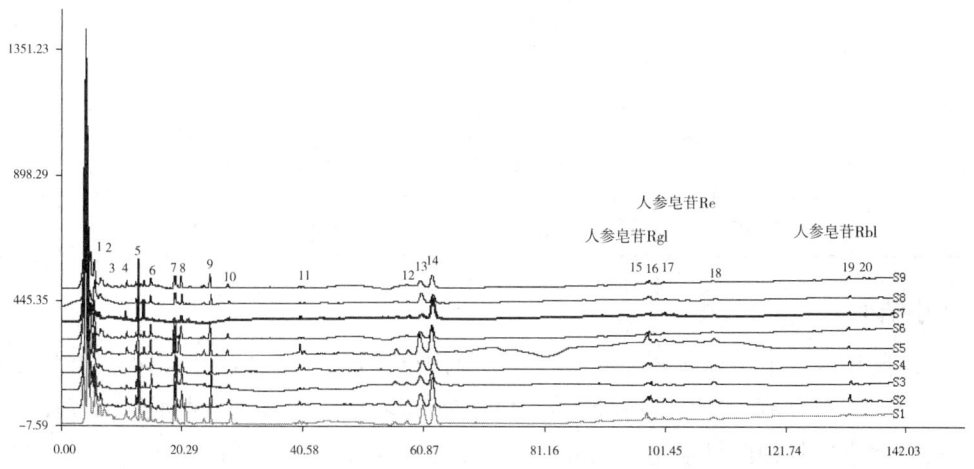

图8-1 四君子汤合煎液（S1～S5）与分煎液（S6～S9）指纹图谱比较

表8-3　四君子汤合煎液（S1～S5）与分煎液（S6～S9）指纹图谱共有峰的相对保留时间

峰号	S1	S2	S3	S4	S5	S6	S7	S8	S9
1	0.0716	0.0713	0.0715	0.0712	0.0714	0.0715	0.0716	0.0717	0.0715
2	0.0780	0.0783	0.0785	0.0782	0.0784	0.0779	0.0781	0.0778	0.0781
3	0.0890	0.0891	0.0893	0.0889	0.0892	0.0888	0.0894	0.0890	0.0891
4	0.2080	0.2081	0.2079	0.2080	0.2083	0.2082	0.2078	0.2084	0.2077
5	0.2230	0.2233	0.2231	0.2229	0.2232	0.2228	0.2231	0.2290	0.2232
6	0.2408	0.2407	0.2405	0.2404	0.2406	0.2409	0.2408	0.2407	0.2406
7	0.3091	0.3089	0.3092	0.3090	0.3094	0.3091	0.3088	0.3093	0.3094
8	0.3152	0.3151	0.3154	0.3150	0.3155	0.3149	0.3153	0.3145	0.3151
9	0.4204	0.4205	0.4202	0.4201	0.4206	0.4203	0.4202	0.4201	0.4204
10	0.4515	0.4512	0.4513	0.4514	0.4517	0.4513	0.4516	0.4515	0.4518
11	0.6541	0.6542	0.6538	0.6544	0.6543	0.6540	0.6539	0.6547	0.6543
12	0.9331	0.9325	0.9334	0.9327	0.9322	0.9337	0.9335	0.9332	0.9336
13	0.9687	0.9689	0.9680	0.9682	0.9685	0.9693	0.9688	0.9691	0.9694
14（S）	1.0000	1.0000	1.0000	1.0000	1.0000	1.0000	1.0000	1.0000	1.0000
15	1.5866	1.5859	1.5862	1.5869	1.5871	1.5862	1.5867	1.5864	1.5865
16	1.6244	1.6238	1.6249	1.6247	1.6248	1.6240	1.6242	1.6250	1.6243
17	1.6469	1.6470	1.6465	1.6473	1.6475	1.6468	1.6463	1.6471	1.6469
18	1.7577	1.7568	1.7577	1.7572	1.7581	1.7573	1.7574	1.7577	1.7575
19	2.1272	2.1265	2.1269	2.1274	2.1273	2.1267	2.1272	2.1277	2.1268
20	2.1687	2.1683	2.1685	2.1693	2.1695	2.1684	2.1685	2.1681	2.1689

【小结】

通过比较四君子汤合煎液和分煎液的指纹图谱发现，合煎液检测出的峰数比分煎液多，另合煎液与分煎液20个共有峰中合煎液的平均峰面积均大于分煎液。可能由于在合煎过程中促进了各种药材中化学成分的反应，也利于成分间的增溶作用。因此，从化学成分的组成及其含量方面考虑，四君子汤的临床以传统的合煎用药具有一定的科学依据。

通过比较四君子汤指纹图谱的差异，对分析该中药方剂的应用原理具有积极的意义，在临床使用上是否应将合煎与分煎两种提取方法进行区别对待，还需要通过结合药效和临床效果等来确定。

表8-4 四君子汤合煎液（S1~S5）与分煎液（S6~S9）指纹图谱共有峰的峰面积

峰号	保留时间	S1	S2	S3	S4	S5	S6	S7	S8	S9	合煎平均峰面积	分煎平均峰面积
1	4.463	13665.450	5269.092	3291.646	2620.955	6252.591	3036.853	2283.540	3622.899	3346.439	6219.947	3072.431
2	4.861	3755.656	1152.426	1840.105	978.990	2316.042	2216.433	452.739	367.752	2098.093	2008.644	1283.754
3	5.545	2184.917	1941.146	1215.223	1968.724	1125.852	1253.922	1234.990	1289.592	1353.945	1687.172	1283.112
4	12.969	2714.696	2096.732	1166.525	1013.922	1493.412	1623.059	882.480	855.229	1599.043	1697.057	1239.953
5	13.906	1015.584	727.288	294.344	435.209	529.516	519.146	1063.037	113.716	524.432	600.388	555.082
6	15.017	1050.697	1098.011	752.988	1219.014	1064.058	998.722	439.140	389.349	1001.521	1036.954	707.180
7	19.273	968.504	1207.269	798.960	604.073	900.201	663.674	78.456	451.049	586.654	895.801	444.958
8	19.659	199.451	230.097	235.629	87.345	1309.478	141.337	115.461	129.868	143.235	412.400	132.475
9	26.212	93.087	66.211	32.646	22.622	84.570	20.362	127.054	24.053	25.879	59.827	49.337
10	28.154	779.878	1244.345	266.176	207.059	370.657	280.093	816.197	188.775	285.743	573.623	392.702
11	40.786	138.136	160.314	82.864	140.551	293.870	157.656	34.192	41.239	161.890	163.147	98.744
12	58.178	521.633	645.916	236.804	167.511	493.495	235.318	300.423	103.286	104.432	413.071	185.865
13	60.399	2868.624	2241.694	1437.075	1867.427	3478.361	1485.303	778.795	1621.117	1569.098	2378.636	1363.578
14（S）	62.351	2596.141	4550.716	2046.838	2354.423	4291.941	1982.174	3284.814	1315.580	1879.756	3168.012	2115.581
15	98.926	146.758	446.651	190.040	250.540	210.024	196.767	145.552	201.802	187.767	248.802	182.972
16	101.281	233.586	330.091	160.288	258.520	407.231	131.522	336.129	158.474	134.512	277.943	190.159
17	102.686	176.181	242.606	93.864	148.987	157.28	55.875	189.814	68.918	71.431	163.786	96.509
18	109.597	241.115	405.679	515.433	289.529	659.299	194.306	266.943	270.186	455.306	422.211	296.685
19	132.632	131.189	478.549	227.37	331.745	157.159	226.108	161.191	141.377	223.345	265.202	188.005
20	135.221	84.900	132.132	75.884	84.457	72.184	66.781	54.699	36.381	54.543	89.911	53.101

戊己丸处方（Wujiwan Chufang）

【处方的组成、药材基原、药用及成分】

1. 处方组成及来源　戊己丸最早见于宋代刘昉《幼幼新书》卷二十六，引《养生必用》（已遗）之方，其组成为吴茱萸、黄连、炒白芍，后又被记入宋代《太平惠民和剂局方》，流传至今。《中国药典》（2020年版）收载戊己丸，由黄连、吴茱萸（制）和白芍（炒）按6∶1∶6的配伍比例组成。

2. 处方药材基原　吴茱萸（制）为芸香科植物吴茱萸 *Euodia rutaecarpa*（Juss.）Benth 的干燥近成熟果实，白芍（炒）为毛茛科植物芍药 *Paeonia lactiflora* Pall.的干燥根，黄连为毛茛科植物黄连 *Coptis chinensis* Franch.的干燥根茎。

3. 功效与主治　泻肝和胃、降逆止呕。用于肝火犯胃、肝脾不和所致的腹痛、泄泻、呕吐吞酸、胃脘灼热疼痛、口苦嘈杂。

4. 化学成分　方中黄连主要含有生物碱类化合物，如小檗碱、巴马汀、药根碱、黄连碱、甲基黄连碱、表小檗碱和木兰花碱等；也有酸性成分，如阿魏酸、绿原酸等。白芍含有芍药苷、牡丹酚、氧化芍药苷、苯甲酸等成分。吴茱萸主要成分为生物碱类，包括吴茱萸碱、吴茱萸次碱、去氢吴茱萸碱、吴茱萸卡品碱、二氢吴茱萸卡品碱等；也有苦味素类化合物，包括柠檬苦素、吴茱萸苦素、吴茱萸苦素乙酸酯、吴茱萸内酯醇等；还有挥发油类化合物，包括月桂烯、吴茱萸烯等。

【材料与仪器】

美国Agilent 1100型高效液相色谱仪，Agilent-G1315A二元泵，G1315B二极管理阵列检测器，G1313自动进样器，G1316A柱温箱，G1322A真空脱气机，Agilent-A.08.03［847］化学工作站，《中药色谱指纹图谱相似度评价系统》软件（2004A版）（国家药典委员会）。

乙腈为色谱纯，磷酸二氢钾、磷酸均为分析纯，水为纯净水。盐酸小檗碱对照品（批号：110713-200609）、盐酸药根碱对照品（批号：733-9203），盐酸巴马丁（批号：110732-200506），芍药苷（批号：110736-200320），没食子酸（批号：110831-200302），绿原酸（批号：110753-200413），均购自中国药品生物制品检定所，去氢吴茱萸碱为自制，经过 ^{1}H-NMR，^{13}C-NMR，ESI-MS，UV验证与归一化法检测，纯度大于98%。

【溶液的制备】

1. 戊己丸处方单味配方颗粒剂汤剂的制备　精密称取由黄连、白芍（炒）和吴茱萸（制）的单味配方颗粒剂按折合量配制的戊己丸单味配方颗粒剂约1.43g，加80~100℃水溶解，冷却至室温后加水定容至100ml，精密量取5ml置10ml容量瓶中，精密加入甲醇定容至刻度，称重，超声提取20分钟，放冷，用50%甲醇补足损失重量，过滤，取续滤液，精密量取0.5ml置1ml容量瓶中，加入0.2ml龙胆苦苷内标，0.2ml水，用50%甲醇溶液定容至刻度。再用0.45μm微孔滤膜过滤，即得配方颗粒汤剂供试品溶液。

2. 传统汤剂及戊己丸处方复方中药颗粒剂的制备　精密称取黄连60g、白芍（炒）60g和吴茱萸（制）10g，加6倍量水（约至液面3cm）浸泡20分钟，煎煮3次，每次微沸30分钟，合并煎液，用300目尼龙纱布过滤，定容至1500ml，精密量取100ml为传统汤剂，传统汤剂提取方法同1项下，再用0.45μm微孔滤膜过滤，即得传统汤剂供试品溶液。其余部分常压浓缩至相对密度为1.1~1.2（25℃），减压干燥（60℃）成浸膏，粉碎，取1.5g加80~100℃水溶解，冷却后定容至100ml，即得戊己丸复方中药颗粒汤剂供试品溶液。

3.对照品溶液的制备　取盐酸小檗碱、盐酸药根碱、盐酸巴马丁、芍药苷、没食子酸、绿原酸、去氢吴茱萸碱适量分别置于25ml容量瓶中，用甲醇溶解定容至刻线，得标准品溶液。

【色谱条件】

色谱柱：Agela公司Agela promosil C$_{18}$（250mm×4.6mm，5μm）；柱温：25℃；流速：0.8ml/min；流动相：乙腈（A）–0.05 mol/L磷酸二氢钾（含0.1%磷酸）（B）按表8-5进行梯度洗脱；检测波长为230nm，运行时间为80分钟，进样量为5μl。

表8-5　流动相梯度洗脱表

时间（min）	流动相A（%）	流动相B（%）
0~15	5~15	95~85
15~70	15~28	85~72
70~75	28~50	72~50
75~90	50~50	50~50

【方法学考察】

1.精密度试验　取同一份供试品溶液，重复进样6次，直观观察特征图谱的全貌无明显差别，用"中药色谱指纹图谱相似度评价系统"软件计算，在同一台仪器测定色谱特征图谱的相似度均大于0.95。测得各共有色谱峰相对保留时间及相对峰面积的RSD均小于3%，表明该方法精密度良好。

2.稳定性试验　取同一份供试品溶液，分别在0、3、6、9、12和24小时进行检测，直观观察特征图谱的全貌无明显差别，用"中药色谱指纹图谱相似度评价系统"软件计算，在同一台仪器测定色谱特征图谱的相似度均大于0.95。测得各共有色谱峰相对保留时间及相对峰面积的RSD均小于3%，表明供试品溶液在24小时内稳定。

3.重复性试验　取同一产地的供试品6份，同法分别进行检测，直观观察特征图谱的全貌无明显差别，用"中药色谱指纹图谱相似度评价系统"软件计算，在同一台仪器测定色谱特征图谱的相似度均大于0.95。测得各共有色谱峰的相对保留时间和相对峰面积比值的RSD均小于3%，表明该方法重复性良好。

【液相指纹图谱的构建】

精密吸取各供试品溶液5μl，注入高效液相色谱仪，按色谱条件，进行检测。同一试验条件下，测定所有供试品HPLC色谱图。根据各汤剂供试品测定结果所给出的峰数、峰值（积分值）和峰位（相对保留时间）等相关参数分别进行分析、比较，制定优化的特征图谱。

【指纹图谱分析】

1.指纹图谱相似度评价　将不同煎煮批次戊己丸处方汤剂与其颗粒剂样品测定数据导入"中药色谱指纹图谱相似度评价系统"软件，经选峰，设定匹配模板，将峰自动匹配，然后设定标准模板，进行谱峰差异性评价和整体相似性评价。通过中药指纹图谱相似度计算软件，相似度结果见表8-6。

表8-6　戊己丸处方不同汤剂的HPLC特征图谱

	复方颗粒	传统颗粒	配方颗粒	对照特征图谱
复方颗粒	1.000	0.992	0.979	0.996
传统颗粒	0.992	1.000	0.956	0.985
配方颗粒	0.979	0.956	1.000	0.992
对照特征图谱	0.996	0.985	0.992	1.000

2.共有峰的确立　比较不同煎煮批次戊己丸处方汤剂与其颗粒剂给出的相关参数，其中27个峰是各批供试品共有，复方和配方颗粒未出现新成分变化。因此确定这27个峰为其共有特征峰，选其中保留时间约为26分钟左右的16号峰作为参照峰S，分别精密称取盐酸小檗碱、盐酸巴马丁、盐酸药根碱、芍药苷、绿原酸、没食子酸、去氢吴茱萸碱对照品适量，加甲醇溶解，在确定的色谱条件下测定，并与戊己丸汤剂特征图谱中相应色谱峰进行比较，发现戊己丸处方汤剂特征图谱中2、10、16、22、24、25和26号峰的保留时间及紫外光谱分别与没食子酸、绿原酸、芍药苷、盐酸药根碱、去氢吴茱萸碱、盐酸巴马丁、盐酸小檗碱吻合。故样品特征图谱中2，10，16，22，24，25和26号特征峰分别鉴定为没食子酸、绿原酸、芍药苷、盐酸药根碱、去氢吴茱萸碱、盐酸巴马丁、盐酸小檗碱（图8-2、图8-3、图8-4）。

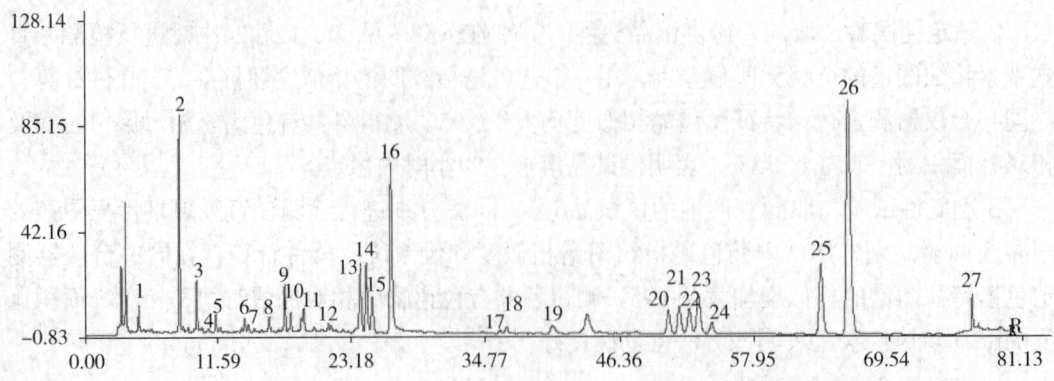

图8-2　戊己丸处方复方中药颗粒汤剂HPLC特征图谱中的共有峰

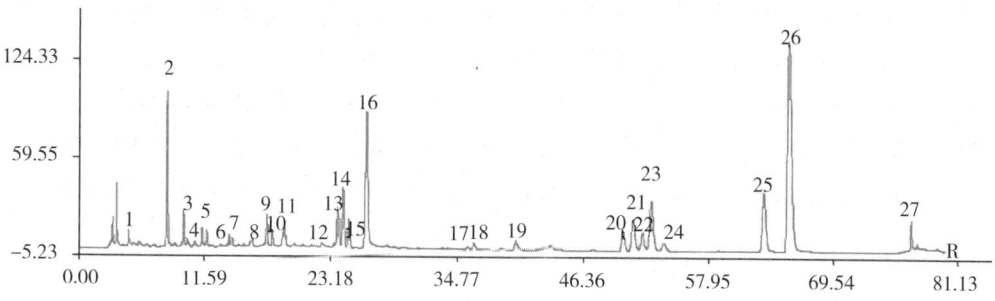

图8-3　戊己丸处方传统汤剂HPLC特征图谱中的共有峰

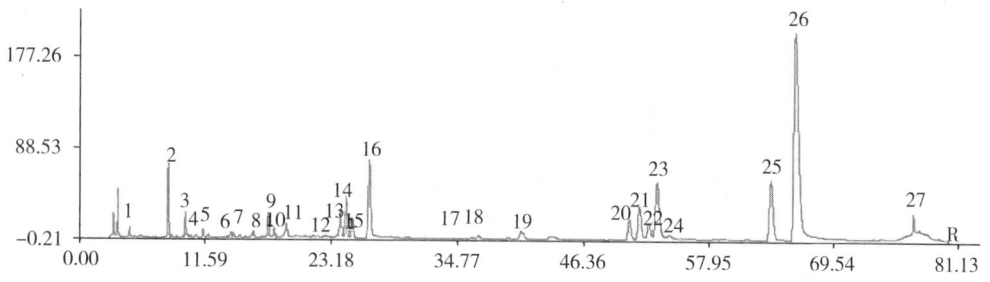

图8-4　戊己丸处方配方颗粒汤剂HPLC特征图谱中的共有峰

3.指纹图谱比较　从各自的共有特征图谱中，可以直观地看出，戊己丸处方传统汤剂与其配方、复方中药颗粒汤剂的特征图谱积分值差异较大（图8-5），从相似度结果（表8-6）可以看出三种汤剂之间差异较小。

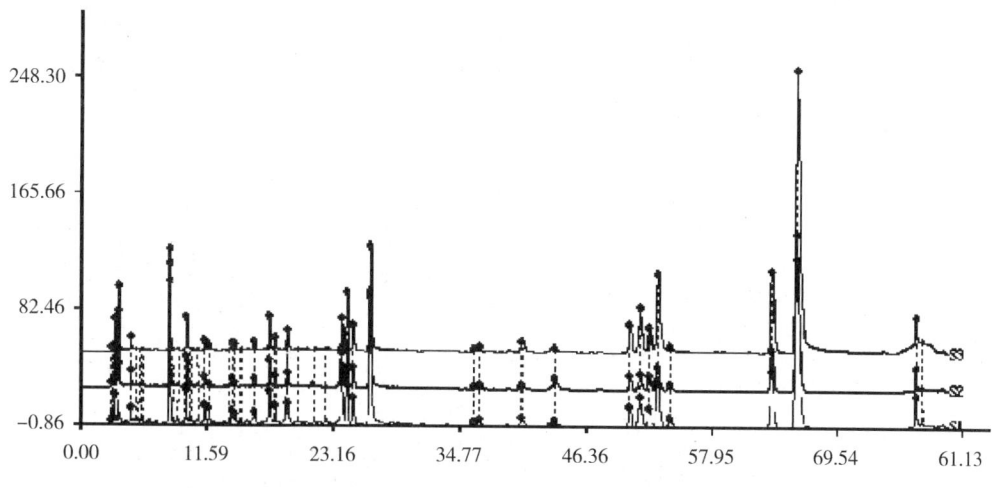

图8-5　戊己丸处方三种汤剂的HPLC特征图谱

【小结】

戊己丸处方配方颗粒剂、戊己丸处方复方中药颗粒剂、戊己丸处方传统汤剂用药材为同一批次药材，以排除由于药材不均一而引起色谱图的差异。

　　比较戊己丸处方传统汤剂、复方中药颗粒汤剂与配方中药颗粒汤剂的特征图谱相似度，复方中药颗粒汤剂与传统汤剂的相似度为0.992、复方中药颗粒汤剂与配方颗粒汤剂的相似度为0.979。戊己丸处方传统汤剂、复方颗粒剂与配方颗粒之间的相关性较好，但配方颗粒剂与传统汤剂、复方颗粒剂比较，化学成分含量差异较大，而从特征峰数目来看，三种汤剂的化学成分基本接近，为戊己丸处方配方颗粒剂与复方中药颗粒剂在临床的应用提供了依据。

第九章 中药制剂生产工艺的识别与控制

中药是在中医药理论指导下，用于防治疾病并具有养生保健作用的药物。中药材不能直接用于患者，须经炮制加工，选择适当剂型，制成适宜制剂后方能使用。因此，中药制剂的质量评价不仅包括原药材的产地分析、加工炮制等内容，还包括对中药饮片或复方药效物质的提取、分离、纯化、浓缩、干燥等工艺环节的质量识别与控制。采用适宜的方法和技术将中药饮片或复方的药效物质最大限度地提取出来，保证中药制剂特有的功能主治，是中药制剂的关键。

第一节 中药制剂生产工艺与化学成分

中药制剂生产工艺环节主要包括提取、纯化、浓缩、干燥等，各工序采用的方法和参数均会对最终制剂质量产生影响。为减少服药量和便于成型，多数现代中药制剂，一般都要经过提取纯化等过程。中药制剂的疗效，很大程度上取决于提取、分离、纯化等方法的选择是否恰当，工艺设计是否科学、合理。药材提取纯化的目的：①最大程度浸提出有效成分或有效部位；②最低限度浸出无效甚至有害物质；③减少服用量；④增强制剂稳定性；⑤提高疗效；⑥适于工业化规模生产。

浓缩干燥是中药固体制剂成型的基础，也是实现中药制剂产业化的重要组成部分。其目的在于将不挥发或难挥发物质与具有挥发性的溶剂（如乙醇或水）分离至某种程度，得到具有一定密度的浓缩液或干浸膏。此外，在制剂生产中，新鲜药材除水、原辅料除湿、剂型的制备等过程中均会用到干燥。干燥的好坏直接影响中药制剂的内在质量。随着现代制剂工业的快速发展，减压浓缩、喷雾干燥、微波干燥等新方法和设备的应用逐渐普及，与传统方法相比，新的浓缩干燥方法具有效率高、化学成分的损失少等优势，一定程度上提高了中药制剂的生产技术水平，进而提高了中药制剂的内在质量。

一、提取工艺对中药制剂化学成分的影响

提取指采用适当的溶剂和方法使中药材或饮片所含的有效成分或有效部位浸出的操作。现代中药制剂，大多需经过提取过程，以期最大限度提取有效成分，提高制剂内在质量和临床疗效。常见中药提取方法包括：煎煮法、浸渍法、渗漉法、超声波提取法等。不同的提取方法对中药制剂化学成分影响不一，应根据处方、溶液性质、剂型要求和实际生产等因素选择合适的提取方法。例如：考察不同提取工艺对丹红注射液（处方

为丹参、红花）中总酚酸提取效率的影响，结果表明乙醇提取工艺中，酚酸类成分的提取率优于水提，合并提取液中酚酸类化合物的提取率与单独提取液相当。采用高压浸泡法提取龙血竭，并与传统提取工艺相比较，高压法提取液中所含的化合物多，含量高，5号峰峰面积是传统工艺的28倍，此外，还包含传统工艺未检出的微量成分。

二、纯化工艺对中药制剂化学成分的影响

纯化是采用适当的方法和设备除去中药提取液中杂质的操作。中药浸出物通常伴随有大量的无效成分或杂质，若直接用于中药制剂的生产，不但影响中药制剂的生产过程与产品质量，也不利于新剂型在中药制剂中的应用。现代制剂往往使用大孔树脂、水提醇沉、超滤法、盐析法、透析法、萃取法等纯化方法，最大限度保留有效成分，降低浸膏得率，减少服药剂量。制剂过程中，方法的选择、参数的设定和操作均会对制剂化学成分产生影响。根据中药的理化性质，选择合适的方法尤其重要。例如：采用6种指标成分（绿原酸、蒙花苷、告依春、哈巴俄苷、补骨脂素、异补骨脂素）的回收率，筛选银菊解毒口服液（处方由川银花、野菊花等5味中药组成）的最佳纯化工艺，上样液pH值、质量浓度、上样量、乙醇体积分数、洗脱剂用量、径高比等均会对6种化学成分的含量造成影响。多指标化学成分综合加权评分，对选择最佳生产工艺、保持化学成分的一致性，提供可靠的保障。

三、浓缩工艺对中药制剂化学成分的影响

浓缩是指在沸腾状态下，经传热过程，利用汽化作用将挥发性大小不同的物质进行分类，从液体中除去溶剂得到浓缩液的操作。常用的浓缩方法包括常压、减压、薄膜、多效浓缩等方式。受制于中药提取液的性质，有的化学成分对热敏感；有的浓缩时易产生泡沫；有的易结晶等。所以，必须根据中药提取液的性质与蒸发浓缩的要求，选择适宜的蒸发浓缩方法与设备。例如：比较不同浓缩方法对青蒿和陈艾化学成分的影响，结果表明，水煎液共鉴定出化学成分54种，减压浓缩共鉴定出35种，文火结合水浴干燥共鉴定出58种，不同浓缩方式共有化学成分为14种，其中水煎液和文火结合水浴干燥共有的化学成分种类最多，达26种；不同浓缩方式对化学成分的含量和种类影响较大，确定文火结合水浴干燥为青蒿–陈艾的最佳浓缩方法。

四、干燥工艺对中药制剂化学成分的影响

干燥是指利用热能除去含湿的固体物质或膏状物中所含的水分或其他溶剂，获得干燥物品的工艺操作。中药制剂常用的干燥设备有烘箱、喷雾干燥器、沸腾干燥器、减压干燥器、微波干燥器等。不同工艺参数及操作控制水平对制剂提取物中指标性成分的含量影响甚大，必然会引起产品质量及疗效的改变。应根据不同的制剂要求、物料性状等，选择合适的干燥方式。例如，考察带式真空干燥、喷雾干燥、常压干燥等4种不同干

燥方式对参蒲盆炎颗粒（赤芍、虎杖、延胡索等10味中药组成）化学成分的影响，以芍药苷、虎杖苷、延胡索乙素作为评价指标，结果表明，带式真空干燥对指标成分破坏较小，含量最高，喷雾干燥次之，常压干燥对指标成分破坏较大，含量最低。说明指标性成分对不同干燥工艺参数变化均较为敏感，在干燥过程应重点监测这几类物质的含量变化。指标性成分定量测定可作为评价干燥工艺优选的快速检测方法。

第二节　液相指纹图谱与中药制剂生产工艺

中药指纹图谱技术是一种综合的、可量化的分析手段，是目前认为较符合中药制剂特点的评价有效性、安全性和一致性的控制模式。指纹图谱技术可量化表达制剂中的宏观质量信息，与单一、多指标成分或活性成分检测相比，信息量更加丰富，呈现更加综合和量化的特征，并且对制剂中成分之间的质与量关系进行表征，因此更为科学合理，也更接近中药的多途径协调作用的效应特点。该技术主要采用的方法有薄层色谱法、高效液相色谱法、红外光谱法。自《中国药典》（2010年版）开始，该方法被引入复方丹参滴丸（处方为丹参、三七、冰片）、桂枝茯苓胶囊（处方为桂枝、茯苓、牡丹皮、桃仁、白芍）等制剂的质量评价，对中药制剂质量控制产生了深远的影响。

液相指纹图谱特别是指纹图谱与多指标成分定量分析相结合的定量指纹图谱技术，作为综合表征中药制剂有效化合物群整体和局部特征的有效手段，成为现阶段中药制剂质量信息表达和工艺质量控制的基本模式。

一、液相指纹图谱在中药制剂提取工艺中的运用

在中药提取工艺研究中，可通过正交设计、均匀设计、比较法等对提取方法和工艺参数进行系统的研究，优化提取方法和工艺条件，保留药效物质，除去无效成分，达到提高疗效、降低毒副作用、减少服用剂量等目的。例如：优选头痛滴丸（处方由川芎、藁本、菊花、白芷、钩藤等8味中药组成）的最佳提取方法，醇渗漉提取工艺中共标记45个色谱峰，其中21个药材特征峰，且醇渗漉提取工艺相比其他提取工艺，特征色谱峰的数量和相对峰面积均具有明显优势，其中有19个药材特征峰相对峰面积最大。单一化学成分含量不能全面表征复方全貌的特点，具有一定的局限性。采用液相指纹图谱方式，以不同提取工艺的特征峰面积和相对峰面积大小，可以用于评价不同提取工艺的优劣。

二、液相指纹图谱在中药制剂分离纯化工艺中的运用

分离纯化方法的选用，一般根据药材所含成分的理化性质、制剂剂型及成型工艺的要求等综合考虑。也可以将两种及其以上技术联合应用，发挥各种方法的优势，以取得良好的分离纯化效果。例如：考察壳聚糖絮凝澄清工艺和醇沉工艺，2种纯化工艺对党参

水提液的影响，液相指纹图谱结果表明，壳聚糖絮凝澄清工艺对极性较强组分的保留效果显著优于醇沉工艺；醇沉工艺对极性较弱组分的保留效果较好。此外，采用HPLC指纹图谱方式对决明子纯化工艺进行优选，纯化后主峰回收率大于85%，RSD小于0.6%，指纹图谱相似度大于0.98，说明采用指纹图谱方式优化生产纯化过程，可较完整地保持纯化前后化学组分的一致性，以更全面、准确地衡量纯化工艺的合理性。

三、液相指纹图谱在中药制剂浓缩工艺中的运用

中药提取液经浓缩制成一定规格的半成品，或进一步制成成品，或浓缩成过饱和溶液使析出结晶。中药提取液中药物成分和性质复杂，同时所需蒸发浓缩的程度也不同，实际操作中应注意根据提取液的性质与浓缩要求，结合蒸发浓缩设备与方法的特点，合理选择浓缩方法，并优选确定最佳的浓缩工艺参数。例如：采用膜技术应用于川芎茶调颗粒（处方为川芎、白芷、羌活、细辛、防风、荆芥、薄荷、甘草）浓缩过程，HPLC特征图谱确定最佳膜工艺参数，结果表明传统蒸汽浓缩与膜浓缩，特征图谱中特征峰数量、保留时间相同，两者相似度为0.97，说明2种浓缩工艺对川芎茶调颗粒的化学成分影响差异不显著，且膜工艺制成品的特征峰峰面积略高于传统工艺。

四、液相指纹图谱在中药制剂干燥工艺中的运用

在中药制剂的生产中，被干燥物料种类繁多，形状各异，物理和化学性质复杂多样，对干燥成品的要求也各不相同，可供采用的干燥方法与设备的生产规模和生产能力各不相同。实际操作中应注意根据物料的性质与干燥要求，结合各种干燥设备与方法特点，合理选择设备与方法，并确定最佳的干燥工艺参数。例如：考察热风干燥和喷雾干燥2种干燥方式对天舒胶囊（处方为川芎、天麻）质量的影响，指纹图谱研究结果表明，2种干燥方式对天舒胶囊化学成分种类无影响，以10批热风干燥样品生成的共有模式作为对照图谱，喷雾干燥指纹图谱相似度为0.877，说明2种干燥方式差异不大。因此，液相指纹图谱用于生产过程中不同生产工艺的识别和质量评价，能准确反映化学成分整体信息，保持化学成分的一致性，提供可靠的保障。

第三节　中药制剂生产工艺的识别选论

穿心莲片不同提取工艺合理性评价

【制剂处方组成】

1.处方组成及来源　穿心莲片为单味药材穿心莲提取制成的单方制剂。

2.处方药材基原　穿心莲为爵床科植物穿心莲*Andrographis paniculata*（Burm. f.）Nees

的干燥地上部分。

3.功效与主治　清热解毒，凉血，消肿。用于感冒发热、咽喉肿痛、口舌生疮、顿咳劳嗽、泄泻痢疾、热淋涩痛、痈肿疮疡、蛇虫咬伤。

4.化学成分　穿心莲中主要化学成分为二萜内酯类、黄酮类、苯丙素类、环烯醚萜类、生物碱类、甾醇类、酚苷类等，化合物数量最多的为二萜内酯类和黄酮类，其次为苯丙素类和环烯醚萜类。二萜内酯类成分是穿心莲中含量较高的化学成分，其中穿心莲内酯和脱水穿心莲内酯是《中国药典》（2020年版）项下穿心莲药材的指标性成分。

【材料与仪器】

Agilent 1260型高效液相色谱仪（包括四元泵，DAD检测器，柱温箱，工作站）；《中药色谱指纹图谱相似度评价系统》软件（2004A版）（国家药典委员会）。

穿心莲内酯（批号110797-201108）、脱水穿心莲内酯对照品（批号110854-201007）均购自中国药品生物制品检定所；乙腈为色谱纯；水为双蒸馏水；其他试剂均为分析纯。

穿心莲药材2014年购于江西A中药饮片有限公司，经鉴定为穿心莲*Andrographis paniculata*（Burm. f.）Nees干燥地上部分。

【溶液的制备】

1.供试品溶液的制备　穿心莲减压辅助提取液（VAE液）的制备：称取穿心莲药材20g，12倍量70%乙醇浸泡1小时后，调节体系压力为800MPa，80℃条件下低温沸腾提取1次，14分钟，纱布过滤得提取液，定容于1000ml容量瓶中，即得。

穿心莲常规热回流提取液（HRE液）的制备：85%乙醇，常规常压下，热回流提取2次，每次2小时，纱布过滤得提取液，定容于1000ml容量瓶中，即得。

穿心莲超声辅助提取液（UAE液）的制备：75%乙醇，超声辅助提取50分钟，放冷，前后称重，75%乙醇补足减失的重量，摇匀，即得。

2.对照品溶液的制备　精密称取真空干燥24小时后的穿心莲内酯、脱水穿心莲内酯适量，甲醇定容于10ml容量瓶中，得穿心莲内酯、脱水穿心莲内酯混合对照品溶液（0.384g/L和0.16g/L）。

【色谱条件】

Agilent ODS C$_{18}$色谱柱（4.6mm×250mm，5μm），流动相为乙腈（A）–0.2%甲酸水溶液（B），按表9-1进行线性梯度洗脱程序，流速为1ml/min，检测波长为254nm，柱温为30℃，进样量为10μl。

表9-1　流动相梯度洗脱表

时间（min）	流动相A（%）	流动相B（%）
0～20	10～30	90～70
20～30	30～35	70～65
30～40	35～60	65～40
40～50	60～85	40～15
50～60	85～100	15～0

【方法学考察】

1.精密度试验　取供试品溶液（VAE液），按上述色谱条件下连续进样5次，每次10μl，检测指纹图谱，计算得各色谱峰的相对保留时间的RSD小于3%，相对峰面积的RSD小于3%，表明仪器精密度良好。

2.稳定性试验　取供试品溶液（VAE液），分别在0、2、4、6、8、10小时检测指纹图谱，计算得各色谱峰的相对保留时间的RSD小于3%，相对峰面积的RSD小于3%，表明供试品溶液在10小时内稳定。

3.重复性试验　制备供试品溶液（VAE液）5份，检测指纹图谱，计算得各色谱峰的相对保留时间的RSD小于3%，相对峰面积的RSD小于3%，表明重现性良好。

4.线性关系试验　精密量取上述标准品溶液0.5、1.0、1.5、2.0、2.5ml，分别置于5ml容量瓶中，甲醇定容至刻度，摇匀，微孔滤膜（0.45μm）滤过，各进样10μl，于254nm波长处测定其峰面积。以含量为横坐标（X），峰面积值为纵坐标（Y），得回归方程：$Y = 4923.4 X - 2.84$，$r = 0.9996$；$Y = 18123 X - 6.12$，$r = 0.9996$；穿心莲内酯在0.0384~0.192g/L，脱水穿心莲内酯在0.016~0.080g/L，线性关系良好。

5.加样回收率试验　分别精密称取2种对照品适量，加入已知含量的供试品溶液（VAE液）中，检测指纹图谱，计算回收率。结果穿心莲内酯、脱水穿心莲内酯的平均回收率分别为99.47%和101.18%，RSD小于5%。

【液相指纹图谱的构建】

1.不同提取工艺化学成分含量分析　分别精密吸取各供试品溶液10μl，注入高效液相色谱仪，按上述色谱条件测定穿心莲内酯、脱水穿心莲内酯的含量。HRE法中穿心莲内酯和脱水穿心莲内酯的含量分别为4.01mg/g和2.39mg/g，提取时间为240分钟；UAE法中穿心莲内酯和脱水穿心莲内酯的含量分别为4.48mg/g和2.83mg/g，提取时间为50分钟；VAE法中穿心莲内酯和脱水穿心莲内酯的含量分别为4.96mg/g和2.82mg/g，提取时间为14分钟。结果表明VAE法能有效提高穿心莲中主要有效成分穿心莲内酯和脱水穿心莲内酯的提取率的同时缩短提取时间，与HRE法比较，VAE法中穿心莲内酯的提取率提高了23.7%，脱水穿心莲内酯的提取率提高了18.0%，提取时间缩短了16倍；与UAE法比较，VAE法中穿心莲内酯的提取率提高了10.7%，脱水穿心莲内酯的提取率相当，提取时间缩短了3倍。综合评价结果得知，VAE法提取效率最高，HRE法提取效率最低。

2.工艺验证　鉴于上述供试品溶液分别为不同提取工艺下的优选条件，存在溶剂比例差异，进而影响溶质的溶解度，故考察相同溶剂比例条件下不同提取工艺对药效成分含量的影响，实现不同提取工艺的横向验证。改用70%乙醇，得HRE-70液；改用70%乙醇，得UAE-70液，分别精密吸取上述供试品溶液各10μl，注入高效液相色谱仪，按上述色谱条件测定穿心莲内酯、脱水穿心莲内酯的含量。工艺验证结果可知，HRE-70液中穿心莲内酯和脱水穿心莲内酯的含量分别为4.18mg/g、2.46mg/g，而UAE-70液中分别为4.37mg/g、2.72mg/g，与上述结果无异。相同溶剂比例不同提取工艺验证试验证实，VAE法提取效率最高，HRE法提取效率最低，这可能与减压状态下，一方面能加速提取传质扩散过程，提高提取效率，缩短提取时间，另一方面相对真空环境中，能减缓穿心莲内酯的氧化过程，提高穿心莲内酯保留率。

【指纹图谱分析】

1.共有峰的标定 穿心莲药材不同提取物指纹图谱见图9-1。各色谱图经"中药色谱指纹图谱相似度评价系统"软件处理，将各色谱图中各色谱峰的保留时间和峰面积与参照峰进行比较，比值即为各色谱峰的相对保留时间和相对峰面积。经对照品对照，6号峰为穿心莲内酯，11号峰为脱水穿心莲内酯，11号峰为各提取物的第一大峰，峰形较稳定，故以11号峰为参照峰，计算指纹图谱中各共有峰的相对保留时间和相对峰面积，数据见表9-2、9-3。结果显示，三种提取方式HPLC色谱图均主要有17个共有峰。各共有峰较稳定，具有指纹图谱特征性，可初步拟定为穿心莲药材的指标成分群。

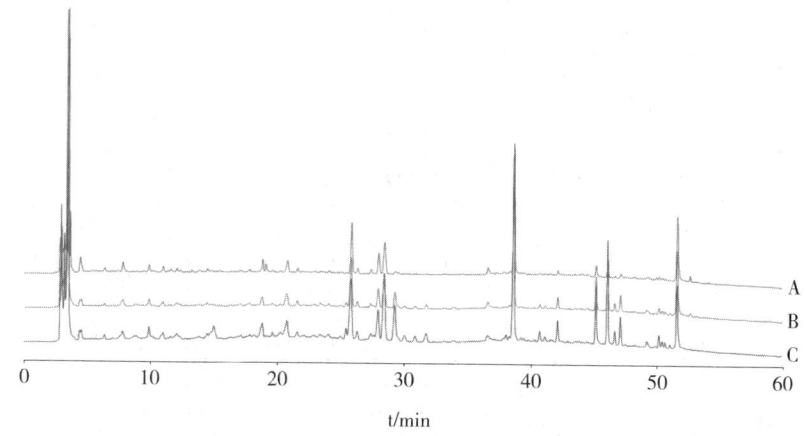

图9-1 穿心莲提取物的HPLC指纹图谱

A. HRE法；B. VAE法；C. UAE法

2.共有模式的建立 采用"中药色谱指纹图谱相似度评价系统"软件处理，以穿心莲药材常压提取色谱图为参照图谱，共有模式图谱生成方法采用平均数法，时间窗宽度为0.10，多点校正后自动匹配，生成共有模式图（图9-2）。

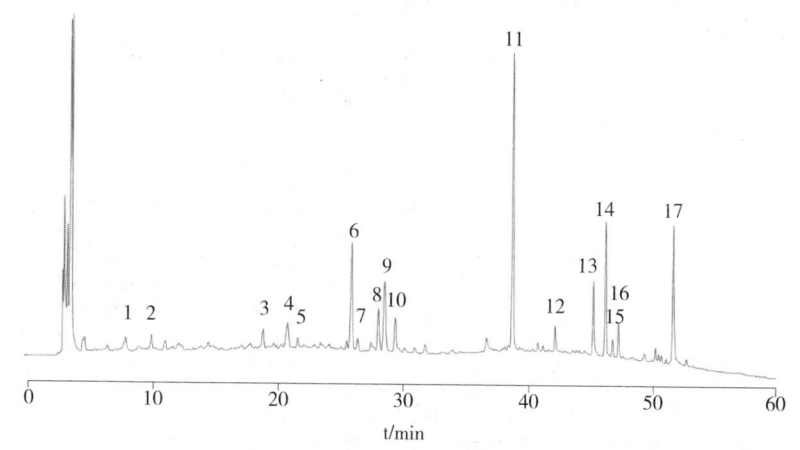

图9-2 不同提取方式的HPLC特征图谱共有模式图

表9-2　不同提取方法的特征指纹峰的保留时间及相对保留时间

峰号	保留时间（min）			相对保留时间		
	VAE法	HRE法	UAE法	VAE法	HRE法	UAE法
1	7.760	7.776	7.773	0.201	0.201	0.201
2	9.833	9.822	9.834	0.254	0.254	0.254
3	18.755	18.776	18.813	0.485	0.486	0.487
4	20.671	20.705	20.770	0.535	0.536	0.537
5	21.519	21.538	21.568	0.557	0.558	0.558
6	25.799	25.791	25.827	0.668	0.668	0.668
7	26.308	26.310	26.334	0.681	0.681	0.681
8	27.978	27.973	28.006	0.724	0.724	0.725
9	28.451	28.448	28.479	0.736	0.736	0.737
10	29.315	29.309	29.342	0.759	0.759	0.759
11（S）	38.638	38.631	38.655	1.000	1.000	1.000
12	42.128	42.120	42.137	1.090	1.090	1.090
13	45.142	45.140	45.155	1.168	1.168	1.168
14	46.084	46.081	46.097	1.193	1.193	1.193
15	46.683	46.680	46.697	1.208	1.208	1.208
16	47.139	47.136	47.156	1.220	1.220	1.220
17	51.574	51.573	51.586	1.335	1.335	1.335

表9-3　不同提取方法的特征指纹峰的峰面积及相对峰面积

峰号	峰面积			相对峰面积		
	VAE法	HRE法	UAE法	VAE法	HRE法	UAE法
1	94.0	63.2	81.5	0.092	0.073	0.080
2	62.8	58.6	54.7	0.062	0.068	0.054
3	93.1	95.2	106.2	0.092	0.111	0.104
4	165.1	135.2	139.9	0.162	0.157	0.137
5	41.0	33.7	37.3	0.040	0.039	0.037
6	485.5	392.1	438.7	0.478	0.455	0.430
7	56.9	172.1	60.3	0.060	0.052	0.059
8	178.4	172.1	181.6	0.175	0.200	0.178
9	367.2	429.9	290.5	0.361	0.499	0.285

续表

峰号	峰面积			相对峰面积		
	VAE法	HRE法	UAE法	VAE法	HRE法	UAE法
10	174.8	236.3	40.9	0.172	0.274	0.040
11（S）	1016.3	861.2	1019.9	1.000	1.000	1.000
12	81.0	87.1	47.9	0.080	0.101	0.047
13	251.5	253.2	187.0	0.247	0.294	0.183
14	443.0	418.4	276.1	0.436	0.486	0.271
15	56.9	54.9	37.3	0.056	0.064	0.037
16	118.8	113.8	60.1	0.117	0.132	0.059
17	588.1	325.1	607.0	0.579	0.378	0.595

3.不同提取方式指纹图谱相似度评价　以3种不同提取方式生成的共有模式为对照，各提取物的相似度良好（＞0.9），VAE法、HRE法、UAE法相似度结果分别为0.957、0.911和0.905。

【药效分析】

精密称定不同浓度样品，分别在2.0ml浓度为250mg/L的DPPH溶液中加入1～20g/L不同工艺提取液2.0ml，室温避光反应0.5小时，517nm处测定吸光度值，平行3次，计算各样品DPPH自由基清除率：清除率（%）=［1-（A_i-A_j）/A_c］×100%。A_c表示不加样品的DPPH溶液吸光值；A_i表示加入样品的DPPH溶液的吸光值；A_j表示不加DPPH样品溶液吸光值。

3种不同提取工艺提取液对DPPH自由基清除结果见图9-3。可以看出穿心莲提取液对DPPH自由基有一定的清除作用，且在一定浓度范围内呈明显的剂量依赖关系。清除DPPH自由基能力强弱顺序依次为VAE法>UAE法>HRE法。当质量浓度为20g/L时，上述样品所对应的DPPH清除率分别为44.85%、25.29%和16.58%，与效应成分变化规律一致，可能是由于超声和长时间热处理加速其所含的羟基的氧化及异构化过程的缘故。

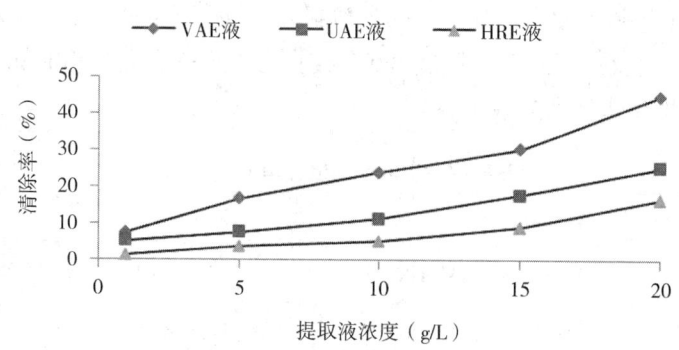

图9-3　不同提取方式提取液对DPPH自由基清除作用

【小结】

穿心莲中的有效成分穿心莲内酯结构中含有多个活泼氢和不饱和内酯环，受热过程中易发生降解、氧化、异构化或重排等反应，导致穿心莲内酯的保留率下降。而传统提取方法往往存在提取周期长、加热温度高、热敏成分易破坏等问题，严重影响后续制剂的质量和临床疗效。采用减压提取法，在保证体系负压状态下进行回流提取，达到药效成分溶解最适温度所对应的真空度时，溶液即可沸腾，一方面可以避免药效成分受热降解；另一方面降低体系压力，在气压和温度的同时作用下，溶剂内部分子不断汽化，气泡迅速升腾、膨胀，不断向四周稀溶液主体扩散，加速传质扩散过程，进一步提高提取效率。采用指纹图谱结合药效学实验证实，对穿心莲药材采用低温沸腾提取VAE法与常规HRE法和UAE法比较，VAE法可增加效应成分的提取率、缩短提取时间及提高药效学活性等指标。

中药起效成分复杂，往往由所包含成分群数量及各成分群比例所共同决定。结果显示3种提取液指纹图谱均有17个特征峰，且各提取液的相似度良好，说明不同工艺提取液在成分上不存在显著性差异，而造成药效差异的原因可能是由提取液中各有效成分的比例差别所引起。

通过对不同工艺提取液指纹图谱的平行比较，结合药效综合分析，考察了VAE技术用于穿心莲提取的合理性，可为穿心莲药材综合开发利用提供参考，研究结果进一步表明VAE法对含热敏性成分的药材提取具有广泛的应用前景。

穿心莲片指纹图谱及其制备过程药效相关性研究

【溶液的制备】

1.提取 按照《中国药典》（2020年版）一部中穿心莲片的制备工艺，称取穿心莲药材100g，85%乙醇，热提取2次，每次2小时，提取液合并。第一次热回流提取液和第二次热回流提取液合并前分别定容，取样并标记为S1和S2。合并后提取液定容，取样并标记为S3。

2.浓缩 合并后提取液60℃水浴依次减压旋蒸浓缩（500ml—250ml—200ml—100ml—50ml），分别在近终点时取样（取样前按浓缩要求依次定容），分别标记为S4、S5、S6、S7。

3.干燥 取剩余50ml提取液，分成4份，每份精密量取100ml置于60℃烘箱中鼓风干燥，分别在1、2、3、4小时取样，标记为S8、S9、S10、S11。

4.制粒 浓缩干燥后浸膏添加适量的糊精制粒，干燥后取样，标记为S12。

浓缩—干燥—制粒各环节供试品溶液分析前均参照S3浓度配制成标准浓度，0.22μm微孔滤膜过滤，即得供试品溶液（表9-4）。

表9-4　各环节供试品溶液的制备

编号	样品信息	编号	样品信息
S1	第一次热回流提取液	S7	减压浓缩至50ml
S2	第二次热回流提取液	S8	鼓风干燥1小时
S3	合并后回流提取液	S9	鼓风干燥2小时

续表

编号	样品信息	编号	样品信息
S4	减压浓缩至250ml	S10	鼓风干燥3小时
S5	减压浓缩至200ml	S11	鼓风干燥4小时
S6	减压浓缩至100ml	S12	制粒后甲醇超声溶解

【色谱条件】

Phenomenex Gemini C$_{18}$ 110A（250×4.6mm，5μm）色谱柱，流动相：乙腈（A）-水（B），按表9-5进行线性梯度洗脱程序，流速为1ml/min，检测波长为254nm，柱温为35℃，进样量为20μl。

表9-5　流动相梯度洗脱表

时间（min）	流动相A（%）	流动相B（%）
0～5	2～10	98～90
5～15	10～20	90～80
15～35	20～25	80～75
35～45	25～35	75～65
45～55	35～50	65～50
55～65	50～100	50～0

【方法学考察】

1.**精密度试验**　精密吸取供试品溶液20μl，重复进样5次，记录峰面积，结果其各峰峰面积的RSD值均小于3%，表明仪器的精密度良好。

2.**稳定性试验**　精密吸取同一供试品溶液20μl，分别在第0、3、6、12、24小时进行进样，结果其各峰峰面积在24小时内RSD值均小于5%，表明供试品溶液在24小时内稳定。

3.**重复性试验**　精密称取穿心莲药材各5份并制备供试品溶液，分别HPLC测试，结果其各峰峰面积RSD值均小于5%，表明方法的重现性良好。

【液相指纹图谱分析】

1.**共有峰的标定**　制备过程各环节供试品溶液HPLC指纹图谱经《中药指纹图谱相似度评价系统》软件（2004A版）处理，进行模式识别，采用相对保留时间标定共有峰，不同环节供试品溶液色谱图均主要标定了17个共有峰，编号分别为A$_1$～A$_{17}$，占总峰面积的84.551%，各共有峰较稳定，具有指纹图谱特征性，可初步拟定为穿心莲制剂的指标成分群。经混合对照品比较，13号峰为穿心莲内酯，16峰为脱水穿心莲内酯。16峰为各提取物的第一大峰，峰形较稳定，故以16峰为参照峰，计算指纹图谱中各共有峰的峰面积和相对峰面积（表9-6）。

表9-6　各环节供试品溶液指纹图谱共有峰的相对峰面积

序号	A1	A2	A3	A4	A5	A6	A7	A8	A9	A10	A11	A12	A13	A14	A15	A16（S）	A17
S1	0.779	0.024	0.055	0.031	0.232	0.124	0.206	0.868	0.458	0.066	0.134	0.140	0.600	0.107	0.028	1.000	0.023
S2	1.368	0.048	0.082	0.032	0.536	0.146	0.296	1.135	0.815	0.093	0.347	0.214	0.512	0.146	0.071	1.000	0.042
S3	0.836	0.025	0.057	0.030	0.257	0.124	0.213	0.892	0.474	0.069	0.152	0.144	0.577	0.112	0.026	1.000	0.024
S4	0.782	0.024	0.053	0.028	0.248	0.120	0.202	0.863	0.438	0.066	0.144	0.147	0.560	0.099	0.021	1.000	0.023
S5	0.766	0.025	0.051	0.028	0.246	0.120	0.199	0.845	0.435	0.061	0.141	0.146	0.559	0.095	0.022	1.000	0.023
S6	0.711	0.024	0.051	0.026	0.233	0.112	0.208	0.819	0.463	0.061	0.137	0.129	0.525	0.079	0.022	1.000	0.023
S7	0.606	0.021	0.042	0.023	0.195	0.094	0.165	0.686	0.379	0.050	0.126	0.110	0.445	0.071	0.020	1.000	0.018
S8	0.799	0.027	0.054	0.030	0.249	0.125	0.203	0.892	0.502	0.052	0.157	0.150	0.562	0.081	0.026	1.000	0.021
S9	0.830	0.028	0.058	0.032	0.259	0.130	0.207	0.891	0.510	0.050	0.161	0.151	0.585	0.081	0.026	1.000	0.021
S10	0.855	0.028	0.060	0.031	0.269	0.132	0.214	0.901	0.502	0.051	0.153	0.146	0.607	0.082	0.025	1.000	0.021
S11	0.826	0.028	0.059	0.031	0.267	0.136	0.211	0.874	0.489	0.050	0.151	0.142	0.590	0.080	0.023	1.000	0.021
S12	0.805	0.026	0.056	0.031	0.258	0.132	0.210	0.876	0.485	0.051	0.152	0.147	0.589	0.076	0.023	1.000	0.020

2.共有模式的建立　采用"中药色谱指纹图谱相似度评价系统"软件处理，以合并后提取液（S3）色谱图为参照图谱，共有模式图谱生成方法采用平均数法，时间窗宽度为0.10，多点校正后自动匹配，生成共有模式图（图9-4）。

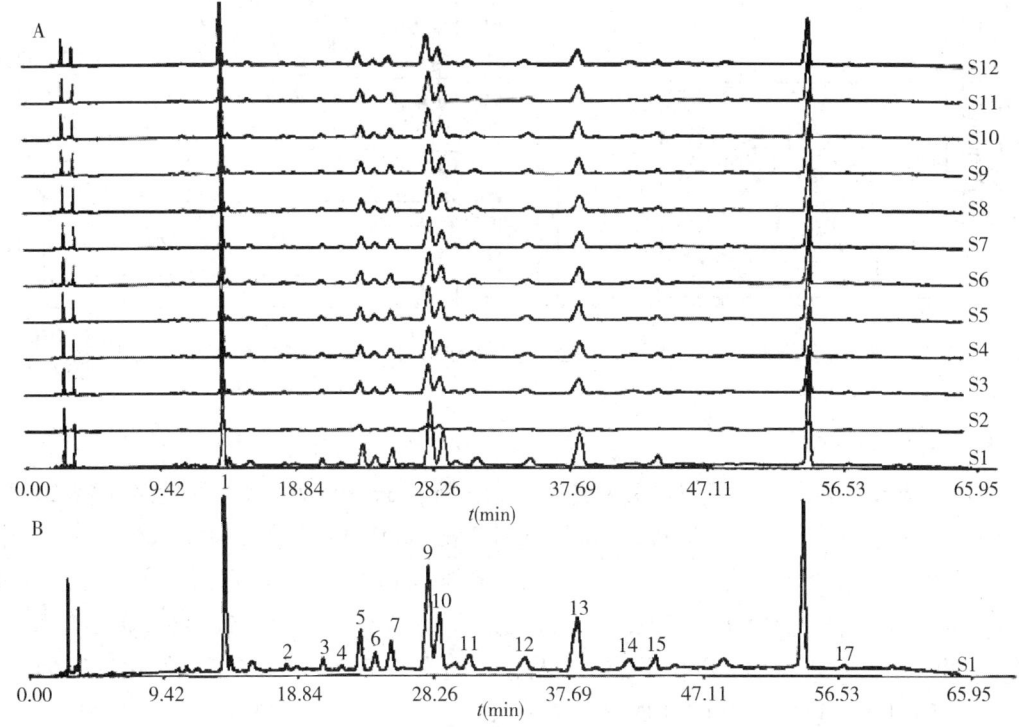

A.12组供试品溶液；B.共有模式图

图9-4　穿心莲制剂各环节供试品溶液HPLC指纹图谱

3.各环节供试品溶液指纹图谱的聚类分析　以HPLC色谱图中的共有峰作为描述样品化学特征的变量，应用SPSS 20.0统计软件、采用系统聚类分析方法对穿心莲制剂各制备环节进行聚类分析，即以指纹图谱的17个共有峰所对应的峰面积对数值为变量，然后采用SPSS 20.0统计软件对各制备环节进行聚类，结果见图9-5。由图9-5A可知，当分类距离为25时，可将穿心莲制剂各制备环节分为两类，初次提取环节（S1）为一类，其余环节聚为一类；当分类距离为10时，可将穿心莲制剂各制备环节分为三类，初次提取环节（S1）为一类，二次提取环节（S2）为一类，其余环节聚为一类。由此可见，最初提取环节对穿心莲制剂质量内涵变异影响较大。为进一步分析指纹图谱各共有峰间的相互关系，对图谱数据进行变量聚类，所得分析结果见图9-5B。当分类距离为15时，可将17个共有峰分为两类，即峰1、8、16为一类，其余14个共有峰聚为一类；当分类距离为5时，可将17个化学成分分为3类，即峰1、8、16为一类，峰9、13为一类，其余12个共有峰聚为一类。

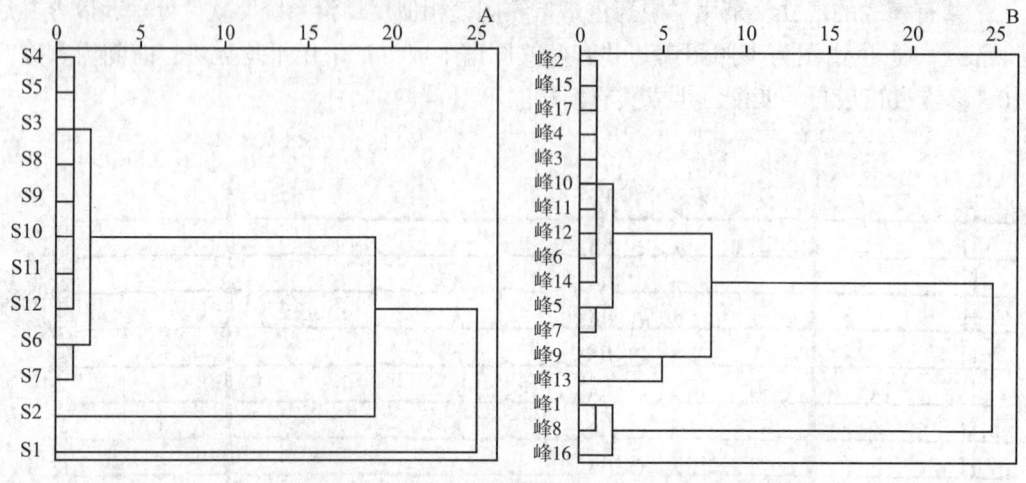

图9-5　各环节供试品溶液指纹图聚类分析树状图（A）与变量聚类分析树状图（B）

【抗炎活性分析】

1.LPS诱导巨噬细胞模型线性关系分析　脂多糖（LPS）由无菌水配制成储备液0.1g/L，−20℃避光保存，使用时稀释至5mg/L。选取生长状态良好RAW264.7巨噬细胞制成5×10^5个/毫升的单细胞悬液，接种于96孔板上，每孔200μl，培养24小时待细胞贴壁后，实验组分别加入浓度为2～12mg/L等梯度的药液150μl；空白对照组加入50μl PBS与100μl高糖培养基，阴性对照组加入50μl PBS与100μl高糖培养基，孔内没有细胞。CO_2培养箱孵化培育4小时后，加入50ml 5mg/L的LPS共同处理24小时，取上清液，Griess法测定NO，避光10分钟，酶标仪540nm处读取吸光度值。根据$NaNO_2$标准曲线计算细胞培养上清液中NO_2^-的浓度以及对NO释放的抑制率，抑制率I的计算公式。

$$I=1-\{[NO_2^-]_{LPS+样品}-[NO_2^-]_{空白}\}/\{[NO_2^-]_{LPS}-[NO_2^-]_{空白}\} \times 100\%$$

结果如图9-6所示，穿心莲制剂能显著抑制LPS诱导的巨噬细胞释放NO，NO_2^-的摩尔浓度与其在540nm波长处吸光度成线性关系，线性方程为$Y = 0.003X + 0.0031$（$r = 0.9992$，$n=6$）。

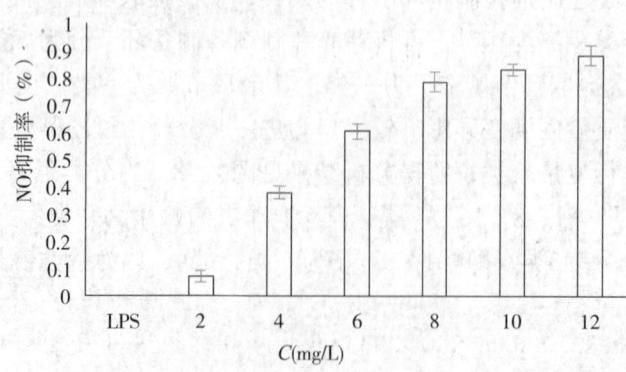

图9-6　不同浓度穿心莲提取液对LPS诱导的巨噬细胞释放NO的抑制作用

2.制备过程各环节供试品溶液对LPS诱导巨噬细胞炎症因子的影响　参照线性测试结果，选取中间点浓度（5.125 mg/L），对各供试品溶液进行抗炎活性测试。结果如表9-7，穿心莲制剂制备过程中，供试品溶液的抗炎活性不断下降。

表9-7　各环节供试品溶液对LPS诱导的巨噬细胞释放NO的抑制作用（$x \pm s$，$n=6$）

序号	NO抑制率（%）	序号	NO抑制率（%）	序号	NO抑制率（%）
S1	48.2 ± 1.23	S5	47.0 ± 0.89	S9	45.1 ± 1.42
S2	46.6 ± 0.26	S6	46.4 ± 1.63	S10	44.7 ± 1.05
S3	47.9 ± 2.21	S7	45.7 ± 1.58	S11	43.9 ± 2.31
S4	46.9 ± 1.2	S8	45.2 ± 1.87	S12	41.9 ± 0.96

传统穿心莲制剂制备过程往往要经过漫长热处理环节，为探究长时间受热与抗炎活性变化规律，分别以浓缩过程中依次浓缩比例梯度为横坐标，以抗炎活性数据为纵坐标，绘制浓缩密度比例与药效活性的曲线方程，经模型拟合，得曲线方程为$Y = 0.9033\ln X + 42.164$（$r = 0.9671$），由结果可知，浓缩过程曲线模型拟合度良好，抗炎活性随着浓缩密度的增加而降低。以干燥过程中烘干时间为横坐标，以抗炎活性数据为纵坐标，绘制干燥时间与药效活性的线性方程，经模型拟合，得方程$Y = -0.41X + 45.74$（$r = 0.9298$），由结果可知，干燥过程曲线模型拟合度良好，抗炎活性随着烘干时间的增加而降低。浓缩和干燥数据测试结果一致，提示穿心莲制剂制备过程中应设法缩短高温处理时间，有利于保持其临床疗效的发挥。

【抗氧化活性分析】

分别在2.0ml浓度为250mg/L的DPPH溶液中加入各环节供试品溶液2.0ml，室温避光反应0.5小时，517nm处测定吸光度值，平行3次，计算各样品DPPH自由基清除率：清除率（%）= $[1-(A_i-A_j)/A_c] \times 100\%$。$A_c$表示不加样品的DPPH溶液吸光值；$A_i$表示加入样品的DPPH溶液的吸光值；$A_j$表示不加DPPH样品溶液吸光值。各环节供试品溶液对DPPH自由基清除结果见表9-8，由表9-8可知穿心莲制剂在制备过程中抗氧化活性不断降低。

表9-8　各环节供试品溶液DPPH清除率结果

序号	DPPH清除率（%）	序号	DPPH清除率（%）	序号	DPPH清除率（%）
S1	91.71	S5	91.06	S9	90.67
S2	89.97	S6	91.01	S10	90.64
S3	91.40	S7	90.62	S11	90.61
S4	91.16	S8	90.68	S12	90.61

【谱效关系分析及验证】

1.抗炎活性谱—效关系分析　采用SPSS 20.0统计软件分析，以指纹图谱特征峰峰峰面积为X，NO抑制率值为Y_1，构建穿心莲制剂抗炎活性谱效关系方程：$Y_1 = 3.44X_1 - 0.11X_2 +$

$0.09X_3-1.57X_4-0.18X_5-3.09X_6-0.35X_7+1.49X_8+0.88X_9-2.95X_{10}+1.51X_{11}-1.24X_{12}+0.65X_{13}+1.92X_{14}-2.00X_{15}+0.18X_{16}+2.04X_{17}$（$P<0.01$，$r=0.971$），17个特征峰对抗炎活性的贡献大小依次为$X_1>X_6>X_{10}>X_{17}>X_{15}>X_{14}>X_4>X_{11}>X_8>X_{12}>X_9>X_{13}>X_7>X_{16}>X_5>X_2>X_3$，其中，$X_1$、$X_3$、$X_8$、$X_9$、$X_{11}$、$X_{13}$、$X_{15}$、$X_{16}$与$X_{17}$对抗炎活性呈正相关，即增大这9个成分色谱峰强度，其对应的NO抑制率会变大，即增大了穿心莲的抗炎活性。X_2、X_4、X_5、X_6、X_7、X_{10}、X_{12}与X_{15}对抗炎活性呈负相关，即增大这8个成分色谱峰的强度，其对应的抗炎活性会降低，即穿心莲的抗炎活性会减弱。

2.抗氧化活性谱—效关系分析 采用SPSS 20.0统计软件分析，以指纹图谱特征峰峰面积为X，清除率值为Y_2，构建穿心莲制剂抗氧化活性谱效关系方程：$Y_2=0.39X_1-5.03X_2-2.81X_3+0.82X_4+1.41X_5+2.71X_6+2.69X_7+0.76X_8+0.94X_9-2.73X_{10}+0.20X_{11}-1.40X_{12}+0.40X_{13}+3.05X_{14}+0.07X_{15}-0.17X_{16}+2.57X_{17}$（$P<0.01$，$r=0.972$），17个特征峰对DPPH清除率的贡献大小依次为$X_2>X_{14}>X_3>X_{10}>X_6>X_7>X_{17}>X_5>X_{12}>X_9>X_4>X_8>X_{13}>X_1>X_{11}>X_{16}>X_{15}$，其中，$X_1$、$X_3$、$X_4$、$X_5$、$X_6$、$X_7$、$X_8$、$X_9$、$X_{11}$、$X_{13}$、$X_{14}$、$X_{15}$、$X_{17}$对DPPH清除率呈正相关，即增大这10个成分色谱峰强度，其对应的清除率会变大，即增大了穿心莲的抗氧化活性。X_2、X_{10}、X_{12}和X_{16}对DPPH清除率呈负相关，即增大这7个色谱峰的强度，其对应的清除率会降低，即穿心莲的抗氧化活性会减弱。

3.验证方程 采用活性验证的方法，参照供试品溶液制备方法，制备4组供试品溶液，测定指纹图谱特征峰峰面积及药效活性数据，并将特征峰面积数据分别代入药效活性的谱–效关系方程，验证方程的精密度和重现性。结果如表9-10所示，由方程得出的预测值和实测值的偏差均小于10%，说明两个方程拟合度良好。

表9-9　4组验证样品HPLC特征指纹峰的相对峰面积

序号	A1	A2	A3	A4	A5	A6	A7	A8	A9	A10	A11	A12	A13	A14	A15	A16	A17
1	0.963	0.030	0.067	0.036	0.277	0.152	0.234	0.999	0.548	0.099	0.186	0.167	0.695	0.182	0.033	1.000	0.026
2	1.622	0.065	0.104	0.049	0.592	0.201	0.364	1.264	0.844	0.092	0.365	0.283	0.669	0.137	0.073	1.000	0.052
3	1.034	0.033	0.069	0.033	0.309	0.155	0.262	1.022	0.582	0.089	0.191	0.180	0.708	0.163	0.032	1.000	0.029
4	0.879	0.032	0.059	0.026	0.285	0.197	0.225	0.845	0.560	0.082	0.178	0.162	0.679	0.115	0.035	1.000	0.018

表9-10　药效活性验证结果

序号	DPPH清除率预测值（%）	DPPH清除率实测值（%）	偏差（%）	NO抑制率计算值（%）	NO抑制率实测值（%）	偏差（%）
1	90.23	91.62	1.5	47.69	49.23	3.1
2	90.67	89.24	1.6	41.29	45.08	8.4
3	92.02	91.21	0.9	50.26	47.49	5.8
4	93.78	91.01	3.0	47.36	46.96	0.8

【小结】

工艺设计赋予产品质量内涵。不同制备工艺（生产流程、操作规范或工艺参数等）

会造成物料化学成分变化，致使中成药产品有较大差异。参照穿心莲制剂制备过程（提取—浓缩—干燥—制粒），分析穿心莲制剂制备过程中化学指纹图谱变化，构建关键工艺环节与质量属性的桥梁。采用HPLC指纹图谱识别技术可展示各中间体微观组分物质基础的差异，并可显示制剂中组分物质与药效间的相关性。

穿心莲制剂的制备工艺中，各制备环节过程抗氧化及抗炎活性整体均呈下降趋势，且抗炎活性变化趋势与不同处理环节关键工艺参数间相关性方程拟合度良好（>0.9），浓缩和干燥数据测试结果一致，说明随着浓缩密度的增加，烘干时间的延长，制剂抗炎活性不断下降，而目前药典标准并未对浓缩干燥环节作出具体规范化标准及指导意见，不同批次产品质量差异较大可能与各单元环节工艺水平规范化不足有关，提示穿心莲制剂制备过程中应设法缩短高温处理时间，有利于保持其临床疗效的发挥。

第十章　中药制剂厂家的识别

中成药是以中草药为原料，经制剂加工制成各种不同剂型的中药成方制剂，包括丸、散、膏、丹等各种剂型。是我国历代医药学家经过千百年医疗实践创造、总结的有效方剂的精华。

国家药典虽然对中药成方制剂的制备工艺和质量做了相应的规定，但是由于药材来源的多基原，药材品种、产地等因素导致了不同地域或不同批次的药材的质量差异，同时由于不同厂家的设备差异，制剂所需要辅料的差异也可能导致不同厂家生产的同一品种中成药存在差异或者同一厂家生产的同一品种的不同批次中成药的质量存在差异。目前，针对这种差异性，比较有效的研究方法为液相指纹图谱的识别。

中药成方制剂成分复杂，通过液相指纹图谱可以实现多个数据的对比分析，对于某种成分或者某些成分的差异可以直观地发现，从而评价不同厂家生产的同一品种中药成方制剂的质量差异，也可以评价同一厂家生产的同一品种的不同批次之间的差异，从而找出最佳的生产工艺，或者比较好的原材料，或者辅料，指导该品种中药成方制剂的生产。

第一节　中药制剂厂家与化学成分

中药成分复杂，不同制剂厂家由于原材料、设备等差异会导致不同厂家生产的同种中药制剂的化学成分差异，比如双黄连口服液由金银花、黄芩和连翘三味中药提取精制而成，此三味中药主要成分为绿原酸、黄芩苷以及连翘苷，冯宏玲等测定了11批不同厂家双黄连口服液中化学成分含量并建立了指纹图谱，结果显示不同厂家制剂的指纹图谱存在差异性，且这三种主要化学成分含量存在差异；雷公藤多苷是以卫矛科植物雷公藤的根为原料提取精制而成的一种脂溶性混合物，雷公藤内酯醇是雷公藤药材及制剂中已知主要的有效成分之一，亦是有毒成分之一，邓金宝等发现11个厂家雷公藤制剂的UPLC指纹图谱和主要有效成分雷公藤内酯醇、雷公藤内酯酮、雷酚内酯、雷公藤内酯甲的含量都有显著的差异；炎立消是以紫丁香叶为原料提取制得的具有清热解毒、消炎止痢等功效的药物，丁香苦苷和橄榄苦苷同为紫丁香树叶的主要成分，韩晶等发现不同厂家生产的炎立消制剂中丁香苦苷和橄榄苦苷的含量存在较大差别。

化学成分的差异将导致制剂质量的差异，中药制剂质量的差异可能会导致药效的差异，所以使用一种行之有效的方法检测不同厂家同一品种中药制剂的成分差异很有必要。

第二节 液相指纹图谱与中药制剂厂家

液相色谱是一种具有高灵敏度、高选择性、高效、快速的分离分析技术，药典鉴别项下越来越多使用此法。它能给出高分辨率的轮廓图谱，重现性好、操作相对容易，操作受外界影响因素小、色谱稳定性好，在线检测设备可选择性大，适合指纹图谱的实验研究和应用。中药或中药成方制剂中含有的成分绝大多数可在液相色谱仪上进行分析检测，方法成熟，是目前指纹图谱研究应用最多的一项技术。比如林耀才等研究不同厂家和不同批次缩泉丸的HPLC指纹图谱，建立缩泉丸的HPLC指纹图谱共有模式，确立了14个共有峰；冯宏玲等测定不同厂家生产的双黄连口服液中化学成分含量并建立了指纹图谱，标定12个共有峰；邓金宝等建立雷公藤制剂的UPLC指纹图谱检测方法，并利用该方法对11个厂家的雷公藤制剂进行研究。

液相指纹图谱作为一种手段能很好地检测出不同厂家制剂成分的差异，从而为中药制剂质量控制提供依据。随着仪器的普及和检测器的多样化，高效液相色谱在中药制剂分析和质量标准中的应用迅速增加，高效液相指纹图谱是目前中药制剂质量控制最常用的技术，能较全面地反映中药成分间的复杂性和相关性，可监测中药制剂的真伪、优劣、稳定并优化其生产工艺，从整体和全过程实现质量控制。近年来，相关联用技术备受重视，色谱联用的指纹图谱技术具有高效、快速、灵敏、节省溶剂等优势，在中药制剂质量评价中应用的前景广阔。

第三节 制剂厂家的识别选论

康复新液（Kangfuxinye）

【制剂处方组成、药用及化学成分】

1.处方组成 康复新液为单味药材美洲大蠊*Periplaneta americaana* L.提取制成的单方制剂。

2.功效与主治 通利血脉，养阴生肌。用于瘀血阻滞，胃痛出血，胃及十二指肠溃疡。

3.化学成分 康复新液含有多种核苷、氨基酸及小分子肽类成分，在紫外条件下可以检测到的主要有4种核苷（尿嘧啶、次黄嘌呤、黄嘌呤、肌苷）、1种有机酸（原儿茶酸）、1种环二肽［环（甘氨酰–酪氨酸）］。

【材料与仪器】

Agilent 1290型超高效液相色谱仪（美国Agilent公司，包括四元高压梯度泵、真空脱气机、自动进样器、柱温箱、DAD–二极管阵列检测器）；《中药色谱指纹图谱相似度评价系统》软件（2004A版）（国家药典委员会）。

对照品葫芦巴碱（中国药品生物制品检定所，批号：110883-200502）、尿嘧啶（中国药品生物制品检定所，批号：100469-200401）、次黄嘌呤（中国药品生物制品检定所，批号：140661-200903）、腺苷（中国药品生物制品检定所，批号：879-200001）、肌苷（中国食品药品检定研究院，批号：40669-201104）；乙腈、甲醇为色谱纯，其他试剂为分析纯，水为纯净水；康复新液来源见表10-1。

表10-1　15批康复新液的来源及相似度结果

编号	康复新液来源	相似度	
		平均值	中位数
S1	A厂家批号：M120409	0.985	0.989
S2	A厂家批号：M120410	0.986	0.989
S3	A厂家批号：M120411	0.991	0.991
S4	A厂家批号：M1204072	0.991	0.995
S5	A厂家批号：M1204081	0.996	0.996
S6	A厂家批号：M1204082	0.981	0.987
S7	A厂家批号：M1204121	0.981	0.970
S8	A厂家批号：M1204122	0.996	0.997
S9	A厂家批号：M1204141	0.993	0.990
S10	A厂家批号：M1204142	0.994	0.992
S11	A厂家批号：M110126	0.966	0.972
S12	B厂家批号：120311	0.983	0.977
S13	B厂家批号：120403	0.994	0.991
S14	B厂家批号：120537	0.982	0.978
S15	C厂家批号：120403	0.729	0.728

【溶液的制备】

1.供试品溶液的制备　取各批次各康复新液，过0.22μm微孔滤膜，取续滤液作为供试品溶液。

2.对照品溶液的制备　分别取葫芦巴碱、尿嘧啶、次黄嘌呤、腺苷和肌苷适量，精密称定，加水溶解，分别制成含有葫芦巴碱、尿嘧啶、次黄嘌呤、肌苷、腺苷约分别为20、20、20、20、50μg/ml的混合对照品溶液，经0.22μm微孔滤膜滤过，作为参照物溶液。

3.阴性对照溶液的制备　取甘油、苯甲酸钠及山梨酸，按处方比例制成不含美洲大蠊药材的阴性样品，按供试品溶液的制备方法制得阴性对照溶液。

【色谱条件】

色谱柱ZORBAX RRHD Eclipse plus C_{18}（2.1×100mm，1.8μm），流动相为甲醇（A）-

0.05%醋酸水（B）按表10-2进行二元梯度洗脱；流速为0.2ml/min，检测波长为256nm，柱温为35℃，进样量为0.3μl。

表10-2　流动相梯度洗脱表

时间（min）	流动相A（%）	流动相B（%）
0~7	1~8	99~92
7~10	8~14	92~86
10~12	14~21	86~79
12~17	21~59	79~41
17~20	59~85	41~15
20~23	85~100	15~0

【方法学考察】

1.精密度试验　取同一份供试品溶液，按康复新液的色谱条件连续进样6次，测得各共有峰相对保留时间及相对峰面积的RSD均小于3%，说明仪器精密度良好，符合指纹图谱要求。

2.稳定性试验　取同一批样品，分别制备6份供试品溶液，按确定的色谱条件分别进行检测，测得各共有色谱峰相对保留时间及相对峰面积的RSD均小于3%，表明该方法重复性良好。

3.重复性试验　取同一份供试品溶液，按确定的色谱条件分别在0、2、4、6、8和12小时进样，测得各共有色谱峰相对保留时间及相对峰面积的RSD均小于3%，表明样品溶液在12小时内稳定。

4.阴性干扰试验　精密吸取阴性对照样品溶液0.3μl，按康复新液的色谱条件进行检测，色谱图显示防腐剂苯甲酸钠及山梨酸在该波长检查下有吸收（图10-1）。

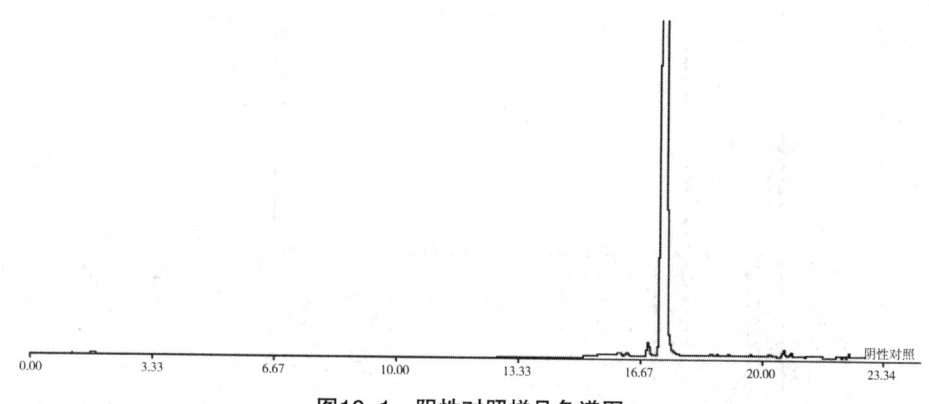

图10-1　阴性对照样品色谱图

【液相指纹图谱的构建】

按确定的康复新液供试品溶液的制备的方法制备各供试品溶液，按确定的色谱条件对供试品溶液和对照品溶液进行检测，测得各供试品HPLC色谱指纹图谱。采用"中药色谱指纹图谱相似度评价系统"软件对15批不同厂家批次的康复新液HPLC色谱图分别进行匹配和比较，时间窗为0.20，采用中位数法生成对照图谱，结果见图10-2、图10-3、图10-4。

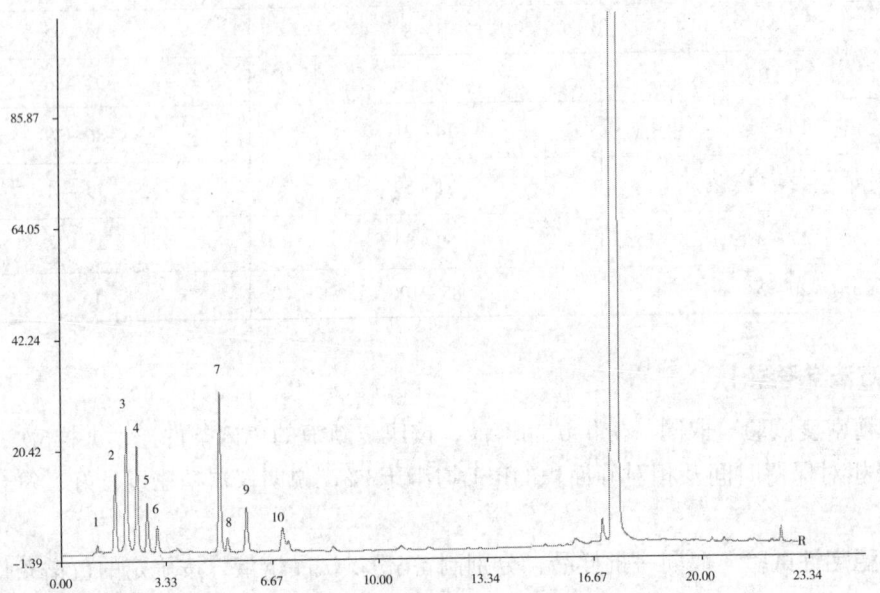

图10-2　康复新液的HPLC对照指纹图谱

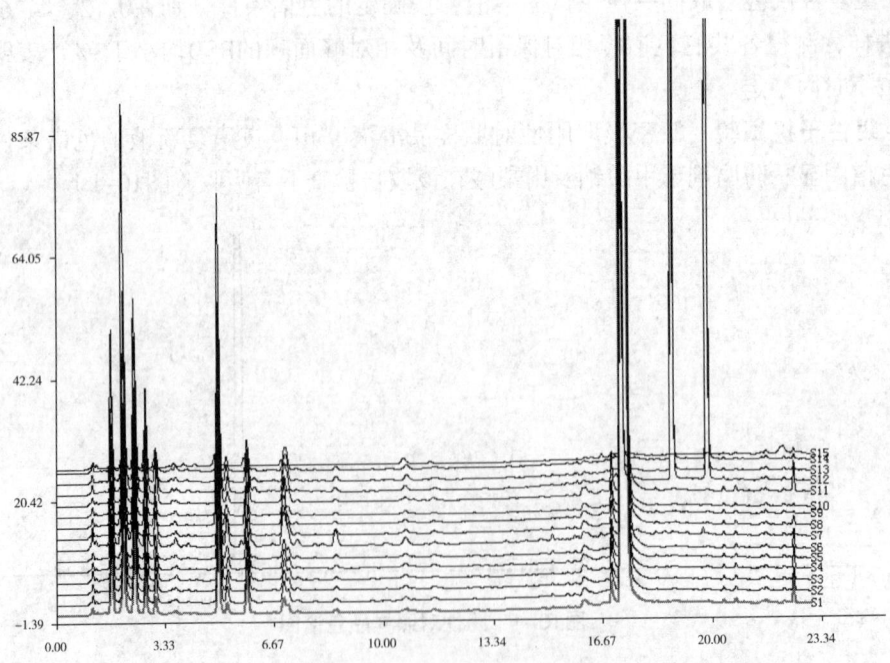

图10-3　15批康复新液指纹图谱

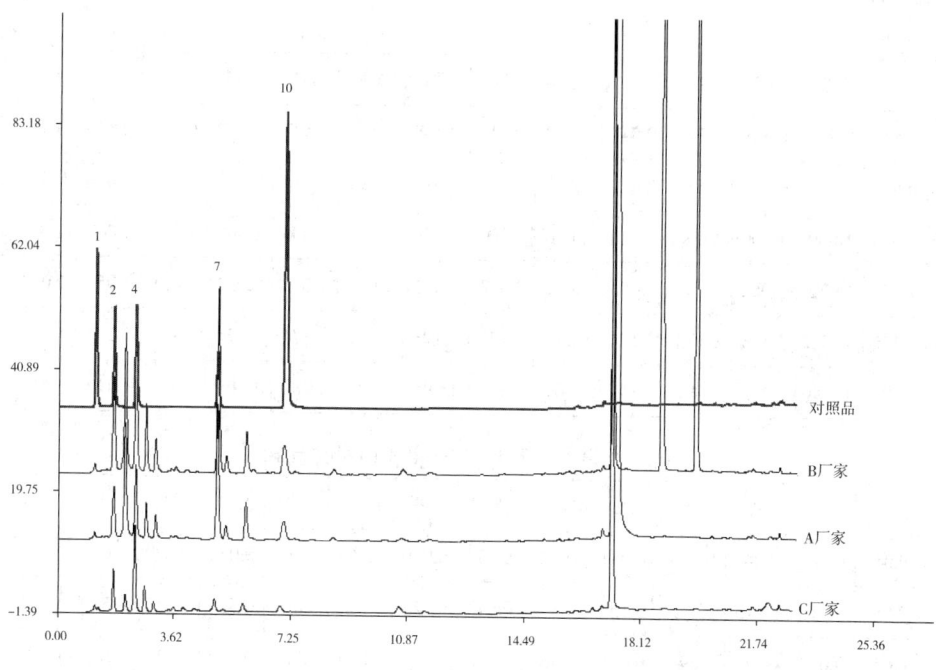

图10-4 混合对照品色谱图

【指纹图谱分析】

1.指纹图谱相似度评价 将15批康复新液样品UPLC图谱以AIA格式依次导入"中药色谱指纹图谱相似度评价系统"软件，经扣除阴性对照样品峰后选峰，设定匹配模板，将峰自动匹配，计算各色谱图的整体相似度。除S15相似度低于0.90外，其他康复新液指纹图谱相似度均高于0.90，结果见表10-1。

2.共有峰的确立 对15批康复新液进行指纹图谱分析，以肌苷（7号峰）作为内参比峰，标定了10个共有峰，分别为1号峰（1.127分钟）、2号峰（1.712分钟）、3号峰（2.064分钟）、4号峰（2.399分钟）、5号峰（2.731分钟）、6号峰（3.044分钟）、7号峰（4.982分钟）、8号峰（5.248分钟）、9号峰（5.853分钟）和10号峰（6.986分钟）（图10-3）。通过与对照品图谱比对，指认1号峰为葫芦巴碱，2号峰为尿嘧啶，4号峰为次黄嘌呤，7号峰为肌苷，10号峰为腺苷（图10-4）。以肌苷色谱峰（7号峰）为参照峰，其保留时间和色谱峰面积为1，将其他特征峰的保留时间与峰面积与肌苷相比，得到各峰的相对保留时间和相对峰面积。结果见表10-3、表10-4。

表10-3 15批康复新液的相对保留时间

峰号	S1	S2	S3	S4	S5	S6	S7	S8	S9	S10	S11	S12	S13	S14	S15
1	0.225	0.225	0.226	0.226	0.224	0.226	0.225	0.224	0.225	0.226	0.227	0.224	0.226	0.226	0.234
2	0.343	0.343	0.342	0.343	0.343	0.343	0.343	0.343	0.343	0.343	0.344	0.344	0.346	0.346	0.352
3	0.412	0.412	0.413	0.413	0.413	0.413	0.413	0.415	0.415	0.412	0.411	0.417	0.416	0.415	0.423
4	0.481	0.480	0.481	0.480	0.481	0.480	0.480	0.482	0.483	0.480	0.479	0.485	0.483	0.482	0.486

峰号	S1	S2	S3	S4	S5	S6	S7	S8	S9	S10	S11	S12	S13	S14	S15
5	0.548	0.546	0.548	0.547	0.547	0.547	0.547	0.549	0.549	0.547	0.547	0.551	0.550	0.549	0.551
6	0.612	0.610	0.611	0.610	0.611	0.610	0.610	0.612	0.613	0.610	0.609	0.614	0.611	0.610	0.612
7（S）	1.000	1.000	1.000	1.000	1.000	1.000	1.000	1.000	1.000	1.000	1.000	1.000	1.000	1.000	1.000
8	1.054	1.052	1.052	1.052	1.051	1.052	1.052	1.051	1.051	1.052	1.053	1.051	1.052	1.052	—
9	1.175	1.172	1.173	1.173	1.171	1.173	1.173	1.171	1.171	1.174	1.175	1.172	1.177	1.177	—
10	1.402	1.398	1.402	1.401	1.394	1.401	1.400	1.395	1.396	1.402	1.408	1.395	1.412	1.412	1.417

表10-4　15批康复新液的相对峰面积

峰号	S1	S2	S3	S4	S5	S6	S7	S8	S9	S10	S11	S12	S13	S14	S15
1	0.051	0.045	0.044	0.070	0.054	0.048	0.037	0.049	0.065	0.065	0.042	0.039	0.035	0.055	0.509
2	0.556	0.378	0.383	0.468	0.494	0.534	0.640	0.425	0.631	0.629	0.328	0.357	0.519	0.552	2.267
3	0.663	0.693	0.849	0.694	0.911	0.569	1.322	0.777	1.034	1.024	0.529	1.111	0.812	0.986	1.297
4	0.883	0.521	0.550	0.735	0.720	0.801	0.749	0.611	0.944	0.952	0.499	0.642	0.780	1.018	5.750
5	0.318	0.218	0.232	0.357	0.335	0.317	0.317	0.264	0.443	0.443	0.159	0.291	0.327	0.592	1.740
6	0.144	0.164	0.167	0.179	0.165	0.163	0.138	0.163	0.163	0.162	0.173	0.204	0.172	0.184	0.624
7（S）	1.000	1.000	1.000	1.000	1.000	1.000	1.000	1.000	1.000	1.000	1.000	1.000	1.000	1.000	1.000
8	0.101	0.105	0.107	0.092	0.100	0.101	0.103	0.105	0.104	0.103	0.069	0.100	0.101	0.124	—
9	0.348	0.317	0.290	0.316	0.3141	0.294	0.325	0.292	0.334	0.336	0.353	0.265	0.234	0.260	—
10	0.165	0.160	0.163	0.216	0.197	0.168	0.322	0.172	0.305	0.234	0.217	0.288	0.271	0.350	0.692

　　3.指纹图谱比较　将15批制剂的色谱图与生成的对照图谱进行比较，发现S8与之相似度最高，于是把S8作为标准制剂。通过峰面积的比较，选取峰面积较大且稳定的图谱为共有峰，得到7个强峰，分别为共有峰2号（9.7943%）、3号（17.9196%）、4号（14.1040%）、5号（6.1019%）、6号（3.7661%）、7号（23.0718%）、10号（3.9781%），其峰面积之和占扣除防腐剂等附加剂之后总峰面积的75%以上。这7个强峰都是共有峰，可反映康复新液内在特征，可用来评价康复新液的质量。

　　4.聚类分析　采用SPSS数据统计软件，将15批样品的共有峰相对峰面积数据，选用组间联接（between groups linkage）进行聚类，用欧式距离（Euclidean）平方计算样品相似性程度，聚类结果见图10-5。从树状聚类图中看到，15批样品大体上聚为3类，是S1~S6及S8~S14为一类，S7为一类，剩下的S15为一类。结合色谱图观察，S7的10号峰是15批制剂中最高，峰面积是其他色谱峰的2~12倍，同时其他峰峰面积均较大，因此聚为一类；相反，S15的各峰面积均较小，且相似度为所有样品中最低，表明了与其他样品的差异。聚类分析结果与指纹图谱相似度结果相近。

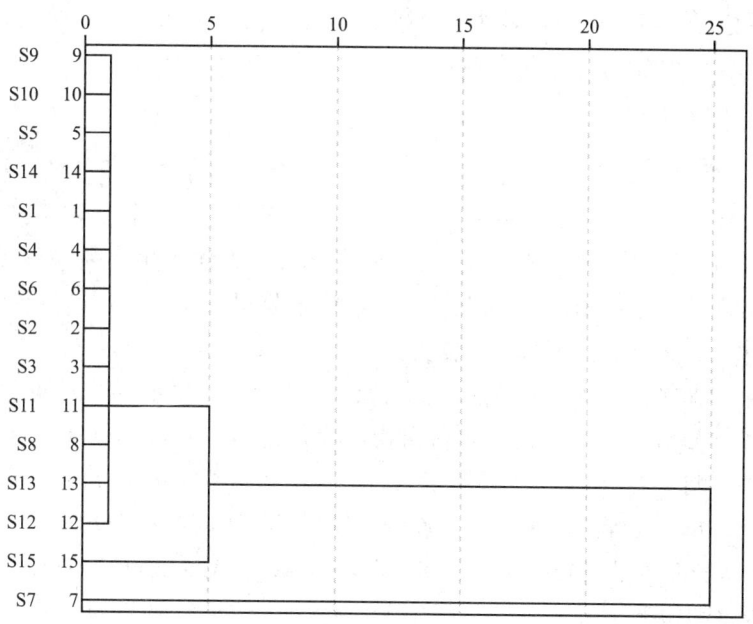

图10-5 系统聚类分析的结果

【小结】

通过对15批康复新液UPLC指纹图谱的识别，15批制剂具有大部分的共有峰，但还是有一些非共有峰，说明同一厂家生产的不同批次的康复新液和不同的厂家生产的康复新液质量存在差异。

在实验过程中扣除附加剂影响后绝大多数制剂相似度均大于0.9，表明各厂家生产的制剂具有较好的相似性，而不同厂家生产的制剂在防腐剂等附加剂的使用方面差异较大，这也可能导致不同厂家生产的同一制剂的质量差异。

将各批制剂共有峰峰面积进行聚类分析发现，除个别制剂外大多数均归为一类，研究结果表明用于临床的康复新液质量比较稳定，但个别存在一定的差异。

一清颗粒（Yiqingkeli）

【制剂处方组成、药用及化学成分】

1.处方组成 一清颗粒是由黄连（为毛茛科植物黄连 *Coptis chinensis* Franch.、三角叶黄连 *Coptis deltoidea* C.Y.Cheng et Hsiao或云连 *Coptis teeta* Wall.的干燥根茎）、大黄（为蓼科植物掌叶大黄 *Rheum palmatum* L.、唐古特大黄 *Rheum tanguticum* Maxim.ex Balf.或药用大黄 *Rheum officinale* Baill.的干燥根和根茎）和黄芩（为唇形科植物黄芩 *Scutellaria baicalensis* Georgi的干燥根）三味中药提取制成的复方颗粒制剂。

2.功效与主治 清热泻火解毒，化瘀凉血止血。用于火毒血热所致的身热烦躁、目赤口疮、咽喉肿痛、牙龈肿痛、大便秘结、吐血、咯血、衄血、痔血；咽炎、扁桃体炎、牙龈炎见上述证候者。

3.化学成分　一清颗粒含有多种生物碱类、蒽醌类、黄酮类成分，主要为表小檗碱、黄连碱、巴马汀、小檗碱、芦荟大黄素、大黄酸、大黄素、大黄酚、大黄素甲醚、黄芩苷、汉黄芩素等成分。

【仪器、材料与试剂】

1.仪器　ACQUITY UPLC型超高效液相色谱，配备光电二极管矩阵（PDA）检测器，（美国，Waters）；超声波清洗机（型号：HS-10260T，天津市恒奥科技发展有限公司）；数显恒温水浴锅（型号：HH-6，常州澳华仪器有限公司）；《中药色谱指纹图谱相似度评价系统》软件（2004A版）（国家药典委员会）。

2.材料　一清颗粒：规格为每袋7.5g，来源见表10-5，对照品来源见表10-6。药材：大黄（购于贵州A药店），经鉴定为蓼科植物掌叶大黄*Rheum palmatum* L.的干燥根和根茎的粉末；黄芩（购于贵州A药店）经鉴定为唇形科植物黄芩*Scutellaria baicalensis* Georgi的干燥根的粉末；黄连（味连、雅连、云连购于贵州A药店）经鉴定分别为毛茛科植物黄连*Coptis chinensis* Franch.、三角叶黄连*Coptis deltoidea* C. Y. Cheng et Hsiao或云连*Coptis teeta* Wall的干燥根茎的粉末。

表10-5　一清颗粒来源与批号

序号	产品来源	产品批号	相似度
S1	A厂家	201805010-1	0.823
S2	A厂家	201805010-2	0.826
S3	B厂家	171103-1	0.684
S4	B厂家	171103-2	0.697
S5	B厂家	1712010-1	0.686
S6	B厂家	1712010-2	0.705
S7	B厂家	180606-1	0.678
S8	B厂家	180606-2	0.676
S9	C厂家	171213-1	0.854
S10	C厂家	171213-2	0.865
S11	C厂家	171214-1	0.855
S12	C厂家	171214-2	0.839
S13	D厂家	181280022-1	0.674
S14	D厂家	181280022-2	0.678
S15	E厂家	18030005-1	0.939
S16	E厂家	18030005-2	0.942
S17	E厂家	18060012-1	0.946

序号	产品来源	产品批号	相似度
S18	E厂家	18060012-2	0.949
S19	E厂家	18060013-1	0.951
S20	E厂家	18060013-2	0.972
S21	E厂家	18070015-1	0.978
S22	E厂家	18070015-2	0.973
S23	E厂家	17080020-1	0.975
S24	E厂家	17080020-2	0.971

表10-6 对照品来源与批号

序号	名称	来源	批号	含量
1	大黄素	A科技有限公司	D-029-171216	>97%
2	大黄酸	A科技有限公司	D-010-171216	>98%
3	大黄酚	A科技有限公司	D-017-170620	>98%
4	芦荟大黄素	A科技有限公司	L-014-181008	>98%
5	大黄素甲醚	A科技有限公司	D-004-181022	>98%
6	黄芩苷	A科技有限公司	H-029-171216	>98%
7	黄芩素	A科技有限公司	H-0110-170426	>98%
8	汉黄芩素	A科技有限公司	H-029-171216	>98%
9	盐酸小檗碱	A科技有限公司	X-045-170421	>98%
10	巴马汀	A科技有限公司	H-015-171017	>98%

3.**试剂** 甲醇、乙腈为色谱纯，水为纯净水，其余试剂均为分析纯。

【溶液的制备】

1.**对照品溶液的制备** 对照品溶液制备：精密称取大黄素、大黄酸、大黄酚、芦荟大黄素、大黄素甲醚、黄芩苷、黄芩素、汉黄芩素、盐酸小檗碱、巴马汀对照品各0.5mg，加甲醇定容至10ml，使之溶解后，滤过（0.22μm微孔滤膜），备用。

混合对照品溶液：取上述对照品溶液母液各1ml，定容至10ml混匀，滤过（0.22μm微孔滤膜），备用。

2.**一清颗粒供试品溶液的制备** 取一清颗粒1g，精密称定，置50ml的锥形瓶中，加甲醇25ml，超声处理两次（每次加25ml甲醇各超声30分钟），过滤，合并滤液，于水浴锅上蒸干，用甲醇溶解定容至10ml，摇匀，滤过（0.22μm微孔滤膜），备用。

3.**单味药材供试品溶液的制备** 分别取味连、雅连、云连、大黄、黄芩药材1g，精密称定，分别置100ml的锥形瓶中，参照《中国药典》(2020年版)一部项下一清颗粒的制备方法，煎煮2次（第1次加10倍量的水煎煮1.5小时，第二次加10倍量的水煎煮1小时），滤过，合并滤液，于水浴锅上蒸干，用甲醇溶解定容至10ml，摇匀，滤过（0.22μm微孔滤膜），备用。

【色谱条件】

色谱条件：色谱柱为ZORBAX RRHD Eclipse Plus C$_{18}$（2.1×100mm，1.8μm），流动相为乙腈（A）–0.1%的甲酸水溶液（B）按表10-7进行梯度洗脱；检测波长为254nm，流速为0.1ml/min，柱温为30℃，进样量为1μl。

表10-7　流动相梯度洗脱表

时间（min）	流动相A（%）	流动相B（%）
0~3	8.5~18	91.5~82
3~18	18~31	82~69
18~24	31~45	69~55
24~32	45~45.5	55~54.5
32~40	45.5~80	54.5~20
40~45	80~80	20~20
45~50	80~8.5	20~91.5
50~55	8.5	91.5

【方法学考察】

1.精密度试验　取一清颗粒6份（批号：171103），按上述供试品溶液的制备方法制备供试品溶液，按上述色谱条件，连续进样6针，记录色谱图，计算出六个图谱的相似度分别为1.000、1.000、1.000、1.000、1.000、1.000，并记录各共有峰的保留时间和峰面积，以黄芩苷为参比峰，计算得各共有峰相对保留时间和相对峰面积的RSD<3%，表明仪器精密度良好。

2.重复性试验　精密称取一清颗粒6份（批号：171208）1.0g，按上述供试品溶液的制备方法制备供试品溶液，按上述色谱条件进行测试，记录色谱图，计算出六个图谱的相似度分别为0.999、1.000、1.000、1.000、1.000、1.000，并记录各共有峰的保留时间和峰面积，以黄芩苷为参比峰，计算得各共有峰相对保留时间和相对峰面积的RSD<3%，表明方法重复性良好。

3.稳定性试验　取一清颗粒6份（批号：171103），按上述供试品溶液的制备方法制备供试品溶液，按上述色谱条件，分别在0、3、6、9、12、24小时进样，记录色谱图，计算出六个图谱的相似度分别为0.996、0.998、0.998、0.998、0.996、0.996，并记录各共有峰的保留时间和峰面积，以黄芩苷为参比峰，计算得各共有峰相对保留时间和相对峰面积的RSD<3%，表明供试品溶液在24小时内稳定。

【指纹图谱建立及相似度评价】

1.同一厂家一清颗粒指纹图谱比较

（1）A厂家一清颗粒指纹图谱的建立　取A厂家一清颗粒2个批次，按供试品溶液制备方法制备供试品溶液，按色谱条件进行指纹图谱测定，将指纹图谱的AIA数据文件导入"中药色谱指纹图谱相似度评价系统"软件进行分析，设定S1号一清颗粒指纹图谱为参照图谱，共标定32个共有峰，与对照品比对，指认了6个共有峰的成分，2批与对照图谱的相似度为1.000、1.000，结果见图10-6、图10-7。

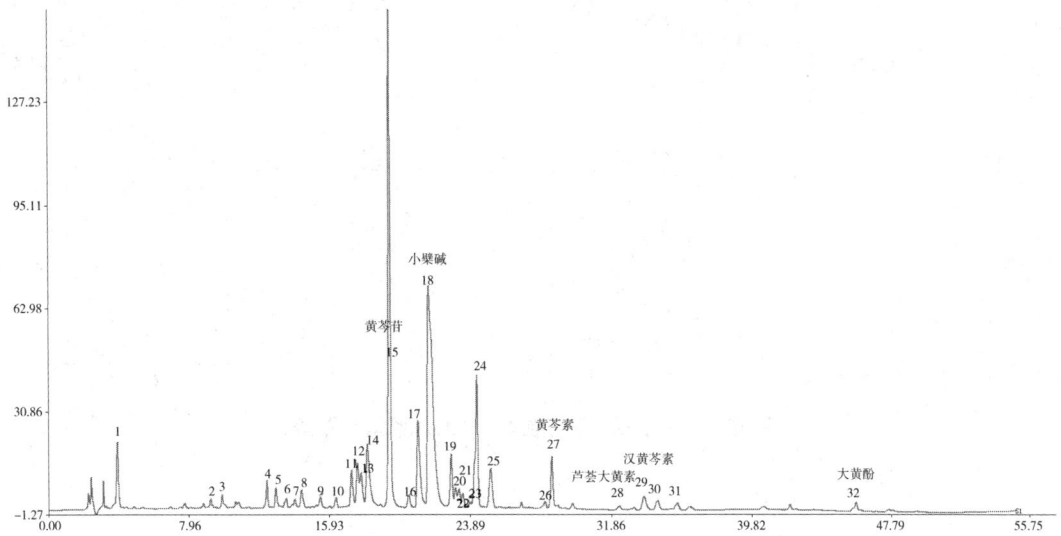

图10-6　A厂家一清颗粒的UPLC对照指纹图谱

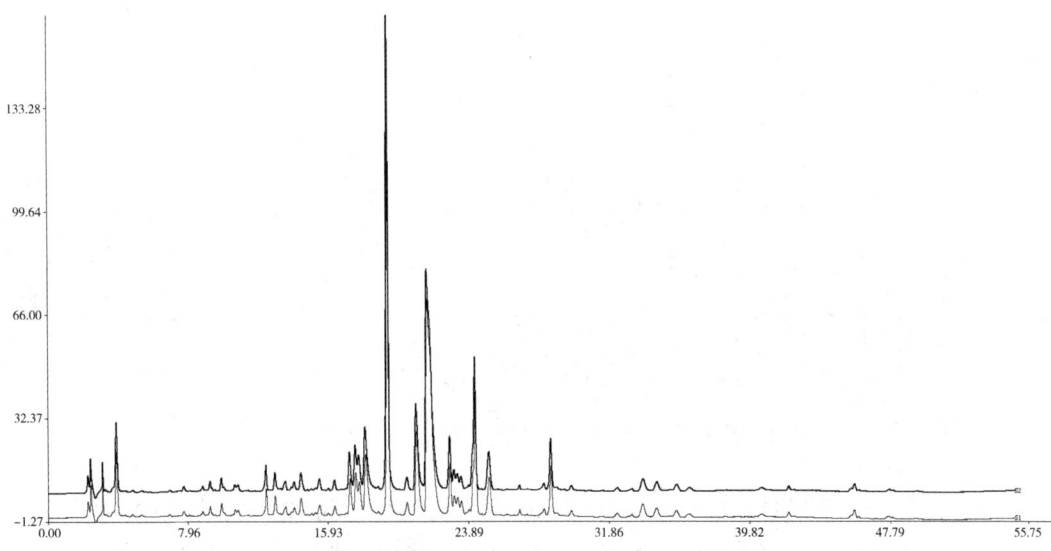

图10-7　A厂家一清颗粒的UPLC指纹图谱

（2）B厂家—清颗粒指纹图谱比较　取B厂家—清颗粒2个批次，按供试品溶液的制备方法制备供试品溶液，按色谱条件进行指纹图谱测定，将指纹图谱的AIA数据文件导入"中药色谱指纹图谱相似度评价系统"软件进行分析，设定S1号—清颗粒指纹图谱为参照图谱，共标定34个共有峰，与对照品比对，指认了6个共有峰的成分，2批与对照图谱的相似度为0.998、0.998，结果见图10-8、图10-9。

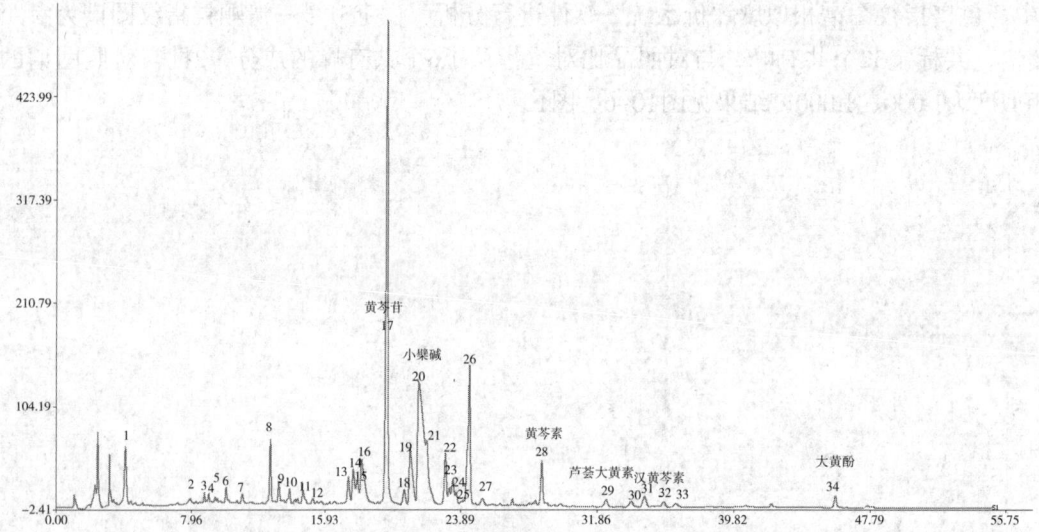

图10-8　B厂家—清颗粒的UPLC对照指纹图谱

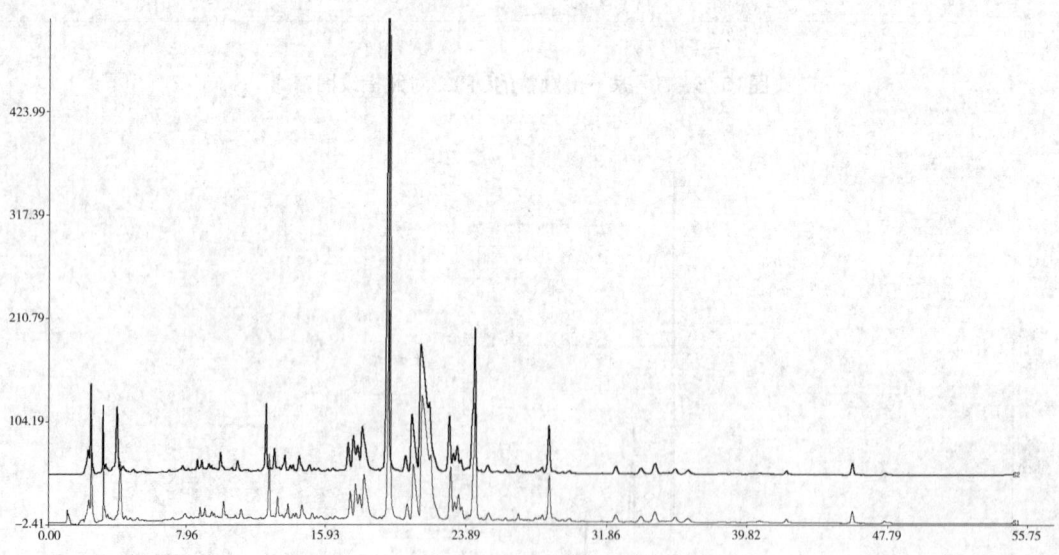

图10-9　B厂家—清颗粒的UPLC指纹图谱

（3）C厂家—清颗粒指纹图谱比较　取C厂家—清颗粒6个批次，按供试品溶液制备方法制备供试品溶液，按色谱条件进行指纹图谱测定，将指纹图谱的AIA数据文件导入"中药色谱指纹图谱相似度评价系统"软件进行分析，设定S1号—清颗粒指纹图谱为参照图谱，共标定32个共有峰，与对照品比对，指认了5个共有峰的成分，6批与对照图谱的相似度为0.996、0.995、0.995、0.994、0.992、0.992，结果见图10-10、图10-11。

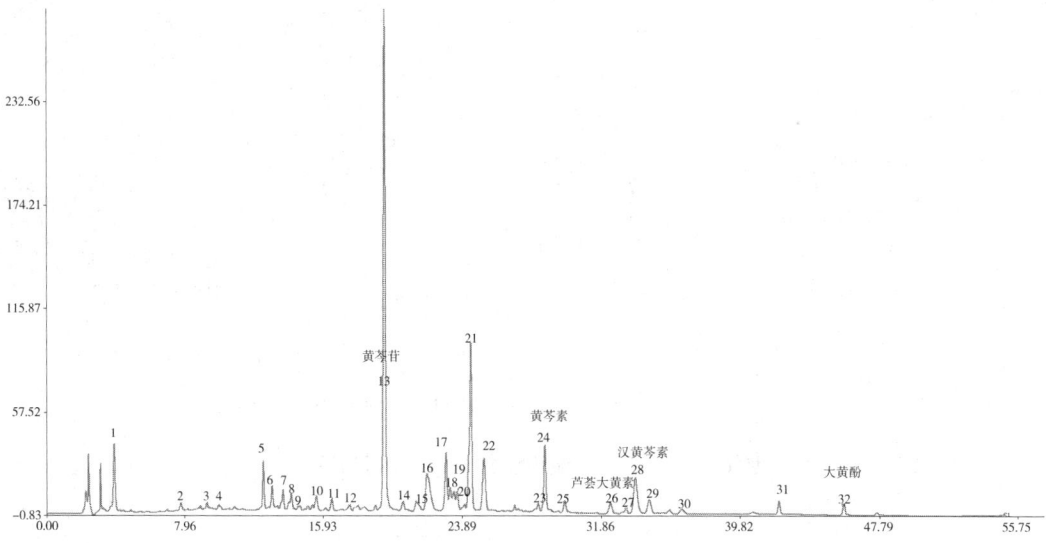

图10-10　C厂家一清颗粒的UPLC对照指纹图谱

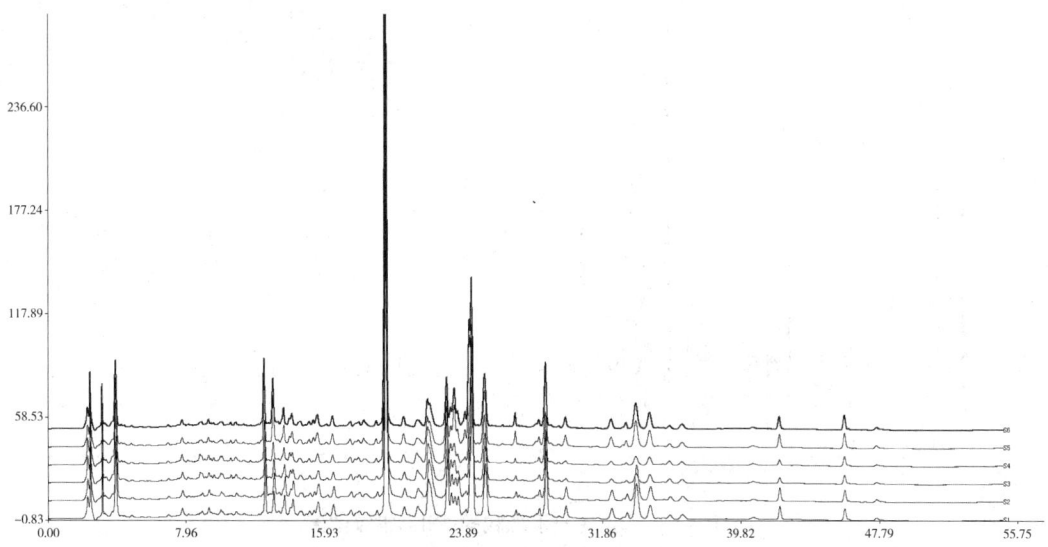

图10-11　C厂家一清颗粒的UPLC指纹图谱

（4）D厂家一清颗粒指纹图谱比较　取D厂家一清颗粒样品4个批次，按供试品溶液制备方法制备供试品溶液，按色谱条件进行指纹图谱测定，将指纹图谱的AIA数据文件导入"中药色谱指纹图谱相似度评价系统"软件进行分析，设定S1号一清颗粒指纹图谱为参照图谱，共标定共有峰37个，与对照品比对，指认了5个共有峰的成分，4批与对照图谱的相似度为0.999、0.998、0.999、0.997，结果见图10-12、图10-13。

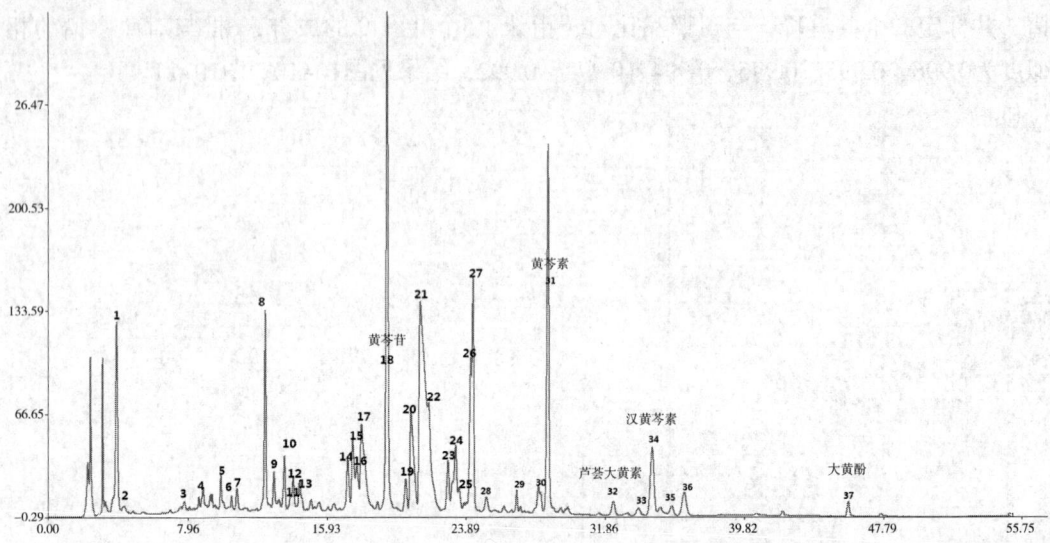

图10-12　D厂家一清颗粒的UPLC对照指纹图谱

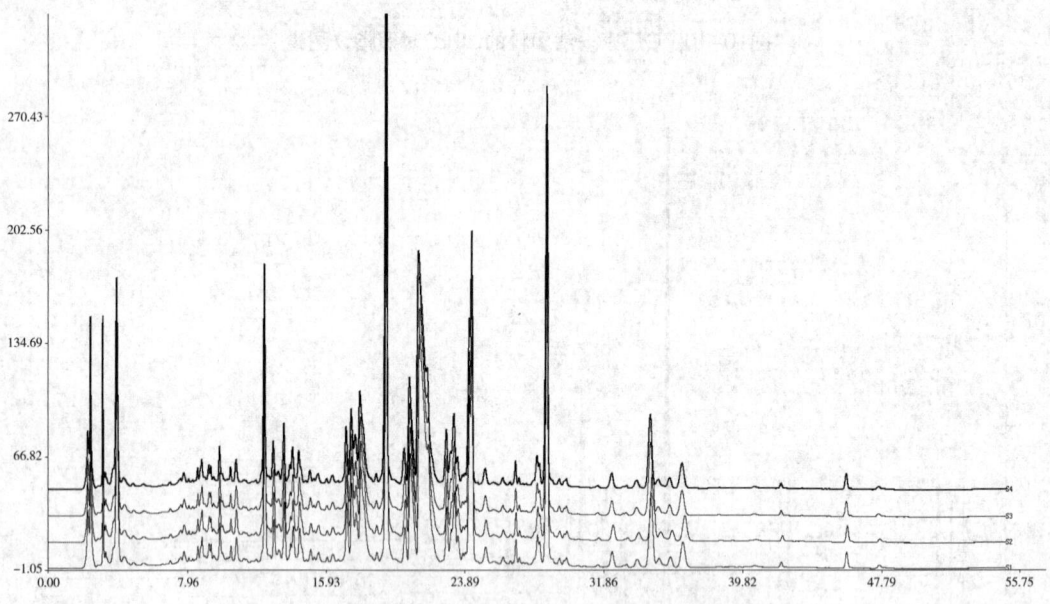

图10-13　D厂家一清颗粒的UPLC指纹图谱

（5）E厂家一清颗粒指纹图谱的建立　取E厂家一清颗粒10个批次，按供试品溶液制备方法，按色谱条件进行指纹图谱测定，将10个批次指纹图谱的AIA数据文件导入"中药色谱指纹图谱相似度评价系统"软件进行分析，设定S1号一清颗粒指纹图谱为参照图谱，共标定36个共有峰，与对照品比对，指认了7个共有峰的成分，S1～S10号样品与对照图谱的相似度分别为0.992、0.994、0.994、0.992、0.998、0.993、0.997、0.998、0.997、0.996，结果见图10-14、图10-15。

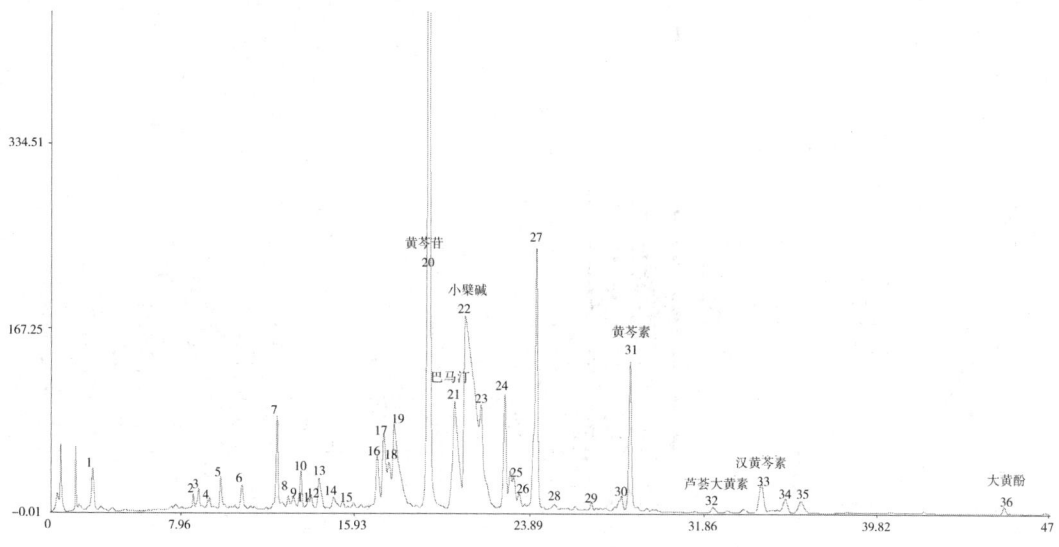

图10-14 E厂家一清颗粒的UPLC对照指纹图谱

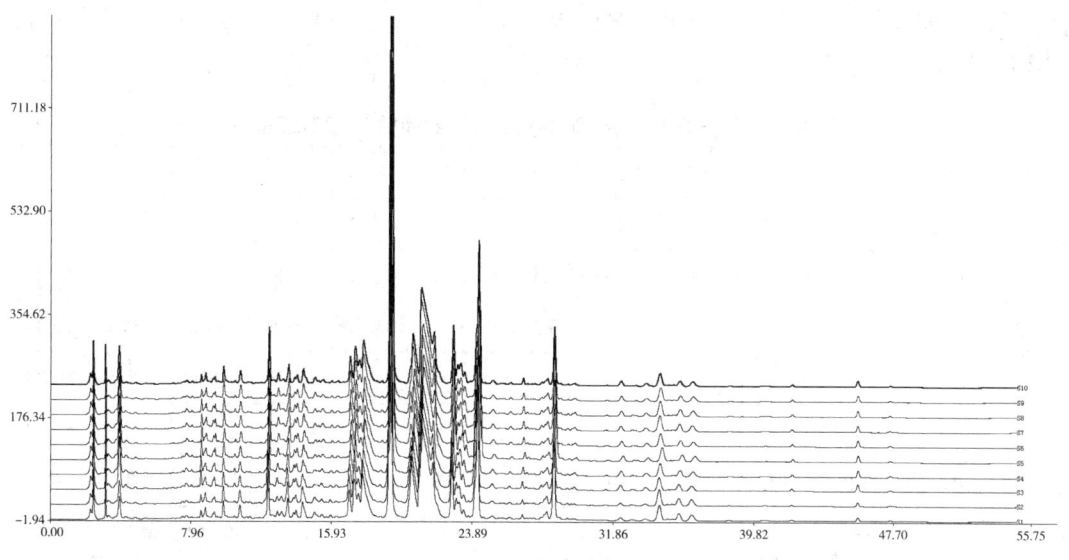

图10-15 E厂家一清颗粒的UPLC指纹图谱

2. E厂家一清颗粒与其他厂家一清颗粒指纹图谱比较 取5个不同厂家的一清颗粒共24批次，按供试品溶液制备方法制备供试品溶液，按色谱条件进行指纹图谱测定，将24批次样品指纹图谱的AIA数据文件导入"中药色谱指纹图谱相似度评价系统"软件进行分析，以E厂家S15一清颗粒指纹图谱为参考图谱，以S15～S24号图谱标定的36个共有峰为基础与其他不同厂家的14批一清颗粒进行比较，E厂家与A厂家一清颗粒指纹图谱有24～26个共有峰；E厂家与B厂家一清颗粒指纹图谱有16～18个共有峰；E厂家与C厂家一清颗粒指纹图谱有28～29个共有峰；E厂家与D厂家一清颗粒指纹图谱有23～24个共有峰。以20号峰（黄芩苷）为参照峰，计算各共有峰的相对保留时间和相对峰面积，结果见图10-16、表10-8、表10-9。

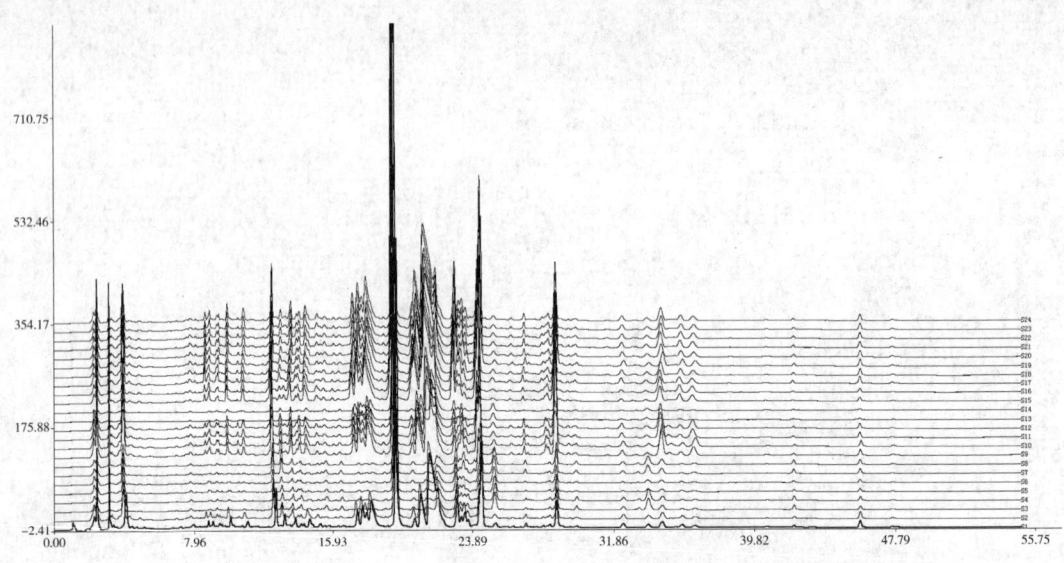

图10-16 不同厂家一清颗粒UPLC指纹图谱

（S1～S2为A厂家；S3～S8为B厂家；S9～S12为C厂家；S13～S14为D厂家；S15～S24为E厂家）

表10-8 不同厂家一清颗粒指纹图谱共有峰的相对峰面积

峰号	S1	S2	S3	S4	S5	S6	S7	S8	S9	S10	S11	S12
1	0.132	0.130	0.148	0.143	0.187	0.187	0.168	0.167	0.419	0.427	0.409	0.416
2	0.005	0.015	0.005	0.002	0.003	0.002	0.004	0.003	0.026	0.036	0.035	0.026
3	0.020	0.021	—	—	—	0.026	—	0.006	0.035	0.032	0.033	0.034
4	—	—	—	—	—	—	—	—	0.028	0.026	0.025	0.023
5	—	—	—	—	—	—	—	—	0.077	0.080	0.087	0.072
6	0.013	0.019	0.016	0.016	0.012	0.014	0.010	0.008	0.056	0.059	0.057	0.054
7									0.345	0.350	0.342	0.343
8									—	—	—	—
9	0.042	0.013	0.014	0.015	0.009	0.009	0.003	—	0.033	0.031	0.031	0.031
10	0.014	0.012	—	—								
11	0.036	0.035	—	—								
12	0.013	0.011	—	—		0.020	0.015	0.015	—	—	—	—
13	0.011	0.012	—						0.087	0.088	0.087	0.085
14	—								0.026	0.025	0.026	0.026
15	—	—	—	0.012	—				—	—	—	—
16	—	—	—	—	—	—	—	—	0.057	0.060	0.057	0.052

续表

峰号	S1	S2	S3	S4	S5	S6	S7	S8	S9	S10	S11	S12
17	0.065	0.068	—	—	—	—	—	—	0.026	0.029	0.027	0.024
18	0.086	0.087	—	0.019	—	—	—	—	0.345	0.350	0.342	0.343
19	—	—	—	—	0.007	0.007	—	—	—	—	—	—
20（S）	1.000	1.000	1.000	1.000	1.000	1.000	1.000	1.000	1.000	1.000	1.000	1.000
21	—	—	—	—	—	0.019	0.032	0.024	0.078	0.078	—	—
22	0.197	0.197	—	—	—	—	—	—	—	—	—	—
23	—	—	—	—	—	—	—	—	0.396	0.396	0.399	0.245
24	—	—	—	—	—	—	—	—	0.121	0.119	0.120	0.125
25	0.037	0.038	0.051	—	0.044	0.044	0.040	0.042	—	—	—	—
26	0.065	0.064	0.051	0.052	—	—	—	—	0.059	0.060	0.057	0.057
27	—	—	—	—	—	—	0.203	0.203	0.439	0.436	0.434	0.435
28	0.022	0.022	0.155	0.156	0.138	0.146	0.169	0.167	0.051	0.052	0.048	0.049
29	—	—	—	—	—	—	—	—	0.038	0.039	0.037	0.038
30	0.004	0.005	—	—	—	—	—	—	—	0.015	0.014	0.013
31	0.109	0.098	0.141	0.148	0.112	0.108	0.156	0.141	0.768	0.773	0.765	0.765
32	0.025	0.024	0.033	0.032	0.012	0.012	0.032	0.034	0.046	0.047	0.044	0.043
33	0.039	0.038	0.047	0.048	0.029	0.030	0.069	0.068	0.250	0.250	0.248	0.247
34	0.020	0.020	0.013	0.013	0.012	0.013	0.014	0.014	0.036	0.036	0.036	0.035
35	0.017	0.016	0.020	0.021	0.016	0.016	0.024	0.024	0.099	0.098	0.098	0.097
36	0.029	0.027	0.026	0.027	0.023	0.026	0.040	0.040	0.036	0.036	0.035	0.035

（续表）10-8　不同厂家一清颗粒指纹图谱共有峰的相对峰面积

峰号	S13	S14	S15	S16	S17	S18	S19	S20	S21	S22	S23	S24
1	0.133	0.148	0.055	0.054	0.120	0.121	0.111	0.116	0.109	0.106	0.080	0.083
2	—	—	0.010	0.011	0.027	0.026	0.024	0.025	0.020	0.020	0.013	0.013
3	—	—	0.024	0.026	0.040	0.038	0.037	0.037	0.035	0.035	0.029	0.029
4	—	—	0.013	0.014	0.031	0.026	0.026	0.028	0.013	0.013	0.010	0.010
5	0.027	0.027	0.032	0.032	0.039	0.036	0.040	0.041	0.035	0.040	0.037	0.037
6	0.013	0.014	0.027	0.027	0.037	0.033	0.034	0.035	0.034	0.033	0.031	0.031
7	0.049	0.048	0.079	0.078	0.107	0.104	0.102	0.104	0.102	0.102	0.092	0.092
8	—	—	0.013	0.013	0.025	0.037	0.024	0.025	0.025	0.025	0.022	0.023

续表

峰号	S13	S14	S15	S16	S17	S18	S19	S20	S21	S22	S23	S24
9	—	0.005	0.017	0.018	0.024	0.007	0.021	0.021	0.021	0.021	0.016	0.016
10	—	—	0.038	0.038	0.043	0.041	0.043	0.043	0.044	0.044	0.040	0.039
11	—	—	0.011	0.011	0.023	0.020	0.022	0.022	0.021	0.021	0.015	0.015
12	—	—	0.014	0.014	0.024	0.022	0.023	0.023	0.023	0.023	0.017	0.018
13	0.042	0.043	0.045	0.044	0.051	0.046	0.043	0.049	0.049	0.047	0.045	0.044
14	0.003	0.003	0.021	0.021	0.015	0.012	0.014	0.014	0.016	0.016	0.017	0.018
15	—	—	0.011	0.011	0.020	0.016	0.018	0.019	0.019	0.019	0.014	0.014
16	0.002	0.002	0.076	0.074	0.076	0.068	0.071	0.072	0.074	0.072	0.071	0.070
17	0.084	0.083	0.106	0.102	0.097	0.095	0.095	0.096	0.093	0.087	0.099	0.097
18	0.101	0.100	0.063	0.061	0.067	0.062	0.058	0.060	0.059	0.059	0.057	0.057
19	0.089	0.088	0.233	0.224	0.209	0.206	0.214	0.215	0.202	0.189	0.216	0.212
20（S）	1.000	1.000	1.000	1.000	1.000	1.000	1.000	1.000	1.000	1.001	1.000	1.000
21	—	—	0.250	0.243	0.189	0.178	0.174	0.177	0.180	0.171	0.221	0.217
22	0.266	0.262	0.754	0.725	0.642	0.629	0.621	0.622	0.632	0.598	0.692	0.674
23	—	—	0.211	0.208	0.227	0.211	0.209	0.217	0.209	0.210	0.186	0.185
24	0.122	0.120	0.133	0.133	0.136	0.133	0.139	0.140	0.139	0.139	0.124	0.123
25	—	—	0.042	0.041	0.077	0.071	0.048	0.073	0.073	0.073	0.052	0.053
26	0.034	0.033	0.024	0.024	0.040	0.034	0.070	0.038	0.034	0.034	0.028	0.028
27	0.329	0.314	0.326	0.326	0.285	0.399	0.400	0.405	0.400	0.399	0.349	0.347
28	0.116	0.113	0.015	0.015	0.028	0.014	0.026	0.027	0.026	0.026	0.014	0.014
29	0.008	0.007	0.009	0.009	0.018	0.014	0.017	0.017	0.017	0.017	0.010	0.010
30	0.015	0.016	0.026	0.026	0.027	0.025	0.027	0.027	0.019	0.018	0.021	0.020
31	0.104	0.103	0.162	0.164	0.150	0.149	0.148	0.148	0.160	0.160	0.119	0.115
32	0.012	0.009	0.008	0.008	0.018	0.018	0.017	0.017	0.016	0.015	0.015	0.015
33	0.033	0.031	0.055	0.055	0.051	0.052	0.050	0.050	0.056	0.056	0.047	0.045
34	0.022	0.021	0.026	0.026	0.025	0.025	0.006	0.025	0.026	0.026	0.019	0.019
35	0.015	0.014	0.026	0.026	0.024	0.024	0.023	0.023	0.025	0.025	0.020	0.019
36	0.021	0.018	0.009	0.009	0.017	0.017	0.016	0.017	0.014	0.014	0.014	0.014

表10-9　不同厂家一清颗粒指纹图谱共有峰的相对保留时间

峰号	S1	S2	S3	S4	S5	S6	S7	S8	S9	S10	S11	S12
1	0.000	0.202	0.202	0.201	0.202	0.202	0.202	0.202	0.202	0.203	0.203	0.203
2	0.438	0.439	0.441	0.437	0.439	0.440	0.442	0.440	0.444	0.441	0.443	0.444
3	0.450	0.453	—	—	0.453	0.454	0.000	0.453	0.435	0.432	0.433	0.434
4	—	—	—	—	—	—	—	—	0.028	0.026	0.025	0.023
5	—	—	—	—	—	—	—	0.506	0.508	0.508	0.509	0.508
6	0.550	0.559	0.558	0.558	0.557	0.557	0.558	0.557	0.559	0.558	0.559	0.559
7	—	—	—	—	—	—	—	—	0.645	0.645	0.646	0.646
8	—	—	—	—	—	—	—	—	—	—	—	—
9	0.665	0.668	0.668	0.667	0.668	0.669	0.669	—	0.671	0.671	0.671	0.672
10	0.695	0.694							—	—	—	—
11	0.708	0.708	—	—	—	—	—	—	—	—	—	—
12	0.000	0.716	—	—	—	0.717	0.717	0.717				
13	0.734	0.737	—	—	—	—	—	—	0.740	0.740	0.742	0.742
14	—	—	—	—	—	—	—	—	0.776	0.779	0.778	0.779
15	—	—	—	0.792	—	—	—	—	—	—	—	—
16	—	—	—	—	—	—	—	—	0.408	0.408	0.409	0.408
17	0.891	0.891	—	—	—	—	—	—	0.359	0.358	0.359	0.359
18	0.900	0.902	—	0.902	—	—	—	—	0.545	0.545	0.546	0.546
19	—	—	—	—	0.916	0.917	—	—	—	—	—	—
20（S）	1.000	1.000	1.000	1.000	1.000	1.000	1.000	1.000	1.000	1.000	1.000	1.000
21	—	—	—	—	—	1.055	1.055	1.043	1.057	1.057	1.054	1.054
22	1.084	1.082	1.092	—	—	—	—	—	—	—	—	1.089
23	—	—	—	—	—	—	—	—	1.121	1.122	1.123	1.124
24	—	—	—	—	—	—	—	—	1.177	1.179	1.180	1.180
25	1.195	1.193	1.193	0.000	1.193	1.196	1.196	1.195	—	—	—	—
26	1.203	1.202	1.205	1.201	1.201	—	—	—	1.207	1.208	1.213	1.214
27	—	—	—	—	—	—	1.249	1.249	1.254	1.252	1.254	1.255
28	1.288	1.292	1.292	1.291	1.292	1.293	1.293	1.292	1.294	1.296	1.296	1.296
29	—	—	—	—	—	—	—	—	1.382	1.383	1.383	1.385
30	1.445	1.446	—	—	—	—	—	—	1.455	1.456	1.455	1.456

峰号	S1	S2	S3	S4	S5	S6	S7	S8	S9	S10	S11	S12
31	1.464	1.471	1.471	1.469	1.471	1.473	1.473	1.472	1.474	1.475	1.476	1.476
32	1.657	1.665	1.665	1.663	1.664	1.667	1.667	1.665	1.669	1.673	1.671	1.671
33	1.770	1.780	1.779	1.777	1.779	1.781	1.782	1.780	1.784	1.789	1.785	1.789
34	1.828	1.838	1.837	1.836	1.837	1.840	1.841	1.839	1.842	1.848	1.842	1.843
35	1.865	1.875	1.874	1.872	1.873	1.876	1.877	1.875	1.879	1.885	1.879	1.880
36	2.342	2.354	2.353	2.350	2.354	2.358	2.359	2.356	2.364	2.367	2.366	2.368

（续表）10-9 不同厂家—清颗粒指纹图谱共有峰的相对保留时间

峰号	S13	S14	S15	S16	S17	S18	S19	S20	S21	S22	S23	S24
1	0.203	0.203	0.203	0.203	0.203	0.202	0.202	0.203	0.202	0.202	0.202	0.202
2	—	—	0.444	0.443	0.443	0.442	0.441	0.443	0.443	0.442	0.442	0.442
3	—	—	0.456	0.456	0.456	0.455	0.454	0.456	0.456	0.455	0.456	0.455
4	—	—	0.484	0.484	0.483	0.482	0.481	0.483	0.483	0.483	0.482	0.483
5	0.508	0.509	0.509	0.509	0.510	0.509	0.507	0.510	0.509	0.506	0.509	0.509
6	0.558	0.559	0.559	0.559	0.559	0.558	0.557	0.560	0.559	0.559	0.559	0.559
7	0.646	0.646	0.642	0.641	0.642	0.641	0.640	0.643	0.642	0.642	0.642	0.642
8	—	—	0.668	0.668	0.668	0.668	0.666	0.669	0.668	0.669	0.668	0.669
9	0.671	0.673	0.680	0.680	0.676	0.682	0.679	0.682	0.682	0.682	0.682	0.682
10	—	—	0.698	0.698	0.698	0.698	0.696	0.700	0.699	0.699	0.699	0.699
11	—	—	0.716	0.715	0.716	0.716	0.714	0.717	0.716	0.716	0.716	0.716
12	—	—	0.723	0.722	0.723	0.723	0.721	0.725	0.724	0.724	0.724	0.724
13	0.741	0.742	0.742	0.741	0.742	0.742	0.740	0.743	0.742	0.742	0.741	0.742
14	0.778	0.779	0.777	0.778	0.778	0.777	0.774	0.777	0.775	0.775	0.776	0.776
15	—	—	0.798	0.798	0.798	0.798	0.797	0.799	0.798	0.798	0.799	0.799
16	0.880	0.882	0.879	0.879	0.882	0.882	0.881	0.883	0.881	0.882	0.880	0.880
17	0.898	0.894	0.895	0.894	0.897	0.897	0.896	0.897	0.896	0.897	0.895	0.895
18	0.908	0.908	0.907	0.907	0.909	0.909	0.908	0.910	0.908	0.909	0.907	0.907
19	0.921	0.922	1.000	0.919	0.923	0.923	0.921	0.922	0.920	0.922	0.918	0.919
20（S）	1.000	1.000	1.000	1.000	1.000	1.000	1.000	1.000	1.000	1.000	1.000	1.000
21	—	—	1.062	1.062	1.067	1.067	1.066	1.067	1.064	1.066	1.062	1.063
22	1.089	1.091	1.087	1.087	1.093	1.092	1.091	1.092	1.089	1.091	1.086	1.087
23	1.124	1.124	1.124	1.124	1.124	1.124	1.124	1.123	1.123	1.123	1.123	1.124
24	1.180	1.182	1.180	1.180	1.181	1.180	1.181	1.180	1.179	1.180	1.180	1.180
25	—	—	1.201	1.201	1.202	1.202	1.203	1.202	1.201	1.201	1.202	1.202

续表

峰号	S13	S14	S15	S16	S17	S18	S19	S20	S21	S22	S23	S24
26	1.211	1.208	1.214	1.214	1.214	1.213	1.214	1.213	1.212	1.212	1.213	1.213
27	1.254	1.256	1.255	1.255	1.254	1.255	1.255	1.254	1.254	1.254	1.254	1.254
28	1.295	1.296	1.297	1.298	1.299	1.297	1.296	1.295	1.294	1.294	1.295	1.295
29	1.384	1.386	1.386	1.386	1.387	1.386	1.384	1.384	1.384	1.384	1.384	1.384
30	1.455	0.000	1.457	1.458	1.459	1.457	1.455	1.454	1.454	1.454	1.454	1.454
31	1.476	1.477	1.478	1.478	1.480	1.477	1.475	1.474	1.474	1.475	1.475	1.475
32	1.671	1.673	1.674	1.674	1.676	1.673	1.671	1.670	1.668	1.670	1.670	1.669
33	1.784	1.787	1.788	1.789	1.791	1.789	1.786	1.784	1.783	1.784	1.785	1.784
34	1.842	1.846	1.846	1.847	1.848	1.847	1.844	1.843	1.841	1.843	1.843	1.842
35	1.879	1.883	1.883	1.884	1.886	1.884	1.881	1.880	1.877	1.880	1.881	1.879
36	2.366	2.370	2.373	2.374	2.376	2.371	2.360	2.364	2.364	2.365	2.365	2.364

【色谱峰的比较】

1.单味药材与不同厂家一清颗粒指纹图谱色谱峰的比较

（1）黄连与不同厂家一清颗粒指纹图谱色谱峰比较　分别取味连、雅连、云连，按单味药材供试品溶液的制备方法分别制备三种黄连供试品溶液，按色谱条件进行指纹图谱测定，将其指纹图谱的AIA数据文件导入"中药色谱指纹图谱相似度评价系统"软件进行分析，发现味连、雅连的图谱基本一致，云连的色谱峰要多于前两种黄连。三种不同来源的黄连分别与不同厂家一清颗粒指纹图谱进行对比，不同厂家一清颗粒指纹图谱与云连的共有峰有20~23个，与味连、雅连的共有峰有15~18个。不同来源的黄连指纹图谱有差异，黄连药材的一些峰没有在一清颗粒中出现，结果见图10-17~图10-32。

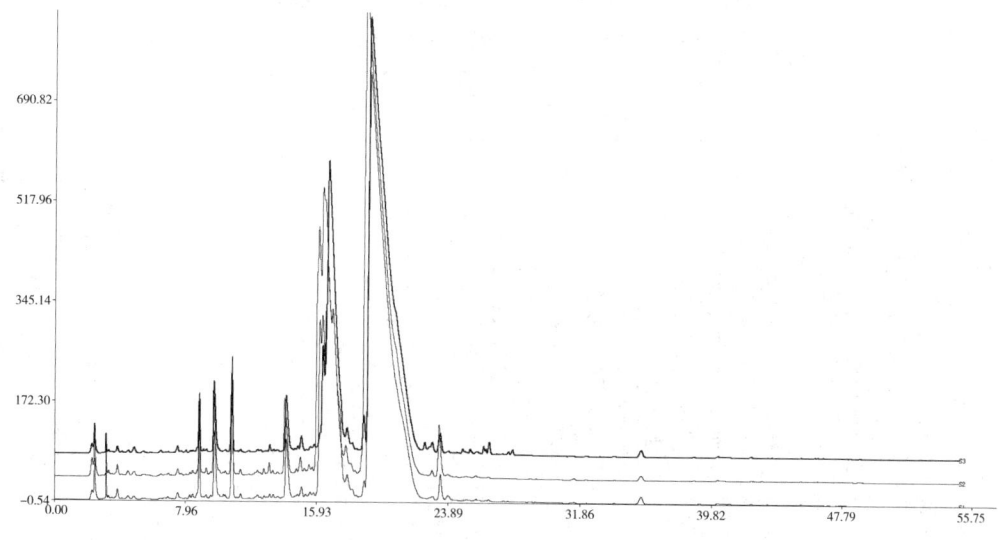

图10-17　三种黄连的UPLC指纹图谱对比

（S1为味连，S2为雅连，S3为云连）

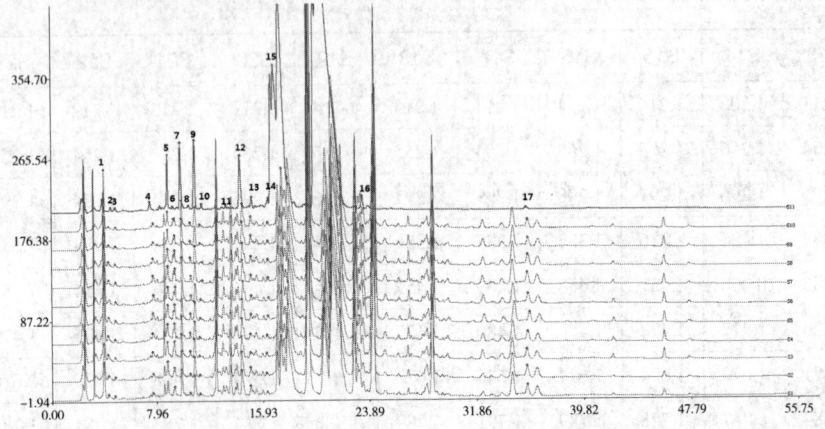

图10-18　E厂家一清颗粒与味连的UPLC指纹图谱

（S1～S10为E厂家一清颗粒，S11为味连）

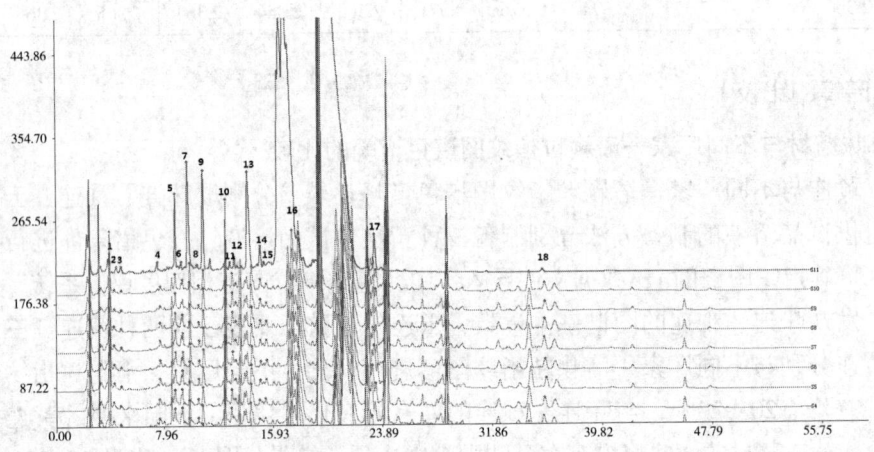

图10-19　E厂家一清颗粒与雅连的UPLC指纹图谱

（S1～S10为E厂家一清颗粒，S11为雅连）

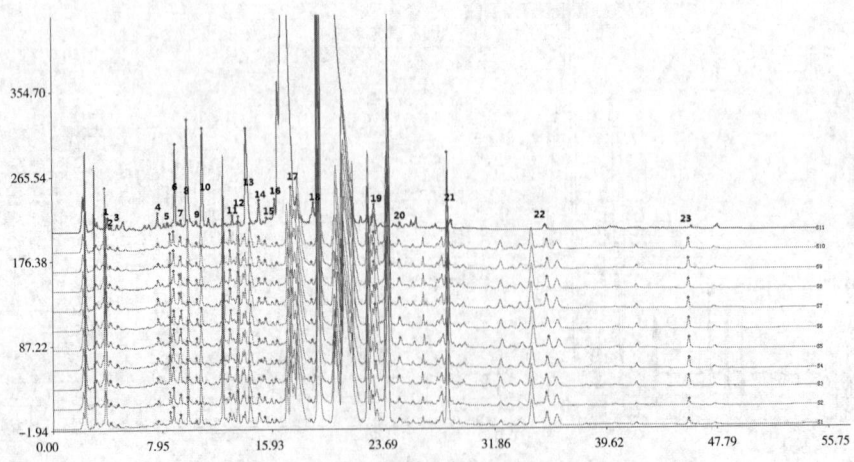

图10-20　E厂家一清颗粒与云连的UPLC指纹图谱

（S1～S10为E厂家一清颗粒，S11为云连）

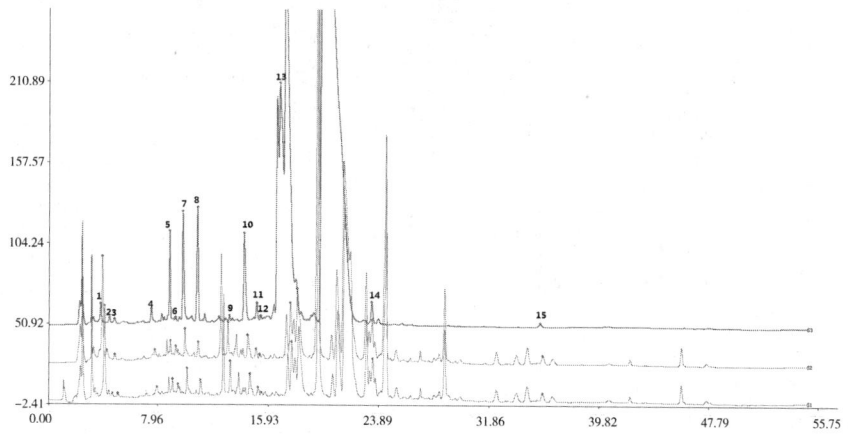

图10-21 A厂家一清颗粒与味连的UPLC指纹图谱

（S1～S2为A厂家一清颗粒，S3为味连）

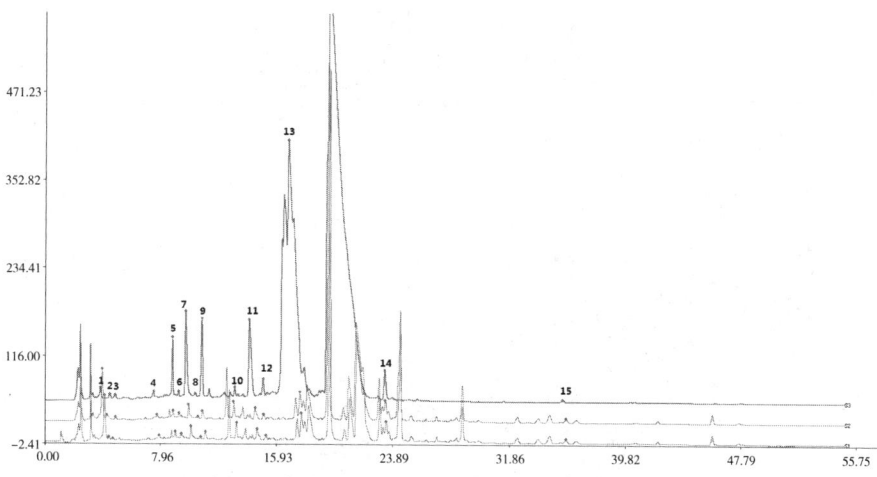

图10-22 A厂家一清颗粒与雅连的UPLC指纹图谱

（S1～S2为A厂家一清颗粒，S3为雅连）

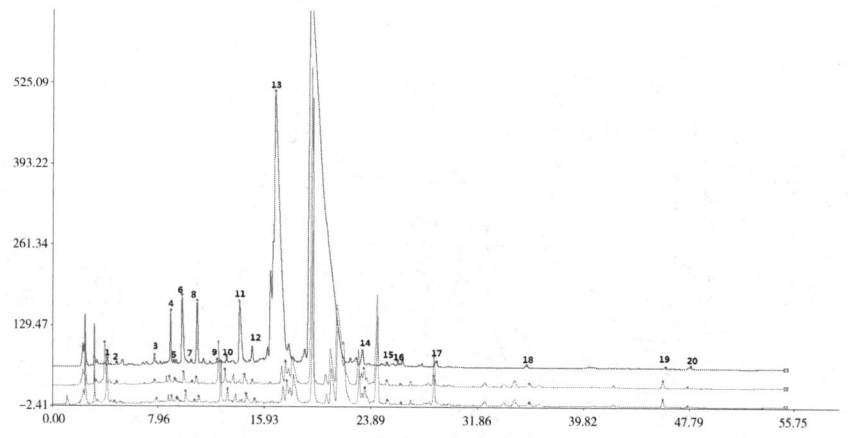

图10-23 A厂家一清颗粒与云连的UPLC指纹图谱

（S1～S2为A厂家一清颗粒，S3为云连）

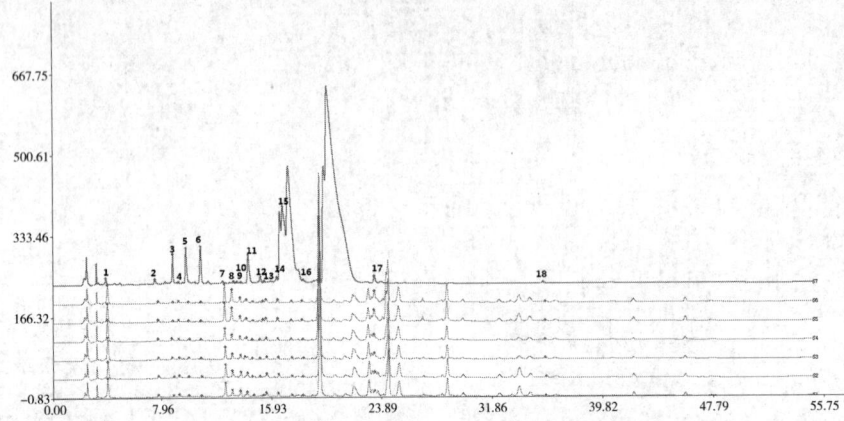

图10-24　B厂家一清颗粒与味连的UPLC指纹图谱

（S1～S6为B厂家一清颗粒，S7为味连）

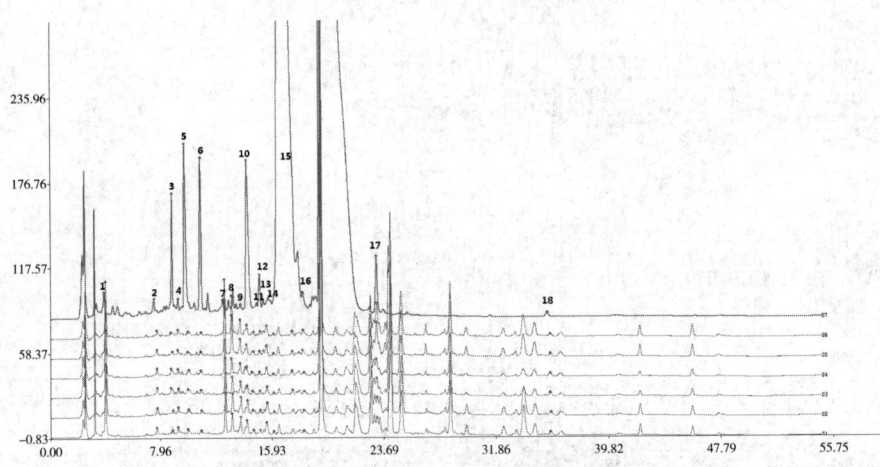

图10-25　B厂家一清颗粒与雅连的UPLC指纹图谱

（S1～S6为B厂家一清颗粒，S7为雅连）

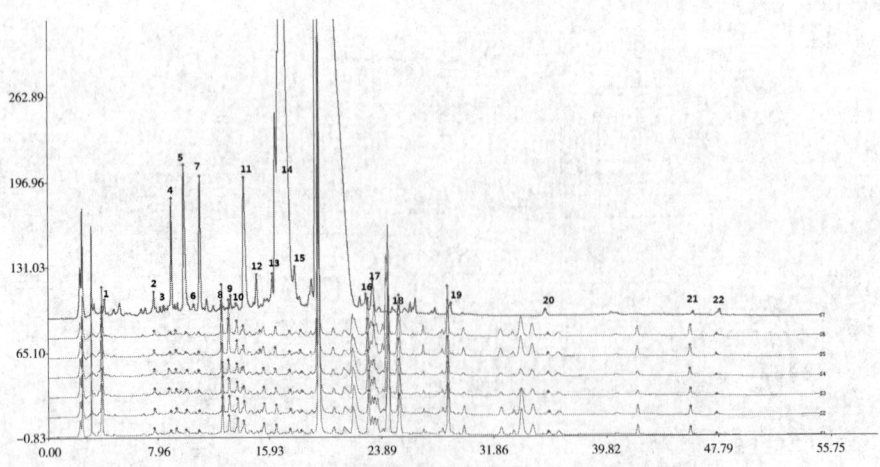

图10-26　B厂家一清颗粒与云连的UPLC指纹图谱

（S1～S6为B厂家一清颗粒，S7为云连）

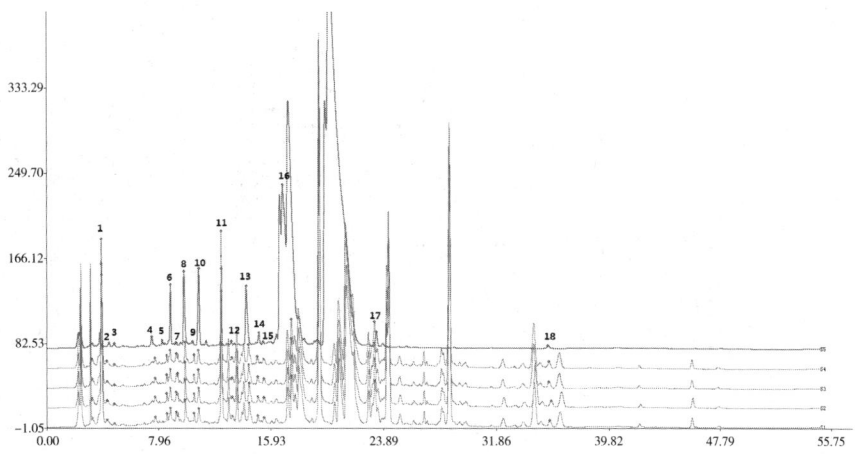

图10-27 C厂家一清颗粒与味连的UPLC指纹图谱

（S1~S4为C厂家一清颗粒，S5为味连）

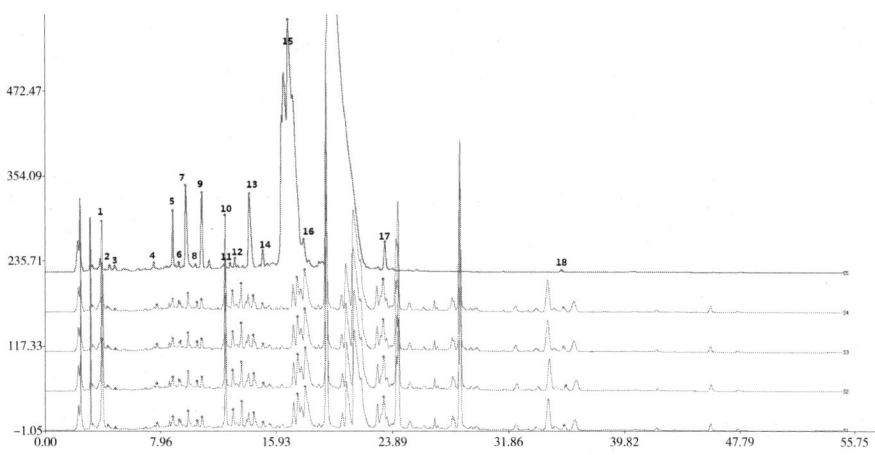

图10-28 C厂家一清颗粒与雅连的UPLC指纹图谱

（S1~S4为C厂家一清颗粒，S5为雅连）

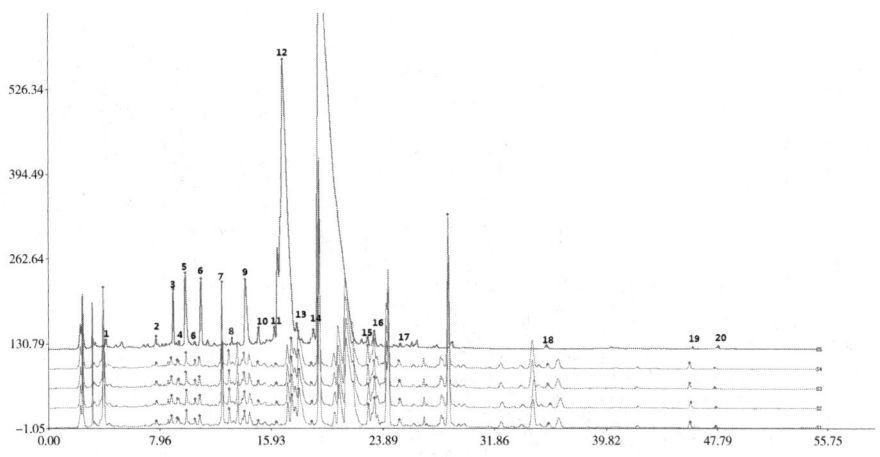

图10-29 C厂家一清颗粒与云连的UPLC指纹图谱

（S1~S4为C厂家一清颗粒，S5为云连）

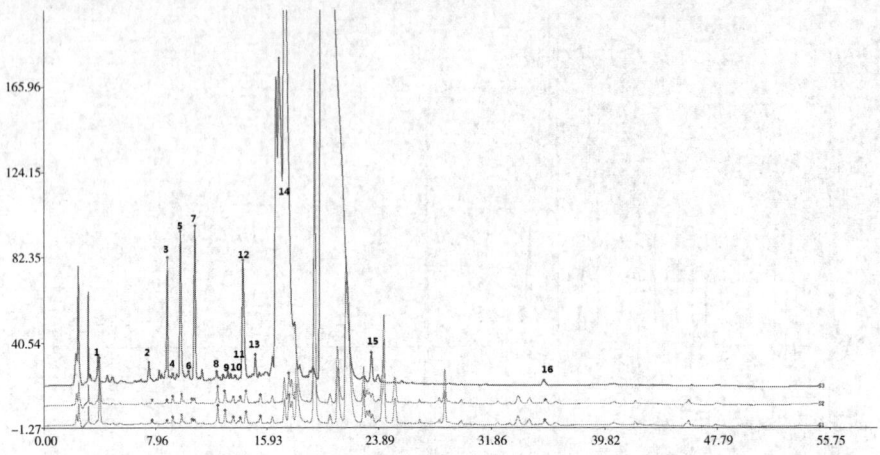

图10-30　D厂家一清颗粒与味连的UPLC指纹图谱

（S1~S2为D厂家一清颗粒，S3为味连）

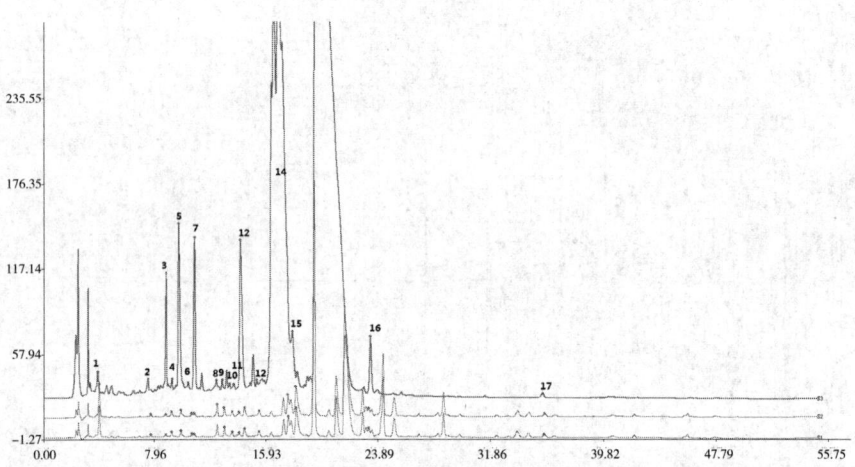

图10-31　D厂家一清颗粒与雅连的UPLC指纹图谱

（S1~S2为D厂家一清颗粒，S3为雅连）

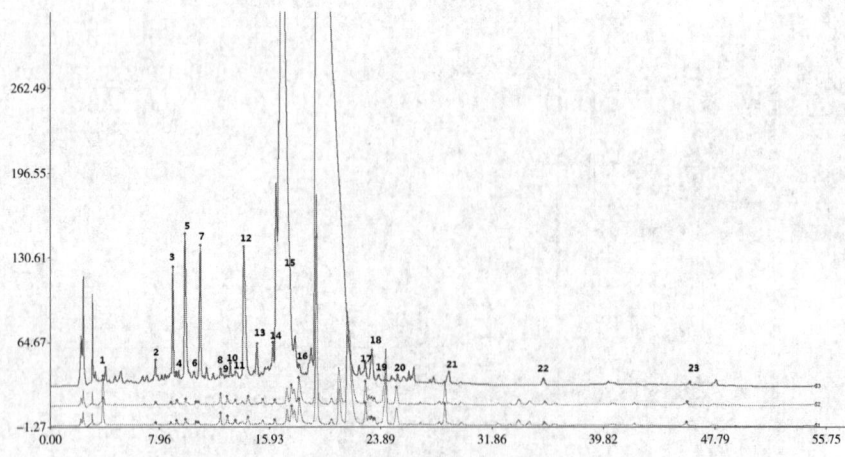

图10-32　D厂家一清颗粒与云连的UPLC指纹图谱

（S1~S2为D厂家一清颗粒，S3为云连）

（2）大黄与不同厂家一清颗粒指纹图谱色谱峰的对比　取大黄，按单味药材供试品溶液的制备方法制备供试品溶液，按色谱条件注入UPLC色谱仪进行指纹图谱测定，将其指纹图谱的AIA数据文件导入"中药色谱指纹图谱相似度评价系统"软件进行分析，不同厂家一清颗粒与大黄共有峰数目存在差别，如D厂家与大黄有共有峰23个，C厂家与大黄有共有峰20个，B厂家与大黄有共有峰19个，A厂家、E厂家与大黄有共有峰17个，结果见图10-33～图10-37。

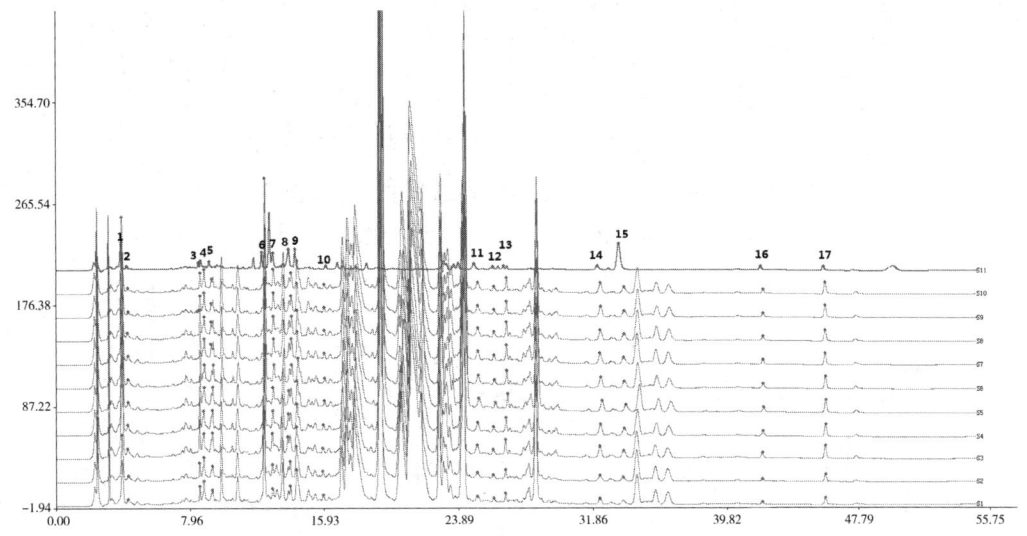

图10-33　E厂家一清颗粒与大黄的UPLC指纹图谱

（S1～S10为E厂家一清颗粒，S11为大黄）

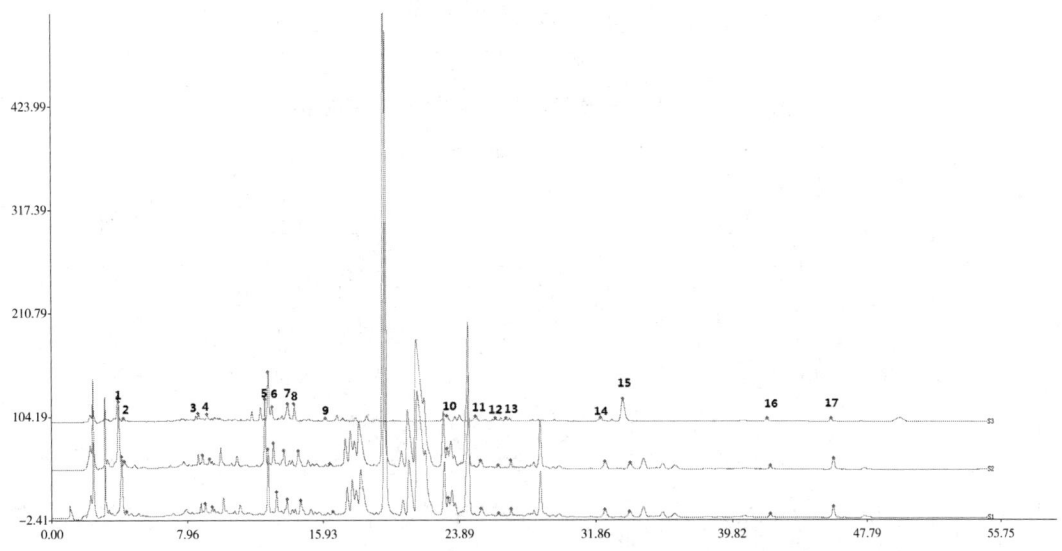

图10-34　A厂家一清颗粒与大黄的UPLC指纹图谱

（S1～S2为A厂家一清颗粒，S3为大黄）

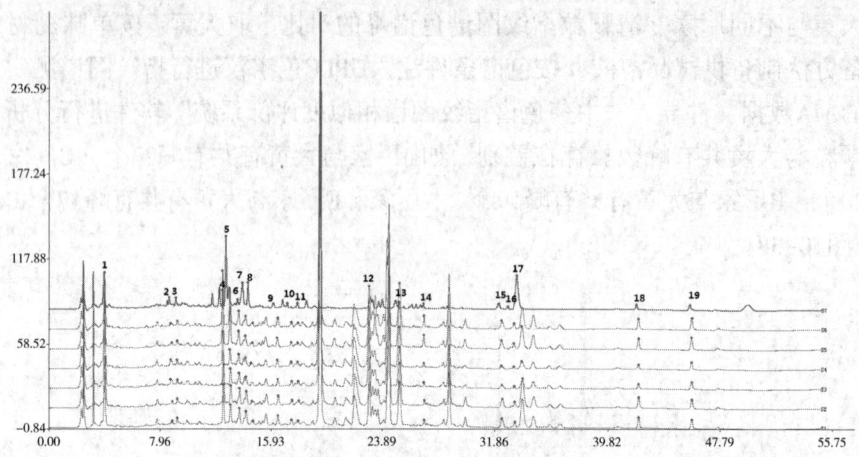

图10-35 B厂家一清颗粒与大黄的UPLC指纹图谱

（S1～S6为B厂家一清颗粒，S7为大黄）

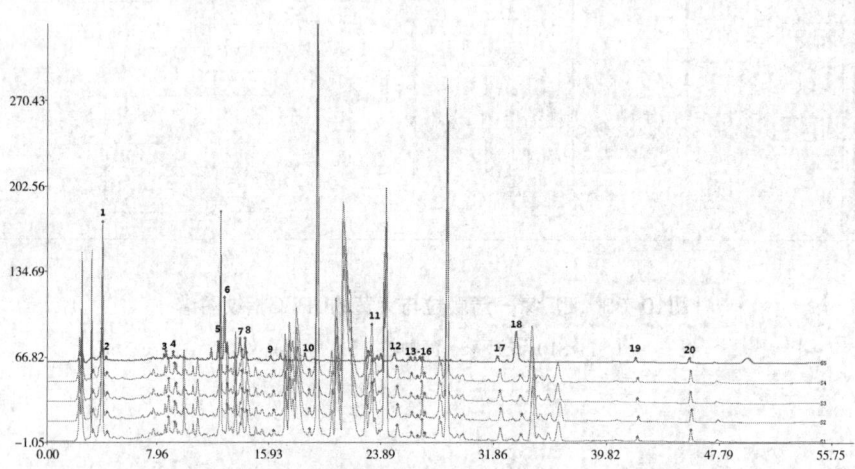

图10-36 C厂家一清颗粒与大黄的UPLC指纹图谱

（S1～S4为C厂家一清颗粒，S5为大黄）

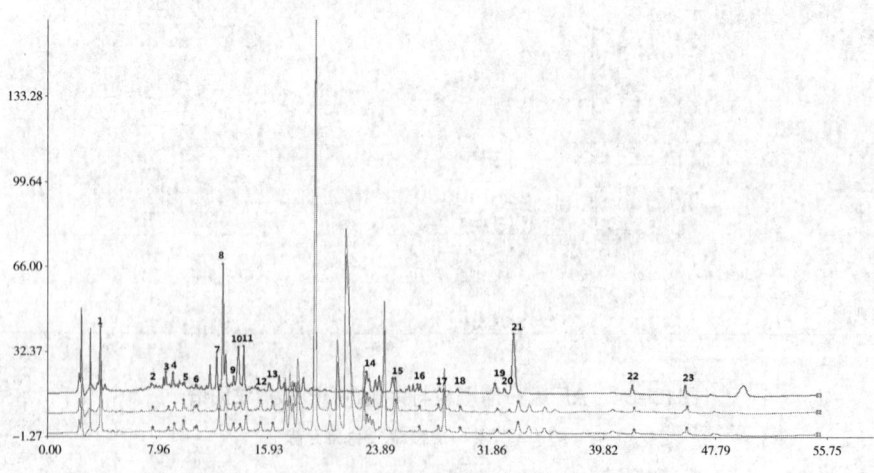

图10-37 D厂家一清颗粒与大黄的UPLC指纹图谱

（S1～S2为D厂家一清颗粒，S3为大黄）

（3）黄芩与不同厂家一清颗粒指纹图谱色谱峰的对比　取黄芩，按单味药材供试品溶液的制备方法制备供试品溶液，按色谱条件进行指纹图谱测定，将其指纹图谱的AIA数据文件导入"中药色谱指纹图谱相似度评价系统"软件进行分析，发现不同厂家一清颗粒与黄芩共有峰个数有差异，如A厂家与黄芩有共有峰17个，B厂家与黄芩有共有峰21个，C厂家与黄芩有共有峰20个，D厂家与黄芩有共有峰19个，结果见图10-38~图10-42。

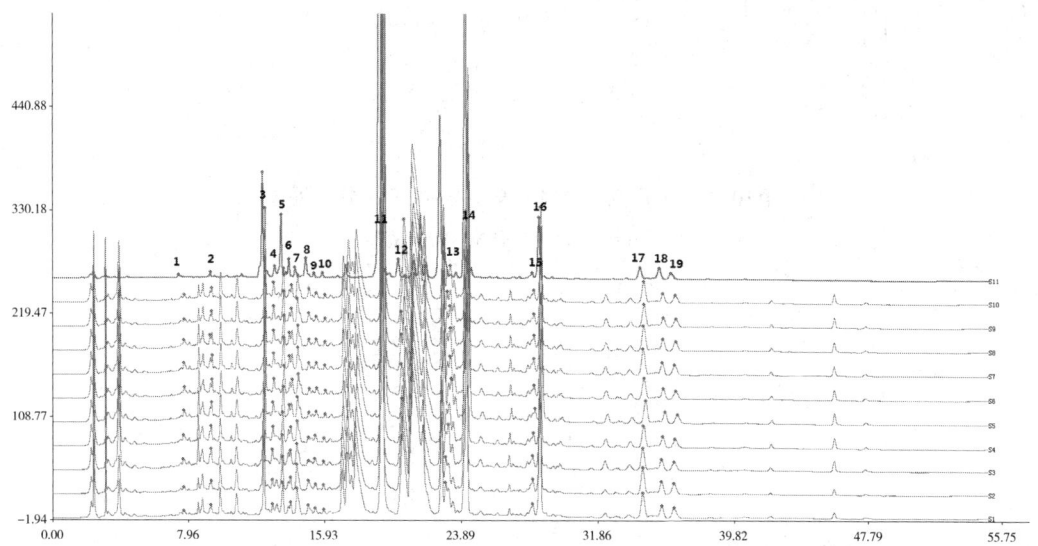

图10-38　E厂家一清颗粒与黄芩UPLC指纹图谱

（S1~S10为E厂家一清颗粒，S11为黄芩）

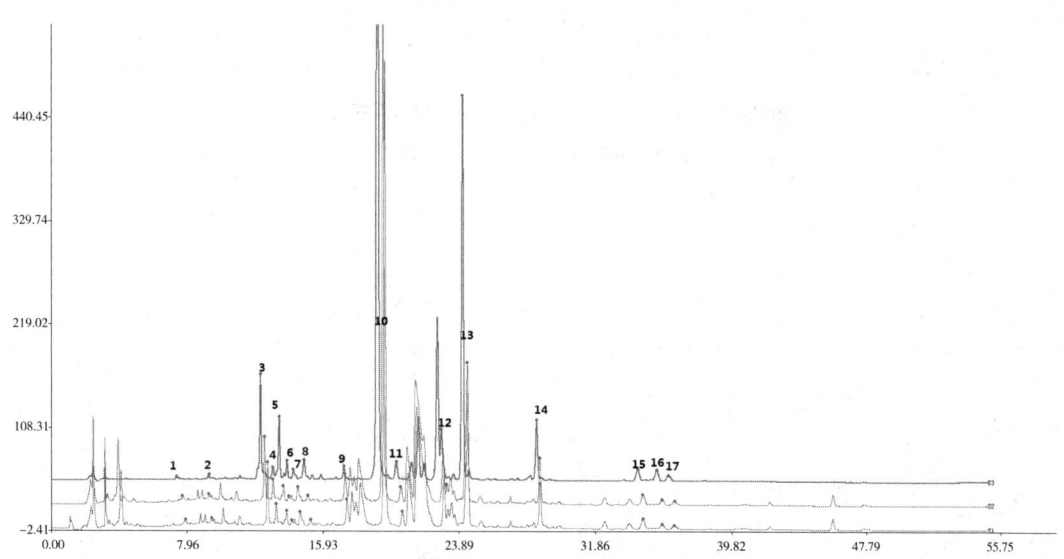

图10-39　A厂家一清颗粒与黄芩的UPLC指纹图谱

（S1~S2为A厂家一清颗粒，S3为黄芩）

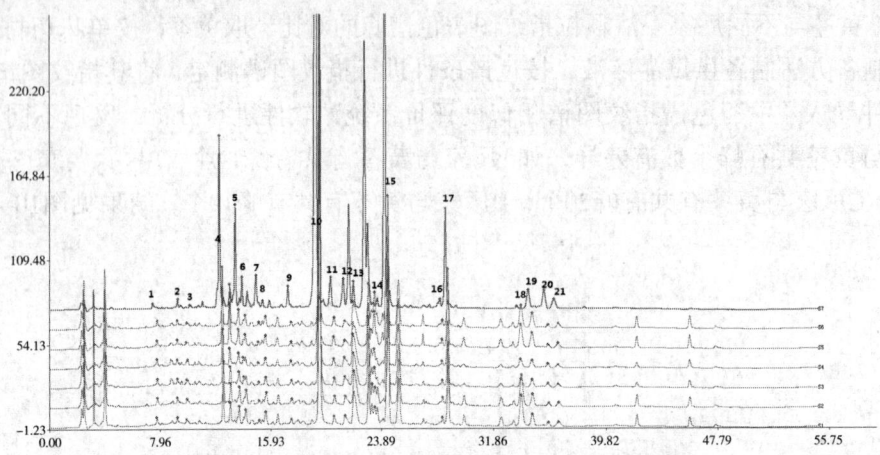

图10-40 B厂家一清颗粒与黄芩的UPLC指纹图谱

（S1～S6为B厂家一清颗粒，S7为黄芩）

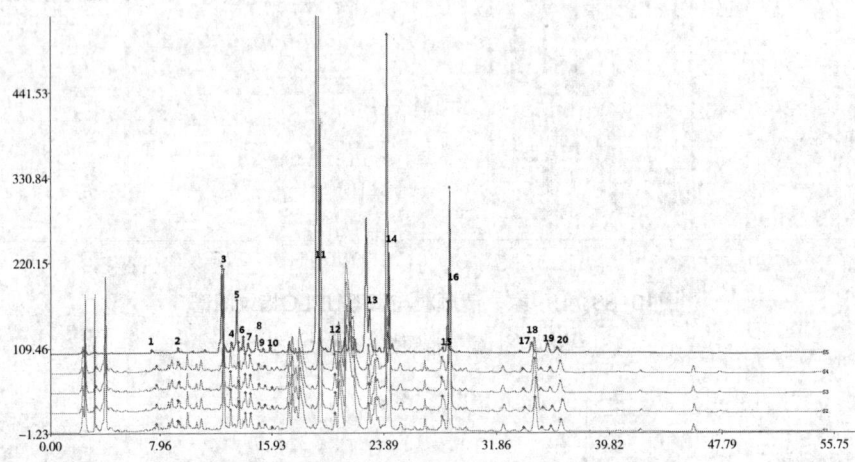

图10-41 C厂家一清颗粒与黄芩的UPLC指纹图谱

（S1～S4为C厂家一清颗粒，S5为黄芩）

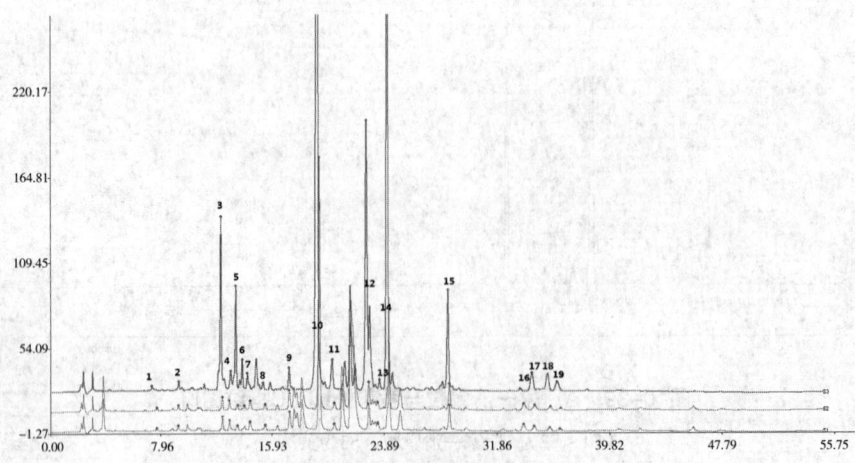

图10-42 D厂家一清颗粒与黄芩的UPLC指纹图谱

（S1～S2为D厂家一清颗粒，S3为黄芩）

2.一清颗粒的色谱峰归属 分别取黄连、黄芩、大黄，按单味药材供试品溶液的制备方法制备供试品溶液，按色谱条件进行指纹图谱测定，并以对照品对照，将其指纹图谱的AIA数据文件导入"中药色谱指纹图谱相似度评价系统"软件进行分析，以一清颗粒指纹图谱（S1）为参考图谱，S2、S3、S4分别为味连、雅连和云连图谱，S5、S6分别为大黄、黄芩图谱，分析色谱峰的归属情况，得出1~13号、15~27号、29号（巴马汀）、30号（小檗碱）、35号、47号峰来自于黄连药材；2号、4号、8号、12号、14号、16~20号、22号、28号（黄芩苷）、32~34号、36号、40号、41号（黄芩素）、46（汉黄芩素）~48号峰来自于黄芩；1号、2号、6~8号、12~13号、15号、17号、19号、37~39号、42~45号（43号为芦荟大黄素、45号为大黄酸）、49号（大黄素）、50号（大黄酚）、51号峰（大黄素甲醚）来自于大黄药材，三种药材的共有峰有2号峰、8号峰、12号峰、17号峰19号峰（图10-43、图10-44）。

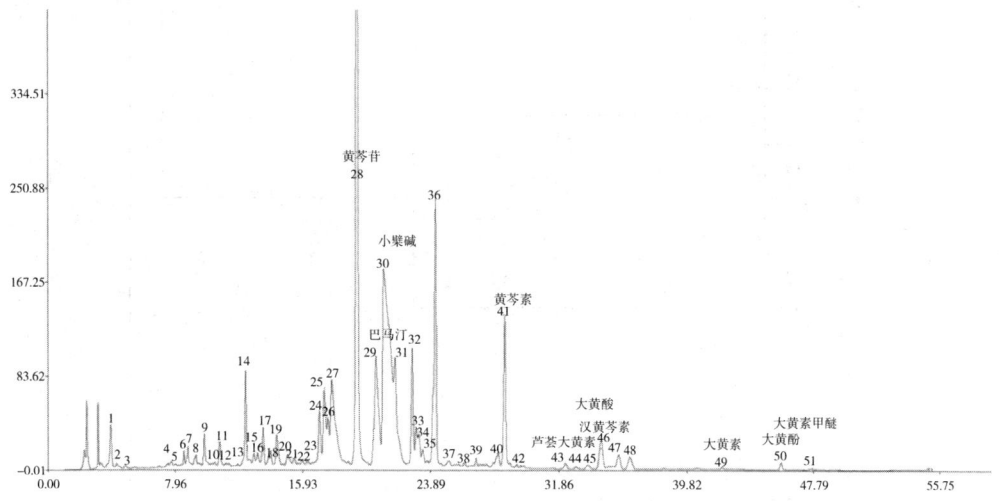

图10-43 一清颗粒的UPLC对照指纹图谱

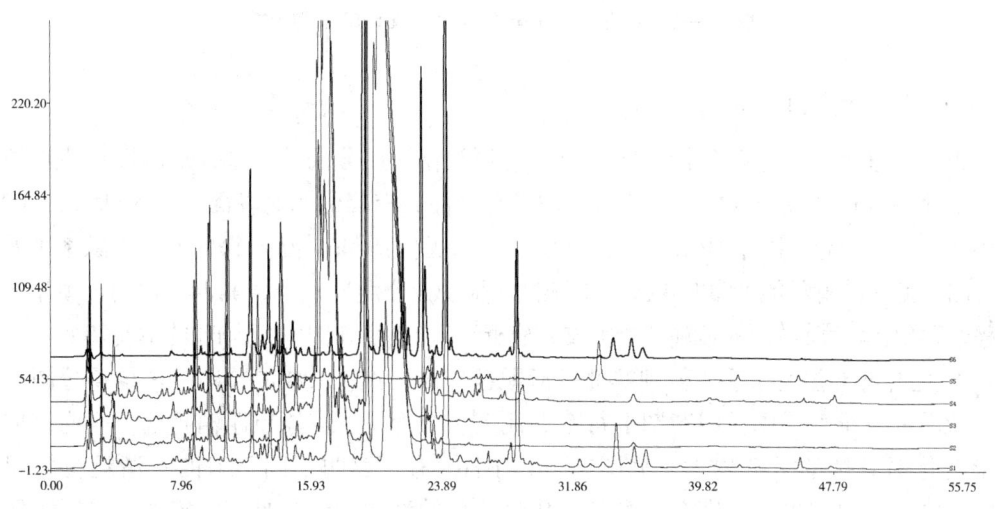

图10-44 三种药材归属的UPLC指纹图谱

（S1为桐君阁一清颗粒；S2为味连；S3为雅连；S3为云连；S5为大黄；S6为黄芩）

【相对峰面积的聚类分析】

将5个不同厂家的一清颗24批样品UPLC图谱中的36个共有峰（没有共有峰数据的以0来计）的相对峰面积值标准化组成24×36阶原始数据矩阵，用SPSS 20.0软件进行系统聚类分析，采用组间连接法，利用欧式距离（Euclidean）作为样品的测度。根据24批样品之间相关系数由大到小的顺序合并，样品中S9、S10、S11、S12聚为Ⅰ类，S15、S16、S17、S18、S19、S20、S21、S22、S23、S24聚为Ⅱ类，S1、S2、S3、S4、S5、S6、S7、S8、S13、S14聚为Ⅲ类，结果见图10-45。

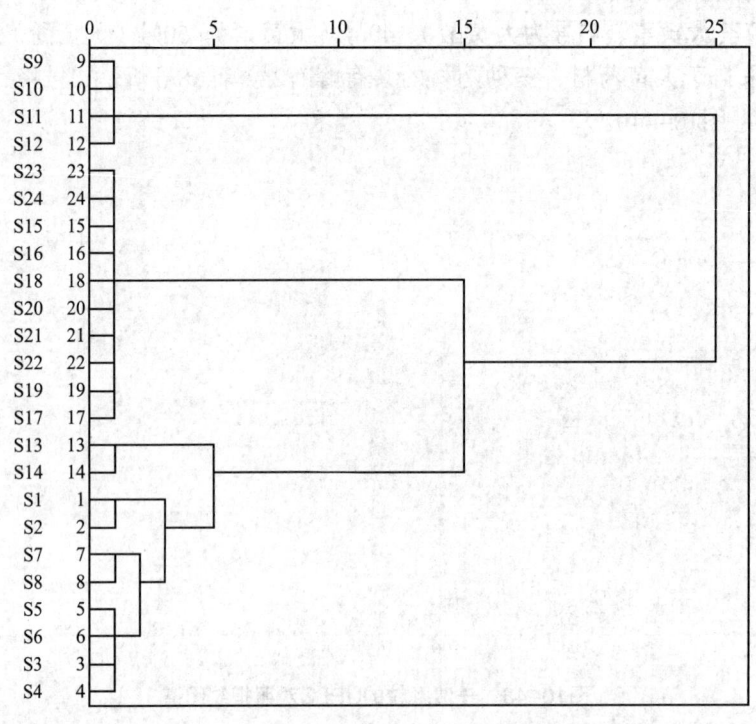

图10-45　24批一清颗粒样品指纹图谱的聚类分析

【主成分分析（PCA）】

为了合理评价、综合分析不同厂家一清颗粒化学成分的差异性，对24批一清颗粒的相对峰面积进行主成分分析。将所有一清颗粒样品共有峰的相对峰面积导入SIMCA14.0软件中，得到3大特征主成分PC1、PC2、PC3，结果见图10-46。从所得的方差贡献率来看，建立的模型累计解释能力参数R2X、预测能力参数Q2分别为0.868、0.714，说明该模型的区分程度和预测程度较好，所以前3个主成分分析已基本能反映出一清颗粒的主要特征。

以主成分建立坐标系，得到24批一清颗粒样品的PCA二维得分图、三维得分图、二维载荷图和三维载荷图，载荷图上每个点代表一个变量，离原点距离越远，表明该成分含量变化对分类的贡献越大，见图10-46～图10-51，表明不同厂家的一清颗粒之间有一定的区分，说明不同厂家一清颗粒在化学成分的种类和量上具有一定的差异性。根据PLS～DA模型的VIP值来筛选导致差异性的主要化学成分，结果见图10-51。一般认为

VIP>1的变量对分类起着关键作用，从图10-50可知：30号峰、17号峰、19号峰、22号峰、24号峰、16号峰、36号峰、10号峰、18号峰、8号峰、21号峰、15号峰、14号峰、4号峰、27号峰、3号峰、32号峰、28号峰的VIP 均大于1，而导致一清颗粒最大差异的是30号峰、17号峰、19号峰、22号峰、24号峰、16号峰。因此，不同厂家一清颗粒在其化学成分的种类和量具有明显的区分。

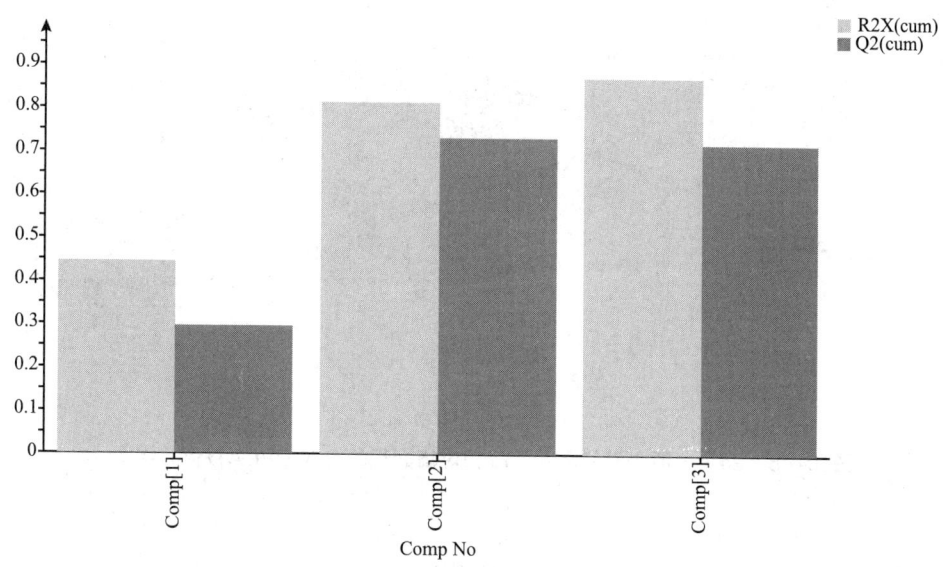

图10-46　24批一清颗粒样品共有峰相对峰面积第1，2，3主成分的方差累计贡献率

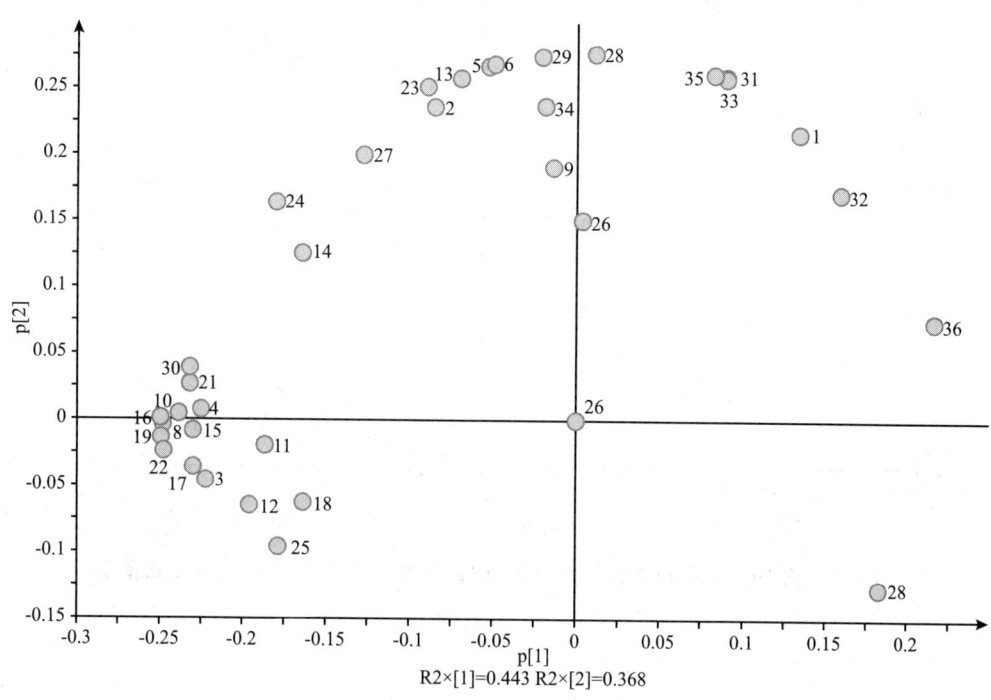

图10-47　24批一清颗粒样品共有峰相对峰面积的主成分PCA载荷二维图

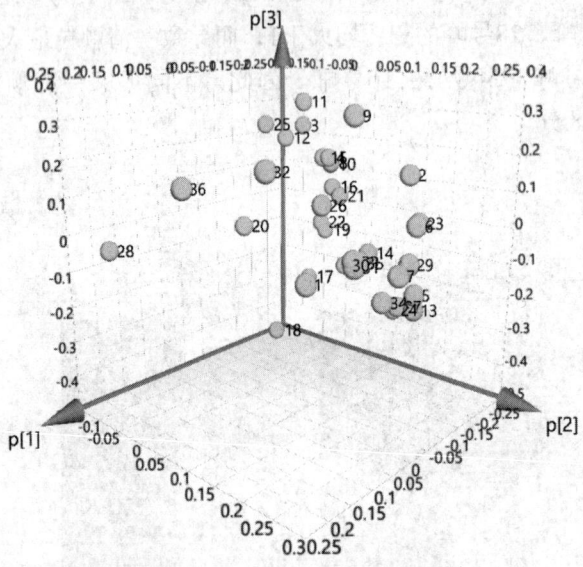

R2X[1] = 0.443 R2X[2] = 0.368 R2X[3] = 0.0569

图10-48　24个一清颗粒样品共有峰相对峰面积的主成分PCA载荷三维图

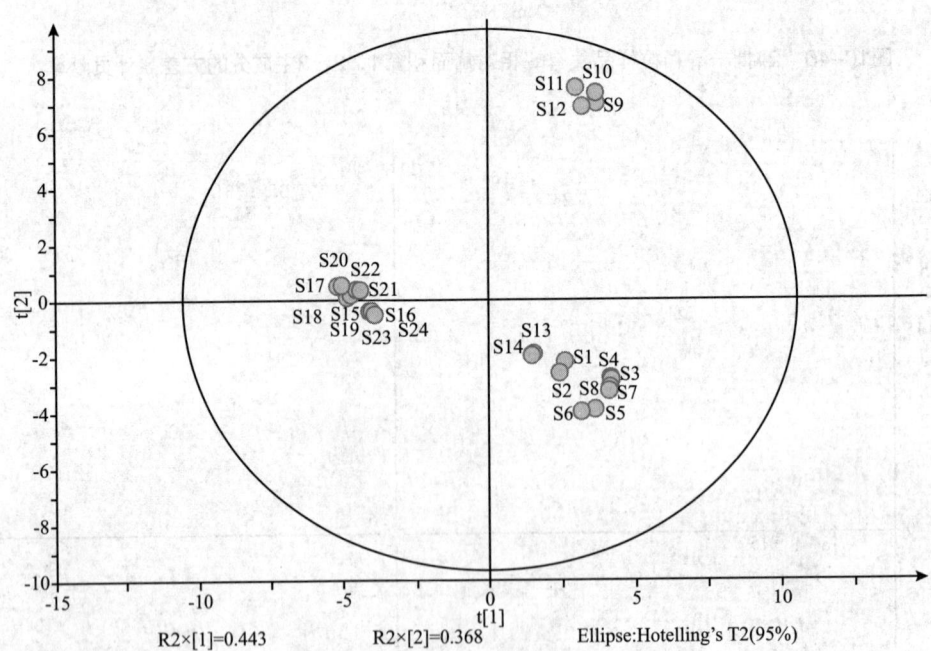

R2×[1]=0.443　　　　R2×[2]=0.368　　　　Ellipse:Hotelling's T2(95%)

图10-49　24批一清颗粒样品共有峰相对峰面积的主成分PCA得分图（二维图）

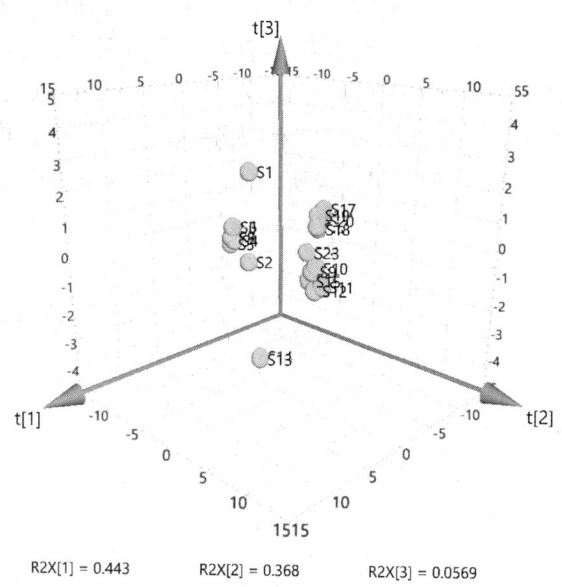

R2X[1] = 0.443　　R2X[2] = 0.368　　R2X[3] = 0.0569

图10-50　24批一清颗粒样品共有峰相对峰面积主成分的PCA得分图（三维图）

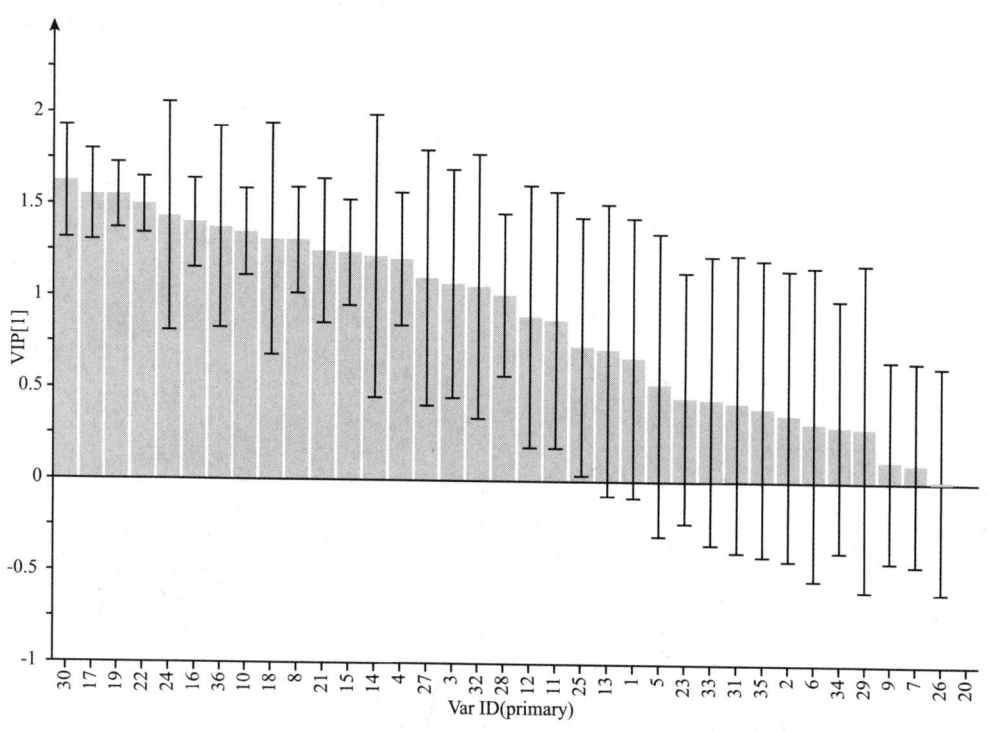

图10-51　24批一清颗粒样品共有峰相对峰面积PLS-DA模型差异性标志物的VIP值

【小结】

通过液相指纹图谱技术识别出同一厂家一清颗粒之间的样品相似度较高，而不同厂家—清颗粒指纹图谱的相似度差异较大，同时在不同厂家间样品的共有峰个数上有差异，说明同一厂家—清颗粒的质量较稳定，不同厂家可能因其生产过程中所采购的药材来源（品种、产地、采收期、加工炮制、药用部位等）、制备工艺的控制、储藏条件等不同而导致其制剂的质量差异及某些化学成分的增减或改变。聚类分析结果也表明同一厂家生产制备的一清颗粒的质量及其化学成分较稳定。液相指纹图谱技术不仅可以识别不同厂家—清颗粒的异同性，也可为不同厂家一清颗粒所用的原药材来源的识别提供参考。

第十一章　中药制剂有效期的识别

药品有效期是指药品在规定的贮存条件下，能够保持合格质量的期限，是根据药品的稳定性不同，通过稳定性试验和留样观察而制定。药品的稳定性包括物理、化学、生物学稳定，化学稳定性是指药物由于水解、氧化、聚合、异构化等化学反应，导致中药制剂色泽产生变化，有效成分降解变质、使有效成分的含量（或效价）降低等。物理稳定性系指制剂的物理性状发生变化，如混悬剂中药物颗粒结块、结晶生长；乳剂的分层、破裂；溶液剂出现浑浊、沉淀；胶体制剂的老化；片剂的崩解时限、溶出度改变等，药物的物理性能改变，同时伴有内在质量的变化。生物学稳定性一般是指由于受微生物或昆虫的污染，导致产品腐败、变质。尤其是一些含有蛋白质、氨基酸、糖类等营养成分的中药制剂更易发生此类问题，如糖浆剂的霉败、乳剂的酸败等。各种变化可单独发生，也可同时发生，一种变化可称为诱因，引起另一种变化，药品稳定性发生改变可能会增加药品的毒副作用及降低临床疗效等，因此，建立药品的有效期，必须以药品的稳定性研究作为依据。

第一节　中药制剂有效期与化学成分

中药制剂的原料有植物、矿物、动物等，本身存在诸多不稳定因素，加上外界因素的影响，常会加速这种变化，影响中药制剂稳定性的众多因素中，药物本身的化学结构与制剂的稳定性密切相关。如酯类、酰胺类、苷类成分容易发生水解，多酚类、酚类、醛类、芳香胺类和具有不饱和键的容易被氧化，挥发油成分易发生氧化、聚合反应等。

中药制剂的化学成分若发生变化，不仅会影响中药制剂的外观，还可引起有效成分的含量变化和临床疗效的降低，导致药品失效，甚至毒副作用增加，危害较大，如银黄注射液、茵栀黄注射液、双黄连口服液及鼻渊灵颗粒等中药制剂中均含有黄芩苷，黄芩苷易发生水解及氧化反应，制剂稳定性差，很容易减效或失效，过期后使用可能造成病情的延误。再如柴胡注射液、脑力宝丸等中药制剂中均含有挥发性成分，通过测定柴胡注射液及脑力宝丸中的柴胡醇及总挥发油含量，预测两者的有效期分别为1.4年和209.5天，提示含挥发油的中成药过期后挥发油可能逸散损失而影响疗效。因此，通过药物化学稳定性制定中药制剂的有效期，是保障中药制剂安全、有效的基础；同时，对过期药品化学稳定性的研究，亦能用于中药制剂质量优劣的评价。

第二节　液相指纹图谱与中药制剂有效期

中药制剂是一种多组分相互作用的特殊药品，具有复杂性、整体性等特征，在生产、运输、贮藏过程中均易受到外界温度、光线及湿度的影响，导致其外观及内在质量的变化，因此，中药制剂质量控制及评价方法应体现自身的特点。指纹图谱以定性或（和）定量的方法，通过制定中药制剂的标准指纹图谱（特征指纹图谱）及测定化学成分的含量或（和）共有峰相对峰面积，以相似度评价结果结合目标（未知）多成分的定量检测，根据不同时间段的稳定性来识别中药制剂的有效期。如采用高效液相色谱法测定消癌平注射液的指纹图谱，利用相似度评价软件对指纹图谱进行相似度分析，进行消癌平注射液加速试验和室温留样考察，结果表明加速试验与室温留样考察所测得的指纹图谱相似度较好。基于HPLC指纹图谱的相似度可用于消癌平注射液稳定性研究，消癌平注射液有效期可达1.5年。根据指纹图谱的相似度、共有峰个数及多组分的相对峰面积比值，可用于中药制剂的有效期识别和质量优劣的评价。

第三节　中药制剂有效期的识别选论

热淋清颗粒（Relinqing Keli）

【处方的组成、药材基原、药用及成分】

1.处方组成及来源　热淋清颗粒是由头花蓼提取制成的单方制剂，为药品标准《中成药成方制剂》收载品种，标准编号为WS3-B-3303-98。

2.处方药材基原　头花蓼为蓼科植物头花蓼*Polygonum capitatum* Buch.-Ham.ex D.Don的地上部分或全草，鲜用或干用。

3.功效与主治　清热解毒，利尿通淋。用于尿路感染、急慢性肾盂肾炎。

4.化学成分　热淋清颗粒主要含有酚酸、黄酮及有机酸等多类成分，其中没食子酸、原儿茶酸、香草酸、没食子酸乙酯、丁香酸、儿茶酸、槲皮素、槲皮苷、陆地棉苷、槲皮素-3-*O*-（2″-没食子酰基）-鼠李糖苷等为主要化合物。

【仪器与材料】

Agilent 1100型高效液相色谱仪（自动进样器），二极管阵列检测器（DAD）；《中药色谱指纹图谱相似度评价系统》软件（2004A版）（国家药典委员会）；槲皮苷对照品（中国药品生物制品检定所，批号：111538-200301），没食子酸对照品（中国药品生物制品检定所，批号：110831-200302），槲皮素对照品（中国药品生物制品检定所，批号：100081-200406）；乙腈为色谱纯，其余试剂均为分析纯，水为重蒸馏水；热淋清颗粒（贵州A药业有限公司）。

【溶液的制备】

1.供试品溶液制备 热淋清颗粒适量，研匀后，取1g，精密称定，置圆底烧瓶，加80%甲醇50ml，置水浴中加热回流2小时，滤过，残渣加80%甲醇50ml回流1小时，滤过，合并滤液。滤液置蒸发皿中挥干，残渣加80%甲醇溶解并定容至10ml。用微孔滤膜（0.45μm）滤过，即得。

2.对照品溶液制备 精密称取没食子酸、槲皮素和槲皮苷对照品适量，加甲醇溶解，制成每1ml含没食子酸0.0204mg、槲皮素0.0216mg、槲皮苷0.0992mg的溶液作为参照物溶液。

【色谱条件】

以十八烷基硅烷键合硅胶为填充剂；以乙腈为流动相A及0.2%磷酸水溶液为流动相B，按表11-1进行线性梯度洗脱；流速为0.8ml/min，检测波长为310nm，柱温为25℃，运行时间为80分钟；进样量为10μl。

表11-1 流动相梯度洗脱表

时间（min）	流动相A（%）	流动相B（%）
0～10	0.5～5	99.5～95
10～50	5～25	95～75
50～60	25～30	75～70
60～80	30～0	70～100

【方法学考察】

1.精密度试验 取同一批样品（批号061203），按确定的热淋清颗粒供试品溶液的制备方法制备供试品溶液，连续重复进样6次，测定其指纹图谱，计算各共有色谱峰相对保留时间及相对峰面积比值和RSD值。结果显示，各共有峰的相对保留时间和相对峰面积的RSD分别小于3%，表明仪器精密度良好。

2.稳定性试验 取同一批样品（批号061203），按确定的方法制备供试品溶液，分别在0、2、6、12、20和30小时进行检测，计算指纹图谱中各共有峰的相对保留时间及相对峰面积比值和RSD值。结果显示，各共有峰的相对峰面积和相对保留时间的RSD分别小于3%，表明样品溶液在30小时内稳定。

3.重现性试验 取同一批样品（批号061203），按确定的方法制备供试品溶液6份，分别进样测定，计算指纹图谱中各共有峰的相对保留时间及相对峰面积比值和RSD值。结果显示，各共有峰的相对峰面积和相对保留时间的RSD分别小于3%，说明试验方法重复性良好。

【液相指纹图谱的构建】

精密吸取对照品与供试品溶液各10μl，注入高效液相色谱仪，按确定的色谱条件进行检测。同一试验条件下，测定所有供试品HPLC色谱图。根据不同批号供试品测定结果所给出的峰数、峰值（积分值）和峰位（相对保留时间）等相关参数进行分析、比较，制定优化的指纹图谱（图11-1）。

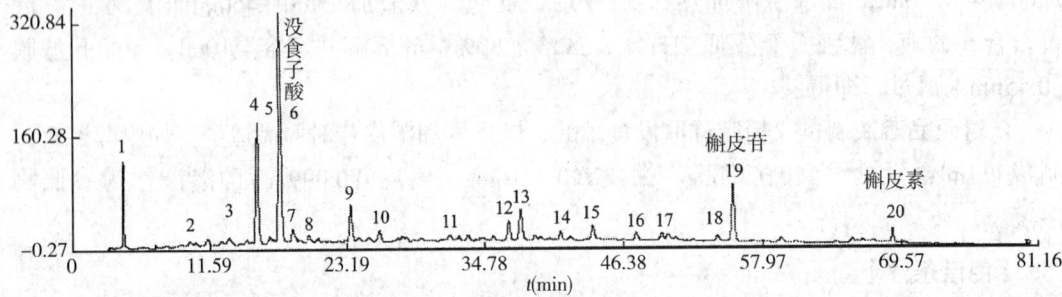

图11-1　热淋清颗粒的HPLC对照指纹图谱

【指纹图谱分析】

1.共有峰的确立　通过与对照品对照及比较所有测定和记录的色谱图，10批热淋清颗粒（批号060822～061203）标定20个共有峰作为指纹图谱的特征峰。过期样品（批号021102、050202）与10批热淋清颗粒（批号060822～061203）的指纹图谱比较，标定17个共有峰作为指纹图谱的特征峰（表11-2）。其中没食子酸峰较槲皮苷峰及槲皮素峰值大，选作为参照峰，结果见图11-2、图11-3。

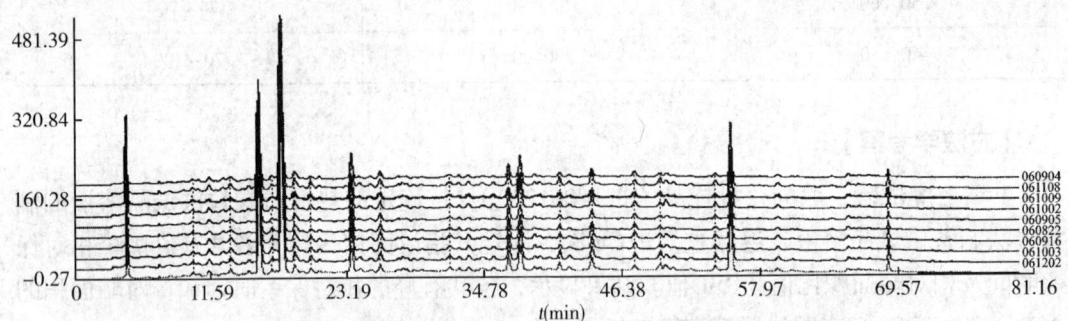

图11-2　有效期热淋清颗粒10批样品的HPLC指纹图谱（匹配后图谱）

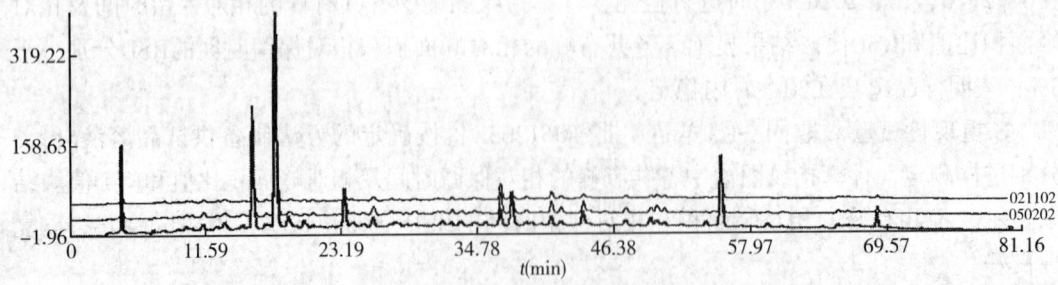

图11-3　过期热淋清颗粒样品与有效期热淋清颗粒的对照指纹图谱比较

2.指纹图谱相似度评价　热淋清颗粒指纹图谱相似度评价：将10批（批号060822～061203）样品测定数据导入"中药色谱指纹图谱相似度评价系统"软件，经选峰，设定匹配模板，将峰自动匹配，然后设定标准模板，进行谱峰差异性评价和整体相似性评价。通过中药指纹图谱相似度计算软件得出热淋清颗粒HPLC对照指纹图谱，与对照指纹图谱比较，10批热淋清颗粒的共有峰相对保留时间结果见表11-2，相似度数据结果见表11-3。

过期热淋清颗粒样品（批号021102、050202）与有效期热淋清颗粒对照指纹图谱比较：从各自的指纹图谱中，可以直观地看出，过期样品的指纹图谱与对照指纹图谱明显不同，其特征峰数目、位置（保留时间）、积分值都有差异，过期样品与有效期热淋清颗粒对照指纹图谱相比，相似度结果见表11-3。

表11-2　12批热淋清颗粒HPLC指纹图谱的相对保留时间

共有峰	061202	061203	061003	060916	060822	060905	061002	061009	061108	060904	050202	021102
1	0.248	0.249	0.248	0.248	0.248	0.249	0.249	0.248	0.248	0.248	0.248	0.248
2	0.567	0.566	0.567	0.566	0.566	0.567	0.567	0.567	0.567	0.567	—	—
3	0.756	0.756	0.756	0.756	0.756	0.756	0.756	0.756	0.756	0.756	0.757	0.755
4	0.892	0.892	0.891	0.891	0.892	0.893	0.893	0.891	0.892	0.892	0.892	0.892
5	0.955	0.955	0.955	0.955	0.956	0.955	0.956	0.955	0.955	0.955	0.955	0.955
6（S）	1.000	1.000	1.000	1.000	1.000	1.000	1.000	1.000	1.000	1.000	1.000	1.000
7	1.062	1.062	1.061	1.062	1.062	1.062	1.062	1.061	1.062	1.062	1.062	1.062
8	1.138	1.138	1.137	1.137	1.138	1.139	1.139	1.138	1.138	1.138	—	—
9	1.337	1.337	1.336	1.336	1.337	1.338	1.338	1.337	1.337	1.337	1.337	1.337
10	1.476	1.477	1.476	1.476	1.477	1.476	1.477	1.476	1.476	1.476	1.476	1.476
11	1.814	1.815	1.812	1.812	1.815	1.815	1.815	1.812	1.814	1.813	1.813	1.811
12	2.096	2.097	2.095	2.095	2.098	2.096	2.096	2.095	2.096	2.095	2.096	2.095
13	2.153	2.154	2.152	2.151	2.155	2.154	2.153	2.152	2.153	2.152	2.153	2.150
14	2.346	2.347	2.344	2.344	2.347	2.345	2.345	2.344	2.345	2.345	2.347	2.346
15	2.501	2.502	2.499	2.499	2.503	2.500	2.500	2.499	2.500	2.500	2.500	2.499
16	2.708	2.709	2.706	2.706	2.710	2.708	2.708	2.707	2.708	2.707	2.707	2.706
17	2.831	2.833	2.829	2.828	2.834	2.831	2.833	2.830	2.832	2.831	2.829	2.828
18	3.097	3.098	3.094	3.094	3.099	3.097	3.097	3.095	3.097	3.096	—	—
19	3.170	3.171	3.166	3.166	3.173	3.169	3.170	3.167	3.169	3.168	3.169	3.167
20	3.924	3.925	3.920	3.921	3.927	3.926	3.925	3.921	3.924	3.923	3.922	3.921

表11-3　热淋清颗粒的相似度数据

批号	061202	061203	061003	060916	060822	060905	061002	061009	061108	060904	050202	021102
相似度	0.996	0.996	0.995	0.995	0.990	0.989	0.997	0.995	0.996	0.995	0.960	0.959

【小结】

利用HPLC指纹图谱识别技术对热淋清颗粒有效期及过期样品的特征图谱进行了比较及相似度评价，结果表明，10批热淋清颗粒（批号060822～061203）之间具有较好的相似性，相似度为0.989～0.997，有20个共有峰。过期样品（批号021102、050202）与对照指纹图谱比较相似性相对较低，分别为0.960、0.959，只有17个共有峰，同时其指纹图谱色谱峰峰面积总体较小，说明热淋清颗粒在放置过程中化学稳定性发生了变化，导致指纹图谱峰的相似度降低、共有峰个数减少及相对峰面积降低，该结果提示，药品过期后可能会导致其药效降低或失效，甚至可能增加不良反应及毒副作用，影响药品的安全性及有效性。通过液相指纹图谱识别技术的相似度及共有峰的信息结果，可阐明有效期与过期热淋清颗粒的差异，为热淋清颗粒的质量控制及临床合理应用提供理论依据。

虚汗停颗粒（Xuhanting Keli）

【制剂处方组成】

1.处方组成及来源　虚汗停颗粒由黄芪、浮小麦、大枣、糯稻根、牡蛎（煅）组成，为药品标准《中成药成方制剂》收载品种。

2.处方药材基原　黄芪为豆科植物蒙古黄芪*Astragalus membranaceus*（Fisch.）Bge. var. *mongholicus*（Bge.）Hsiao或膜荚黄芪*Astragalus membranaceus*（Fisch.）Bge. 的干燥根；浮小麦为禾本科植物小麦*Triticum aestivum* L.的干燥轻浮瘪瘦的果实；大枣为鼠李科植物枣*Ziziphus jujuba* Mill. 的干燥成熟果实；糯稻根为禾本科植物糯稻*Oryza sativa* L. var. glutinosa Matsum.的根状茎及须根；牡蛎为牡蛎科动物长牡蛎*Ostrea gigas* Thunberg、大连湾牡蛎*Ostrea talienwhanensis* Crosse或近江牡蛎*Ostrea rivularis* Gould 的贝壳。

3.功效与主治　益气养阴，固表敛汗。用于气阴不足之自汗、盗汗及小儿盗汗。

4.化学成分　主要含有皂苷类、黄酮类、多糖类、三萜类、生物碱类、氨基酸类及无机化合物，包括黄芪皂苷Ⅰ～Ⅶ，大豆皂苷Ⅰ及膜荚黄芪皂苷Ⅰ、Ⅱ，枣树皂苷，大枣皂苷，酸枣仁皂苷，山奈酚，槲皮素，异鼠李素，芦丁，当药黄素，棘苷，芒柄花黄素，毛蕊异黄酮，毛蕊异黄酮葡萄糖苷，黄芪多糖，白桦脂酸，羽扇豆醇，齐墩果酸，无刺枣环肽Ⅰ，无刺枣因S1～S7，S8～S1，S9～S10，S26～S27，门冬氨酸，苏氨酸，丝氨酸，谷氨酸，亮氨酸及碳酸钙、磷酸钙、硫酸钙等。

【仪器与材料】

Waterse-2695型高效液相色谱仪（美国Waters公司），PDA检测器；HS-10260T超声波清洗机（天津市恒奥科技发展有限公司）；HH-6数显恒温水浴锅（常州澳华仪器有限公司）；AL204-IC/万分之一分析天平（METTLERTOLEDO仪器有限公司）；《中药色谱指纹图谱相似度评价系统》软件（2004A版）（国家药典委员会）。

甲醇、乙腈为色谱纯；磷酸为色谱纯；水为纯净水；虚汗停颗粒（广州A药业有限公司）（表11-4）。

表11-4　虚汗停颗粒的来源和相似度评价结果

序号	批号	有效期至	厂家	称样量	相似度
S1	15001A-1	2018-03	广州A药业有限公司	3.0461	0.955
S2	15001A-2	2018-03	广州A药业有限公司	3.0561	0.952
S3	17025-1	2020-09	广州A药业有限公司	3.0186	0.975
S4	17025-2	2020-09	广州A药业有限公司	2.9880	0.972
S5	17049-1	2020-09	广州A药业有限公司	3.0427	0.949
S6	17049-1	2020-09	广州A药业有限公司	3.0278	0.951
S7	17051-1	2020-09	广州A药业有限公司	3.0258	0.904
S8	17051-2	2020-09	广州A药业有限公司	3.0799	0.896
S9	18002-1	2018-01	广州A药业有限公司	3.0755	0.955
S10	18002-2	2020-01	广州A药业有限公司	3.0745	0.956
S11	18019-1	2021-03	广州A药业有限公司	3.0174	0.962
S12	18019-2	2021-03	广州A药业有限公司	3.0795	0.969
S13	18021-1	2021-03	广州A药业有限公司	3.0382	0.961
S14	18021-2	2021-03	广州A药业有限公司	3.0114	0.969

【溶液的制备】

供试品溶液的制备　虚汗停颗粒适量，研匀后，取3.0g，精密称定，置10ml容量瓶中，加50%甲醇10ml，超声提取30分钟，放置至室温，定容至10ml，摇匀，用0.22μm微孔滤膜滤过，取续滤液，即得。

【色谱条件】

Diamonsil C_{18}（250×4.6mm，5μm）色谱柱；以乙腈为流动相A及0.1%磷酸水溶液为流动相B，按表11-5进行线性梯度洗脱；流速为1.0ml/min，检测波长为260nm，柱温为30℃，运行时间为38min，进样量为20μl。

表11-5　流动相梯度洗脱表

时间（min）	流动相A（%）	流动相B（%）
0～5	5～5	95～95
5～10	5～8	95～92
10～32	8～30	92～70
32～35	30～30	70～70
35～38	30～60	70～40

【方法学考察】

1.精密度试验　精密吸取虚汗停颗粒溶液20μl，重复进样6次，测定其指纹图谱，计算指纹图谱中各共有峰的相对保留时间及相对峰面积比值和RSD值。结果显示，各共有峰的相对保留时间和相对峰面积的RSD分别小于3%，表明仪器精密度良好。

2.稳定性试验　精密吸取虚汗停颗粒溶液20μl，分别在第0、2、4、8、12、24小时进样测定，计算指纹图谱中各共有峰的相对保留时间及相对峰面积比值和RSD值。结果显示，各共有峰的相对峰面积和相对保留时间的RSD分别小于3%，表明样品溶液在24小时内稳定。

3.重复性试验　精密称取同一虚汗停颗粒样品6份，按确定的方法制备供试品溶液6份，分别进样测定，计算指纹图谱中各共有峰的相对保留时间及相对峰面积比值和RSD值。结果显示，各共有峰的相对峰面积和相对保留时间的RSD分别小于3%，说明方法重复性良好。

【指纹图谱的建立及相似度评价】

1.指纹图谱的建立　制备虚汗停颗粒供试品溶液，按色谱条件对12批有效期虚汗停颗粒样品及2批过期虚汗停颗粒样品进样HPLC指纹图谱检测分析，将所得到的色谱图数据文件导入"中药色谱指纹图谱相似度评价系统"软件，进行处理分析，得到虚汗停颗粒HPLC指纹图谱，结果见图11-4～图11-9。计算虚汗停颗粒HPLC指纹图谱共有峰的相对保留时间及相对峰面积，结果见表11-6、表11-7。

2.共有峰的确定　12批有效期样品有16个共有峰，2批过期样品有22个共有峰，12批有效期样品与2批过期样品比较有15个共有峰，结果见表11-6、表11-7及图11-4～图11-9。

3.相似度评价　采用"中药色谱指纹图谱相似度评价系统"软件自动匹配14批虚汗停颗粒HPLC色谱图相关参数，以中位数法作为对照指纹图谱的生成方法，测得样品与对照指纹图谱之间的相似度，不同批次虚汗停颗粒相似度为0.896～0.975（表11-4）。

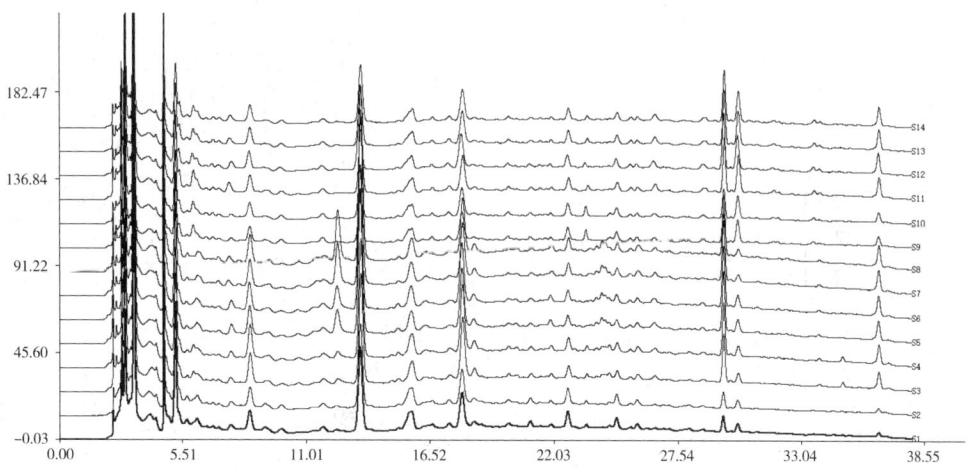

图11-4　14批虚汗停颗粒的HPLC指纹图谱

（S1～S2为过期虚汗停颗粒；S3～S14为有效期虚汗停颗粒）

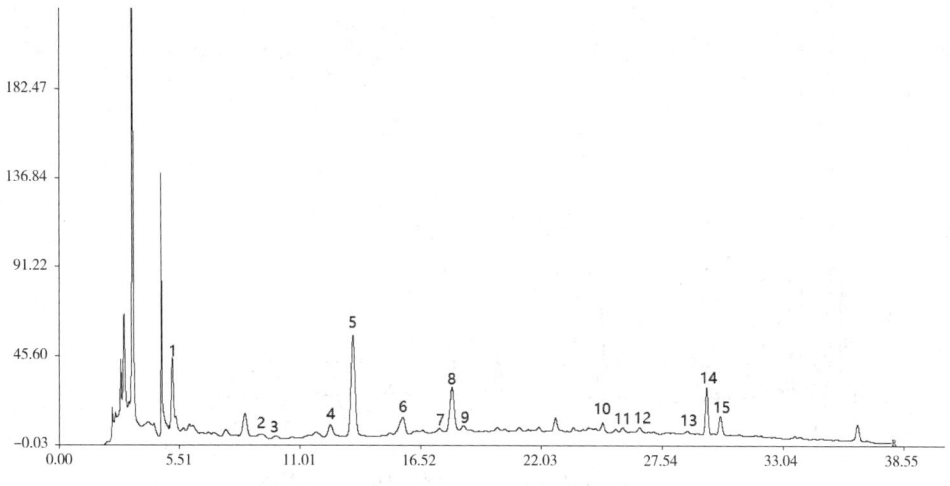

图11-5　14批虚汗停颗粒的HPLC对照图谱

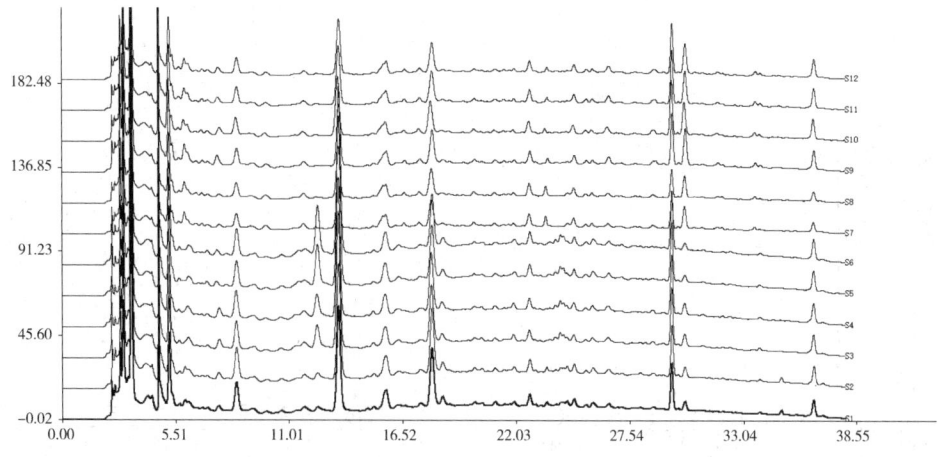

图11-6　12批有效期的虚汗停颗粒的HPLC指纹图谱

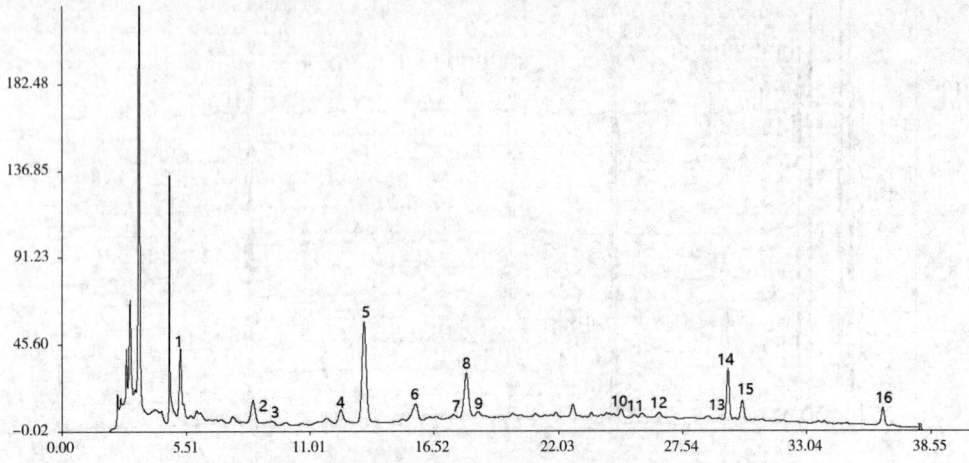

图11-7　12批有效期的虚汗停颗粒HPLC对照图谱

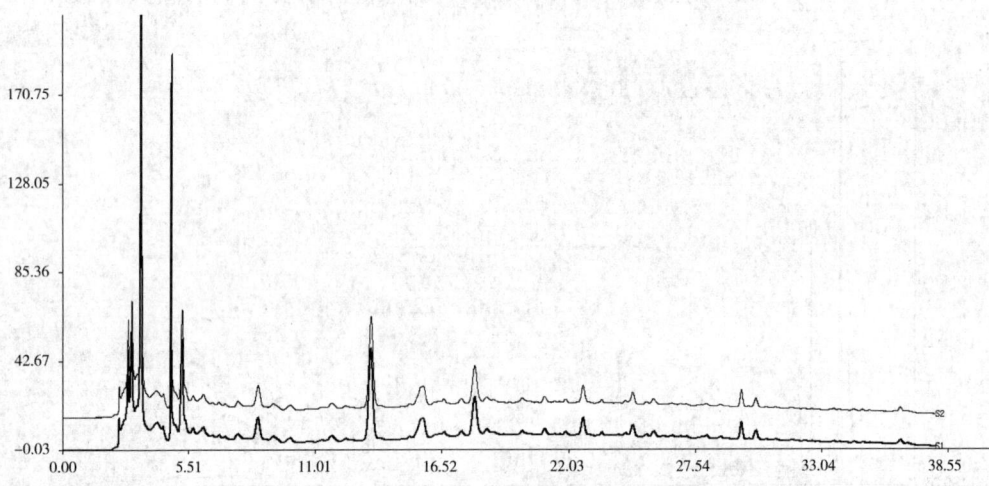

图11-8　过期的虚汗停颗粒HPLC指纹图谱

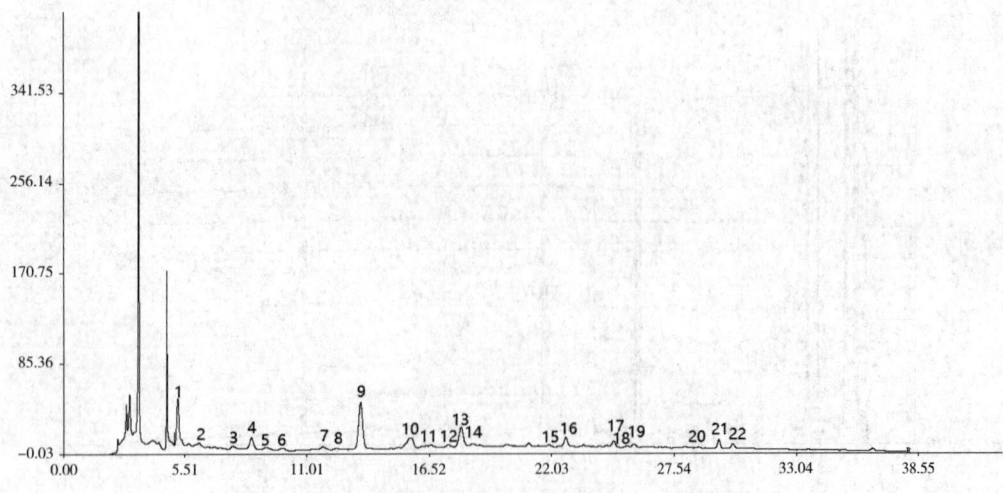

图11-9　过期虚汗停颗粒的HPLC对照指纹图谱

表11-6 虚汗停颗粒有效期（A）与过期样品（B）HPLC指纹图谱共有峰的相对保留时间

A与B共有峰	B共有峰	S1	S2	S3	S4	S5	S6	S7	S8	S9	S10	S11	S12	S13	S14	A共有峰
1	1	0.2905	0.2903	0.2909	0.2902	0.2903	0.2897	0.2927	0.2903	0.2904	0.2905	0.2898	0.2895	0.2899	0.2895	1
	2	0.3183	0.3183	—	—	—	—	—	—	—	—	—	—	—	—	
	3	0.3431	0.3429	—	—	—	—	—	—	—	—	—	—	—	—	
	4	0.4261	0.4254	—	—	—	—	—	—	—	—	—	—	—	—	
2	5	0.4731	0.4734	0.4744	0.4732	0.4727	0.4722	0.4743	0.4727	0.4733	0.4730	0.4725	0.4724	0.4730	0.4724	2
3	6	0.5108	0.5115	0.5108	0.5199	0.5211	0.5203	0.5249	0.5194	0.5114	0.5114	0.5085	0.5103	0.5111	0.5101	3
	7	0.5514	0.5522	—	—	—	—	—	—	—	—	—	—	—	—	
4	8	0.6539	0.6546	0.6544	0.6560	0.6546	0.6545	0.6602	0.6553	0.6537	0.6544	0.6538	0.6533	0.6538	0.6531	4
5	9	0.7480	0.7482	0.7497	0.7483	0.7482	0.7482	0.7499	0.7475	0.7481	0.7483	0.7478	0.7479	0.7479	0.7478	5
6	10	0.8756	0.8759	0.8755	0.8753	0.8750	0.8748	0.8752	0.8733	0.8765	0.8769	0.8771	0.8775	0.8766	0.8770	6
	11	0.9261	0.9260	—	—	—	—	—	—	—	—	—	—	—	—	
7	12	0.9677	0.9676	0.9776	0.9682	0.9746	0.9752	0.9669	0.9668	0.9671	0.9673	0.9677	0.9675	0.9674	0.9675	7
8	13	1.0000	1.0000	1.0000	1.0000	1.0000	1.0000	1.0000	1.0000	1.0000	1.0000	1.0000	1.0000	1.0000	1.0000	8
9	14	1.0293	1.0289	1.0307	1.0287	1.0288	1.0289	1.0290	1.0290	1.0296	1.0293	1.0298	1.0278	1.0298	1.0289	9
	15	1.1144	1.1142	—	—	—	—	—	—	—	—	—	—	—	—	
	16	1.1696	1.1697	—	—	—	—	—	—	—	—	—	—	—	—	
10	17	1.2629	1.2632	1.2647	1.2631	1.2636	1.2641	1.2607	1.2626	1.2635	1.2638	1.2646	1.2647	1.2642	1.2645	10
11	18	1.3832	1.3835	1.3854	1.3832	1.3835	1.3843	1.3798	1.3825	1.3836	1.3840	1.3849	1.3852	1.3843	1.3848	11
12	19	1.4333	1.4336	1.4373	1.4339	1.4343	1.4352	1.4307	1.4335	1.4331	1.4338	1.4348	1.4350	1.4341	1.4344	12
13	20	1.4781	1.4784	1.4787	1.4768	1.4769	1.4776	1.4732	1.4762	1.4773	1.4777	1.4773	1.4773	1.4772	1.4774	13
14	21	1.6470	1.6475	1.6489	1.6467	1.6483	1.6489	1.6403	1.6454	1.6478	1.6485	1.6503	1.6507	1.6495	1.6500	14
15	22	1.6822	1.6825	1.6844	1.6819	1.6831	1.6835	1.6766	1.6809	1.6828	1.6834	1.6847	1.6851	1.6843	1.6846	15
		—	—	1.2647	1.2631	1.2636	1.2641	1.2607	1.2626	1.2635	1.2638	1.2646	1.2647	1.2642	1.2645	16

表11-7 虚汗停颗粒有效期（A）与过期样品（B）HPLC指纹图谱共有峰的相对峰面积

A与B共有峰	B共有峰	S1	S2	S3	S4	S5	S6	S7	S8	S9	S10	S11	S12	S13	S14	A共有峰
1	1	1.3644	1.4245	0.7435	0.7266	0.8600	0.8157	0.8271	0.8163	1.2922	1.2830	1.1268	0.9421	0.8253	1.0121	1
	2	0.0970	0.0979	—	—	—	—	—	—	—	—	—	—	—	—	
	3	0.2295	0.2305	—	—	—	—	—	—	—	—	—	—	—	—	
	4	0.1253	0.1282	—	—	—	—	—	—	—	—	—	—	—	—	
2	5	0.4880	0.5052	0.5460	0.5637	0.4461	0.4305	0.4954	0.5047	0.4347	0.4598	0.4780	0.5671	0.4681	0.4598	2
3	6	0.1949	0.2022	0.1318	0.1252	0.0656	0.0674	0.0799	0.1222	0.1682	0.1727	0.1525	0.2134	0.1794	0.1791	3
	7	0.1418	0.1494	—	—	—	—	—	—	—	—	—	—	—	—	
4	8	0.1814	0.1883	0.1558	0.1584	0.2162	0.2110	0.2140	0.2027	0.2643	0.2567	0.2175	0.1663	0.2032	0.2120	4
5	9	2.1416	2.2515	1.7156	1.7229	2.2861	2.1854	2.9716	2.8746	1.6469	1.6582	1.5647	1.6183	1.6729	1.6620	5
6	10	0.8093	0.8429	0.4315	0.4199	0.4094	0.3971	0.4019	0.3859	0.3332	0.3203	0.5944	0.5748	0.5953	0.5954	6
	11	0.1025	0.0956	—	—	—	—	—	—	—	—	—	—	—	—	
7	12	0.1005	0.1032	0.0556	0.0586	0.0768	0.0930	0.0852	0.0887	0.0995	0.1034	0.2088	0.1709	0.1097	0.1113	7
8	13	1.0000	1.0000	1.0000	1.0000	1.0000	1.0000	1.0000	1.0000	1.0000	1.0000	1.0000	1.0000	1.0000	1.0000	8
9	14	0.1559	0.0889	0.1235	0.1215	0.1249	0.1858	0.1761	0.2084	0.1279	0.1038	0.1221	0.0974	0.0954	0.0947	9
	15	0.0787	0.0886	—	—	—	—	—	—	—	—	—	—	—	—	
	16	0.1300	0.1316	—	—	—	—	—	—	—	—	—	—	—	—	
10	17	0.3438	0.3715	0.1614	0.1673	0.1508	0.1283	0.1998	0.2193	0.3132	0.3197	0.2845	0.2522	0.3454	0.2862	10
11	18	0.2555	0.2615	0.1295	0.1310	0.1344	0.1261	0.1330	0.1394	0.2469	0.2486	0.2206	0.1906	0.2064	0.2025	11
12	19	0.1537	0.1697	0.0788	0.0800	0.1107	0.0757	0.0978	0.0970	0.1298	0.1193	0.1138	0.1187	0.1171	0.1242	12
13	20	0.0771	0.0907	0.0661	0.0673	0.1891	0.0907	0.0799	0.0803	0.1911	0.1600	0.2464	0.2610	0.2634	0.2656	13
14	21	0.2633	0.2836	0.5706	0.5096	0.6554	0.6225	0.6846	0.6552	0.5976	0.6012	0.9046	0.9805	1.0162	1.0126	14
15	22	0.1709	0.1793	0.1268	0.1253	0.1732	0.1570	0.0991	0.0944	0.6037	0.6009	0.8034	0.7563	0.7931	0.7766	15
		—	—	0.2177	0.2180	0.2513	0.2415	0.2734	0.2706	0.2394	0.2384	0.3925	0.4327	0.4479	0.4457	16

【小结】

　　利用液相指纹图谱技术对有效期与过期虚汗停颗粒进行识别，二者的相似度差异不大，但共有峰个数差异明显，可作为识别的依据，如12批有效期虚汗停颗粒样品有16个共有峰，2批过期虚汗停颗粒样品有22个共有峰，12批有效期样品与2批过期样品比较只有15个共有峰，说明有效期与过期样品间的化学成分数量及含量有差异，可能与过期样品因放置时间过长导致一些成分发生转化、分解及产生新成分等因素有关。

第十二章　中药配方颗粒的识别

中药配方颗粒是由单味中药饮片经水提、分离、浓缩、干燥、制粒而成的颗粒，在中医药理论指导下，按照中医临床处方配方后，供患者冲服使用，其临床疗效应当和相应饮片保持一致。中药配方颗粒与以往的中药饮片相较，其药性较高，药效也很好，服用方式简单，有着安全性与卫生性的优势，充分发挥了现代化工艺技术与传统医学相互结合的优势，有着较为广泛的推广价值与应用价值，应予以足够重视，加大研究力度，根据中药配方颗粒的特点与优势等，合理地推广相关工艺技术，全面分析影响药性与药效的因素，正确地开展原材料制备、工艺技术应用等分析工作，以此促使中药配方颗粒的长远发展。

第一节　中药配方颗粒与化学成分

传统中药汤剂为群药合煎，由于化学成分众多，在高温煎煮过程中会发生成分间的多种物理、化学反应，如络合、吸附、沉淀、增溶、助溶、水解、酶解、中和、氧化、还原、分解等，这会引起成分溶出量的变化，甚至会产生新的成分，所以传统汤剂合煎成分往往不是简单的单味中药配方颗粒单煎成分之和，成分的一致性差异势必会引起疗效一致性的差异，这是中药配方颗粒与传统中药汤剂等效性争议的逻辑所在。

大多数研究表明中药配方颗粒与汤剂所含化学成分基本一致，有少数成分含量存在差异，针对不同指标成分而言，中药配方颗粒与汤剂中的含量变化各不相同。如生脉散（人参、麦冬、五味子）全方合煎时人参皂苷Rb_1、Rb_2、Rc、Rd、Re、Rg_1均消失，而原来的微量成分人参皂苷Rg_3、Rh_1的量明显增加，转化为主要成分，其量分别高出单味人参煎剂的54.89%、52.40%。从生脉散全方合煎液中还分离得到1个不同于各味药单煎的化学成分，鉴定为5-羟甲基-2-糠醛。10批桂枝配方颗粒、饮片和水煎剂的指纹图谱相关性研究结果显示，桂枝配方颗粒中的12个共有峰均可在水煎剂中得到追踪，而共有峰中只有10个峰可在饮片中得到追踪，饮片中2个峰缺失。相对于相应配方颗粒和水煎剂，有些中药饮片缺少某些成分，分析其原因可能是饮片在制剂过程中（如高温提取、浓缩等），某些成分受热相互作用或直接转化生成新物质。

传统汤剂与配方颗粒成分含量差异的原因如下。①二者制备工艺不同：如在配方颗粒制备工艺中含喷雾干燥，因此部分不耐高温的成分含量可能会降低。②单、合煎造成的差异：合煎过程中，由于溶液内含有更多的化学成分，这些化学成分之间会产生物理或化学作用，导致配方颗粒和传统汤剂中某些成分含量不同。配方颗粒与传统煎剂之间的成分含量差异是否会导致药效的变化，以及配方颗粒有效组分量效关系，仍需进一步研究与探讨。针对化学成分含量差异问题，某些配方颗粒的用量应按比例调整以使其与汤剂等效；某些含有易挥发性等不稳定成分的配方颗粒，应进行相应工艺的优化。

第二节　液相指纹图谱与中药配方颗粒

由于中药配方颗粒已失去了原有饮片所具备的形态学特征，单纯的指标成分的定性和定量分析难以反映其质量的优劣，需要建立更加完善可行的质量标准，才能更好控制药品的有效性、安全性、稳定性。2016年国家药典委员会发布《中药配方颗粒质量控制与标准制定技术要求（征求意见稿）》中明确指出将能够表征中药整体质量信息的指纹图谱应用于中药配方颗粒的整个生产工艺中，进行质量一致性评价。

指纹图谱技术作为一种综合的、可量化的鉴别分析手段，具有模糊性、整体性和专属性，适用于控制中药配方颗粒在生产过程中各环节中间体及成品的质量，对药材、饮片、提取液、浓缩液、浸膏粉、配方颗粒进行一致性评价。目前，中药配方颗粒指纹图谱技术主要集中于高效或超高效液相色谱。运用指纹图谱技术对中药材、中间体、产品进行质量体系评价，建立专属性强的整体质量控制方法，不仅能客观反映中药配方颗粒整体成分的特征，还能较好地从化学成分角度去体现中药传统汤剂与配方颗粒的等质性。

例如：连翘药材、标准汤剂、中间体和配方颗粒的HPLC指纹图谱相关性评价显示，连翘10批药材、标准汤剂、中间体及配方颗粒指纹图谱均呈现10个共有特征峰，呈良好的相关性，在10个共有峰中分析确认了6个化学成分，药材、标准汤剂、中间体和配方颗粒的主要化学成分组成基本相同。金银花饮片、标准汤剂、配方颗粒的HPLC指纹图谱显示，金银花配方颗粒HPLC指纹图谱中的12个共有峰均可在标准汤剂中追踪到，有11个可以在饮片中得到追踪，并指认出绿原酸、芦丁、木犀草苷3种成分。采用HPLC对葛根饮片、水煎剂和配方颗粒的指纹图谱进行相关性研究，考察饮片、水煎剂与配方颗粒学成分的变化，结果10批葛根配方颗粒HPLC指纹图谱的8个指纹峰均可在饮片中得到追踪，相似度均大于0.99，并从8个共有峰中指认出葛根素，葛根饮片、水煎剂和配方颗粒的主要化学成分基本相同。液相指纹图谱识别技术对配方颗粒的鉴定及全过程的质量控制具有指导意义和参考价值，同时也为其他品种配方颗粒生产的质量控制提供参考，也为指导企业实际生产提供一定的科学依据。

第三节　中药配方颗粒的识别选论

白芍配方颗粒（Baishaopeifang Keli）

【处方的组成、药材基原、药用及成分】
1.处方组成及来源　白芍配方颗粒是由白芍提取制成的单方制剂。

2.处方药材基原　白芍为毛茛科植物芍药*Paeonia lactiflora* Pall.的干燥根。

3.功效与主治　平肝止痛，养血调经，敛阴止汗。主要用于缓急止痛。

4.化学成分　主要含有单萜及其苷类化合物，三萜类化合物，黄酮类化合物，鞣质类和多糖等成分。主要成分为芍药苷、芍药内酯苷、苯甲酰芍药苷、丹皮酚等。

【材料与仪器】

ACQUITY UPLC（美国Waters公司，包括四元高压梯度泵、自动进样器、柱温箱、PDA检测器、Empower色谱工作站）；《中药色谱指纹图谱相似度评价系统》软件（2004A版）（国家药典委员会）。

没食子酸、芍药苷对照品（A科技有限公司，含量≥98%）；甲醇，乙腈为色谱纯，水为纯净水，其余试剂均为分析纯。白芍药材与配方颗粒来源见表12-1。

表12-1　白芍药材及配方颗粒的来源

序号	类型	来源	序号	类型	来源
S1	药材	安徽A中药材市场	S11	配方颗粒	广东B制药有限公司
S2	药材	河南B中药材市场	S12	配方颗粒	广东B制药有限公司
S3	药材	成都C中药材市场	S13	配方颗粒	广东B制药有限公司
S4	药材	河北D中药材市场	S14	配方颗粒	广东B制药有限公司
S5	药材	江西E中药材市场	S15	配方颗粒	广东B制药有限公司
S6	药材	广州F中药材市场	S16	配方颗粒	广东B制药有限公司
S7	药材	山东G中药材市场	S17	配方颗粒	广东B制药有限公司
S8	药材	重庆H中药材市场	S18	配方颗粒	广东B制药有限公司
S9	药材	兰州I中药材市场	S19	配方颗粒	广东B制药有限公司
S10	药材	贵阳J中药材市场	S20	配方颗粒	广东B制药有限公司

【溶液的制备】

1.供试品溶液的制备　取白芍药材、白芍配方颗粒样品粉末约0.5g，精密称定，置25ml容量瓶中，加50%甲醇23ml，超声提取30分钟，放至室温，加50%甲醇定容至刻度，摇匀，用0.22μm微孔滤膜滤过，取续滤液，即得。

2.对照品溶液的制备　取没食子酸、芍药苷对照品适量，精密称定，用50%甲醇配制成含没食子酸、芍药苷、质量浓度分别为10.2μg/ml、141μg/ml的对照品溶液，冷藏备用。

【色谱条件】

ACQUITY UPLC BEH C₁₈色谱柱（2.1mm×100mm，1.7μm）；流速为0.1ml/min，检测波长为254nm，柱温为30℃，进样量为2μl。流动相梯度洗脱见表12-2。

表12-2 流动相梯度洗脱条件

时间（min）	流动相A（%）	流动相B（%）
0～1	95～90	5～10
1～3	90～84	10～16
3～5	84～73.5	16～26.5
5～5.5	73.5～68	26.5～32
5.5～6	68～63.5	32～27.5
6～10	63.5～50	27.5～50
10～18	50～47	50～53

【方法学考察】

1.精密度试验 取同一批次白芍药材样品，制备供试品溶液，按色谱方法连续进样6次，并记录各共有峰的保留时间和峰面积，计算得各共有峰的相对保留时间和相对峰面积的RSD均小于3%，表明仪器精密度良好。

2.稳定性试验 取同一批次白芍药材样品，制备供试品，按色谱方法分别于0、2、4、8、12和24小时进样测定，并记录各共有峰的保留时间和峰面积，计算得各共有峰的相对保留时间和相对峰面积的RSD均小于3%，表明样品溶液在24小时内稳定。

3.重复性试验 取同一批次白芍药材样品6份，平行制备供试品溶液6份，按色谱方法分别进样，并记录各共有峰的保留时间和峰面积，计算得各共有峰的相对保留时间和相对峰面积的RSD均小于3%，表明该方法重复性良好。

【液相指纹图谱的构建】

按确定的方法制备供试品溶液样品，按确定的色谱条件分别对10批白芍药材、10批白芍配方颗粒进行指纹图谱测定，得到各批次样品指纹图谱的AIA数据文件，将其分别导入"中药色谱指纹图谱相似度评价系统"软件进行分析处理，得到白芍药材、白芍配方颗粒及其对照色谱指纹图谱。

【指纹图谱分析】

1.指纹图谱相似度评价 分别将白芍药材及其配方颗粒样品的色谱数据导入"中药色谱指纹图谱相似度评价系统"软件，进行匹配，时间窗为0.20，采用中位数法考察色谱峰相似度的一致性，得10批药材、10批配方颗粒及10批药材与其10批配方颗粒间比较的相似度（表12-3～表12-4）。

表12-3 白芍药、白芍配方颗粒的相似度评价结果

白芍药材	相似度	白芍配方颗粒	相似度
S1	0.987	S11	0.996
S2	0.974	S12	0.995

白芍药材	相似度	白芍配方颗粒	相似度
S3	0.969	S13	0.999
S4	0.977	S14	0.997
S5	0.972	S15	0.999
S6	0.967	S16	0.999
S7	0.992	S17	0.998
S8	0.993	S18	0.999
S9	0.989	S19	0.999
S10	0.987	S20	0.997

表12-4　白芍药材分别与其配方颗粒比较的相似度评价结果

白芍药材	相似度	白芍配方颗粒	相似度
S1	0.836	S11	0.989
S2	0.890	S12	0.986
S3	0.773	S13	0.986
S4	0.855	S14	0.985
S5	0.818	S15	0.985
S6	0.756	S16	0.985
S7	0.864	S17	0.985
S8	0.852	S18	0.985
S9	0.880	S19	0.986
S10	0.811	S20	0.986

　　2.共有峰的确立　对白芍药材及其配方颗粒进行指纹图谱分析，10批白芍药材有16个共有峰，10批白芍配方颗粒有18个共有峰，10批白芍药材与10批配方颗粒间有11个共有峰，与没食子酸、芍药苷对照品图谱比较，分别指认出没食子酸和芍药苷色谱峰，以白芍苷为参比峰（S），计算得各共有峰的相对保留时间及相对峰面积结果见图12-1～图12-6、表12-5，表12-6。

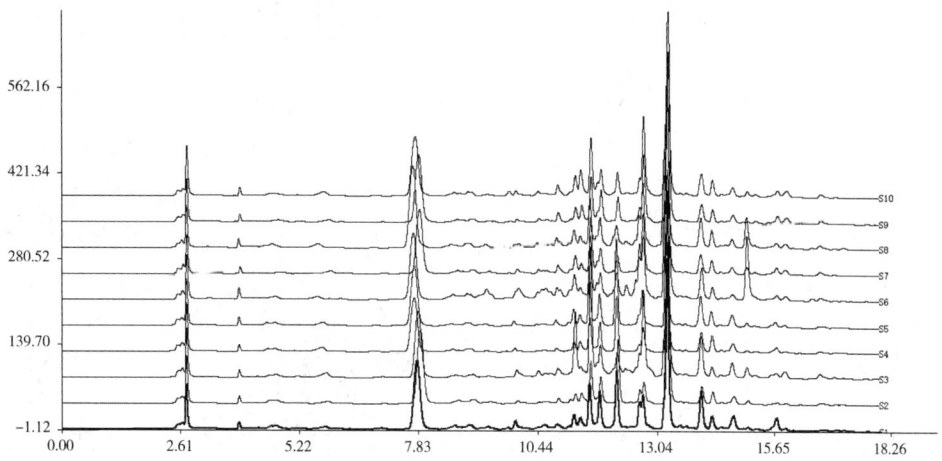

图12-1　白芍药材UPLC指纹图谱

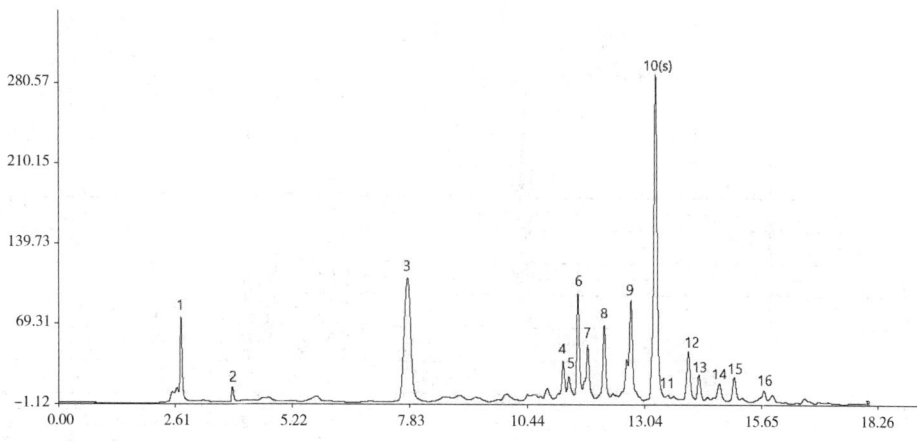

图12-2　白芍药材的UPLC对照指纹图谱

（3号峰为没食子酸；10号峰为芍药苷）

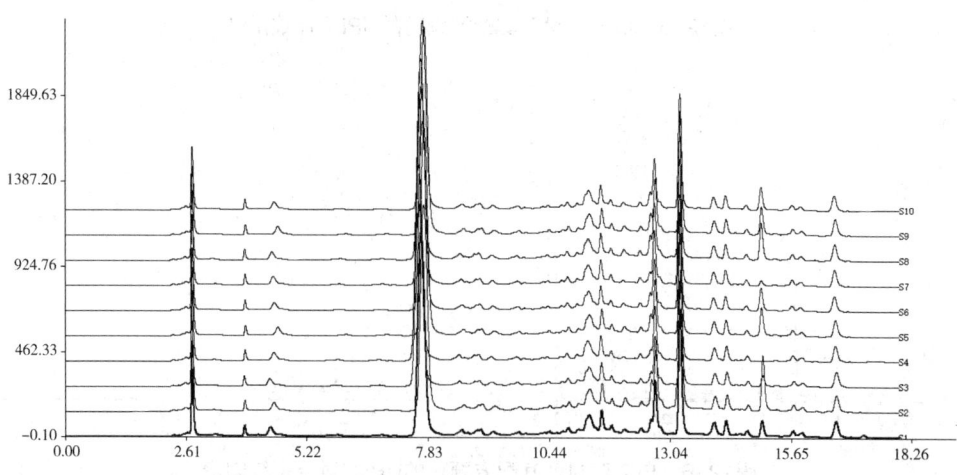

图12-3　白芍配方颗粒的UPLC指纹图谱

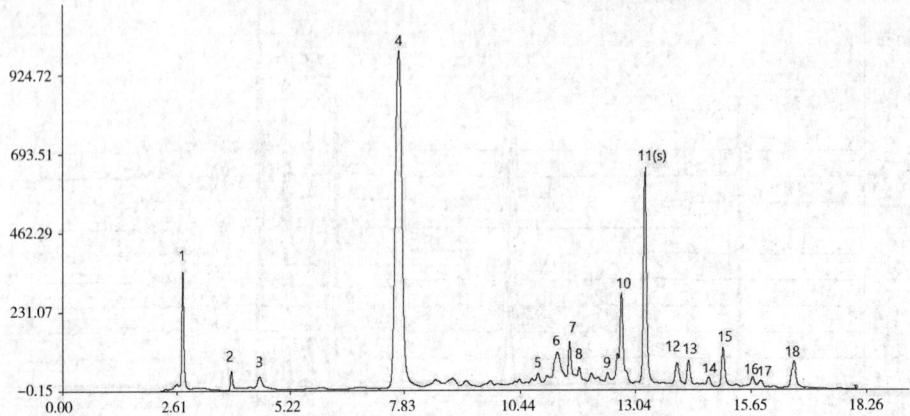

图12-4　白芍配方颗粒的UPLC对照指纹图谱

（4号峰为没食子酸；11号峰为芍药苷）

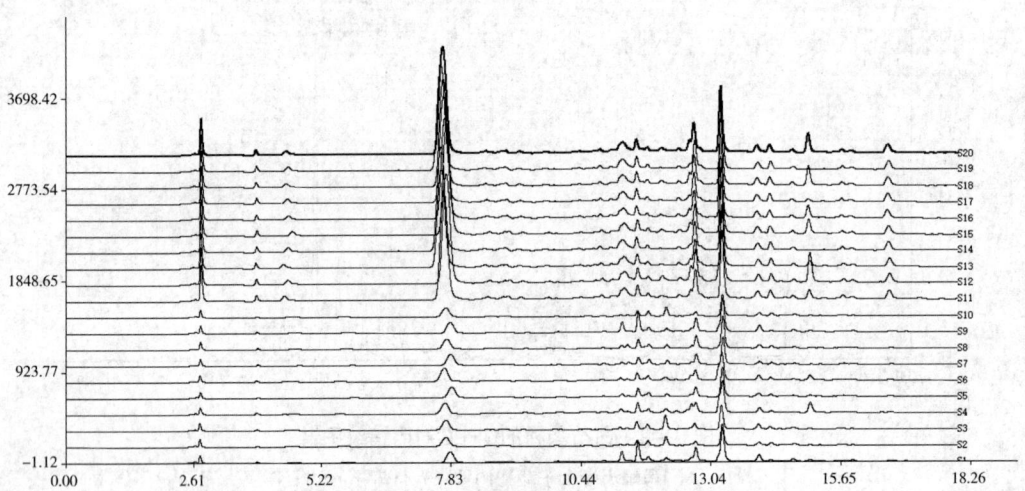

图12-5　白芍药材及其配方颗粒的UPLC指纹图谱

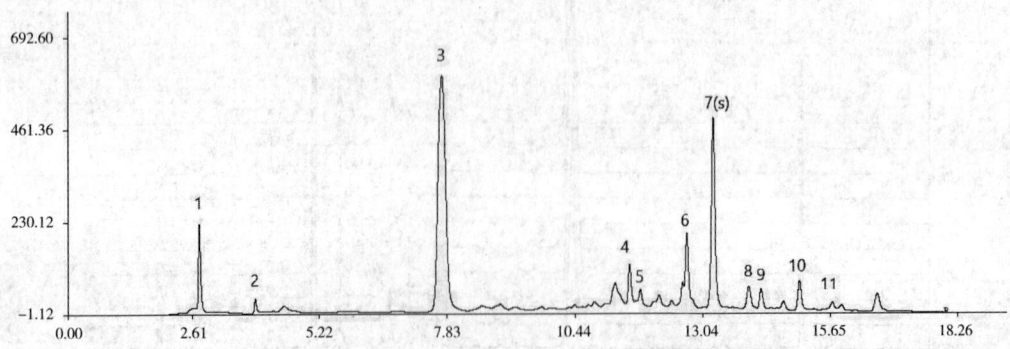

图12-6　白芍药材及其配方颗粒的UPLC对照指纹图谱

（3号峰为没食子酸；7号峰为芍药苷）

表12-5 白芍药材（A）及其配方颗粒（B）UPLC指纹图谱共有峰的相对保留时间

A共有峰	B共有峰	AB共有峰	S1	S2	S3	S4	S5	S6	S7	S8	S9	S10	S11	S12	S13	S14	S15	S16	S17	S18	S19	S20
1	1	1	0.2067	0.2068	0.2073	0.2081	0.2062	0.2066	0.2067	0.2067	0.2076	0.2060	0.2073	0.2073	0.2075	0.2078	0.2075	0.2074	0.2067	0.2068	0.2072	0.2074
2	2	2	0.2933	0.2933	0.2932	0.2954	0.2941	0.2924	0.2936	0.2929	0.2941	0.2926	0.2931	0.2931	0.2935	0.2925	0.2939	0.2931	0.2931	0.2929	0.2929	0.2926
	3		—	—	—	—	—	—	—	—	—	—	0.3393	0.3398	0.3386	0.3396	0.3392	0.3397	0.3392	0.3388	0.3389	0.3397
3	4	3	0.5861	0.5861	0.5860	0.5908	0.5858	0.5855	0.5866	0.5857	0.5869	0.5852	0.5802	0.5841	0.5761	0.5759	0.5848	0.5817	0.5797	0.5787	0.5851	0.5689
	5		—	—	—	—	—	—	—	—	—	—	0.8177	0.8180	0.8176	0.8174	0.8175	0.8174	0.8175	0.8176	0.8176	0.8189
4	6	4	0.8469	0.8473	0.8465	0.8531	0.8464	0.8473	0.8476	0.8460	0.8471	0.8472	0.8513	0.8512	0.8513	0.8509	0.8518	0.8514	0.8511	0.8511	0.8512	0.8518
5			0.8566	0.8563	0.8569	0.8633	0.8489	0.8568	0.8564	0.8552	0.8580	0.8566	—	—	—	—	—	—	—	—	—	—
6	7	5	0.8720	0.8720	0.8720	0.8778	0.8728	0.8717	0.8725	0.8713	0.8727	0.8718	0.8719	0.8724	0.8712	0.8715	0.8719	0.8712	0.8714	0.8719	0.8723	0.8729
7	8	6	0.8884	0.8880	0.8889	0.8946	0.8890	0.8887	0.8882	0.8879	0.8891	0.8883	0.8882	0.8882	0.8881	0.8878	0.8892	0.8879	0.8880	0.8878	0.8884	0.8879
8			0.9159	0.9152	0.9165	0.9226	0.9161	0.9155	0.9177	0.9138	0.9142	0.9167	—	—	—	—	—	—	—	—	—	—
	9		—	—	—	—	—	—	—	—	—	—	0.9362	0.9358	0.9353	0.9366	0.9372	0.9356	0.9360	0.9359	0.9372	0.9362
9	10	7	0.9596	0.9596	0.9596	0.9675	0.9590	0.9592	0.9603	0.9587	0.9587	0.9610	0.9598	0.9600	0.9586	0.9605	0.9595	0.9610	0.9597	0.9592	0.9587	0.9612
10	11	8	1.0000	1.0000	1.0000	1.0000	1.0000	1.0000	1.0000	1.0000	1.0000	1.0000	1.0000	1.0000	1.0000	1.0000	1.0000	1.0000	1.0000	1.0000	1.0000	1.0000
11			1.0210	1.0213	1.0206	1.0289	1.0207	1.0206	1.0213	1.0206	1.0213	1.0210	—	—	—	—	—	—	—	—	—	—
	12		—	—	—	—	—	—	—	—	—	—	1.0548	1.0544	1.0540	1.0551	1.0553	1.0538	1.0552	1.0543	1.0552	1.0561
12			1.0559	1.0562	1.0562	1.0637	1.0558	1.0555	1.0560	1.0558	1.0562	1.0555	—	—	—	—	—	—	—	—	—	—
13	13	9	1.0740	1.0742	1.0736	1.0823	1.0747	1.0730	1.0741	1.0733	1.0750	1.0736	1.0743	1.0746	1.0740	1.0739	1.0750	1.0737	1.0745	1.0737	1.0753	1.0743
14			1.0890	1.0885	1.0894	1.0965	1.0891	1.0891	1.0894	1.0878	1.0902	1.0895	—	—	—	—	—	—	—	—	—	—
15	14	10	1.1088	1.1088	1.1083	1.1172	1.1087	1.1084	1.1090	1.1087	1.1094	1.1089	1.1086	1.1091	1.1078	1.1091	1.1086	1.1074	1.1091	1.1079	1.1095	1.1088
	15		—	—	—	—	—	—	—	—	—	—	1.1332	1.1336	1.1325	1.1335	1.1335	1.1322	1.1335	1.1325	1.1332	1.1343
16	16	11	1.1836	1.1839	1.1831	1.1930	1.1831	1.1836	1.1836	1.1829	1.1847	1.1832	1.1838	1.1835	1.1837	1.1838	1.1840	1.1838	1.1838	1.1828	1.1853	1.1835
	17		—	—	—	—	—	—	—	—	—	—	1.1981	1.1979	1.1979	1.1981	1.1982	1.1981	1.1981	1.1970	1.1994	1.1980
	18		—	—	—	—	—	—	—	—	—	—	1.2537	1.2538	1.2533	1.2543	1.2538	1.2532	1.2548	1.2516	1.2546	1.2540

表12-6 白芍药材（A）及其配方颗粒（B）UPLC指纹图谱共有峰的相对峰面积

A共有峰	B共有峰	AB共有峰	S1	S2	S3	S4	S5	S6	S7	S8	S9	S10	S11	S12	S13	S1	S15	S16	S17	S18	S19	S20
1	1	1	0.1283	0.1269	0.0960	0.1058	0.0925	0.1738	0.1931	0.1075	0.1546	0.1275	0.3070	0.2651	0.3363	0.3325	0.3056	0.3144	0.3294	0.3193	0.3015	0.3430
2	2	2	0.0285	0.0298	0.0322	0.0280	0.0288	0.0398	0.0354	0.0211	0.0298	0.0260	0.0567	0.0454	0.0674	0.0574	0.0518	0.0544	0.0567	0.0557	0.0546	0.0663
	3		—	—	—	—	—	—	—	—	—	—	0.1345	0.1114	0.1262	0.1401	0.1422	0.1342	0.1381	0.1307	0.1340	0.0241
3	4	3	0.6077	0.8261	0.7309	0.7426	0.5214	0.8380	0.8763	0.5569	0.9498	0.7387	3.2286	2.7132	3.3279	3.3202	3.2313	3.2629	3.3375	3.2274	3.2030	3.3014
	5		—	—	—	—	—	—	—	—	—	—	0.0970	0.0876	0.1001	0.1012	0.1018	0.0999	0.1005	0.1039	0.0992	0.1069
4	6	4	0.0981	0.0907	0.0851	0.1121	0.1067	0.1094	0.0764	0.2714	0.0634	0.0859	0.3986	0.3535	0.4029	0.3979	0.4111	0.3102	0.4020	0.4169	0.4063	0.4200
5			0.1475	0.1115	0.0686	0.0716	0.0635	0.0980	0.0979	0.0668	0.0862	0.0862	—	—	—	—	—	—	—	—	—	—
6	7	5	0.2528	0.2445	0.1971	0.2820	0.2154	0.2963	0.2461	0.4676	0.2374	0.2354	0.2684	0.2477	0.2248	0.2208	0.2835	0.2796	0.2304	0.2916	0.2784	0.2393
7	8	6	0.1386	0.1907	0.1456	0.1566	0.1199	0.2542	0.2462	0.1628	0.1915	0.2248	0.1459	0.1428	0.1454	0.1376	0.1585	0.1554	0.1420	0.1646	0.1556	0.1605
8			0.1362	0.1559	0.1544	0.1134	0.1438	0.5415	0.4082	0.1760	0.3607	0.3264	—	—	—	—	—	—	—	—	—	—
	9		—	—	—	—	—	—	—	—	—	—	0.1015	0.1050	0.1043	0.0950	0.1133	0.1114	0.0973	0.1195	0.1103	0.0960
9	10	7	0.4097	0.4148	0.3043	0.3545	0.2648	0.2487	0.1926	0.4250	0.1372	0.1890	0.4192	0.3955	0.4171	0.4215	0.4253	0.4240	0.4179	0.4432	0.4219	0.5430
10	11	8	1.0000	1.0000	1.0000	1.0000	1.0000	1.0000	1.0000	1.0000	1.0000	1.0000	1.0000	1.0000	1.0000	1.0000	1.0000	1.0000	1.0000	1.0000	1.0000	1.0000
11			0.0208	0.0239	0.0189	0.0213	0.0217	0.0308	0.0247	0.0218	0.0279	0.0338	—	—	—	—	—	—	—	—	—	—
	12		—	—	—	—	—	—	—	—	—	—	0.2040	0.1613	0.1769	0.1683	0.1819	0.1797	0.1720	0.1858	0.1794	0.1843
12	13	9	0.1476	0.1485	0.1552	0.1438	0.1374	0.2418	0.1856	0.2015	0.1324	0.2251	0.1468	0.1305	0.1457	0.1443	0.1486	0.1467	0.1444	0.1508	0.1465	0.1513
13	14	10	0.0857	0.0833	0.0783	0.0867	0.0521	0.1158	0.1415	0.0538	0.0857	0.0862	0.0785	0.0734	0.0802	0.0787	0.0881	0.0829	0.0791	0.0852	0.0822	0.0830
14			0.0168	0.0176	0.0132	0.0180	0.0112	0.0237	0.0272	0.0194	0.0219	0.0237	—	—	—	—	—	—	—	—	—	—
15	15	11	0.0633	0.0677	0.0497	0.0551	0.0325	0.1224	0.1089	0.0833	0.0810	0.1193	0.0730	0.0667	0.0757	0.0745	0.0774	0.0740	0.0701	0.0773	0.0743	0.0745
	16		—	—	—	—	—	—	—	—	—	—	0.1591	0.3997	0.3340	0.2734	0.2722	0.2434	0.2742	0.3340	0.2742	0.2734
16			0.0437	0.0545	0.0254	0.0519	0.0274	0.0438	0.0522	0.0242	0.0178	0.0991	—	—	—	—	—	—	—	—	—	—
	17		—	—	—	—	—	—	—	—	—	—	0.0591	0.0536	0.0593	0.0588	0.0639	0.0611	0.0591	0.0615	0.0612	0.0595
	18		—	—	—	—	—	—	—	—	—	—	0.1842	0.1617	0.1963	0.1910	0.1881	0.1913	0.1893	0.1884	0.1859	0.1894

【小结】

液相指纹图谱识别技术可展示白芍药材及其配方颗粒各自间化学成分的均一性和稳定性，也可识别出白芍药材与其配方颗粒指纹图谱间的相似性及共有峰个数的差异性，揭示白芍从药材到其配方颗粒这一系列制备过程所产生的化学成分变化情况。

液相指纹图谱识别技术显示，10批白芍药材有16个共有峰，10批白芍配方颗粒有18个共有峰，而白芍药材与其配方颗粒指纹图谱中只有11个共有峰，提示这11个特征成分在白芍配方颗粒制备过程中可以进行追溯。将液相指纹图谱识别技术用于中药配方颗粒全过程监控，可以反映生产过程各环节的量质传递变化规律，从而为白芍配方颗粒制备的稳定性、均一性的质量控制提供参考依据。

玫瑰花配方颗粒（Meiguihuapeifang Keli）

【处方的组成、药材基原、药用及成分】

1.处方组成及来源　玫瑰花配方颗粒是由玫瑰花提取制成的单方制剂。

2.处方药材基原　为蔷薇科植物玫瑰 *Rosa rugosa* Thunb.的干燥花蕾。

3.功效与主治　行气解郁，和血，止痛。用于肝胃气痛，食少呕恶，月经不调，跌扑伤痛。

4.化学成分　主要含有黄酮类、多糖、酚酸类等成分。主要成分为芦丁、槲皮素、叶醇、苯甲醇、没食子酸等。

【材料与仪器】

Waterse-2695型高效液相色谱仪（美国Waters公司）；PDA检测器；HH-6数显恒温水浴锅（常州澳华仪器有限公司）；AL204-IC/万分之一分析天平（METTLE RTOLEDO仪器有限公司）。《中药色谱指纹图谱相似度评价系统》软件（2012A版）（国家药典委员会）。

芦丁对照品（A科技有限公司，含量≥98%）；甲醇和磷酸为分析醇，乙腈为色谱纯，水为纯净水。玫瑰花药材及其配方颗粒来源见表12-7。

表12-7　玫瑰花药物来源

序号	类型	来源	序号	类型	来源
S1	药材	安徽A中药材市场	S11	配方颗粒	广东A制药有限公司
S2	药材	河南B中药材市场	S12	配方颗粒	广东A制药有限公司
S3	药材	成都C中药材市场	S13	配方颗粒	广东A制药有限公司
S4	药材	河北D中药材市场	S14	配方颗粒	广东A制药有限公司
S5	药材	江西E中药材市场	S15	配方颗粒	广东A制药有限公司
S6	药材	广州F中药材市场	S16	配方颗粒	广东A制药有限公司
S7	药材	山东J中药材市场	S17	配方颗粒	广东A制药有限公司
S8	药材	重庆H中药材市场	S18	配方颗粒	广东A制药有限公司
S9	药材	兰州I中药材市场	S19	配方颗粒	广东A制药有限公司
S10	药材	贵阳J中药材市场	S20	配方颗粒	广东A制药有限公司

【溶液的制备】

1.供试品溶液的制备　取玫瑰花药材粉末0.5g精密称定，置50ml锥形瓶中，加甲醇20ml，超声提取30分钟，放冷，补重，过滤，取续滤液过0.22μm滤膜，即得。

取玫瑰花配方颗粒约0.6g精密称定，置50ml锥形瓶中，加甲醇20ml，超声提取30分钟，放冷，补重，过滤，取续滤液过0.22μm滤膜，即得。

2.对照品溶液的制备　取芦丁对照品适量，精密称定，用甲醇配制成含芦丁质量浓度为20μg/ml的对照品溶液，备用。

【色谱条件】

色谱柱为Diasonsil C_{18}（4.6mm×250mm，5μm），检测波长为254nm，柱温为35℃，进样量为10μl，流速为1.0ml/min。流动相A为乙腈，B为0.1%的磷酸水，流动相梯度洗脱条件见表12-8。

表12-8　流动相梯度洗脱条件

时间（min）	流动相A（%）	流动相B（%）
0~12	5~10	95~90
12~60	10~21	90~79
60~70	21~24	79~76

【方法学考察】

1.精密度试验　取同一玫瑰花药材样品，按供试品溶液的方法制备供试品溶液，按色谱条件连续进样6次，进样量为10μl，考察仪器的精密度。结果表明，各共有峰的相对保留时间及相对峰面积RSD均小于3%，说明仪器的精密度良好。

2.稳定性试验　取同一玫瑰花药材样品，按供试品溶液的方法制备供试品溶液，按色谱条件分别于0、2、4、8、12、24小时进样，进样量为10μl，考察样品的稳定性。结果表明，各共有峰的相对保留时间与相对峰面积RSD均小于3%，说明样品在24小时内稳定。

3.重复性试验　取同一样品6份，按供试品溶液的制备方法平行制备供试品溶液样品，按色谱条件分别进样，进样量为10μl，考察试验方法的重复性。结果表明，各共有峰的相对保留时间和相对峰面积RSD均小于3%，说明该方法的重复性良好。

【液相指纹图谱的构建】

分别取10批玫瑰花药材及其10批配方颗粒样品，精密称定，按供试品溶液的制备方法制备供试品溶液样品，按色谱条件进样检测分析，将所得到的色谱图数据文件导入"中药色谱指纹图谱相似度评价系统"软件进行分析，得到玫瑰花药材及其配方颗粒HPLC指纹图谱。

【指纹图谱分析】

1.相似度评价　分别将玫瑰花药材及其配方颗粒样品的色谱数据导入"中药色谱指纹图谱相似度评价系统"软件，进行匹配，时间窗为0.20，采用中位数法考察色谱峰相似度的一致性，得10批玫瑰花药材、10批玫瑰花配方颗粒及10批玫瑰花药材与10批玫瑰花配方颗粒间的相似度（表12-9、表12-10）。

表12-9 玫瑰花颗粒、玫瑰花药材的相似度评价结果

药材	相似度	配方颗粒	相似度
S1	0.928	S11	1.000
S2	0.978	S12	0.999
S3	0.981	S13	1.000
S4	0.941	S14	1.000
S5	0.972	S15	1.000
S6	0.981	S16	0.998
S7	0.945	S17	1.000
S8	0.947	S18	0.999
S9	0.963	S19	0.997
S10	0.978	S20	1.000

表12-10 玫瑰花药材与其配方颗粒间的相似度比较结果

药材	相似度	配方颗粒	相似度
S1	0.859	S11	0.992
S2	0.881	S12	0.991
S3	0.895	S13	0.993
S4	0.892	S14	0.993
S5	0.910	S15	0.993
S6	0.902	S16	0.990
S7	0.886	S17	0.992
S8	0.886	S18	0.990
S9	0.899	S19	0.997
S10	0.889	S20	0.993

2.共有峰的确定 对玫瑰花及其配方颗粒进行指纹图谱分析，10批玫瑰花药材有17个共有色谱峰，10批配方颗粒有14个共有色谱峰，10玫瑰花药材与10玫瑰花配方颗粒比较有8个共有色谱峰。与芦丁对照品图谱比较，指认出芦丁色谱峰，以芦丁为参比峰（S），计算得各共有峰的相对保留时间及相对峰面积，结果见图12-7～图12-12、表12-11、表12-12。

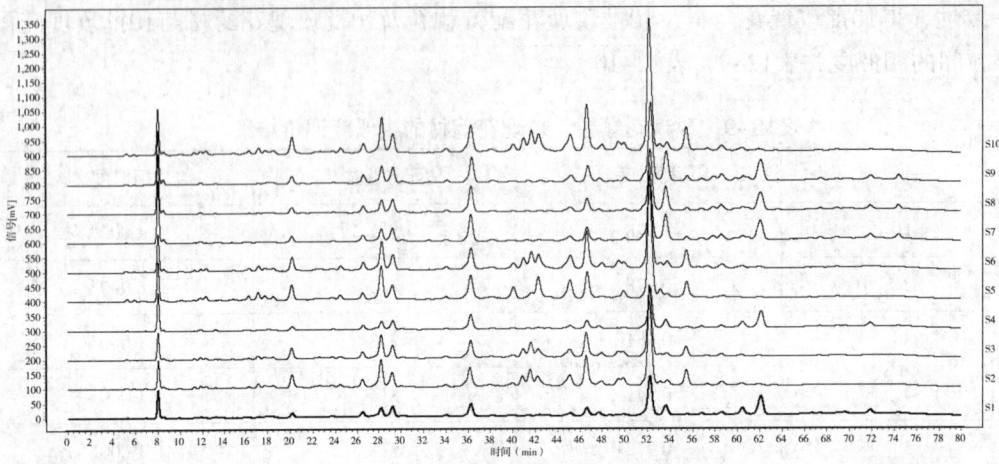

图12-7　玫瑰花药材的HPLC指纹图谱

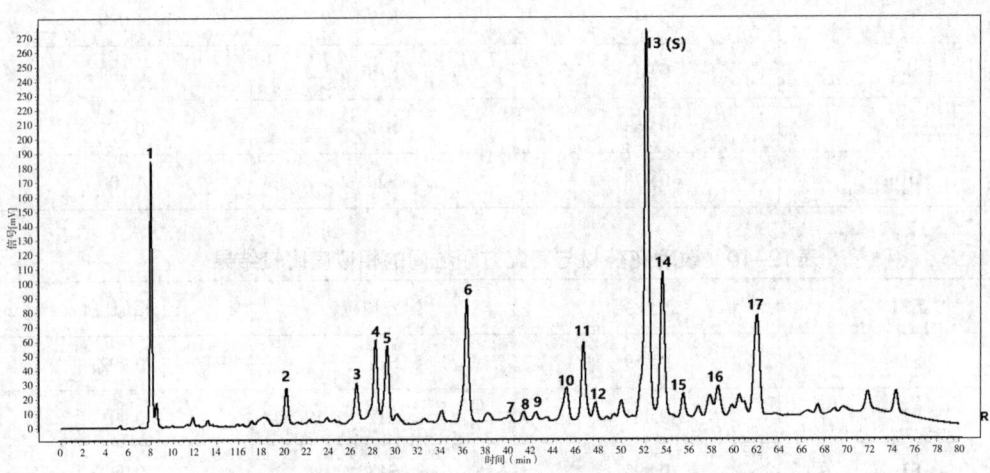

图12-8　玫瑰花药材的HPLC对照指纹图谱

（13号峰为芦丁）

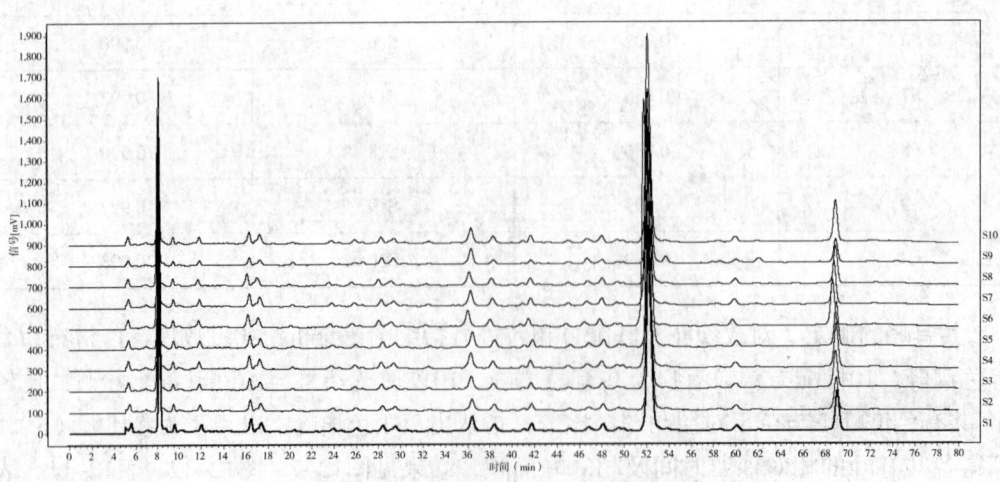

图12-9　玫瑰花配方颗粒的HPLC指纹图谱

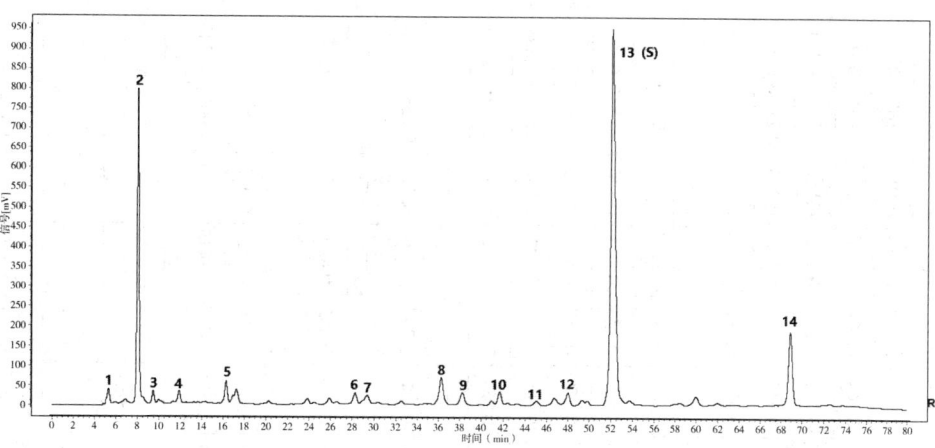

图12-10 玫瑰花配方颗粒的HPLC对照指纹图谱

（13号峰为芦丁）

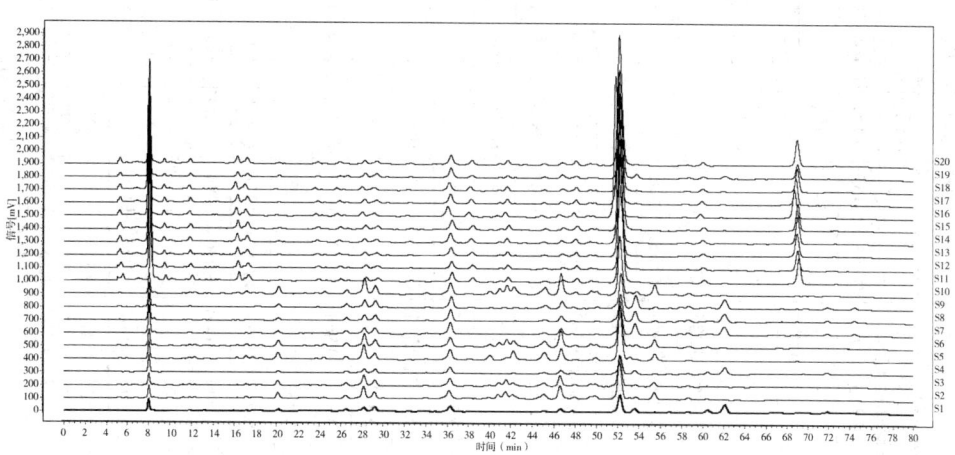

图12-11 玫瑰花药材及其配方颗粒的HPLC指纹图谱

（S1-S10为玫瑰花药材；S11-S20为玫瑰花配方颗粒）

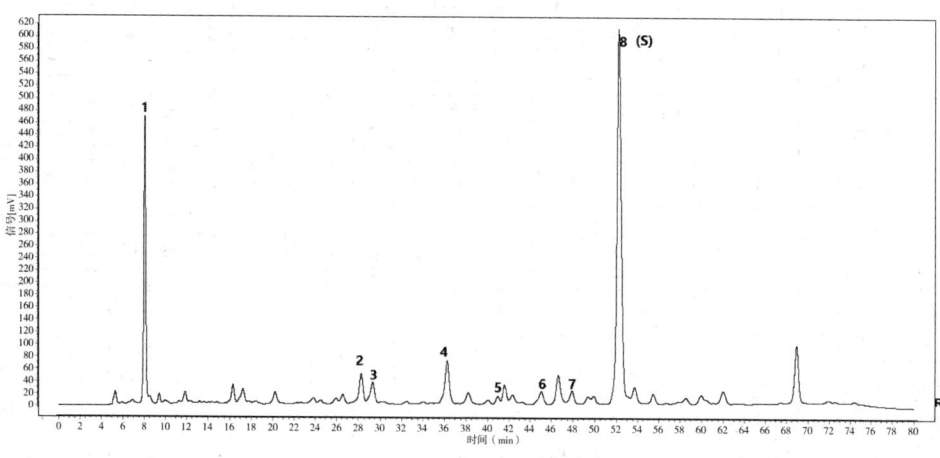

图12-12 玫瑰花药材及其配方颗粒的HPLC对照指纹图谱

（8号峰为芦丁）

表12-11 玫瑰花药材（A）及其配方颗粒（B）HPLC指纹图谱共有峰的相对保留时间

A共有峰	B共有峰	A与B共有峰	S1	S2	S3	S4	S5	S6	S7	S8	S9	S10	S11	S12	S13	S14	S15	S16	S17	S18	S19	S20
	1		—	—	—	—	—	—	—	—	—	—	0.103	0.103	0.101	0.101	0.101	0.100	0.101	0.101	0.100	0.102
1	2	1	0.154	0.154	0.153	0.153	0.153	0.154	0.153	0.153	0.153	0.155	0.157	0.165	0.164	0.163	0.164	0.162	0.164	0.164	0.164	0.164
	3		—	—	—	—	—	—	—	—	—	—	0.184	0.181	0.181	0.181	0.181	0.180	0.180	0.181	0.181	0.181
	4		—	—	—	—	—	—	—	—	—	—	0.220	0.217	0.216	0.216	0.217	0.215	0.216	0.216	0.216	0.215
	5		—	—	—	—	—	—	—	—	—	—	0.315	0.314	0.313	0.313	0.313	0.311	0.311	0.311	0.502	0.503
2			0.385	0.386	0.386	0.386	0.386	0.387	0.386	0.386	0.386	0.386	—	—	—	—	—	—	—	—	—	—
3			0.508	0.508	0.508	0.508	0.508	0.508	0.508	0.508	0.508	0.509	—	—	—	—	—	—	—	—	—	—
4	6	2	0.540	0.540	0.541	0.541	0.540	0.542	0.540	0.541	0.541	0.542	0.545	0.544	0.543	0.543	0.544	0.543	0.539	0.540	0.540	0.541
5	7	3	0.560	0.560	0.560	0.560	0.560	0.561	0.560	0.560	0.560	0.561	0.566	0.565	0.564	0.564	0.566	0.558	0.561	0.561	0.561	0.561
6	8	4	0.694	0.693	0.694	0.694	0.694	0.695	0.694	0.694	0.695	0.695	0.698	0.697	0.697	0.697	0.698	0.697	0.692	0.694	0.694	0.694
	9		—	—	—	—	—	—	—	—	—	—	0.736	0.736	0.735	0.735	0.737	0.733	0.732	0.733	0.732	0.733
7			0.767	0.768	0.767	0.766	0.767	0.767	0.767	0.767	0.768	0.768	—	—	—	—	—	—	—	—	—	—
8	10	5	0.791	0.796	0.797	0.791	0.790	0.790	0.790	0.791	0.792	0.799	0.801	0.800	0.805	0.800	0.800	0.797	0.796	0.796	0.796	0.795
9			0.810	0.809	0.809	0.809	0.810	0.810	0.811	0.812	0.812	0.811	—	—	—	—	—	—	—	—	—	—
10	11	6	0.864	0.864	0.864	0.863	0.864	0.865	0.864	0.864	0.865	0.865	0.865	0.864	0.865	0.865	0.863	0.861	0.859	0.859	0.860	0.861
11			0.892	0.894	0.892	0.892	0.894	0.893	0.892	0.888	0.893	0.893	—	—	—	—	—	—	—	—	—	—
12	12	7	0.913	0.918	0.918	0.912	0.914	0.919	0.913	0.912	0.913	0.920	0.922	0.921	0.922	0.922	0.921	0.916	0.915	0.915	0.913	0.915
13	13	8	1.000	1.000	1.000	1.000	1.000	1.000	1.000	1.000	1.000	1.000	1.000	1.000	1.000	1.000	1.000	1.000	1.000	1.000	1.000	1.000
14			1.026	1.030	1.029	1.026	1.029	1.030	1.029	1.026	1.027	1.030	—	—	—	—	—	—	—	—	—	—
15			1.062	1.062	1.061	1.062	1.062	1.062	1.062	1.062	1.062	1.062	—	—	—	—	—	—	—	—	—	—
16			1.121	1.123	1.122	1.121	1.125	1.123	1.121	1.121	1.121	1.114	—	—	—	—	—	—	—	—	—	—
17			1.179	1.182	1.185	1.187	1.186	1.186	1.187	1.187	1.187	1.189	—	—	—	—	—	—	—	—	—	—
	14		—	—	—	—	—	—	—	—	—	—	1.324	1.321	1.322	1.325	1.323	1.321	1.318	1.321	1.319	1.318

表12-12 玫瑰花药材（A）及其配方颗粒（B）HPLC指纹图谱共有峰的相对峰面积

A共有峰	B共有峰	AB共有峰	S1	S2	S3	S4	S5	S6	S7	S8	S9	S10	S11	S12	S13	S14	S15	S16	S17	S18	S19	S20
	1		—	—	—	—	—	—	—	—	—	—	0.026	0.031	0.029	0.027	0.027	0.025	0.027	0.027	0.028	0.022
1	2	1	0.312	0.167	0.183	0.420	0.165	0.166	0.441	0.443	0.315	0.164	0.389	0.440	0.381	0.380	0.391	0.369	0.404	0.429	0.396	0.382
	3		—	—	—	—	—	—	—	—	—	—	0.018	0.023	0.019	0.019	0.019	0.019	0.020	0.022	0.017	0.018
	4		—	—	—	—	—	—	—	—	—	—	0.023	0.024	0.023	0.023	0.023	0.022	0.023	0.021	0.020	0.020
	5		—	—	—	—	—	—	—	—	—	—	0.042	0.045	0.041	0.041	0.042	0.041	0.043	0.043	0.037	0.040
2			0.077	0.122	0.125	0.070	0.112	0.103	0.073	0.075	0.078	0.102	—	—	—	—	—	—	—	—	—	—
3			0.113	0.083	0.085	0.095	0.058	0.064	0.104	0.106	0.104	0.063	—	—	—	—	—	—	—	—	—	—
4	6	2	0.191	0.308	0.320	0.201	0.282	0.263	0.209	0.212	0.215	0.261	0.029	0.030	0.028	0.028	0.029	0.025	0.026	0.026	0.052	0.026
5	7	3	0.223	0.163	0.173	0.189	0.134	0.142	0.207	0.208	0.196	0.141	0.034	0.034	0.033	0.033	0.033	0.028	0.031	0.029	0.054	0.031
6	8	4	0.312	0.255	0.262	0.344	0.239	0.216	0.397	0.401	0.310	0.240	0.075	0.074	0.078	0.076	0.076	0.077	0.076	0.075	0.121	0.078
	9		—	—	—	—	—	—	—	—	—	—	0.037	0.038	0.037	0.037	0.037	0.036	0.038	0.039	0.035	0.037
7			0.017	0.051	0.040	0.022	0.106	0.059	0.015	0.014	0.014	0.076	—	—	—	—	—	—	—	—	—	—
8	10	5	0.013	0.194	0.197	0.014	0.056	0.152	0.019	0.019	0.023	0.160	0.032	0.034	0.031	0.031	0.032	0.031	0.032	0.033	0.028	0.031
9			0.022	0.163	0.145	0.035	0.205	0.161	0.023	0.023	0.025	0.184	—	—	—	—	—	—	—	—	—	—
10	11	6	0.080	0.184	0.148	0.083	0.198	0.164	0.084	0.094	0.103	0.196	0.012	0.012	0.011	0.011	0.012	0.012	0.012	0.012	0.018	0.011
11			0.196	0.358	0.329	0.187	0.228	0.343	0.197	0.204	0.190	0.364	—	—	—	—	—	—	—	—	—	—
12	12	7	0.080	0.075	0.049	0.057	0.028	0.057	0.031	0.032	0.040	0.070	0.034	0.037	0.033	0.034	0.034	0.034	0.035	0.036	0.033	0.033
13	13	8	1.000	1.000	1.000	1.000	1.000	1.000	1.000	1.000	1.000	1.000	1.000	1.000	1.000	1.000	1.000	1.000	1.000	1.000	1.000	1.000
14			0.232	0.079	0.059	0.199	0.026	0.073	0.379	0.377	0.361	0.083	—	—	—	—	—	—	—	—	—	—
15			0.027	0.188	0.129	0.032	0.136	0.170	0.040	0.037	0.052	0.183	—	—	—	—	—	—	—	—	—	—
16			0.076	0.064	0.044	0.062	0.029	0.044	0.087	0.092	0.083	0.059	—	—	—	—	—	—	—	—	—	—
17			0.540	0.022	0.019	0.461	0.008	0.020	0.365	0.363	0.314	0.019	—	—	—	—	—	—	—	—	—	—
	14		—	—	—	—	—	—	—	—	—	—	0.183	0.177	0.184	0.184	0.182	0.186	0.185	0.181	0.158	0.182

【小结】

液相指纹图谱识别技术可展示玫瑰花药材及其配方颗粒各自间化学成分的均一性和稳定性，也可识别出玫瑰花药材与其配方颗粒指纹图谱间的相似性及共有峰个数的差异性，揭示玫瑰花从药材到其配方颗粒这一系列制备过程所产生的化学成分变化情况。

液相指纹图谱识别技术显示，10批玫瑰花药材有17个共有色谱峰，10批配方颗粒有14个共有色谱峰，而玫瑰花药材与其配方颗粒指纹图谱中只有8个共有峰，提示这8个特征成分在玫瑰花配方颗粒制备过程中可以进行追溯。将液相指纹图谱识别技术用于中药配方颗粒全过程监控，可以反映生产过程各环节的量质传递变化规律，从而为玫瑰花配方颗粒制备的稳定性、均一性的质量控制提供参考依据。

附录

附录一 《中国药典》（2020年版）
收载液相指纹图谱情况

类别	数量	内容
药材特征图谱	7个	天麻、霍山石斛、羌活、沉香、金银花、蟾酥、红曲
植物油脂和提取物	21个	人参茎叶总皂苷、人参总皂苷、三七三醇皂苷、三七总皂苷、山楂叶提取物、丹参水提物、丹参酮提取物、连翘提取物、刺五加提取物、肿节风提取物、茵陈提取物、莪术油、积雪草总苷、银杏叶提取物、满山红油、薄荷素油、颠茄流浸膏、颠茄浸膏、茶叶提取物、黄芩提取物、金银花提取物
中药制剂	42个	三七通舒胶囊、天舒胶囊、五子衍宗丸、心可舒片、心脑健片、心脑健胶囊、血栓通胶囊、血脂康片、血脂康胶囊、血塞通片、血塞通胶囊、血塞通颗粒、抗宫炎片、抗宫炎胶囊、抗宫炎颗粒、抗病毒口服液、枣仁安神胶囊、枣仁安神颗粒、鱼腥草滴眼液、注射用双黄连（冻干）、茵栀黄软胶囊、茵栀黄泡腾片、茵栀黄胶囊、茵栀黄颗粒、复方丹参滴丸、复方血塞栓通胶囊、宫血宁胶囊、桂枝茯苓胶囊、夏桑菊颗粒、宽胸气雾剂、逍遥丸、诺迪康胶囊、银黄口服液、银黄片、银黄颗粒、康莱特软胶囊、清开灵注射液、清火栀麦丸、清火栀麦片、清火栀麦胶囊、猴头菌丝体、葛根芩连片

附录二 《中药色谱指纹图谱相似度评价系统》(2004年版)相似度软件

《中药色谱指纹图谱相似度评价系统》(2004年版)分为研究版(2004 A)和检验版(2004 B)两个版本,现介绍2004 A版,其具体分析操作流程如下。

1.安装方法及界面简介 点击setup.exe后,进入安装程序,如果无其他特殊需要,可以直接点击"下一步"至安装结束(附图2-1)。

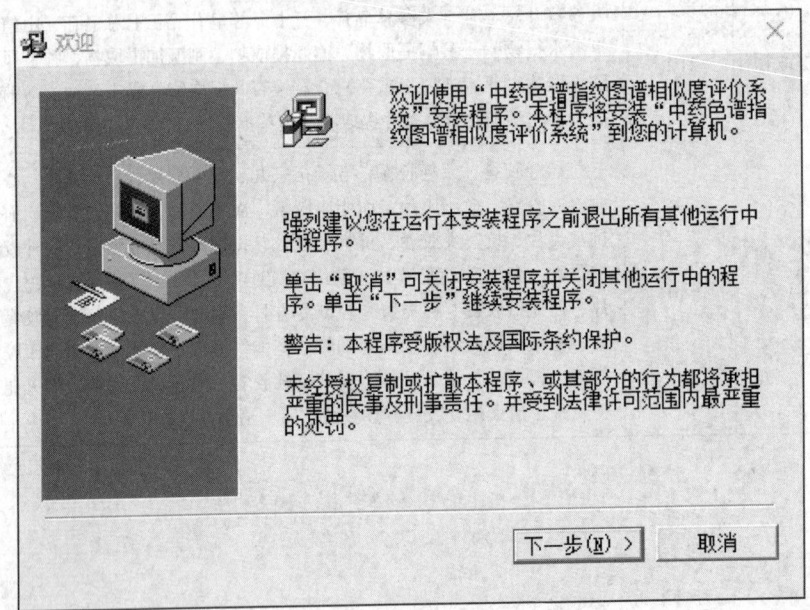

附图2-1 软件的安装

安装完本软件后,运行"中药色谱指纹图谱相似度评价系统"执行程序,进入登录界面(附图2-2),进入启动界面(附图2-3),三秒钟后自动进入本系统运行主界面。

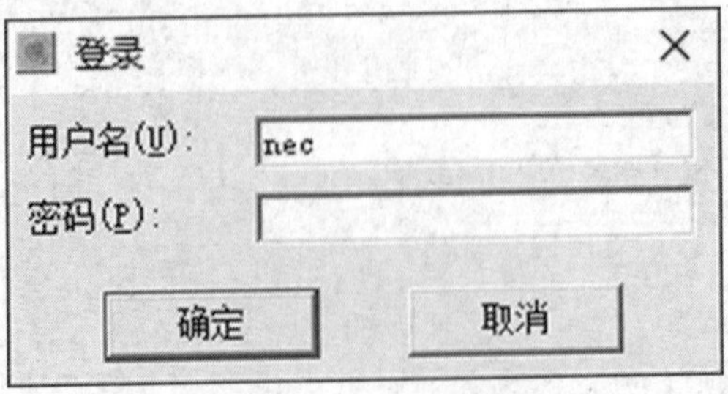

附图2-2 登陆界面

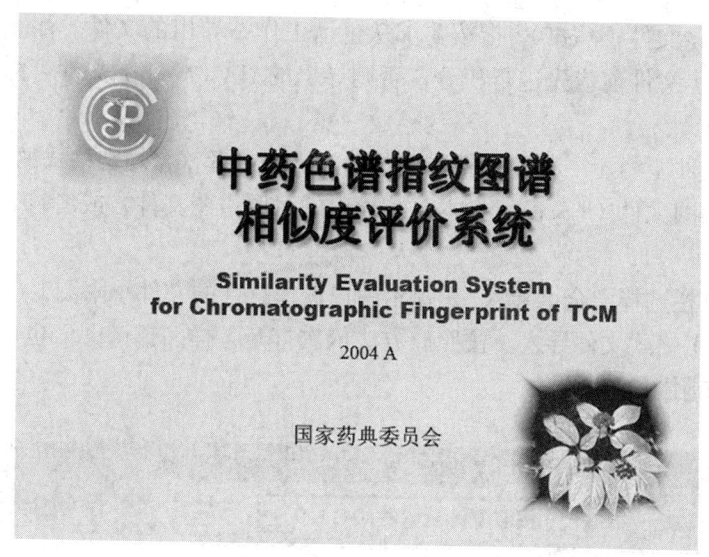

附图2-3 系统启动页面

系统主界面中（附图2-4），文件信息区（即图谱列表）显示样本编号及文件的路径名称等信息，绘图区显示相应的色谱图和样本的编号（如S1）。快捷工具栏如附图2-5所示，包含常用功能的按钮，鼠标放在功能按钮上，提示按钮对应的功能。快捷工具栏从左到右对应的功能依次为：全谱导入、设参照谱、多点校正、自动匹配、生成对照、数据恢复、匹配数据、相似度、报表输出、图谱间距、单谱显示。

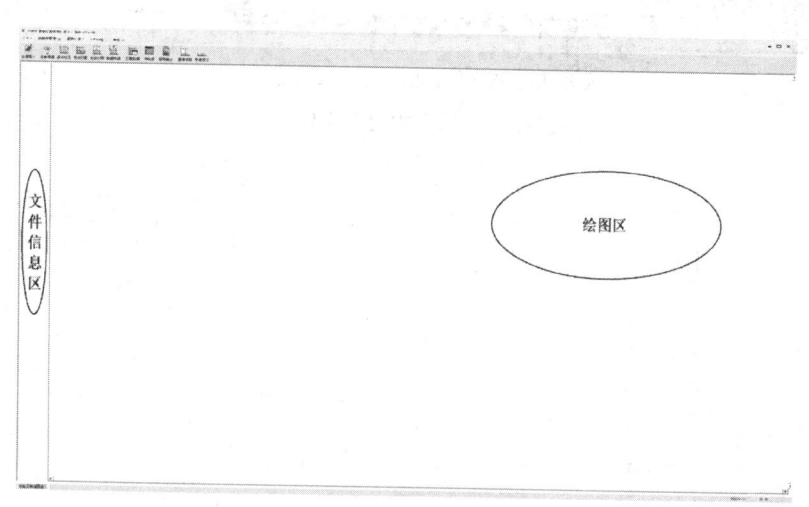

附图2-4 系统主界面

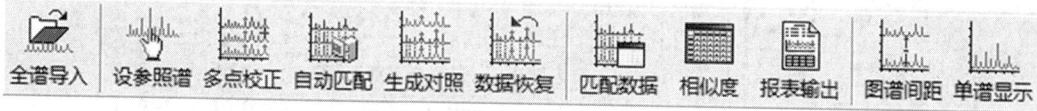

附图2-5 快捷工具栏

2.打开文件和图谱删除功能 本系统可以导入3种格式的文件。

（1）常用AIA文件（*.cdf） 指按要求从色谱工作站导出的文件。注意在色谱工作站导出AIA（*.cdf）文件前应先进行积分，否则导出的AIA（*.cdf）文件可能因不包含峰面积信息而无法导入。

（2）文本文件（*.txt） 指本系统导出的txt文件，或者符合规定格式的其他txt文件。

（3）对照谱图文件（*.Scp） 指本系统导出的对照谱图文件，或者符合规定格式的其他文件。

从快捷工具栏选择"全谱导入"，提示用户选择打开的文件（附图2-6），一般采用通用的AIA（*.cdf）格式文件导入。按照此方法依次打开各样品色谱图，也可以同时选择打开多个文件，如附图2-7所示。

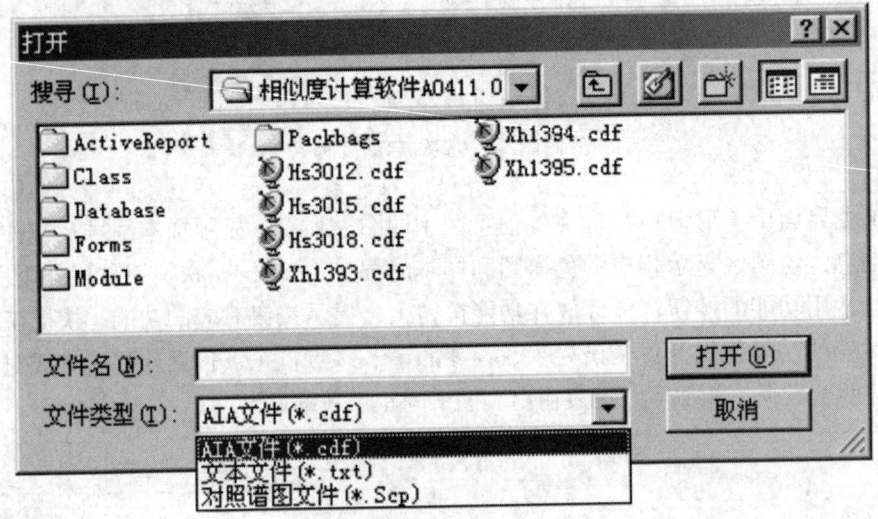

附图2-6　选择需打开文件窗口

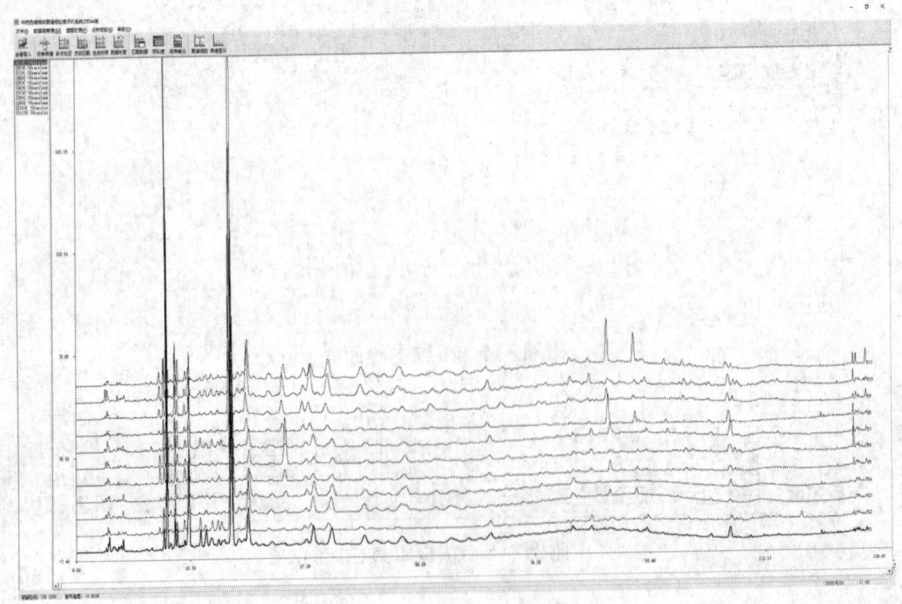

附图2-7　打开文件界面图

　　本系统具有谱图删除功能，可以在文件信息区选择需要删除的某一图谱（附图2-8），应用"删除当前图谱"删除图谱，也可以使用"清除所有图谱数据"删除全部已导入的图谱（附图2-8）。

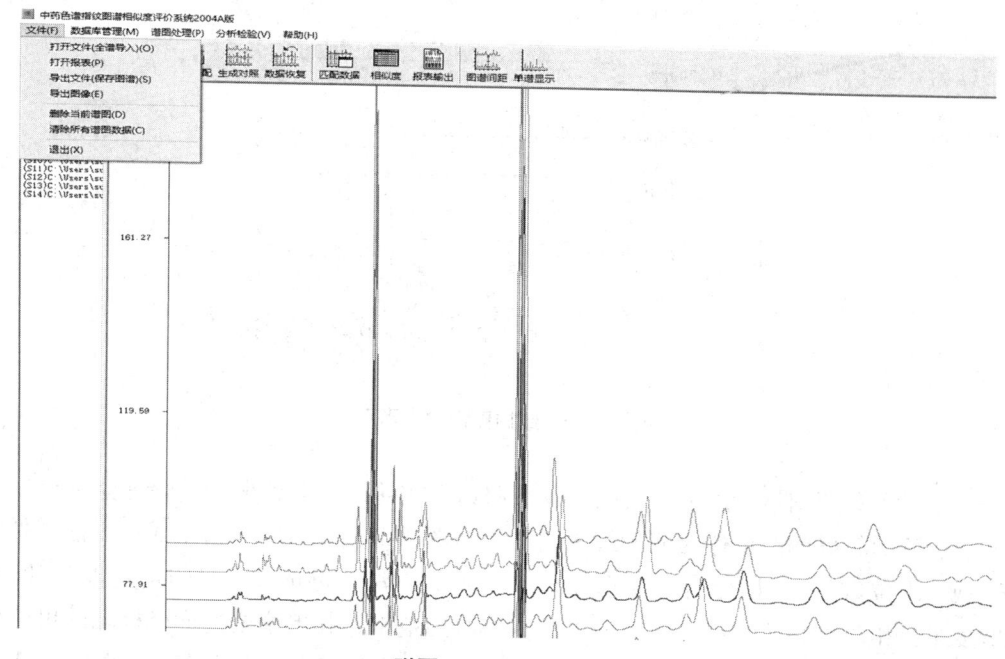

附图2-8　删除界面图

　　3.数据库功能　数据库管理包括药材信息建档、制剂信息建档和参照图谱建档功能，以便于用户信息管理。

　　4.谱图处理

　　（1）数据剪切　数据剪切功能能实现使用户选择一定时间范围内的色谱数据进行匹配。为了保证所建立的指纹图谱真实、准确地反映中药（民族药）的化学信息，对得到的样品图谱进行适当的数据剪切，可以避免指纹图谱中溶剂峰的干扰。点击菜单栏中"谱图处理（P）"，从下拉菜单中选择"数据剪切（X）"，这时会弹出警告窗口，如附图2-9所示。点击"确定"，弹出数据剪切设置窗口，如附图2-10所示。剪切溶剂峰一般默认剪切图谱前端5分钟，尾部剪切需要根据具体情况而定，一般是属于样品的色谱峰都出峰完全后的最短时间。点击"确定"完成数据剪切。

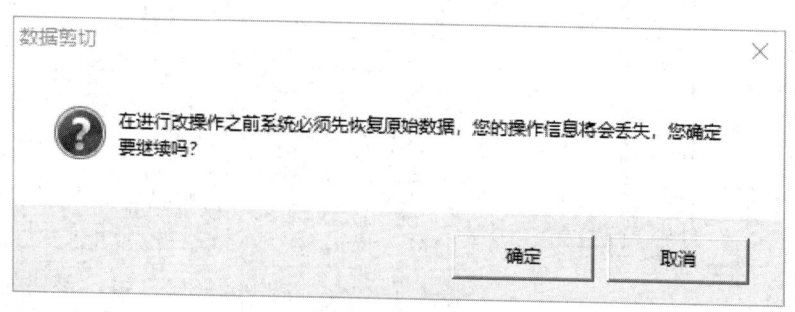

附图2-9　警告窗口

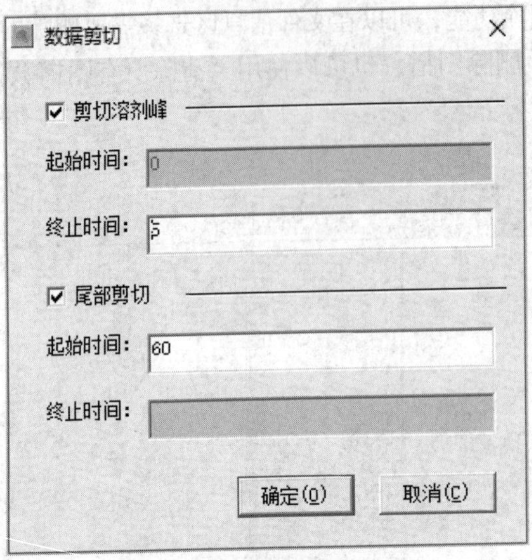

数据剪切

☑ 剪切溶剂峰

起始时间：　0

终止时间：　5

☑ 尾部剪切

起始时间：　60

终止时间：

确定(O)　　取消(C)

附图2-10　数据剪切设置窗口

（2）设置参照图谱　点击工具栏"设参照谱"按钮，在对话框中选择一条色谱峰数目较多，峰形较好的图谱作为该指纹图谱的参照图谱，选择对照图谱生成的方法"平均数"或"中位数"，根据分析需要选择相应的生成方法。再选择"时间窗宽度"，时间窗宽度是指相对于参照图谱峰位置的可选保留时间范围，其单位根据横坐标轴的单位而定（这里是分钟）。时间窗宽度越大，可选的时间范围就越大。在色谱峰匹配时，选择一个合适的时间窗宽度是非常重要的。一般情况下，时间窗宽度在较小范围内变化（如0.1 ~ 0.5），自动匹配结果变化较大。时间窗宽度在较大范围内变化（如0.5 ~ 1.5），自动匹配结果比较稳定。建议：先在一定范围内逐渐增加时间窗宽度（如0.1 ~ 1.0），然后观察匹配结果（可以通过相似度的计算结果确定）。若时间窗宽度增加到一定数值后，匹配结果比较稳定（相似度计算结果稳定），这时对应的时间窗宽度参数较为适合（附图2-11）。

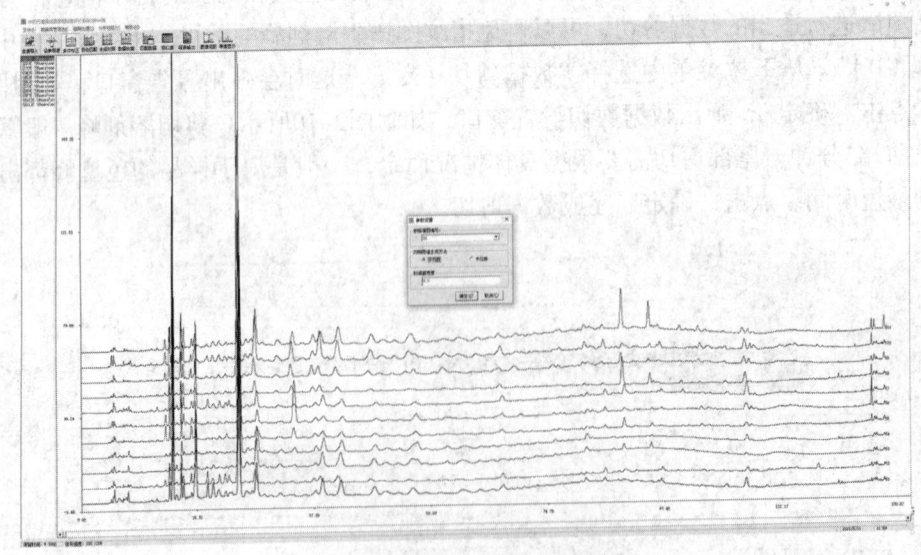

附图2-11　设置参照图谱

（3）信号放大和缩小 本系统提供了两种图谱放大和缩小功能，便于观察图谱信号的整体概貌和细节部分，可以从快捷工具栏或者菜单中选择操作（附图2-12）。放大图谱：按照设定的百分比，放大图谱，放大后，可以通过鼠标拖动或者滚动条浏览图谱。缩小图谱：按照设定的百分比，缩小图谱，缩小到原始大小后，停止缩放。

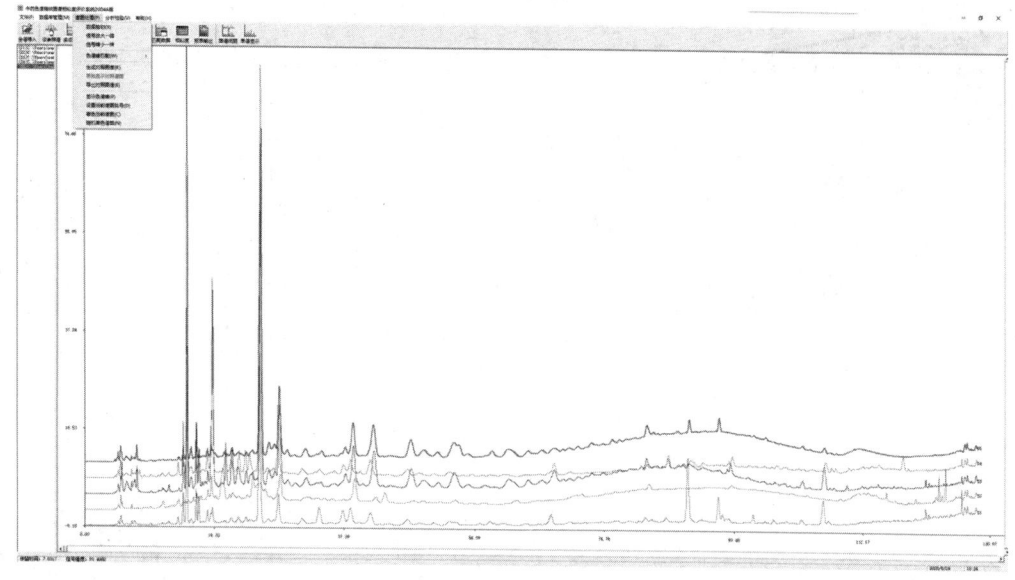

附图2-12 信号放大和缩小

（4）多点校正 点击工具栏"多点校正"按钮，这时鼠标变成"＋"。可根据需要直接在图谱上设置匹配点（匹配点数不限，设置后的匹配点为黑色点表示）进行多点校正。若设置结果不满意，可以再次点击设置的匹配点即可取消已设置的匹配点，点击菜单栏"谱图处理"中的"显示色谱峰"，以尽快找到色谱峰的峰位置，进行匹配点的设置，这样所有样本图谱的所有色谱峰全部显示出来，详见附图2-13。

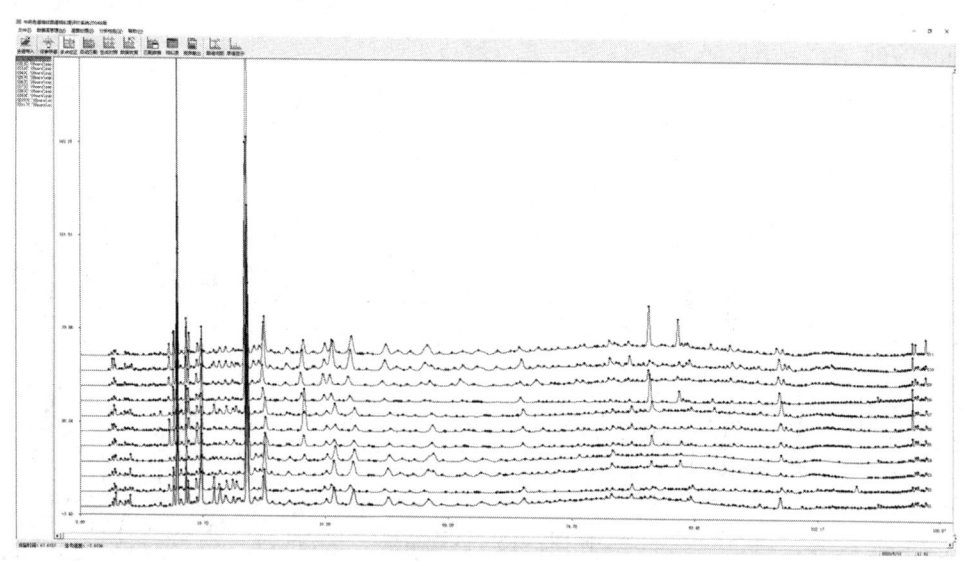

附图2-13 多点校正

样本图谱数量较多时，有些峰面积较大在本系统的绘图区无法全部显示，可使用"单谱显示"；或者所有样本图谱匹配点设置完毕，但又觉得某些样本图谱匹配点的设置不够理想，这时可以采用"单谱显示"模式，点击工具栏"单谱显示"按钮，对逐个图谱进行设置和修正，如附图2-14所示。

附图2-14　单谱模式

（5）峰匹配　本系统提供自动匹配功能，可实现色谱峰的自动匹配。自动匹配时，需要用户设置时间窗宽度，系统默认值为0.1（附图2-11）。可以调节此参数以调整色谱峰的匹配结果。选择全谱峰匹配，匹配的结果如附图2-15所示，蓝色的虚线为色谱峰匹配线。

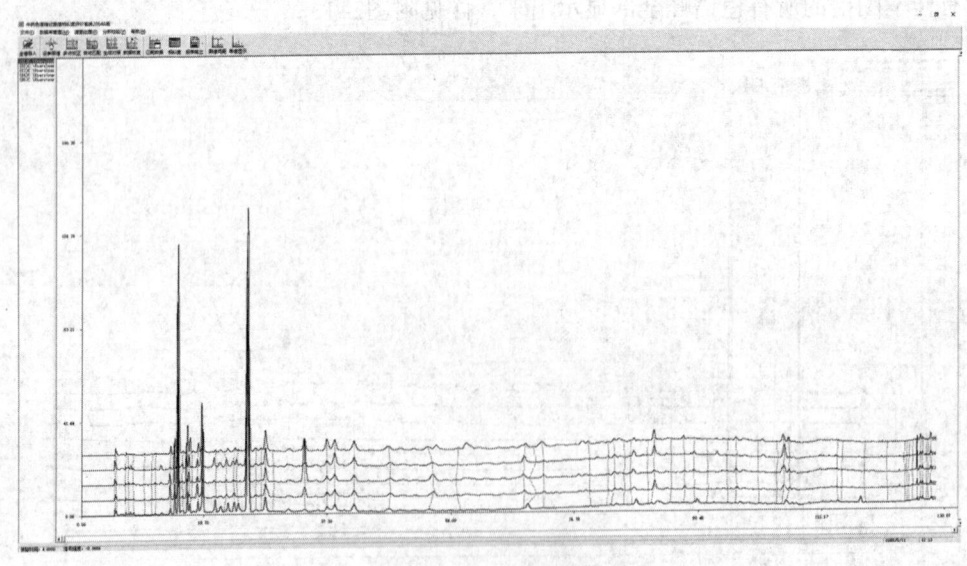

附图2-15　匹配结果

（6）生成对照图谱　对照图谱的生成需要先进行色谱峰匹配，然后才能生成对照图谱。点击工具栏"生成对照"按钮，生成对照图谱的编号为R（附图2-16）。可以点击"谱图处理"中的"单独显示对照图谱"将对照图谱单独显示（附图2-17）。

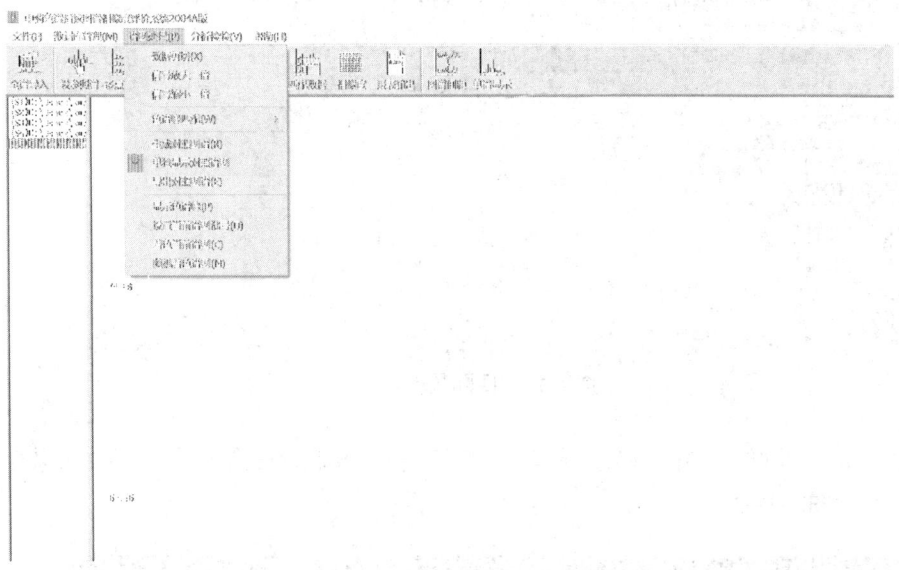

附图2-16　生成对照图谱

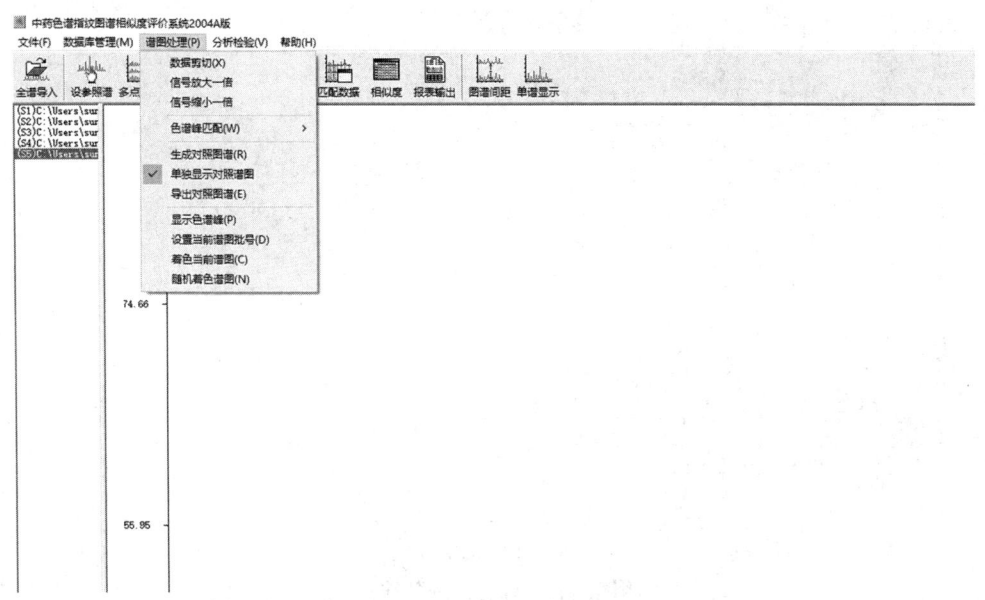

附图2-17　单独显示对照图谱

（7）匹配数据　显示匹配的色谱峰信息和非共用峰的占比，如附图2-18所示。

附图2-18　匹配数结果

从匹配结果界面的菜单中，依次选择"编辑"→"复制匹配结果"，将匹配保存为 Excel文件，如附图2-19所示。

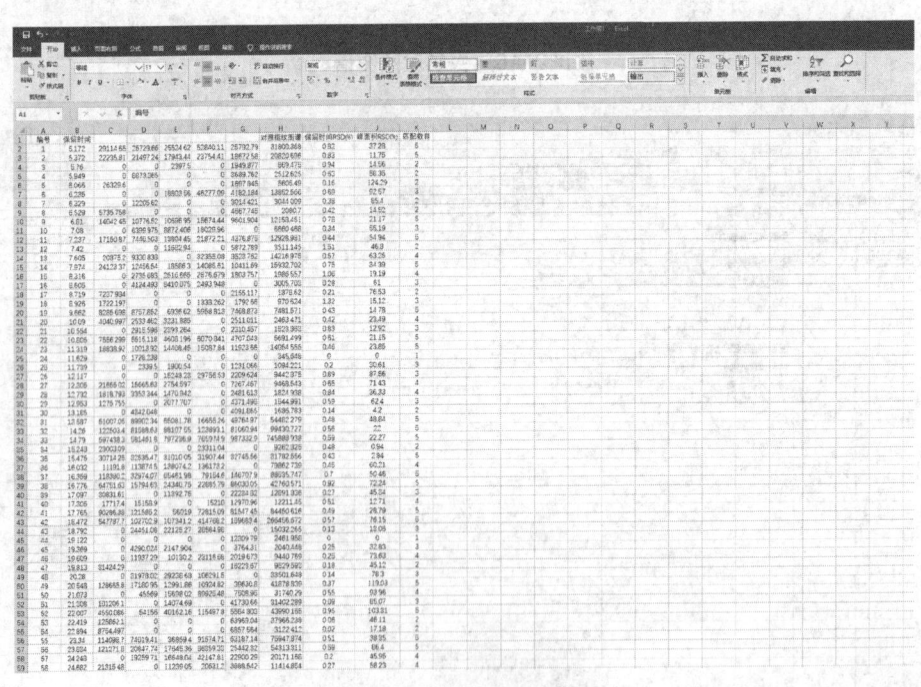

附图2-19　保存匹配数结果

根据匹配数据结果，筛选匹配数目与样本数目相同的色谱峰，即为该指纹图谱的共有色谱峰。

5.相似度计算　点击工具栏"相似度"按钮，进行色谱图谱样本与对照图谱的相似度评价。评价结果以表格形式显示，并可保存，或将结果拷贝到剪贴板上，再粘贴到Excel表格中以方便分析，见附图2-20。

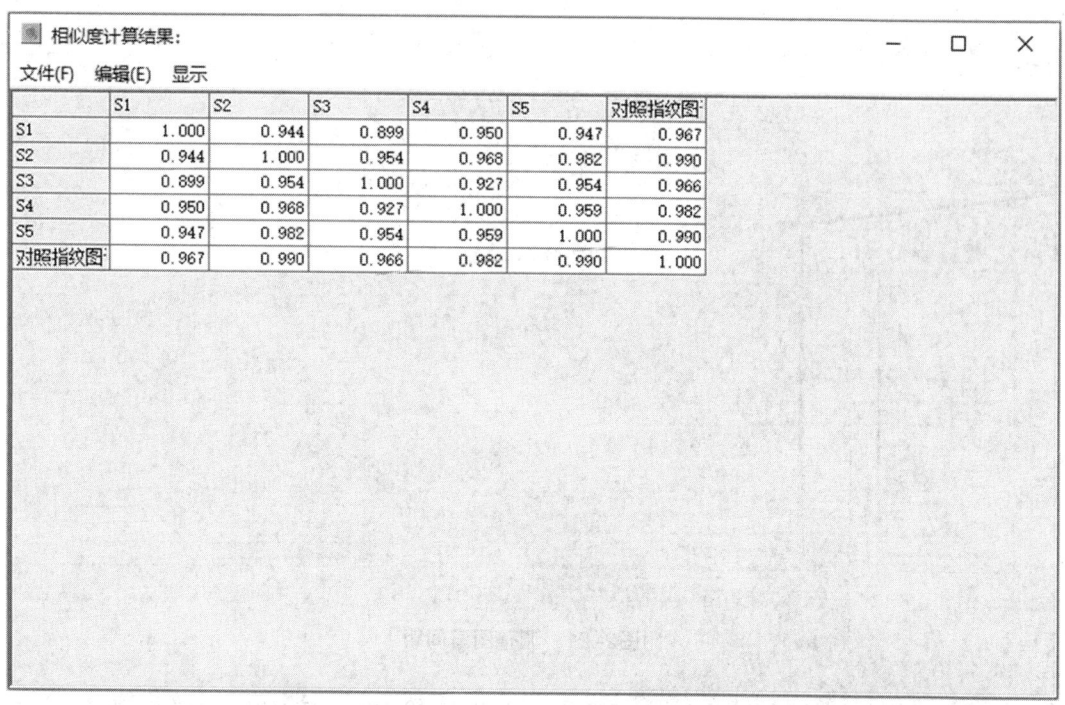

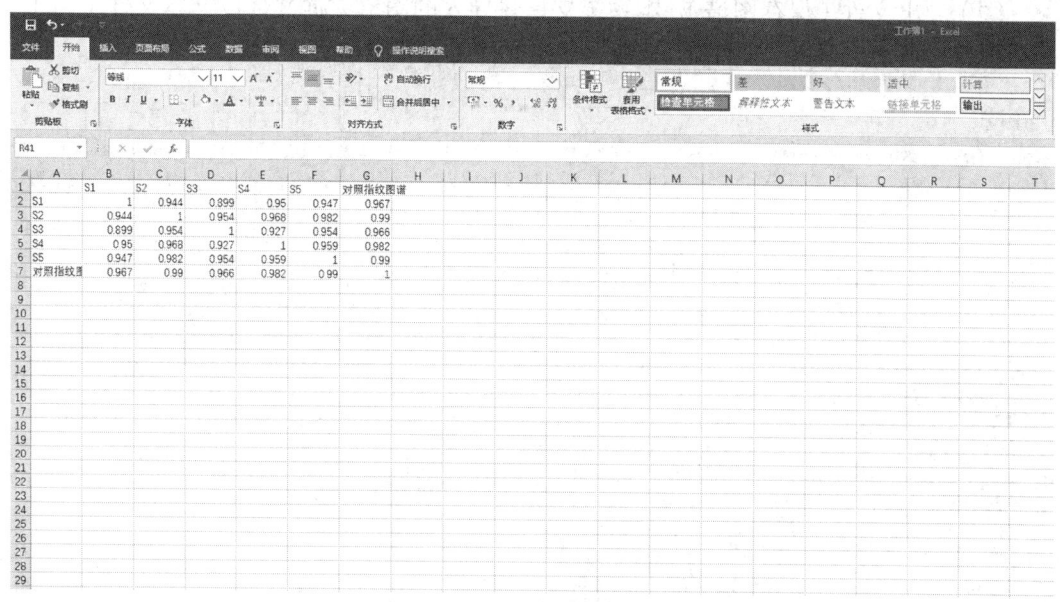

附图2-20　相似度计算

6.导出图谱

（1）调整间距　点击工具栏"图谱间距"按钮，输入适当的间距数值，便于分析保存及保证图谱的美观（附图2-21）。

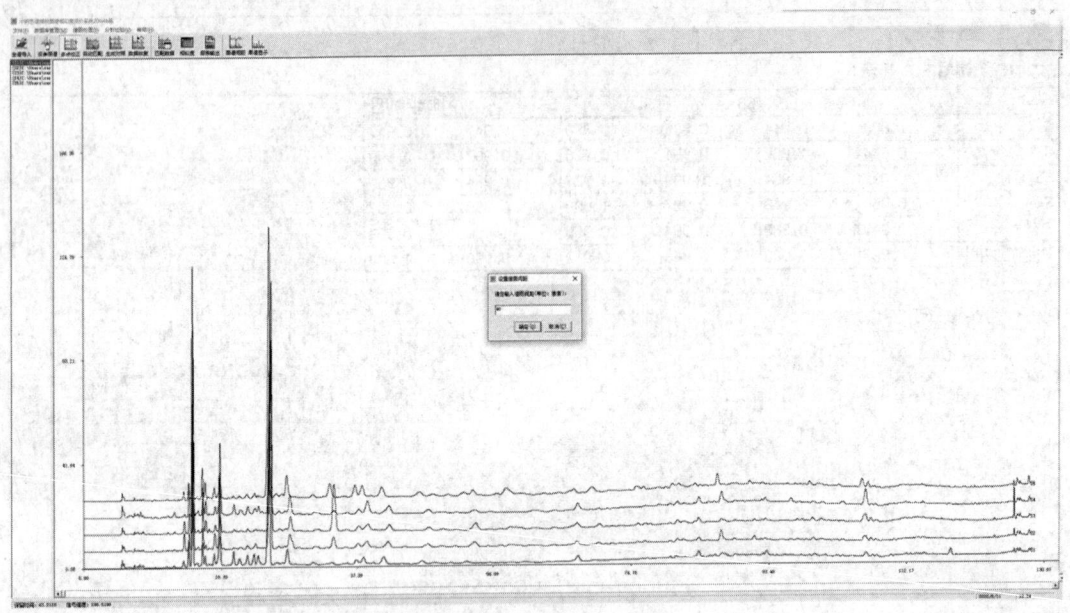

附图2-21　调整图谱间距

（2）导出文件（保存图谱）　本系统支持将导入的图谱数据文件以文本文件（*.txt）导出保存，点击菜单栏"文件"，选择"导出文件（保存图谱）"（附图2-22）。

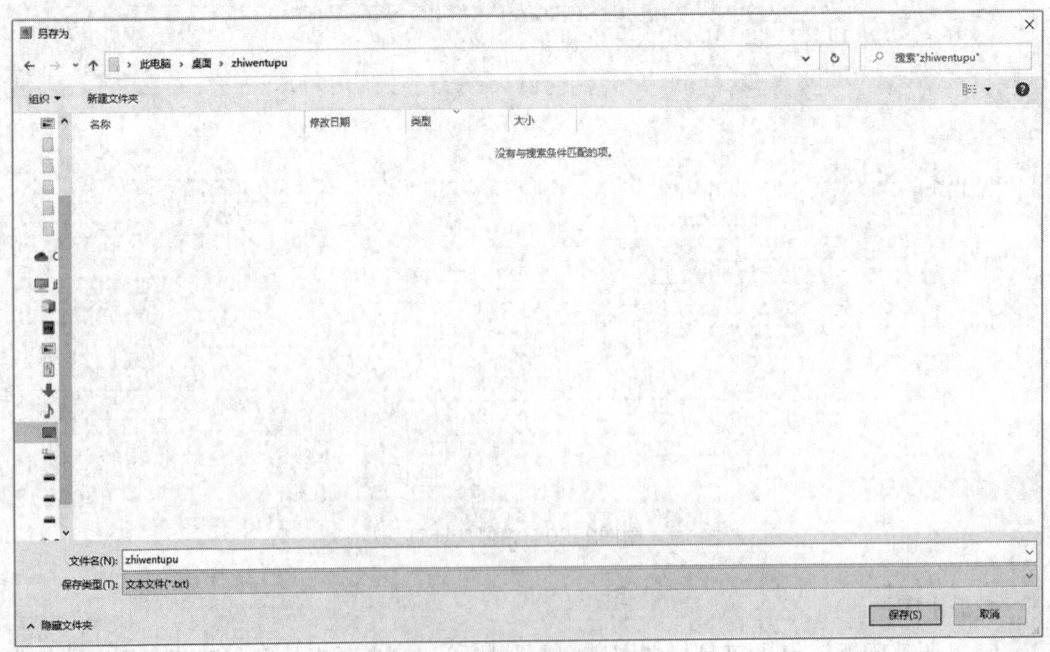

附图2-22　导出文件

（3）导出图谱　将导入绘制的色谱图谱可以以图像形式保存，文件格式为*.bmp，点击菜单栏"文件"，选择"导出图像"，即可保存为*.bmp图像格式，并可用图片查看软件打开查看（附图2-23）。

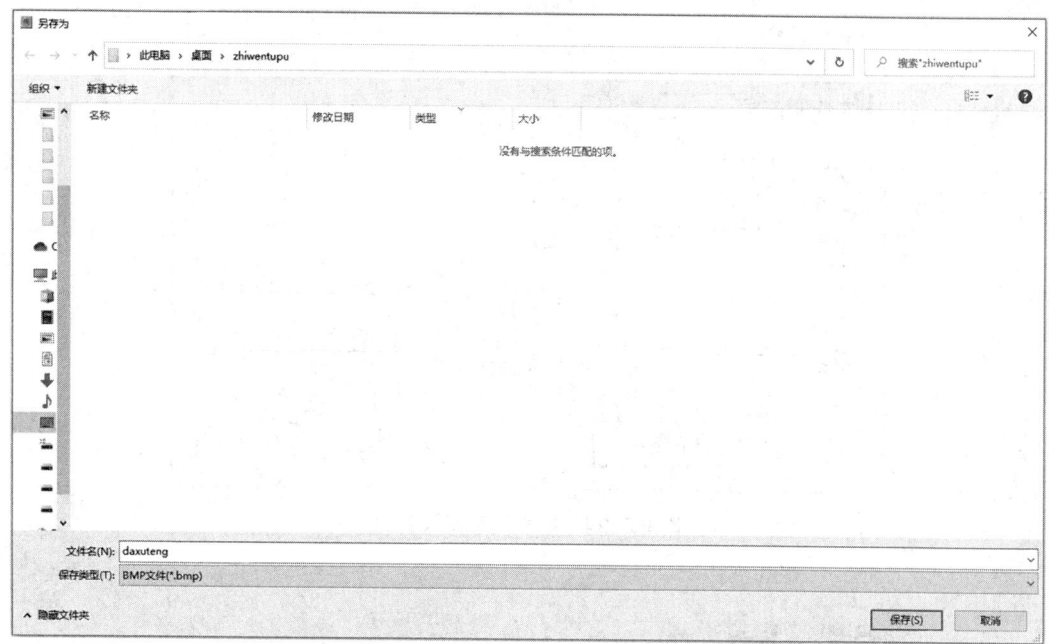

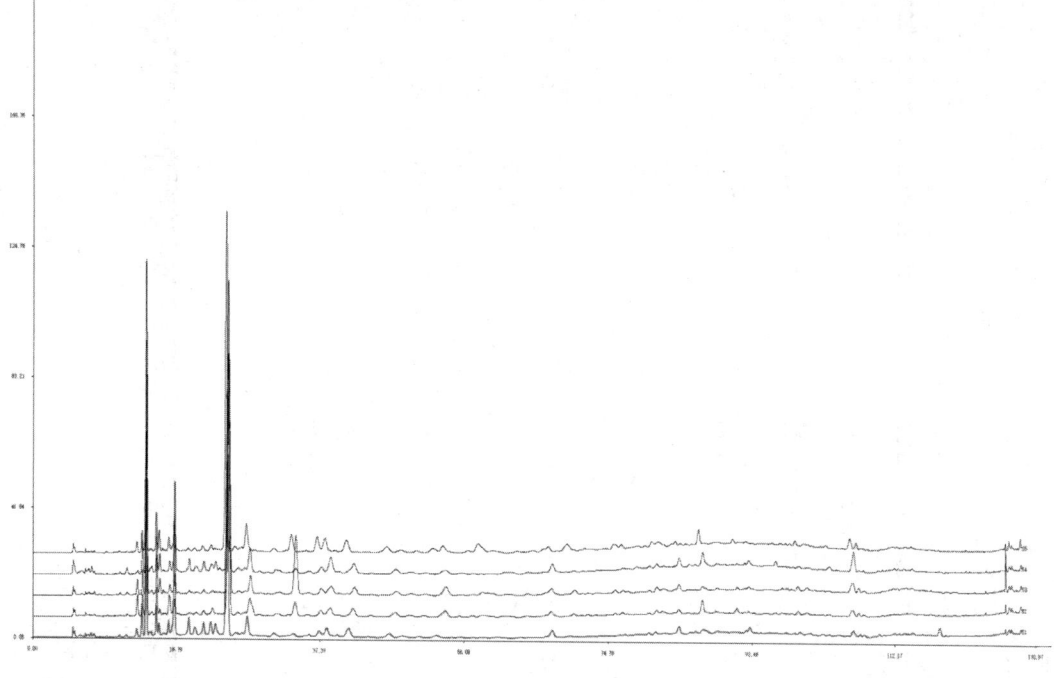

附图2-23 导出图谱

7.打印报告 用户可通过"打印报告"功能将分析结果打印出来。打印报告中包括报表信息输入（附图2-24）和分析报告两部分（附图2-25）。分析报告中包括原始指纹图谱，匹配后图谱和相似度评价结果。

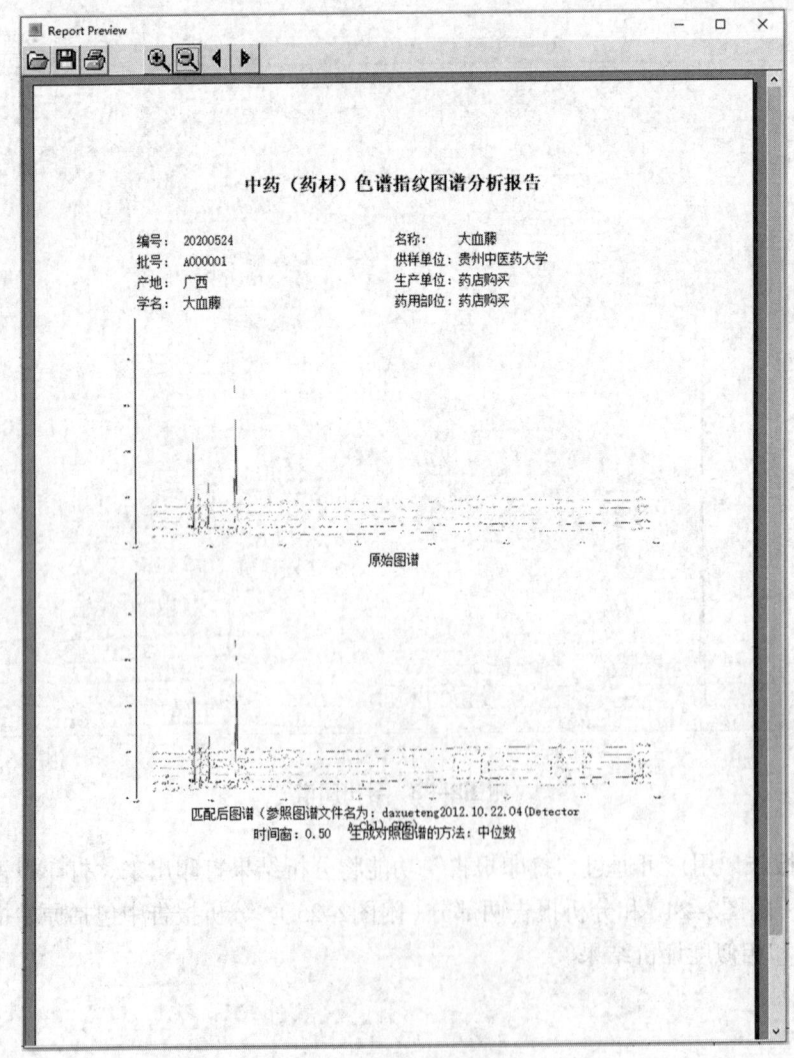

附图2-24　报表信息输入窗口

附图2-25　分析报告

附录三 《中药色谱指纹图谱相似度评价系统》（2012年版）相似度软件

　　《中药色谱指纹图谱相似度评价系统》（2012年版）相似度软件的具体分析操作流程如下。

　　1.安装方法　点击setup.exe后，进入安装程序，如果无其他特殊需要，可以直接点击"下一步"至安装结束（附图3-1）。

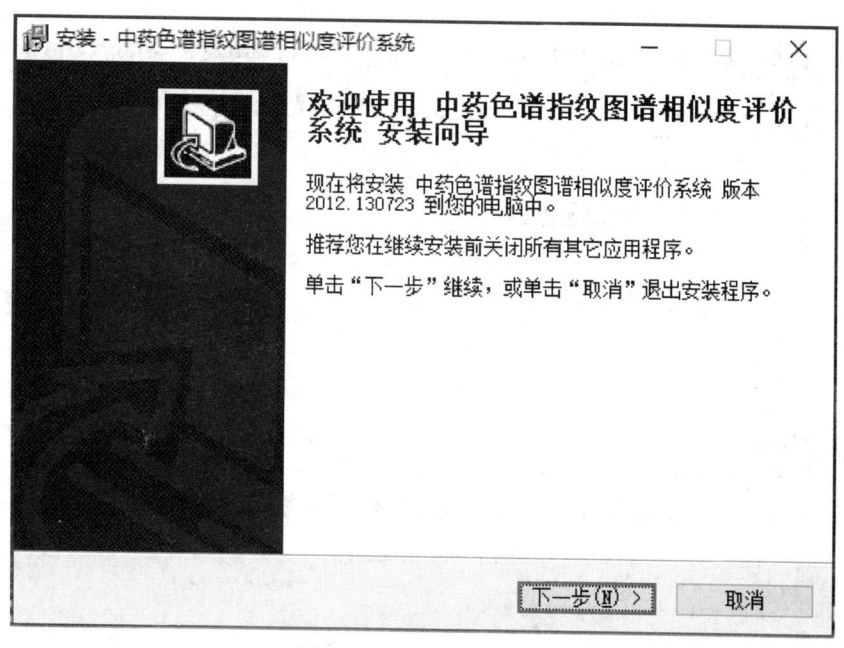

附图3-1　软件的安装

　　安装完本系统后，运行"中药色谱指纹图谱相似度评价系统"执行程序，进入登录界面（附图3-2），进入启动界面（附图3-3），三秒钟后自动进入本系统运行主界面。

　　系统主界面分为几个部分：菜单栏、快捷工具栏、文件列表区、文件详细信息区、绘图区和状态栏。快捷工具栏如附图3-4所示，包含常用功能的按钮，鼠标放在功能按钮上，提示按钮对应的功能。快捷工具栏从左到右对应的功能依次为：打开文件（全谱导入）、设参照图谱、多点校正、峰匹配（包括Mark峰匹配和全谱峰匹配）、生成对照、匹配数据、计算相似度、保存对照、报表、数据恢复、图谱间距、单谱显示、放大图谱、缩小图谱。文件列表区显示打开的图谱文件列表。文件详细信息区显示选中文件的信息。绘图区：显示图谱，标注色谱峰。状态栏：显示工作状态、当前用户、登录时间等信息。

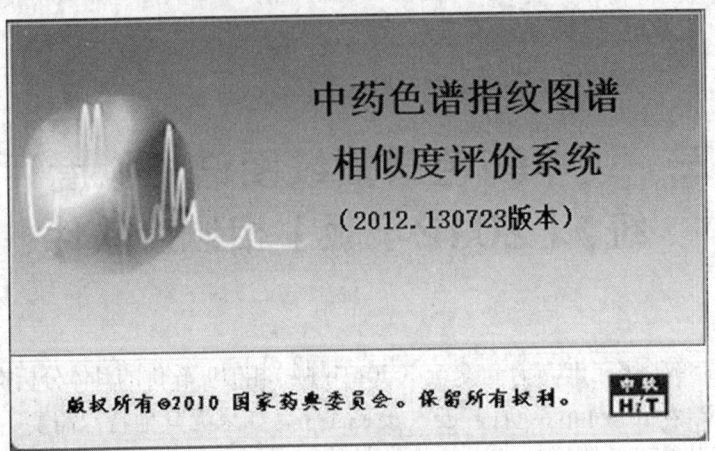

附图3-2　登录系统

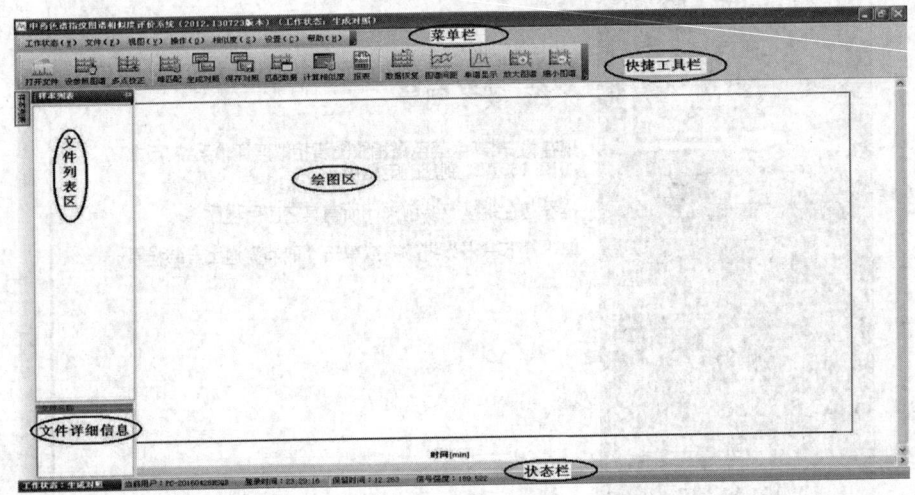

附图3-3　系统界面

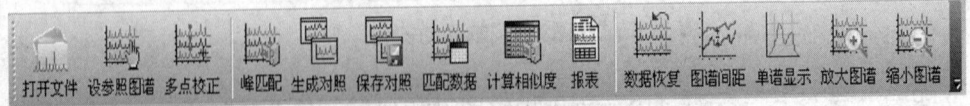

附图3-4　快捷工具栏

2.打开文件和图谱删除功能　在"生成对照"工作状态时，从快捷工具栏或者菜单选择"打开文件"，提示用户选择打开的文件，可以打开的文件有4种格式。

（1）常用色谱工作站AIA文件（*.cdf）　指按要求从色谱工作站导出的文件。

（2）文本文件（*.txt）　指本系统导出的txt文件，或者符合规定格式的其他txt文件。

（3）对照谱图文件（*.scp）　指本系统导出的对照谱图文件，或者符合规定格式的其他文件。

（4）对照谱图文件XML格式（*.XScp）　指对照图谱的XML格式，包含生成对照的样本及参数设置。

建议采用通用的AIA（*.cdf）格式文件导入。注意AIA（*.cdf）文件中应包含样本图谱的峰面积信息，在色谱工作站导出AIA（*.cdf）文件前应先进行积分，否则导出的AIA（*.cdf）文件可能因不包含峰面积信息而无法导入。按照此方法依次打开各样品色谱图，可以选择同时打开多个文件，如附图3-5所示。

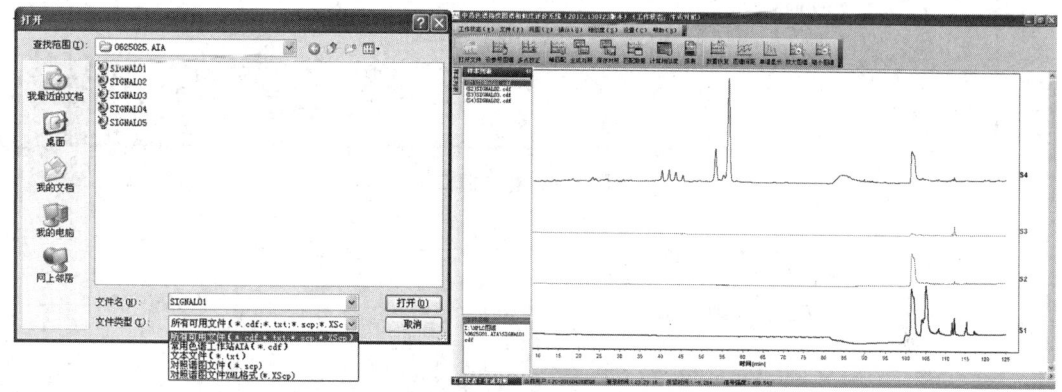

附图3-5 打开文件界面图

本系统具有谱图删除功能，可以在文件信息区选择需要删除的某一图谱，应用"删除当前图谱"删除图谱，也可以使用"清除所有图谱数据"删除全部已导入的图谱（附图3-6）。

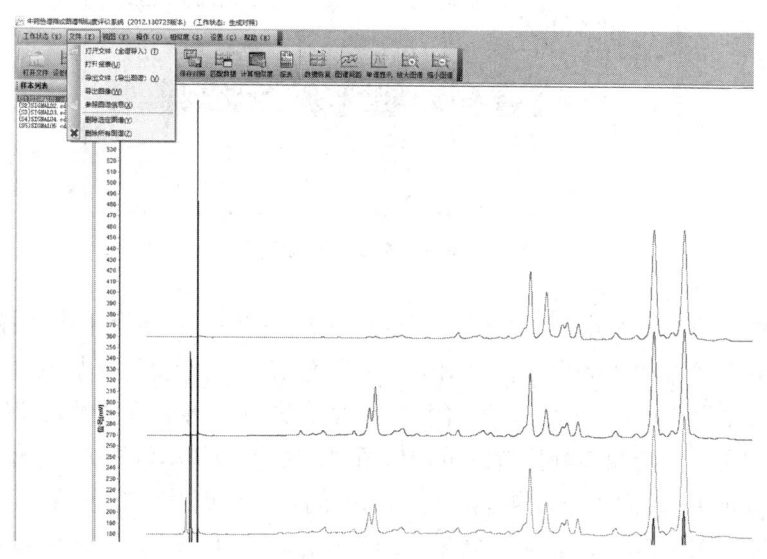

附图3-6 删除界面图

3.谱图处理

（1）数据剪切 点击菜单栏中"操作（O）"，从下拉菜单中选择"数据剪切（U）"，这时会弹出警告窗口，如附图3-7所示。点击"确定"，弹出数据剪切设置窗口，如附图3-8所示。剪切溶剂峰一般默认剪切图谱前端5分钟，尾部剪切需要根据具体情况而定，一般是属于样品的色谱峰都出峰完全后的最短时间。点击"确定"完成数据剪切。

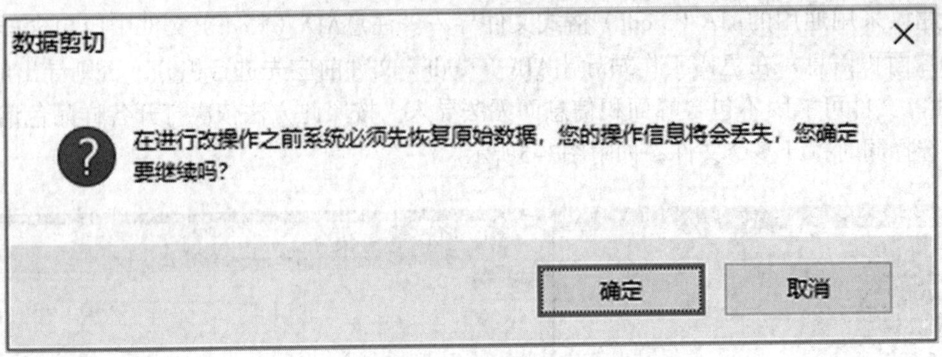

附图3-7　警告窗口

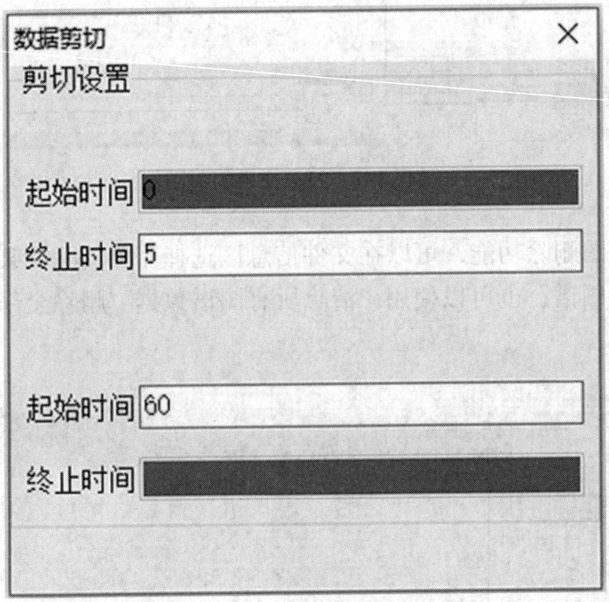

附图3-8　数据剪切设置窗口

（2）设置参照图谱　点击工具栏"设参照图谱"按钮，在对话框中选择一条色谱峰数目较多，峰形较好的图谱作该指纹图谱的参照图谱，选择对照图谱生成的方法"平均数"或"中位数"，根据分析需要选择相应的生成方法。再选择"时间窗宽度"，时间窗宽度是指相对于参照图谱峰位置的可选保留时间范围，其单位根据横坐标轴的单位而定（通常是分钟）。时间窗宽度越大，可选的时间范围就越大。在色谱峰匹配时，选择一个合适的时间窗宽度是非常重要的。一般情况下，时间窗宽度在较小范围内变化（如0.1～0.5），自动匹配结果变化较大。时间窗宽度在较大范围内变化（如0.5～1.5），自动匹配结果比较稳定。建议：先在一定范围内逐渐增加时间窗宽度（如0.1～1.0），然后观察匹配结果（可以通过相似度的计算结果确定）。若时间窗宽度增加到一定数值后，匹配结果比较稳定（相似度计算结果稳定），这时对应的时间窗宽度参数较为适合（附图3-9）。

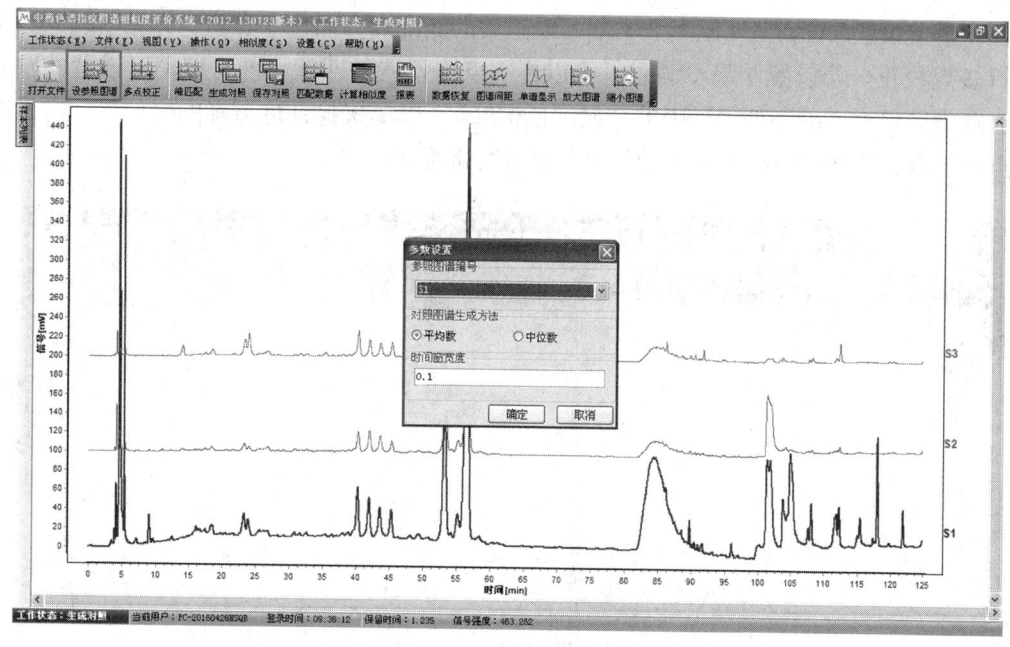

附图3-9　设置参照图谱

（3）信号放大和缩小　本系统提供了两种图谱放大和缩小功能，便于观察图谱信号的整体概貌和细节部分，可以从快捷工具栏或者菜单中选择操作。放大图谱：按照设定的百分比，放大图谱，放大后，可以通过鼠标拖动或者滚动条浏览图谱。缩小图谱：按照设定的百分比，缩小图谱，缩小到原始大小后，停止缩放。原始大小：将图谱还原到原始大小（附图3-10）。

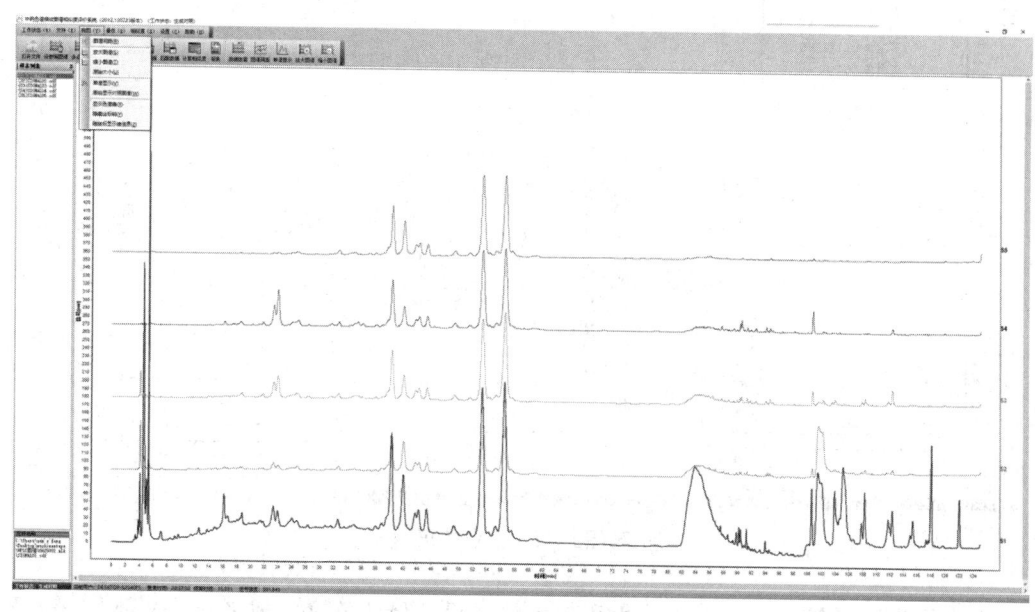

附图3-10　信号放大和缩小

（4）多点校正　点击工具栏"多点校正"按钮，这时鼠标变成"＋"。可根据需要直接在图谱上设置匹配点（匹配点数不限，设置后的匹配点为黑色点表示，详见附图3-11）进行多点校正。若设置结果不满意，可以再次点击设置的匹配点即可取消已设置的匹配点，点击菜单栏"谱图处理"中的"显示色谱峰"，以尽快找到色谱峰的峰位置，进行匹配点的设置，这样所有样本图谱的所有色谱峰全部显示出来。

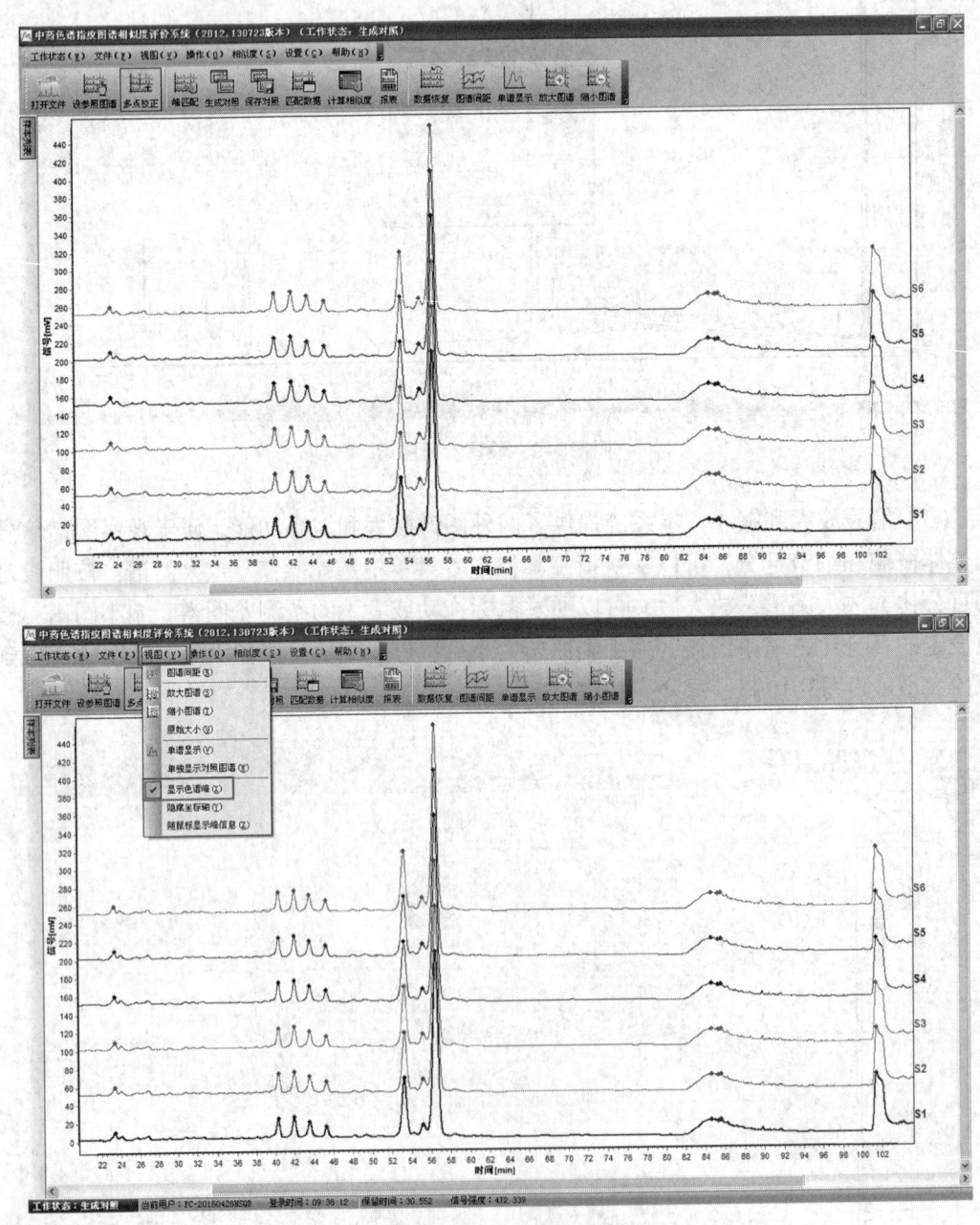

附图3-11 多点校正

样本图谱数量较多时，有些峰面积较大峰的设置较为不变；或者所有样本图谱匹配点设置完毕，但又觉得某些样本图谱匹配点的设置不够理想，这时可以采用"单谱显示"模式，点击工具栏"单谱显示"按钮，对逐个图谱进行设置和修正，如附图3-12所示。

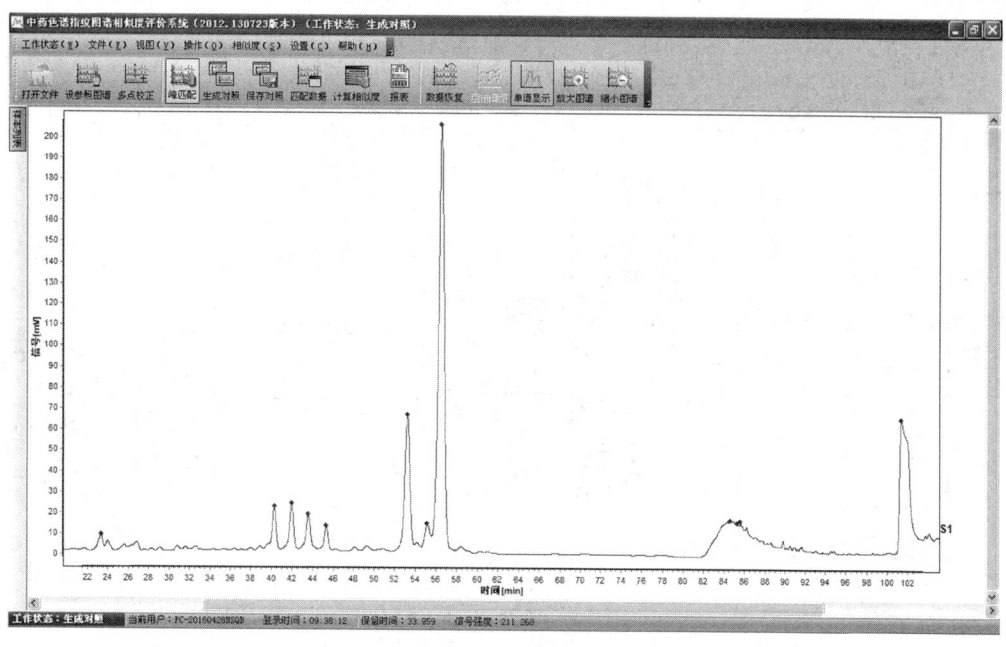

附图3-12 单谱模式

（5）峰匹配 根据工具栏上选择的是Mark峰匹配还是全谱匹配进行不同的处理。如选择Mark峰匹配，只对标记为Mark峰的色谱峰进行匹配，其他的非Mark峰不进行处理。如选择全谱峰匹配，则根据时间窗对所有的色谱峰进行处理，但优先处理Mark峰。选择全谱峰匹配，会提示用户选择峰面积占总峰面积多少以上的峰参加匹配，默认值为0，如附图3-13所示。匹配的结果如附图3-14所示，蓝色的虚线为色谱峰匹配线。

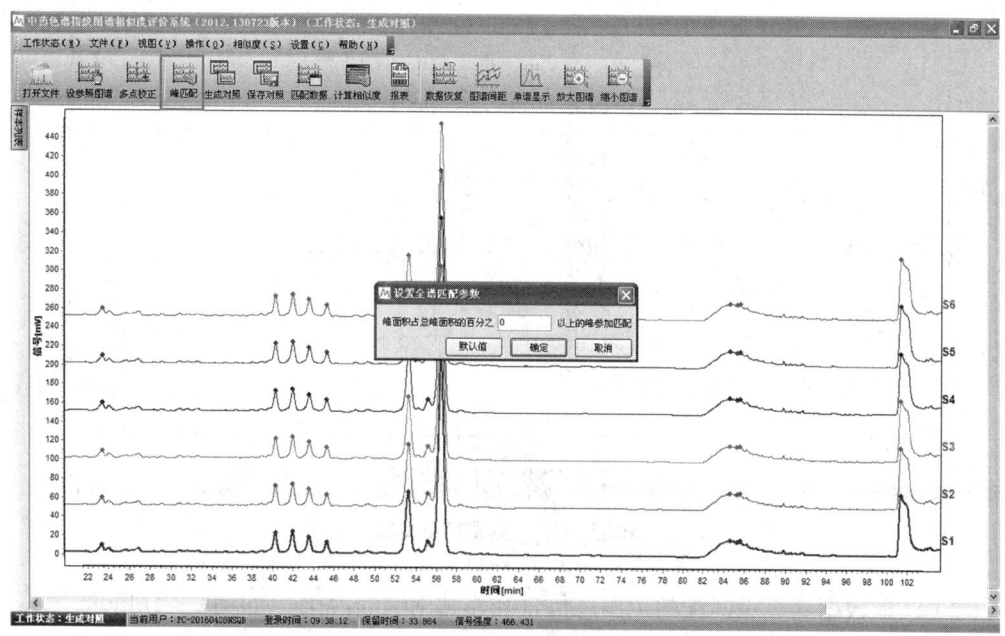

附图3-13 峰匹配

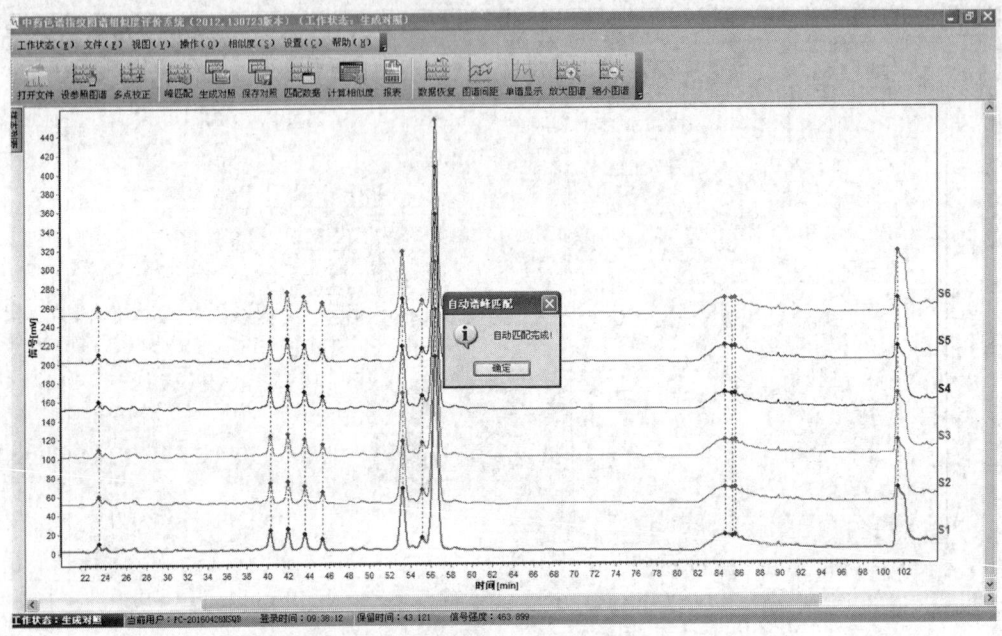

附图3-14　匹配结果

（6）生成对照图谱　对照图谱的生成需要先进行谱峰匹配然后才能生成对照图谱。点击工具栏"生成对照"按钮，生成对照图谱的编号为R（附图3-15）。

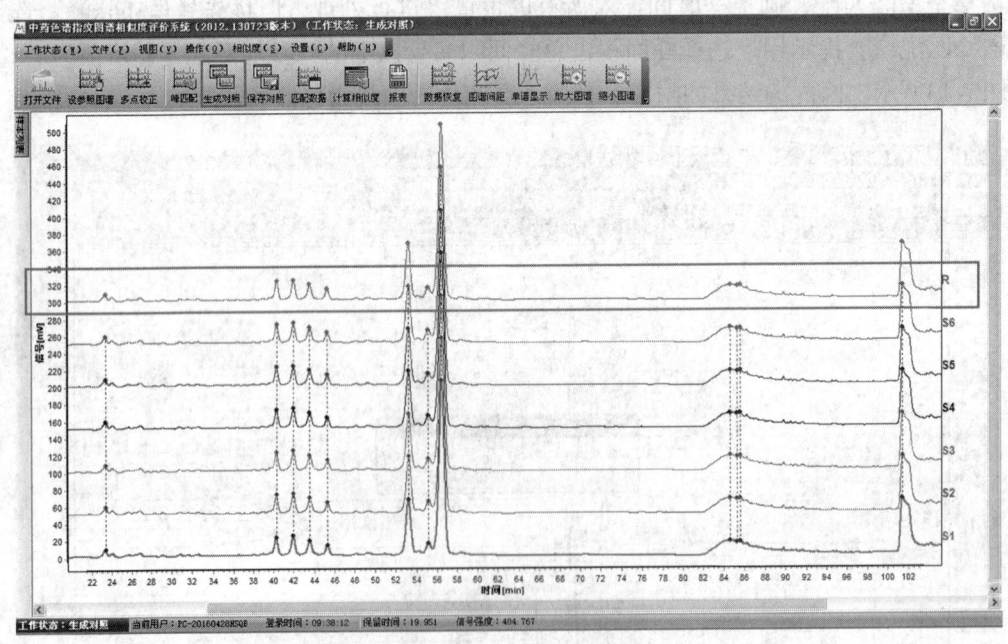

附图3-15　生成对照图谱

（7）匹配数据　显示匹配的色谱峰信息和非共用峰的占比，如附图3-16所示。

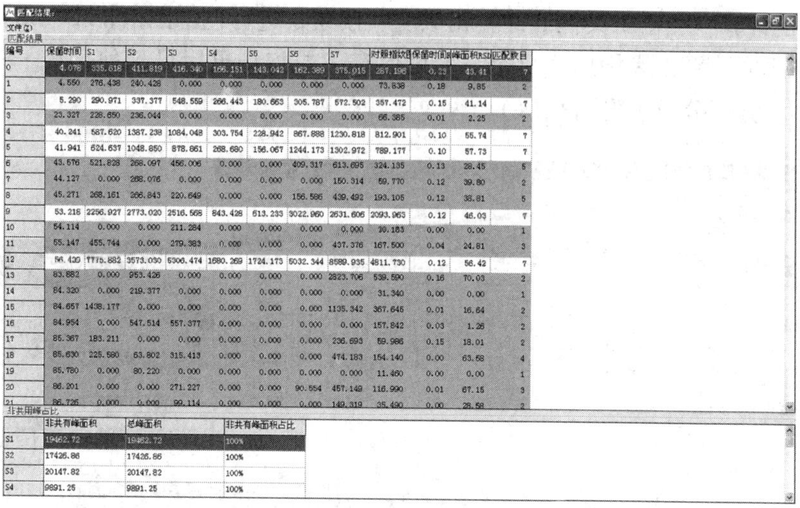

附图3-16 匹配数结果

从匹配结果界面的菜单中，选择"保存匹配结果"，则将匹配结构保存为Excel文件，如附图3-17所示。

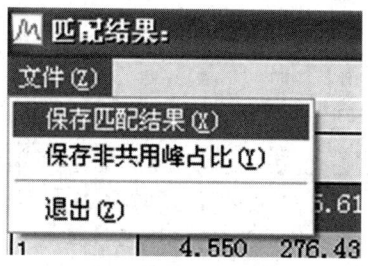

附图3-17 保存匹配数结果

根据匹配数据结果，筛选匹配数目与样本数目相同的色谱峰，即为该指纹图谱的共有色谱峰。

4.相似度计算　点击工具栏"计算相似度"按钮，进行色谱图谱样本与对照图谱的相似度评价。评价结果以表格形式显示，并可保存，或将结果拷贝到剪贴板上，再粘贴到Excel表格中以方便分析（附图3-18）。

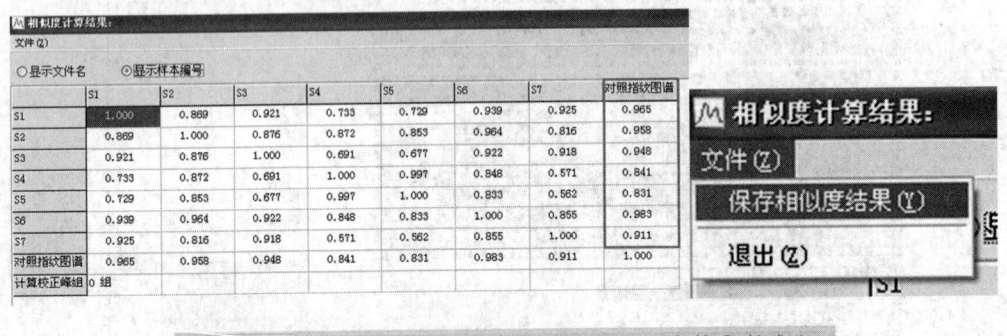

附图3-18　相似度计算

5.导出图谱

（1）调整间距　点击工具栏"图谱间距"按钮，输入适当的间距数值，便于分析保存及保证图谱的美观（附图3-19）。

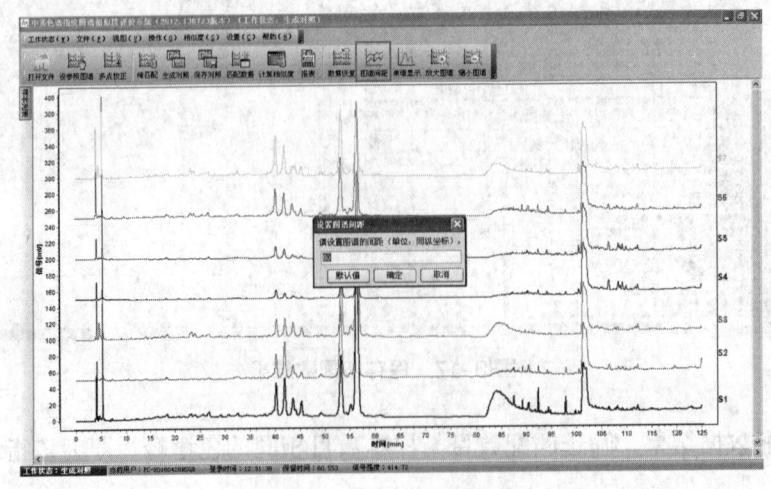

附图3-19　调整图谱间距

（2）导出文件（保存图谱） 本系统支持将导入的图谱数据文件以文本文件（*.txt）导出保存，点击菜单栏"文件"，选择"导出文件（保存图谱）"（附图3-20）。

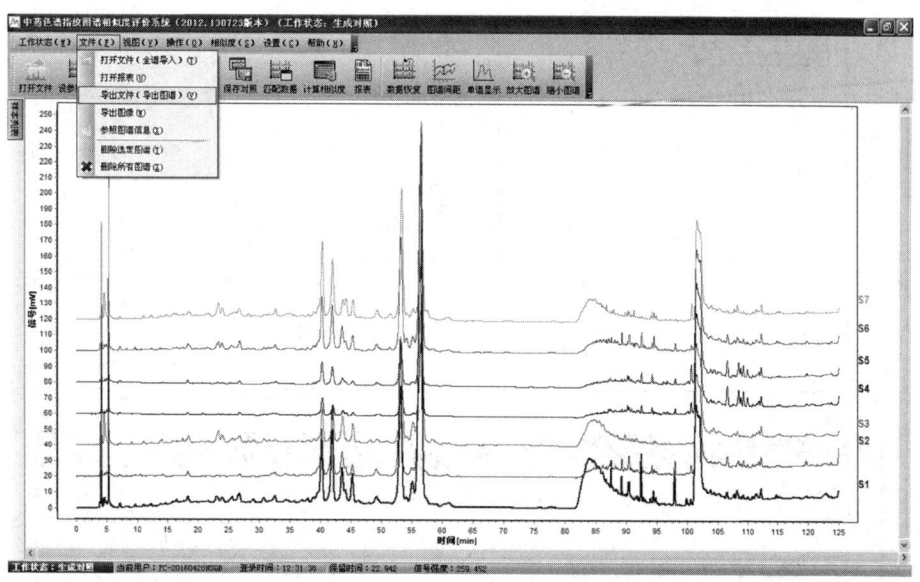

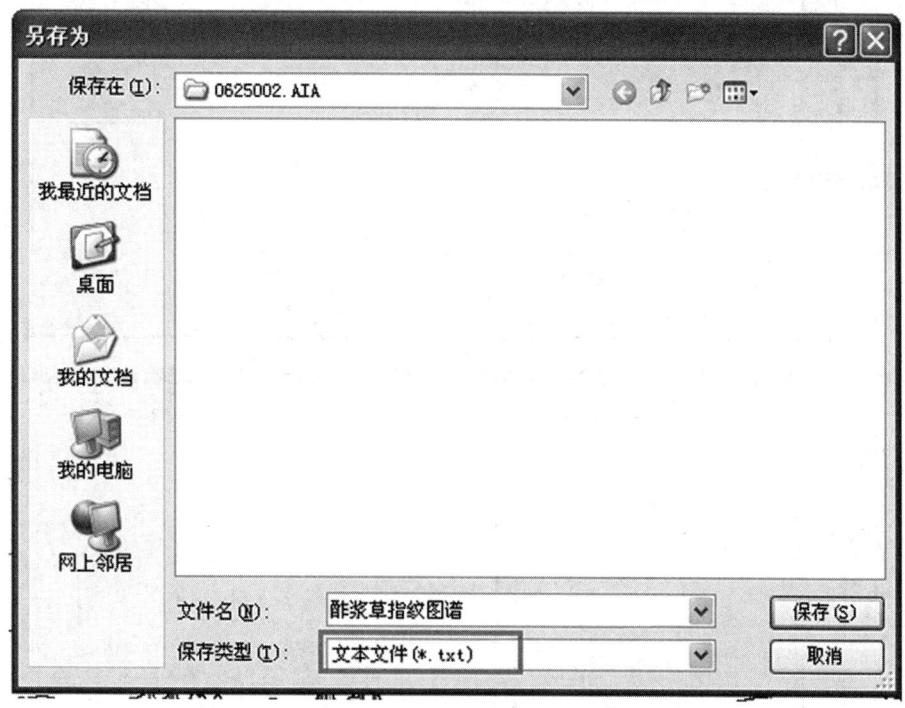

附图3-20 导出文件

（3）导出图谱 将导入绘制的色谱图谱可以图像形式保存，文件格式为*.bmp，点击菜单栏"文件"，选择"导出图像"，即可保存为*.bmp图像格式，并可用图片查看软件打开查看（附图3-21）。

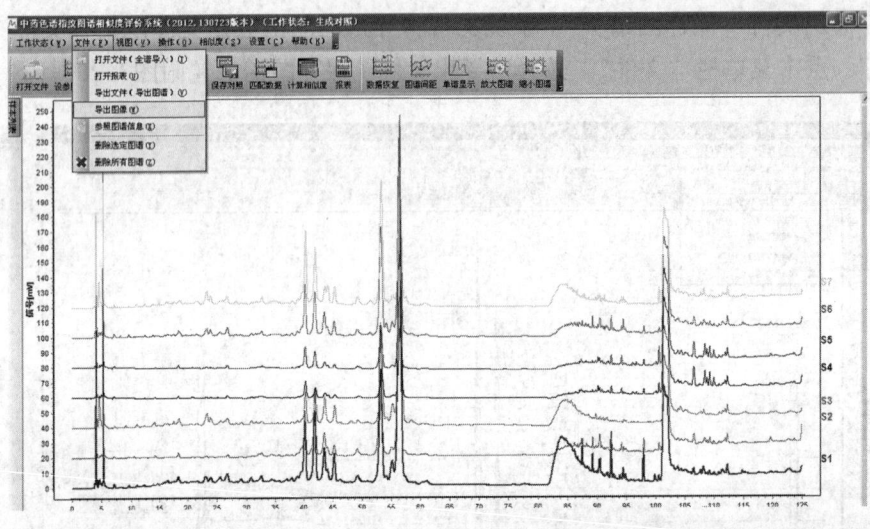

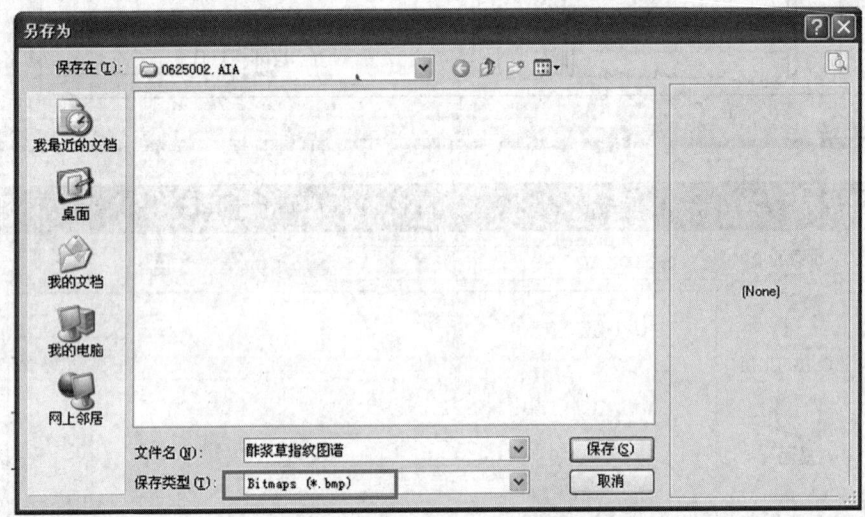

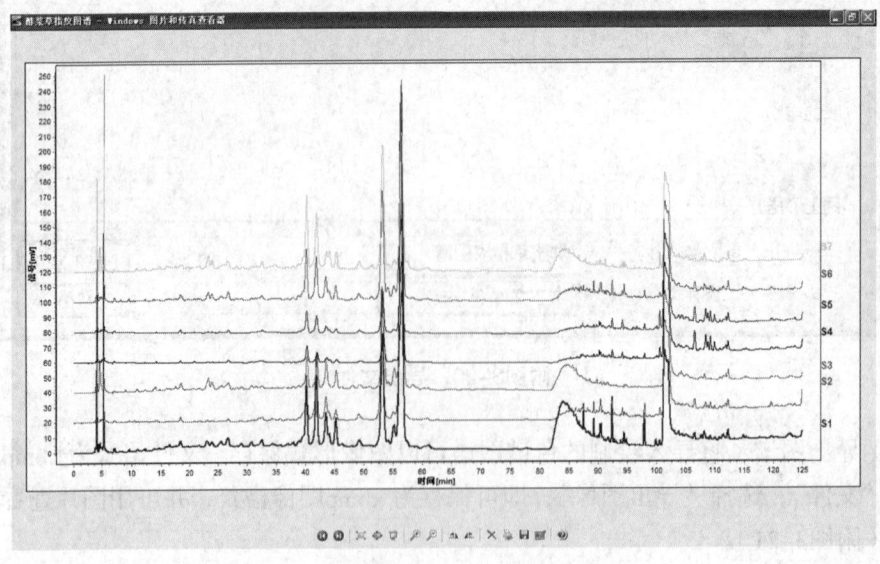

附图3-21　导出图谱

6.打印报告　用户可通过"报表"功能将分析结果打印出来。打印报告中包括报表信息输入（附图3-22）和分析报告两部分（附图3-23）。分析报告中包括原始指纹图谱，匹配后图谱和相似度评价结果。

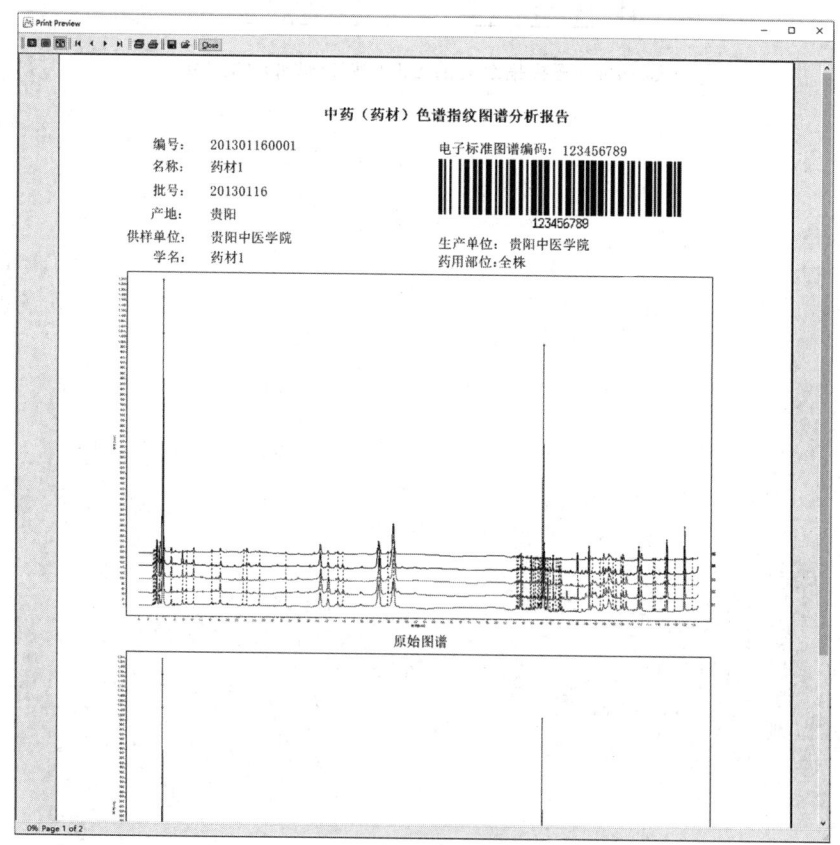

附图3-22　报表信息输入窗口

附图3-23　分析报告

7.操作流程　本软件的基本操作、分析流程图如附图3-24所示。

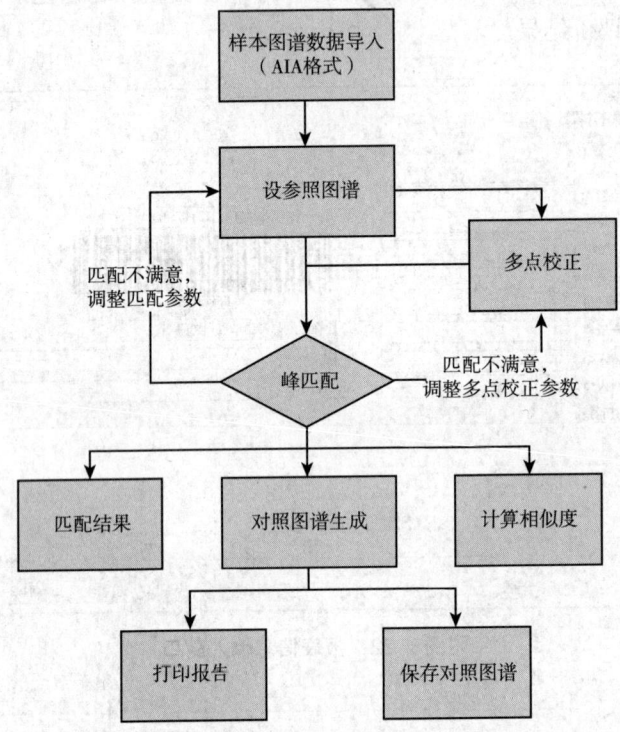

附图3-24　液相指纹图谱相似度评价软件的操作流程

参考文献

［1］中央民族大学民族药课题组.民族药［M］.北京：中国经济出版社，2013.

［2］国家中医药管理局《中华本草编委会》.中华本草·傣药卷［M］.上海：上海科学技术出版社，2005.

［3］朱华，田慧，蔡毅.壮药学［M］.南宁：广西科学技术出版社，2015.

［4］田振华，杜江，邓永翰.苗药学［M］.北京：中医古籍出版社，2008.

［5］杨本雷.中国彝族药学［M］.昆明：云南民族出版社，2004.

［6］龙运光，袁涛忠.侗族药物方剂学［M］.贵阳：贵州科学技术出版社，2009.

［7］万德光.中药品种品质与药效［M］.上海：上海科学技术出版社，2007.

［8］万德光.中药品质研究：理论、方法与实践［M］.上海：上海科学技术出版社，2008.

［9］王建，张冰.临床中药学［M］.北京：人民卫生出版社，2016.

［10］吴啟南.中药鉴定学［M］.北京：中国医药科技出版社，2018.

［11］王喜军.生药学［M］.北京：中国中医药出版社，2017.

［12］严铸云.药用植物学［M］.北京：中国医药科技出版社，2018.

［13］中国科学院中国植物志编辑委员会.中国植物志［M］.北京：科学出版社，2016.

［14］蔡宝昌，刘训红.常用中药材HPLC指纹图谱测定技术［M］.北京：化学工业出版社，2005.

［15］杨明，傅超美.中药药剂学专论［M］.北京：人民卫生出版社，2017.

［16］杨明.中药药剂学［M］.北京：中国中医药出版社，2012.

［17］李萍，贡济宇.中药分析学［M］.北京：中国中医药出版社，2012.

［18］梁生旺，贡济宇.中药分析［M］.北京：中国中医药出版社，2012.

［19］谢培山.中药色谱指纹图谱［M］.北京：人民卫生出版社，2005.